普通高等教育"十一五"国家级规划教材

新世纪全国高等中医药院校七年制规划教材

方 剂 学

主　编　李　冀（黑龙江中医药大学）

副主编　邓中甲（成都中医药大学）

　　　　连建伟（浙江中医学院）

主　审　段富津（黑龙江中医药大学）

U0335423

中国中医药出版社·北京

图书在版编目（CIP）数据

方剂学/李冀主编 . 一北京：中国中医药出版社，2006.1（2018.8 重印）
普通高等教育"十一五"国家级规划教材
ISBN 978-7-80156-578-5

Ⅰ. 方…　Ⅱ. 李…　Ⅲ. 方剂学—中医学院—教材　Ⅳ. R289

中国版本图书馆 CIP 数据核字（2005）第 082271 号

中国中医药出版社出版
北京市朝阳区北三环东路28号易亨大厦16层
邮政编码　100013
传真　64405750
山东百润本色印刷有限公司印刷
各地新华书店经销
*
开本 850×1168　1/16　印张 29　字数 681 千字
2006 年 1 月第 1 版　　2018 年 8 月第 11 次印刷
书　号　ISBN 978-7-80156-578-5
*
定价　85.00 元
网址　WWW.CPTCM.COM

如有质量问题请与本社出版部调换（010 64405510）
版权专有　侵权必究
社长热线　010 64405720
购书热线　010 64065415　010 84042153

全国高等中医药专业教材建设
专家指导委员会

前　言

　　"新世纪全国高等中医药院校七年制规划教材"，是高等中医药院校成立七年制以来第一版规划教材，是依据教育部《关于"十五"期间普通高等教育教材建设与改革的意见》精神，在教育部、国家中医药管理局宏观指导下，由全国中医药高等教育学会主办，全国设有七年制的高等中医药院校为主联合编写。第一批规划教材计18种，均为七年制各专业（各培养方向）必修的主干课程。包括：《中医古汉语基础》《中医哲学基础》《中医基础理论》《中医诊断学》《中医医家学说及学术思想史》《临床中药学》《方剂学》《中医内科学》《中医外科学》《中医妇科学》《中医儿科学》《中医骨伤科学》《针灸学》《内经学》《伤寒论》《温病学》《金匮要略》《中医养生康复学》。

　　本套规划教材系统总结了中医药七年制教育和教材建设的经验，根据七年制教学和学生素质特点，在吸取历版五年制教材成功经验的基础上，立足改革，更新观念，勇于探索，在继承传统理论基础上，择优吸收现代研究成果，拓宽思路，开阔视野；在注重"三基"教育的同时，注意启迪学生的思维；在"宽基础"的基本原则下，注意实践能力的培养。

　　本规划教材采用了"政府指导，学会主办，院校联办，出版社协办"的运作机制。教育部和国家中医药管理局有关部门、有关领导始终关注、关心本规划教材，及时予以指导；全国高等中医药专业教材建设专家指导委员会予以全程指导和质量监控，从教材规划、主编遴选、教学大纲和编写大纲审定、教材质量的最后审查，都进行了严肃认真的工作，严格把关，确保教材高质量，为培养新世纪中医药高级人才、为培养新一代名医奠定坚实的基础。

　　需要特别提出的是全国各高等中医药院校，尤其是设立七年制的中医药院校，在本规划教材编写中积极支持、积极参与，起到了主体作用；中国中医药出版社积极协办，从编校、设计、印装质量方面严格要求、注重质量，使本教材出版质量得以保证。各高等中医药院校和中国中医药出版社还在经费方面予以支持，为教材编写提供了保障。在此一并致谢！

　　由于编写中医药七年制教材尚属首次，本规划教材又在继承的基础上进行了一定力度的改革与创新，所以在探索的过程中难免有不足之处，甚或错漏之处，敬请各教学单位、各位教学人员在使用中发现问题及时提出，以便我们及时修改，不断提高质量。谨此致以衷心感谢！

全国中医药高等教育学会
全国高等中医药教材建设研究会
2004 年 6 月

普 通 高 等 教 育 "十 五" 国 家 级 规 划 教 材

新 世 纪 全 国 高 等 中 医 药 院 校 七 年 制 规 划 教 材

《方剂学》编委会

编 写 说 明

方剂学是中医药类各专业必修的基础课程，本教材以选择体现基本治法的基础方、代表方及临床常用方为学习平台，使学生掌握、领悟方剂的组方原理、配伍规律、临床应用等知识，培养学生分析、运用方剂以及临证组方的能力。

本教材分为上、下两篇。上篇总论重点介绍方剂学发展概况、方剂的组方原则，以及方剂与治法的关系、方剂的分类方法、方剂的剂型种类、方剂的用法等基本理论与基本知识。下篇各论依据以法统方的原则，按功用将方剂分为解表、泻下、和解、清热、温里、补益等18章，共选方剂404首，其中正方215首、附方189首。书后附有"方剂药理研究概要"及"方名索引"。

每章方剂首冠概说，简述本章方剂的概念、分类、适应范围、使用注意，以及组方理论、代表方药等。

每首正方下列方名与方源、组成、用法、功用、主治、证治机理、方解、运用、附方、方论选录、医案举例、方歌等项。

组成：摘录原方所用的药名、制法、用量，以便理解制方人的学术思想和配伍意义。为了便于临证应用，在原用量之后将现代参考用量注于括号之内。其中，凡可作汤剂者（无论原剂型为何种剂型），其括号内用量皆为作汤剂使用时之参考用量。参考用量均以公制"g"为单位。此外，某些方剂组成药物中含有犀角、虎骨，根据国发（1993）39号、卫药发（1993）59号文，属于禁用之列，均以代用品替代。

用法：录用原方用法，并于括号内标注原用法的现代参考用量，或现代用法。

主治：首列病证，其次分列症状、舌苔、脉象。主治病证较多的则以1、2、3分行书写。主治病证的表述，一般以原书为基础，结合后世运用状况综合拟定。

证治机理：重点论述该方主治证的病因病机、治则治法、主证兼证，以及组方思路等。即在辨证的基础上，确定治法，从而依据治法选药组方。

方解：主要是依据组方原则，阐明药物的配伍意义与配伍要点，归纳组方特点，概括其主要功用，探寻方剂的配伍规律。并阐述类方的鉴别，以及煎服法与剂型的运用意义等。

运用：首先明确该方主治证的辨证要点及使用注意事项。其次是常用的加减方法。再次是介绍现代临床主治的常见疾病，但仍依据辨证施治为准则。

附方：选择与正方组成相近或功用相类，或主治病证相同的方剂若干首。附方的组成、用量、用法均与正方的体例相同，对配伍有特点或与正方有联系的方剂，则在组成、配伍、功用、主治方面加以简要的鉴别，以便加深学生对各方的理解与掌握。

方论选录：选择对正方有较为系统论述的历代方论 1~2 则，以提高学生对历代医家组方理论的鉴赏能力及阅读古典医籍的能力。

医案举例：选择与正方主治相近的历代著名医家病案 1~2 则，医案下加"按"，阐明辨证要点，选方依据及加减理由，以培养学生临床辨证组方的能力。

方歌：正方均有歌诀，对教学大纲中未要求背诵的附方则未编写方歌。

小结：每章之后均有小结，是将本类方剂扼要的予以综合对比，归纳其功用、主治，以及相关方剂的鉴别要点等。

方剂药理研究概要：主要介绍有关方剂的现代药理研究概况，以拓宽学生视野，培养学生的科研能力。

方剂索引：为了便于查阅，本教材附有以汉字笔画为序的方名索引。

本教材绪言、总论由李冀编写；解表剂由邓中甲编写；泻下剂、消食剂由韩涛编写；和解剂、驱虫剂由连建伟编写；清热剂由何麒麟编写；温里剂、涌吐剂由年莉编写；补益剂由康广盛编写；固涩剂由李家发编写；安神剂、治燥剂由李献平编写；开窍剂、理气剂由陈德兴编写；理血剂由阮时宝编写；治风剂由范颖编写；祛湿剂由樊巧玲编写；祛痰剂由李政木编写；附篇由肖洪彬编写。修改稿由主编、副主编及山东中医药大学刘持年教授、南京中医药大学樊巧玲教授共同完成；由主审黑龙江中医药大学段富津教授完成终审稿。此外，在书稿修订过程中，黑龙江中医药大学李胜志博士、赵雪莹博士等为本教材文稿整理及目录、索引编排等方面做了很多工作，在此一并致谢。

为进一步提高本教材的质量，有利于教学，希望各中医药院校教师及广大读者，提出宝贵修改意见，以便再版修订。

《方剂学》编委会

2005 年 11 月

目　录

绪　言

　　方剂，是在辨证审因确定治法之后，按着一定规矩（组方原则），选择适宜的药物，并明确其用量，使之主次分明，切中病情的药物配伍组合。"方剂"一词，首见于唐·姚思廉所著的《梁书·陆襄传》。书云："襄母卒病心痛，医方须三升粟浆……忽有老人诣门货浆，量如方剂。"《新唐书·甄权传》中附许胤宗云："脉之妙处不可传，虚著方剂，终无益于世。"

　　方，即医方、药方、处方。汉·王充著《论衡·定贤》云："譬医之治病也……方施而药行。"《庄子·逍遥游》云："宋人有善为不龟手之药者……客闻之，请买其方百金。"方，又有规矩之意，《周礼·考工记》云："圆者中规，方者中矩。"《孟子·离娄上》云："不以规矩，不能成方圆。"剂，古与"齐"通，即整齐之义，又作"调和"解，《汉书·艺文志·方技略》云："调百药齐，和之所宜。"简言之，方剂为遵循一定"规矩"的药物组合，并非药物无序的拼凑与堆砌。

　　方剂学是研究方剂组方原理、配伍规律及临证运用的一门学科，是中医学重要组成部分的主要基础学科之一，是联系中医基础与临床各科的纽带与桥梁。方剂学教学的主要任务是通过一定数量方剂的讲授，引导学生掌握组方原理与配伍法则，培养学生分析和运用方剂的能力，以及临证组方能力，并为学习临床课程奠定方剂学基础。

　　学习方剂学首先要有扎实的中药学知识，方剂是由药物组成的，通过不同药物的不同配伍，组成千千万万功效不同的方剂，只有熟悉药物的性味、归经、功用等，才能够分析和掌握方剂的配伍意义及组方特点。其次要具备熟练的中医基础理论和中医诊断学知识，如生理、病理、病因、病机、四诊、八纲以及各科辨证治法等。只有熟悉辨证与治法，才能深入理解组方原理与配伍变化。第三，要掌握方剂的组成，深刻理解其组方原理与配伍意义，进而推断其功用与主治，在理解的基础上，背诵和熟记一定数量的方歌，在背诵中再加深理解组方原理与配伍意义。第四，对组成、功用、主治相近似的方剂，加以鉴别比较，分析其用药、用量、功用、主治的异同，从中掌握其特点与配伍变化。这样，才能理解深刻，记得牢固。具备坚实的基本功，不仅会加速提高方剂学的理论水平，收到事半功倍的学习效果，而且在临证时能够熟练地运用方剂，并具有较强的辨证、立法、组方的能力。

上 篇

总　　论

第一章
方剂的起源与发展

　　方剂的历史悠久，早在原始社会时期，我们的祖先在寻找食物过程中发现了药物。最初只是用单味药治病，经过长期的经验积累，认识到几味药配合起来，其疗效优于单味药，于是便逐渐形成了方剂。晋·皇甫谧在《针灸甲乙经·序》中云："伊尹以亚圣之才，撰用神农本草以为汤液。"这可能是方剂的始萌。

　　在现存医书中，最早记载方剂的是 1973 年长沙马王堆汉墓中出土的《五十二病方》。本书原无书名，因其中记载 283 首方剂（原数应在 300 首左右），分列为五十二个题目，每题为治疗一类疾病的方法，原书目录之末有"凡五十二（病）"的字样，所以马王堆帛书小组命其名为《五十二病方》。该书的内容比较粗糙，不但没有方剂名称，而且有些药名、病名后世亦未再现。从其内容和字义分析，该书早于《黄帝内经》和《神农本草经》。

　　《黄帝内经》约成书于春秋战国时期，是现存医籍中最早的中医药理论经典著作。本书内容非常丰富，从脏腑、经络、病因、病机、诊法、治则等各个方面，对人体的生理、病理以及诊断、治疗作了较为全面系统的论述。全书虽只载 13 首方剂，但在剂型上已有汤、丸、散、丹、膏、酒之分，并总结出有关辨证、治法与组方原则、组方体例等理论，为方剂学的发展奠定了理论基础。

　　《汉书·艺文志》曾记载"经方十一家"，其中有《五脏六腑痹十二病方》、《五脏六腑疝十六病方》、《五脏六腑瘅十二病方》、《风寒热十六病方》、《秦始皇帝扁鹊俞跗方》、《五脏伤中十一病方》、《客疾五脏癫狂病方》、《金疮瘛疭方》、《妇人婴儿方》、《汤液经法》、《神农黄帝食禁》等。这些方书现虽已亡佚，但说明在汉代已广泛流传。

　　东汉张仲景著《伤寒杂病论》（约成书于公元 205～206 年），后经晋·王叔和及宋·林亿等编辑整理为《伤寒论》与《金匮要略》。全书创造性地融理、法、方、药于一体，系统论述了外感与内伤的病因、病机、病证、诊治、方剂，《伤寒论》载方 113 首，《金匮要略》载方 262 首，去其重复，共载方 314 首。其中绝大多数方剂组织严谨，用药精当，疗效卓著，被后世誉为"方书之祖"（《伤寒论集注·自序》），其中的方剂也被称为"经方"。《伤寒杂病论》的问世，对中医药学的发展作出了巨大贡献。

晋唐时期，医学有了很大发展，又出现了许多方书。东晋·葛洪著《肘后备急方》(简称《肘后方》，约成书于公元三世纪末)，本书初名《肘后救卒方》，后经梁·陶弘景增补，得101方，分3卷，更名为《补阙肘后百一方》，又经金·杨用道摘录《证类本草》的单方增入，取名为《附广肘后方》，即今《肘后备急方》。"肘后"即随身携带之意，"备急"即供临床救急之用。书中所辑之方，多为价廉、易得、简便、有效的单方、验方，反映了晋以前的医药成就和民间疗法。东晋·陈延之撰《小品方》，亦是晋代的一部重要方书。唐代医事律令，将其与《伤寒论》并列为医家必读之书。后又东传日本，也将其列为医学生必学的五种医书之一。全书理法方药俱备，对临床很有指导意义。但原书已于北宋末叶亡佚，有些方剂散见于《肘后方》、《医心方》、《医方类聚》等，现有今人高文柱辑校本，于1983年出版。

晋末，由刘涓子所传，南齐·龚庆宣整理而成的《刘涓子鬼遗方》(约成书于公元483年)，总结了晋以前外科方面的经验和成就，颇切临床实际，是我国现存最早的外科专著，对后世金疮、痈疽、疥癣、烫火伤等外科方剂的发展有很大影响。

唐·孙思邈编撰《备急千金要方》(简称《千金方》或《千金要方》，成书于公元652年)，孙氏在序中云："人命至重，有贵千金，一方济之，德逾于此"，故以"千金"名之。全书30卷，凡232门，合方、论5300首。本书不仅反映了著者本人长期的医疗经验，同时还收载了唐以前主要医药文献的医论、医方、诊法、针灸、导引、按摩、服饵、食养等珍贵资料。尤其注重医德，"若有疾厄来求救者，不得问其贵贱贫富，长幼妍蚩，怨亲善友，华夷愚智，普同一等，皆如至亲之想，亦不得瞻前顾后，自虑吉凶……一心赴救。"孙思邈这种高尚情操及其卓越的医术，颇得民众的称赞，故民间尊称其为"药王"。30年后，即公元682年，孙氏鉴于《备急千金要方》有诸多遗漏，"犹恐岱山临目，必昧秋毫之端，雷霆在耳，或遗玉石之响"，又撰《千金翼方》以辅之。全书30卷，包括妇人、伤寒、小儿、养性、补益、杂病、疮痈、针灸等，凡189门，合方、论、法2900余首，其中"本草"共载药800余种。本书取材广博，内容丰富，是研究中医学和临证应用的重要参考书籍。

唐代《外台秘要》是王焘取数十年搜集视为"秘密枢要"的医方编著而成(撰于公元752年)，全书40卷，论述了内、外、妇、儿、五官各科病证，收载医方6000余首。每篇首列病候，次叙各家方药，所引录的大量医学著作，均注明出处。保存了《深师》、《集验》、《小品方》等众多方书的部分内容，是研究唐以前医学的重要文献。

宋代由于社会比较稳定，经济和科学文化皆有较为迅速的发展，医药学也得到了极大的进步。公元978年，政府诏翰林医官院各献家传经验方万余首，命医官王怀隐等编著的《太平圣惠方》，是我国历史上由政府组织编写的第一部方书(成书于公元992年)。全书共100卷，分1670门，载方16834首。该书首辨阴阳虚实法，次叙处方用药法，继而按类分叙各科病证，随列诸方。本书是宋以前各家验方及医论的汇编，既继承了前代医学成就，又总结了当代医学经验，是一部临床实用的方书。《圣济总录》是继《太平圣惠方》之后，由政府组织编写的又一方书巨著(成书于公元1117年)。全书共200卷，载方近20000首，系征集当时民间及医家所献医方和"内府"所藏秘方，经整理汇编而成。内容首列运气、叙例、治法等项，继而分列内、外、妇、儿、五官、针灸、正骨各科，共分66门，每门之中记述若干病证，每病有论有方，内容极其丰富，堪称宋代医学全书。其间，又诏"天下高手医，各以得效秘方进"，编著了《太平惠民和剂局方》，这是宋代官府药局——和剂局的成药配本（初刊于公元 1078 ~ 1085 年），载方 297 首。至大观年间（公元 1107 ~ 1110 年）经当时名医陈承、裴宗元、陈师文等校正，内容有所增订。历经 160 余年的多次重修，增补至 788 首方剂。因绍兴时改药局为"太平惠民局"，所以本书定名为《太平惠民和剂局方》。这是我国历史上第一部由政府编制颁行的成药药典。其中许多方剂至今仍在临床中广泛应用，是宋代以来著名的方书之一。宋代尚有诸多著名方书。如王贶的《全生指迷方》（成书于公元 1125 年），以本书"若能按图求治，足以解惑指迷"，故命此名。全书 3 卷（后从《永乐大典》辑出，改为 4 卷），分述 20 种内科杂病及妇科疾病，虽以选方为主，但每证之前皆详述病状，且一一论其病源，使读者有所依据，易于运用。许叔微的《普济本事方》（约刊于公元 1132 年），全书 10 卷，按病分为 23 门，共收录 366 方，三分之二为丸散膏酒，汤方只占三分之一弱。其中大多为作者的经验总结，亦有一些对他人经验的阐述与补充，且采方简要，论理清晰，内容详实，是一部实用性方书。陈言的《三因极一病证方论》（简称《三因方》，成书于公元 1174 年），以"分别三因（内因、外因、不内外因），归于一治"，认为"医事之要，无出三因"故名。全书共 18 卷，得方 1050 余首，分列内、外、妇、儿、五官各科，强调审因论治，其中很多方剂未曾见于宋以前医学文献。王璆的《是斋百一选方》（刊于公元 1196 年），全书 20 卷，共选成方、单方 1000 余首，大多为作者见闻所得或辑录于有关文献，选方精细、慎重，故名"百一选方"，而且部分方剂附有验案，对临证选方极为有益。严用和的《济生方》（成书于公元 1253 年），共 10 卷，后散佚。现行本是从《永乐大典》中辑出，分为 8 卷。全书有医论 56 篇（原 80 篇），载方 240 余首（原 400 首）。首论病源、病理，次列方剂。书中所列各方，多为临床用之有效者，其中不少至今仍为临床所常用。钱乙的《小儿药证直诀》（成书于公元 1119 年），该书根据脏腑学说，以辨虚实寒热而立法处方，评述小儿常用药及方剂，是现存最早的儿科专书。陈自明的《妇人大全良方》（成书于 1237 年），编集宋以前有关妇产科资料，内容丰富，切合实用，是现存最早的妇科专书。

金元时期，张元素著《医学启源》（刊于公元 1186 年），共 3 卷，载方虽不多，但善于化裁古方，自制新方，师古而不泥古，自成一派，是金元医学争鸣之先声。刘完素著《黄帝素问宣明方论》（简称《宣明论方》，刊于公元 1172 年）及《素问玄机原病式》、《素问病机气宜保命集》（均刊于公元 1186 年）。提出"六气皆从火化"，倡导以辛凉解表和泻热养阴为治疗热病的治则，充分体现了偏重寒凉的治疗大法，后世称为"寒凉派"，为温病学派的形成奠定了理论基础。张从正著《儒门事亲》（刊于公元 1228 年），共 15 卷，详细介绍汗、吐、下三法的应用。主张"治病应着重在驱邪，邪去则正安，不可畏攻而养病。"论述和见地甚为精辟，用药多重寒凉，偏攻慎补，自成一派，即"攻下派"，在中医学中颇有影响。李杲著《内外伤辨惑论》（刊于公元 1247 年）、《脾胃论》（刊于公元 1249 年）等，重点论述由于饮食劳伤所致脾胃疾病，强调"人以胃气为本"，"内伤脾胃，百病由生"，以及"火为元气之贼"，主张温补脾胃以抑阴火等，被后世称为"补土派"。书中所用方剂多为李氏所创制，至今大多数仍广泛应用于临床。朱震亨著《格致余论》（刊于公元 1347 年）、《丹溪心法》（刊于公元 1381 年），主要论述"阳常有余，阴常不足"之说，独重滋阴降火，故后人称为"滋阴派"，论述详尽，方药颇多实用，特别是对后世温病学派影响甚深。以上诸家各有特长，其学术成就及处方用药都有各自的创新和发挥，对方剂学的发展起了极大的推动作用。金元时期不仅有以上不同流派的学术争鸣，创制了许多著名方剂，而且有成无己著的《伤寒明理药方论》（成书于公元1156年），是历史上首次依据君臣佐使剖析组方原理的专著。虽只分析了《伤寒论》中的20首方剂，但却开了后世方论之先河，把方剂学理论推到了一个新阶段。

迨至明代，方剂又有很大发展，朱橚编纂的《普济方》（刊于公元1406年），是我国现存古籍中最大的方书。全书共426卷，载方61739首，收辑资料极为广泛，是一部医学研究和临床参考的重要文献。李时珍的《本草纲目》（刊于公元1578年），虽为中药学之大成，但亦附方11096首，不仅对药物学发展做出了重大贡献，对方剂学的发展与应用亦提供了宝贵资料。此间，阐发方剂组方原理的专著亦不断问世，诸如赵以德的《金匮要略方论衍义》（刊于公元1368年），该书除对《金匮要略》原文予以注解外，对方剂的分析亦较为深入。周扬俊在《金匮玉函经二注·序》中称赞其"理明学博，意周虑审"。许宏的《金镜内台方议》（约撰于公元1422年），以《伤寒论》113方，分为汤、散、丸三类，每方均详为释义，条理清晰，平实简明，是继成无己之后的又一方论专著。吴昆的《医方考》，成书于公元1584年，书中选历代良方700余首，按病证分为44类，每类集同类方若干首，"考其方药，考其见证，考其名义，考其事迹，考其变通，考其得失，考其所以然之故"，阐述其组成、方义、功用、主治，是方剂专著中比较有影响的书籍。张景岳的《景岳全书》（刊于公元1624年），其中有"古方八阵"，录历代方剂1516首；"新方八阵"，载方186首，系张氏自制方剂。"八阵"是方剂以功用分类之典范。

清代温病学派崛起，诸如叶天士的《温热论》，分析了温邪的传变规律，创立了卫、气、营、血的辨证体系。杨璿著《伤寒温疫条辨》（刊于1784年），共6卷，详细辨析伤寒与温病，分列脉证与治法，载方180首，附方34首，有不少发挥与创制的新方，为各医家所推崇，在温病学派中有很大影响。余霖的《疫疹一得》，撰于1794年，虽只有2卷，但对疫疹的治疗却有独到之处，颇多经验心得，对温病学有所贡献。吴瑭的《温病条辨》（撰于1798年），共6卷，创立了三焦辨证和治法，载方198首，外附3方，多采自叶天士的治验，并创制一些新方，至今仍广泛应用于临床。此间，尚有许多阐发方剂理论的专著，如罗美的《古今名医方论》（刊于公元1675年），书中选辑历代名方150余首，方论200余则，既详述其药性配伍，又对类似方加以鉴别比较。汪昂的《医方集解》（刊于公元1682年），选录临床常用方剂，"正方三百有奇，附方之数过之"，共700首左右，按功用分类为21门，每方均说明组成、主治、方义及附方加减等，颇具实用价值。王子接的《绛雪园古方选注》（刊于公元1732年），共3卷，载方345首，上卷以祖方归类，独明仲景113方，中下二卷分科列方，方后均附以注言。张秉成的《成方便读》（刊于公元1904年），共4卷，汇集古今成方290余首，秉汪氏分类方法，每方编成歌诀，加以方义注释，既便于记诵，又能充分理解方义。众多方书与方论专著，大大丰富了方剂学这一宝库，使方剂学成为一门具有完善理论的学科。

新中国成立以来，中医药事业得到蓬勃发展，全国各地对民间单方、验方进行了大量的发掘和整理，随着中医药高等教育的发展，编写出系统的方剂学教材和专著。其中，由南京中医学院主编的《中医方剂大辞典》，汇集了古今方剂96592首，堪称方剂之大成。同时，中医药界学者广泛利用现代科学技术与方法开展了对方剂的药效、药理、药效物质基础以及剂型等研究，为方剂的现代化研究开创了新局面。

　　综上可见，方剂学是在历代医药学家广泛实践基础上逐渐发展成熟的，不仅积累了大量行之有效的方剂，而且已经形成了能够指导实践的理论体系，成为中医学宝库中的瑰宝之一。

第二章 方剂与治法

第一节 方剂与治法的关系

　　方剂是祖国医学中理、法、方、药的重要组成部分，理、法、方、药是辨证论治的全部过程。中医治病首先是"辨证"，即根据疾病所表现的证候，分析、辨别疾病当前阶段的病因、病机、病性、病位等，做出明确的诊断，然后才能进行"论治"。

　　"论治"就是在辨证清楚的基础上，对该病确定恰当的治疗方法，在治法的指导下选用适宜的药物组成方剂。方剂组成后，它的功用、主治必须而且一定是与治法相一致的。概而言之，治法是组方的依据，方剂是治法的体现，即"方从法出"，"法随证立"，"方即是法"。从这个意义上讲，方剂的功用与该病的治法是同一的。例如，一个感冒患者，症见恶寒发热，头痛身疼，无汗而喘，舌苔薄白，脉浮而紧。医生经过辨证，确定为外感风寒表实证，决定以辛温发汗，宣肺平喘之法治疗，从而选用麻黄汤。麻黄汤由麻黄、桂枝、杏仁、甘草四味药组成，具有辛温发汗，宣肺平喘的功用，主治上述风寒感冒，无汗而喘之证。如此，方剂的功用与治法相同，治法与病证相符，则能邪去正复，药到病除。否则，治法与辨证不一，用方与治法相悖，或辨证不清，治法不详，方剂不当，非但失去了辨证论治的意义，而且必然是治疗无效，甚至使病情恶化。因此，辨证、治法、方剂三者必须紧密结合，方能取得最佳的治疗效果，任何一环发生舛错，则会失之毫厘，谬之千里。

第二节 常用治法

　　早在《内经》中就记载有许多治法及其理论依据。《素问·阴阳应象大论》云："形不足者，温之以气；精不足者，补之以味。其高者，因而越之；其下者，引而竭之；中满者，泻之于内。其有邪者，渍形以为汗，其在皮者，汗而发之。"《素问·至真要大论》中又有："寒者热之，热者寒之，微者逆之，甚者从之，坚者削之，客者除之，劳者温之，结者散之，留者攻之，燥者濡之，急者缓之，散者收之，损者益之，逸者行之，惊者平之，上之下之，摩之浴之，薄之劫之，开之发之"的记载等。汉代张仲景在《伤寒杂病论》中又总结出若干具体治法，诸如"当以汗解，宜桂枝汤"；"可发汗，宜麻黄汤"；"当和胃气，宜调胃承气汤"；"急下之，宜大承气汤"；"当从小便去之，苓桂术甘汤主之"；"当温之，宜四逆辈"等。其后，历代医家在长期医疗实践中又制定了许多治法，以治疗复杂多变的各种疾病。清代程钟龄将诸多治法概括为"八法",他在《医学心悟》卷1中说:"论病之原,以内伤外感四字括之。论病之情,则以寒热虚实表里阴阳八字统之。而论治病之方,则又以汗和下消吐清温补八法尽之。"现将"八法"的内容简要介绍如下。

1. 汗法 是通过发汗解表,宣肺散邪的方法,使在表的六淫之邪随汗而解的一种治法。对于外感表证,疹出不透,疮疡初起以及水肿、泄泻、咳嗽、疟疾而见恶寒发热,头痛身疼等表证者,均可用汗法治疗。由于其病情有寒热,邪气有兼夹,体质有强弱,故汗法又有辛温、辛凉的区别,以及汗法与补法、下法、消法、清法、温法等治法的结合运用。

2. 吐法 是通过涌吐的方法,使停留在咽喉、胸膈、胃脘的痰涎、宿食以及毒物等从口中吐出的一种治法。适用于中风痰壅、宿食壅阻胃脘、毒物尚在胃中,或痰涎壅盛的癫狂、喉痹以及干霍乱吐泻不得等,属于病情急迫而又急需吐出之证,均可使用吐法治之。但吐法易伤胃气,故体虚气弱、妇人新产、孕妇等均应慎用。

3. 下法 是通过荡涤肠胃、通泄大便的方法,使停留在肠胃的有形积滞从大便排出的一种治法。适用于燥屎内结,冷积不化,瘀血内停,宿食不消,结痰停饮以及虫积等。由于积滞有寒热,正气有盛衰,邪气有夹杂,故下法有寒下、温下、润下、逐水、攻补兼施之别,以及与汗法、消法、补法、清法、温法等的配合运用。

4. 和法 是通过和解与调和的方法,使半表半里之邪,或脏腑、阴阳、表里失和之证得以解除的一种治法。其中,和解之法,主要适用于邪犯少阳,证属半表半里者。《伤寒明理论》卷4云:"伤寒邪在表者,必渍形以为汗;邪在里者,必荡涤以为利;其于不内不外,半表半里,既非发汗之所宜,又非吐下之所对,是当和解则可矣。"而调和之法,主要适用于肝脾不和、寒热错杂、表里同病等。戴天章云:"寒热并用之谓和,补泻合剂之谓和,表里双解之谓和,平其亢厉之谓和。"此外,《伤寒论》中尚有和营卫、和胃气等,亦属和法范畴。何廉臣又增"苦辛分消"、"平其复遗"、"调其气血",使和法的范围逐渐扩大。现常用和法有和解少阳、开达膜原、调和肝脾、疏肝和胃、调和寒热、表里双解等。

5. 清法 是通过清热、泻火、凉血等方法,使在里之热邪得以解除的一种治疗方法。治疗热证、火证、热甚成毒以及虚热等证。由于里热证有热在气分,热入营血,气血俱热以及热在某一脏腑之分,因而清法中又有清气分热、清营凉血、气血两清、清热解毒、清脏腑热以及清虚热之别。根据病情之虚实,邪气之兼夹,清法又常与汗法、下法、温法、消法、补法配合运用。

6. 温法 是通过温里祛寒的方法,使在里之寒邪得以消散的一种治疗方法。适用于脏腑的沉寒痼冷,寒饮内停,寒湿不化以及阳气衰微等。由于寒邪所在部位不同,寒邪与阳虚的程度不同,因而温法中又有温中散寒、温暖肝肾、回阳救逆之区分。其他尚有温肺化痰、温胃降逆、温肾纳气、温中行气、温经活血、温阳止血、温里解表等,这又是温法与汗法、下法、消法、补法的配合运用。

7. 消法 是通过消食导滞、行气活血、化痰利水,以及驱虫等方法,使气、血、痰、食、水、虫等所结成的有形之邪渐消缓散的一种治法。适用于饮食停滞,气滞血瘀,癥瘕积聚,水湿内停,痰饮不化,疳积虫积等。消法与下法虽皆治有形之实邪,但两者有所不同。下法在病势急迫,形证俱实,必须急下,并且可以从下窍而出的情况下使用;消法则是为病在脏腑、经络、肌肉之间渐积而成，病势较缓，且多虚实夹杂，必须渐消缓散而不能急于排除的病情而设。但两者亦可配合使用，并依据病情之寒热，与温法、清法合用，若涉正虚者，又需与补法配合运用。

8. 补法 是通过补养的方法，恢复人体正气的一种治法。适用于各种虚证。由于虚证有气虚、血虚、阴虚、阳虚以及脏腑虚损之分，所以补法有补气、补血、气血双补、补阴、补阳、阴阳并补以及补心、补肝、补肺、补脾、补肾、滋补肝肾、补脾养心等。若正虚感受外邪，肺虚停饮，脾虚停湿、宿食，气虚留瘀等，则补法又需与汗法、消法合用。此外，尚有峻补、缓补、温补、清补以及"虚则补其母"等法。

上述八种治法，适应了表里寒热虚实不同的证候。但病情往往是复杂的，并非单独一种治法即能奏效，常需数种方法配合运用，才能无遗邪，无失正，照顾全面。数法合用，又有主次轻重之分，所以虽为八法，但配合之后变化多端。正如《医学心悟》卷1中说："一法之中，八法备焉，八法之中，百法备焉。"因此，临证处方，只有针对具体病证，灵活运用八法，使之切合病情，方能收到满意的疗效。

第三章

方 剂 的 分 类

方剂的分类，历代不一。或以病证分类，或以病因分类，或以脏腑分类，或以组成分类，或以治法（功能）分类，或以方名汉字笔画分类等。

一、病证分类

病证分类者首推《五十二病方》。该书记载了 52 类疾病，283 首医方，涉及内、外、妇、儿、五官等科。但组成简单，用量粗略，部分病名、药名已无从查考，现已不具有临床指导意义。汉·张仲景《伤寒杂病论》、唐·王焘《外台秘要》、宋·王怀隐等《太平圣惠方》、明·朱橚《普济方》、清·吴谦等《医宗金鉴》等，均属按病证分类方剂的代表作。这种分类方法，便于临床以病索方。

脏腑分类亦系病证分类之属，只是首列脏腑，下分病证。如唐·孙思邈《备急千金要方》、清代巨著《古今图书集成医部全录》中的"脏腑身形"等。

病因分类亦属病证分类，是以病因为纲，分列诸证诸方。如宋·陈言《三因极一病证方论》中有中风、中寒、中湿等；清·张璐《张氏医通》中有伤寒、暑、湿、燥、火、伤饮食、劳倦等，皆属此类。

二、组成分类

以组成分类上可追溯至《内经》，《素问·至真要大论》有："君一臣二，制之小也；君一臣三佐五，制之中也；君一臣三佐九，制之大也。""君一臣二，奇之制也；君二臣四，偶之制也；君二臣三，奇之制也；君二臣六，偶之制也。""补上治上，制以缓；补下治下，制以急；急则气味厚，缓则气味薄。"以及"奇之不去则偶之，是谓重方"等。至金代成无己在《伤寒明理药方论·序》中说："制方之用，大、小、缓、急、奇、偶、复七方是也。"至此，明确提出"七方"，并将《内经》的"重"改为"复"。后世多有将"七方"视为最早的方剂分类法，但迄今仍未见到按此分类的方书。"七方"的实质，是以病邪的轻重、病位的上下、病势的缓急、病体的强弱作为制方的依据。所谓大方，是指药味多或用量大，以治邪气方盛所需的重剂；小方是指药味少或用量小，以治病浅邪微的轻剂；缓方是指药性缓和，以治病势缓慢且需长期服用的方剂；急方是指药性峻猛，以治病势急重取效迅速的方剂；奇方是指由单数药味组成的方剂；偶方是指由双数药味组成的方剂；复方则是两方或数方组合的方剂。

确切以组成分类者当首推明·施沛的《祖剂》。该书"首冠素灵二方，次载伊尹汤液一方以为宗，而后悉以仲景之方为祖，其《局方》二陈、四物、四君子等汤，以类附焉"。共载历代名方 800 余首，其中主方 75 首，附方 700 余首。清·张璐《张氏医通》，除按病因、病证列方外，别编一卷"祖方"，选古方 36 首为主，附衍化方 391 首。这种分类方法对类方的研究较为有益，但其中确有始末不清者。如以宋代《局方》的二陈汤为祖方，而将唐代《千金方》的温胆汤反作附方等等。

三、治法分类

治法分类，亦称功能分类。始于北齐徐之才《药对》，但原书已佚。据《本草纲目·序例》记载："徐之才曰：药有宣、通、补、泄、轻、重、涩、滑、燥、湿十种。"并于"宣可去壅"、"通可去滞"、"补可去弱"、"泄可去闭"、"轻可去实"、"重可去怯"、"滑可去着"、"涩可去脱"、"燥可去湿"、"湿可去枯"之下，各举数药为例。宋·赵佶著《圣济经》于每种之后加一"剂"字，如《圣济经·审剂篇》云："故郁而不散为壅，以宣剂以散之"。同时代宋·寇宗奭《本草衍义》又加入寒、热之剂。金·成无己在《伤寒明理药方论·序》中说："制方之体，宣、通、补、泻、轻、重、涩、滑、燥、湿十剂是也。"至此，在方书中始用"十剂"之名。后世医家又有增益，如明·缪仲淳增加升、降而成"十二剂"；明·徐思鹤《医学全书》又增加调、和、解、利、寒、温、暑、火、安、缓、淡、清而成"二十四剂"。然用此分类方剂者却为数极少，除清·陈修园《时方歌括》选 108 首方剂，按"十剂"加寒、热的"十二剂"分类外，其余尚不多见。明·张景岳鉴于"古方之散列于诸家者，既多且杂，或互见于各门，或彼此之重复"，而"类为八阵，曰补、和、攻、散、寒、热、固、因"。并在《景岳全书·新方八略引》中解释说："补方之制，补其虚也"；"和方之制，和其不和者也"；"攻方之制，攻其实也"；"用散者，散表证也"；"寒方之制，为清火也"；"热方之制，为除寒也"；"固方之制，固其泄也"；"因方之制，因其可因者也"。共选古方 1516 首，自制新方 186 首，均按"古方八阵"、"新方八阵"分类。八阵之外，复列有妇人、小儿、痘疹、外科诸方，以便临证应用。清·汪昂著《医方集解》开创了新的功能分类法，选"正方三百有奇，附方之数过之"，分为补养、发表、涌吐、攻里、表里、和解、理气、理血、祛风、祛寒、清暑、利湿、润燥、泻火、除痰、消导、收涩、杀虫、明目、痈疡、经产及救急良方共 22 剂。这种分类方法，概念比较明确，切合临床的实际需要。故此，清·吴仪洛《成方切用》、张秉成《成方便读》等，都仿其法而加以增改。

四、笔画分类

现代大型方剂辞书等，多以方名汉字笔划分类。其中，《中医方剂大辞典》将古今 96592 首方剂按名称字首的笔画多少，依次排列诸方。这种分类方法便于查阅，有利于鉴别同名异方。

综上所述，历代对于方剂的分类，繁简不一，各有取义。本教材遵循以法统方的原则，将下篇所辑之方分为解表、泻下、和解、清热、温里、补益、固涩、安神、开窍、理气、理血、治风、治燥、祛湿、祛痰、消食、驱虫、涌吐共计十八章，每章分若干小节，使之纲目清晰，便于学习和掌握。

第四章

方剂的组成与变化

方剂是由药物组成的，是在辨证立法的基础上，选择合适的药物组合成方。药物的功用各有所长，也各有所偏，通过合理的配伍，增强或改变其原有的功用，调其偏性，制其毒性，消除或减缓其对人体的不利因素，使各具特性的药物发挥综合作用，所谓"药有个性之专长，方有合群之妙用"，即是此意。徐大椿在《医学源流论·方药离合论》中说："方之与药，似合而实离也。得天地之气，成一物之性，各有功能，可以变易血气，以除疾病，此药之力也。然草木之性，与人殊体，入人肠胃，何以能如人所欲，以致其效。圣人为之制方，以调剂之，或用以专攻，或用以兼治，或相辅者，或相反者，或相用者，或相制者，故方之既成，能使药各全其性，亦能使药各失其性，操纵之法，有大权焉，此方之妙也。"换言之，方剂是运用药物治病的进一步发展与提高。历代医家在长期医疗实践中积累了丰富的经验，总结出比较完整的组方理论，现将方剂的组方原则和组成变化分述如下。

第一节 组 方 原 则

组方原则最早见于《内经》。《素问·至真要大论》云："主病之谓君，佐君之谓臣，应臣之谓使。"又说："君一臣二，制之小也，君一臣三佐五，制之中也，君一臣三佐九，制之大也。"金代张元素则明确说："力大者为君"（《本草纲目·序列》）。并在《医学启源·用药各定分两》中更加具体指出："为君最多，臣次之，佐使又次之，药之于证，所主停者，则各等分也。"元代李杲在《脾胃论》卷上中再次申明："君药分两最多，臣药次之，使药又次之。不可令臣过于君，君臣有序，相与宣摄，则可以御邪除病矣。"明代张介宾在《类经》卷12中进一步解释说："主病者，对证之要药也，故谓之君，君者，味数少而分两重，赖之以为主也。佐君者谓之臣，味数稍多而分两稍轻，所以匡君之不逮也。应臣者谓之使，数可出入，而分两更轻，所以备通行向导之使也。此则君臣佐使之义。"根据历代医家的论述，现归纳分析如下。

君药 是针对主证或主病起主要治疗作用的药物。其药力居方中之首，用量较作为臣、佐药应用时要大。在一首方剂中，君药是首要的，是不可缺少的药物。

臣药 有两种意义：一是辅助君药加强治疗主证或主病的药物；二是针对兼证或兼病起治疗作用的药物。它的药力小于君药。

佐药 有三种意义：一是佐助药，即协助君、臣药以加强治疗作用，或直接治疗次要兼证的药物；二是佐制药，即用以消除或减缓君、臣药的毒性与烈性的药物；三是反佐药，即根据病情需要，用与君药性味相反而又能在治疗中起相成作用的药物。佐药的药力小于臣药，一般用量较轻。

使药 有两种意义：一是引经药，即能引方中诸药以达病所的药物；二是调和药，即具有调和诸药作用的药物。使药的药力较小，用量亦轻。

综上所述，除君药外，臣、佐、使都各具两种以上涵义。在每首方剂中不一定每种意义的臣、佐、使药都具备，也不一定每味药只任一职。如病情比较单纯，用一二味药即可奏效，或君臣药无毒烈之性，便不需加用佐制药。主要药物能至病所，则不必再加引经的使药。在组方体例上，君药宜少，一般只用一味，《苏沈良方》曾说："主病者，专在一物"。若病情比较复杂，亦可用至一味以上，但君药不宜过多，多则药力分散，而且互相牵制，影响疗效。正如陶弘景所说："若多君少臣，多臣少佐，则药力不周也。"臣药可多于君药，佐药常常多于臣药，而使药则一二味足矣。总之，每一首方剂的药味多少，以及臣、佐、使是否齐备，全视病情与治法的需要，并与所选药物的功用、药性密切相关。为了进一步理解君、臣、佐、使的涵义及其具体运用，现以麻黄汤为例分析如下。

麻黄汤出自《伤寒论》，主治外感风寒表实证，症见恶寒发热、头痛身疼、无汗而喘、苔薄白、脉浮紧等。其病机是风寒外束，卫闭营郁，毛窍闭塞，肺气失宣，治宜发汗解表，宣肺平喘。方用麻黄三两（9g），桂枝二两（6g），杏仁七十个（6g），甘草一两（3g）。根据药物性能及用量分析，其药力最大者为麻黄，依次为桂枝、杏仁、甘草。其君、臣、佐、使与方义简要分析如下：

> 君药 麻黄——辛温，发汗散风寒，兼宣肺平喘
> 臣药 桂枝——辛甘温，解肌发表，透达营卫，助麻黄发汗
>   ——与麻黄合用，可使风寒去，营卫和
> 佐药 杏仁——苦平，宣利肺气，配合麻黄宣肺散邪，利肺平喘。可使邪气去，肺气和
> 使药 甘草——甘温，调和诸药。并可延缓药力，以防麻、桂发汗太过

通过以上对麻黄汤的简要分析，可知组成一首方剂，首先是依据辨证、治法的需要，选定恰当的药物，并酌定用量，明确君、臣、佐、使的不同地位及其相互配伍关系，发挥其综合作用，制约其不利因素。用药适宜，配伍严谨，主次分明，恰合病情，无实实，无虚虚，才能取得良好的治疗效果。

第二节 组 成 变 化

方剂的组成既有严格的原则性，又有极大的灵活性。临证组方时在遵循君、臣、佐、使的原则下，要结合患者的病情、体质、年龄、性别与季节、气候以及生活习惯等，才能组成行之有效的方剂。在选用成方时，亦需根据患者的具体情况，予以灵活化裁，加减运用，做到"师其法而不泥其方"。方剂的变化主要有药味增减、药量增减及剂型更换三种形式。

1. 药味增减变化 方剂是由药物组成的，药物是决定方剂功用的主要因素。因此，方剂中药味的增减，必然使方中药物间的配伍关系发生变化，从而导致方剂的功效相应发生变化。针对每首具体方剂的药味增减变化而言，不包括君药的增减变化，此种临证的增减变

化，属另组新方，不属具体方剂药味增减变化范畴。所以药味增减变化大抵有两种情况：一种是佐使药的增减。因为佐使药在方中的药力较小，不至于引起功效的根本改变，所以这种加减是在主证不变的情况下，对某些药进行增减，以适应一些次要兼证的需要。其二，是臣药的增减。这种变化改变了方剂的配伍关系，会使方剂的功效发生较大变化。如三拗汤，即麻黄汤去桂枝。此方仍以麻黄为君，但无桂枝的配合，则发汗力弱，且配以杏仁为臣，其功专主宣肺散寒，止咳平喘，是一首治疗风寒犯肺咳喘的基础方。再如麻黄加术汤，即麻黄汤原方加入白术四两（12g），此方白术亦为臣药，形成一君二臣的格局。麻黄、桂枝发散风寒，白术祛湿，组成发汗祛风寒湿邪之方，是治疗痹证初起的主要方剂。通过上述分析可以看出，三拗汤与麻黄加术汤虽均以麻黄汤为基础，但由于臣药的增减，其主要药物的配伍关系发生了变化，所以其功用与主治则截然不同。

2.药量增减变化 药量是药物在方中药力大小的重要标识之一。当方剂的组成药物相同，而用量不相同时，则具体药物在方中的药力发生变化。若这种药力大小的变化，并未导致该方配伍关系的根本变化，则其功用亦基本相近，且主治证候亦只是轻重不同之别。若由于方中药物用量增减使药力发生变化，导致配伍关系及君臣佐使相应变化，从而其功用、主治则各有所异。如小承气汤与厚朴三物汤虽均由大黄、厚朴、枳实三药组成，但小承气汤以大黄四两为君，枳实三枚为臣，厚朴二两为佐，其功用则为攻下热结，主治阳明里热结实证的潮热、谵语、大便秘结、胸腹痞满、舌苔老黄、脉沉数。而厚朴三物汤则以厚朴八两为君，枳实五枚为臣，大黄四两为佐使，其功用为行气消满，主治气滞腹满，大便不通。前者行气以助攻下，病机是因热结而浊气不行；后者是泻下以助行气，病机是因气郁而大便不下（表1）。

表1 小承气汤与厚朴三物汤的鉴别

方剂名称	药物、用量与配伍				功用	主 治 病 证	备 注
	君	臣	佐	使			
小承气汤	大黄四两	枳实三枚	厚朴二两		攻下热结	阳明腑实证，潮热谵语，大便秘结，胸腹痞满，苔黄，脉数	大黄直入阳明，不再加使药
厚朴三物汤	厚朴八两	枳实五枚	大黄四两		行气通便	气滞腹满胀痛，大便不通，身无热，脉弦	

由此可见，方剂中药物的用量是十分重要的，仅仅恰当地选择了方剂的组成药物，尚难以达到预期目的。所以，方剂的组成药物必须有量，无量则是"有药无方"，无量则不能说明其确切的功效。

3.剂型更换变化 方剂的剂型各有特点，同一方剂，尽管用药、用量完全相同，但剂型不同，加之每服量之差异，则其作用亦异。但这种差异往往只是药力大小与峻缓的区别，在主治病情上有轻重缓急之分而已。如理中丸与人参汤，两方组成、用量完全相同，前者共为细末，炼蜜为丸如鸡子黄大，治中焦虚寒、脘腹疼痛、自利不渴，或病后喜唾；后者服汤剂，主治中上二焦虚寒之胸痹，症见心胸痞闷、气从胁下上逆抢心。前者虚寒较轻，病势较缓，取丸以缓治；后者虚寒较重，病势较急，取汤以速治（表2）。

表 2 理中丸与人参汤的鉴别

方剂名称	组 成 药 物				主 治 病 证	备 注
	人参	干姜	白术	炙甘草		
理中丸	三两	三两	三两	三两	中焦虚寒，脘腹疼痛，自利不渴，或病后喜唾	蜜丸如鸡子黄大，服一丸
人参汤	三两	三两	三两	三两	中上二焦虚寒，心胸痞闷，气从胁下上逆抢心	煎汤分三次服

从以上三种变化形式可以看出，方剂的药味增减、药量增减、剂型更换皆会对其功用产生不同影响，特别是主要药的更易与药量的增减，会改变其君、臣的配伍关系，从而改变了作用部位和药物性能，因而其功用与主治则迥然有别。

第五章

剂　型

　　方剂组成之后，根据病情需要与药物的特点制成一定的形态，称为剂型。方剂的剂型历史悠久，有着丰富的理论和宝贵的实践经验。早在《黄帝内经》中就有汤、丸、散、膏、酒、丹等剂型，历代医家又有很多发展，明代《本草纲目》所载剂型已有40余种。建国以来，随着制药工业的发展，又研制了许多新的剂型，如片剂、冲剂、注射剂等。现将常用剂型的主要特点及制备方法简要介绍如下：

　　1．汤剂　古称汤液，是将药物饮片加水或酒浸泡后，再煎煮一定时间，去渣取汁，制成的液体剂型。主要供内服，如麻黄汤、小承气汤等。外用的多作洗浴、熏蒸及含漱。汤剂的特点是吸收快、能迅速发挥药效，特别是能根据病情的变化而随证加减，适用于病证较重或病情不稳定的患者。李杲曰："汤者荡也，去大病用之。"汤剂的不足之处是服用量大，某些药的有效成分不易煎出或易挥发散失，不适于大规模生产，亦不便于携带。

　　2．散剂　是将药物粉碎，混合均匀，制成粉末状制剂。分为内服与外用两类。内服散剂一般是研成细粉，以温开水冲服，量小者亦可直接吞服，如七厘散。亦有制成粗末，以水煎取汁服，称为煮散，如银翘散。散剂的特点是制作简便，吸收较快，节省药材，便于服用与携带。李杲言："散者散也，去急病用之。"外用散剂一般作为外敷，掺撒疮面或患病部位，如金黄散、生肌散等。亦有作点眼、吹喉等，如八宝眼药、冰硼散等。应研成极细粉末，以防刺激疮面。

　　3．丸剂　是将药物研成细粉或药材提取物加适宜的粘合剂制成球形的固体剂型。丸剂与汤剂相比，吸收较慢，药效持久，节省药材，便于携带与服用。李杲曰："丸者缓也，舒缓而治之也。"适用于慢性、虚弱性疾病，如六味地黄丸等。但也有些丸剂药性比较峻急，此则多为含芳香类药物与毒剧药物，不宜作汤剂煎服，如安宫牛黄丸、三物备急丸等。常用的丸剂有蜜丸、水丸、糊丸、浓缩丸等。

　　（1）蜜丸：是将药物细粉用炼制的蜂蜜作为黏合剂制成的丸剂，分为大蜜丸和小蜜丸两种。蜜丸性质柔润，作用缓和而持久，并有补益和矫味作用，常用于治疗慢性病和虚弱病，需要长期服用者。

　　（2）水丸：俗称水泛丸，是将药物细粉用水（冷开水或蒸馏水）或酒、醋、蜜水、药汁等为粘合剂制成的小丸。水丸较蜜丸崩解、溶散快，吸收、起效快，易于吞服，适用于多种疾病，如防风通圣丸、左金丸、越鞠丸等。

　　（3）糊丸：是将药物细粉用米糊、面糊、曲糊等为粘合剂制成的小丸。糊丸粘合力强，质地坚硬，崩解、溶散迟缓，内服可延长药效，减轻毒剧药的不良反应和对胃肠的刺激，如舟车丸、黑锡丹等。

　　（4）浓缩丸：是将药物或方中部分药物煎汁浓缩成膏，再与其他药物细粉混合干燥、粉碎，用水或蜂蜜或药汁制成丸剂。其体积小，有效成分含量较高，服用剂量少，可用于治疗多种疾病。

此外，尚有蜡丸、水蜜丸、微丸、滴丸等。

4.膏剂 是将药物用水或植物油煎熬去渣而制成的剂型。有内服和外用两种。内服膏剂有流浸膏、浸膏、煎膏三种；外用膏剂分软膏、硬膏两种。其中流浸膏与浸膏多数用作调配其他制剂使用，如合剂、糖浆剂、冲剂、片剂等。现将煎膏与外用膏剂分述如下。

(1)煎膏：又称膏滋。是将药物加水反复煎煮，去渣浓缩后，加炼蜜或糖制成的半液体剂型。其特点是体积小，含量高，便于服用，口味甜美，有滋润补益作用，一般用于慢性虚弱患者，有利于较长时间用药，如鹿胎膏、八珍益母膏等。

(2)软膏：又称药膏。是将药物细粉与适宜的基质制成具有适当稠度的半固体外用制剂。其中用乳剂型基质的亦称乳膏剂，多用于皮肤、黏膜或创面。软膏具有一定的黏稠性，外涂后渐渐软化或溶化，使药物慢慢吸收，持久发挥疗效，适用于外科疮疡疖肿、烧烫伤等。

(3)硬膏：又称膏药，古称薄贴。系以植物油将药物煎至一定程度，去渣，煎至滴水成珠，加入黄丹等搅匀、冷却制成的硬膏。用时加温摊涂在布或纸上，软化后贴于患处或穴位上，可治疗局部疾病和全身性疾病，如疮疡肿毒、跌打损伤、风湿痹证以及腰痛、腹痛等，常用的有狗皮膏、暖脐膏等。

5.酒剂 又称药酒，古称酒醴。是将药物用白酒或黄酒浸泡，或加温隔水炖煮，去渣取液供内服或外用。酒有活血通络，易于发散和助长药效的特性，故适用于祛风通络和补益剂中使用，如风湿药酒、参茸药酒、五加皮酒等。外用酒剂尚可祛风活血，止痛消肿。

6.丹剂 有内服与外用两种，内服丹剂没有固定剂型，有丸剂，也有散剂，每以药品贵重或药效显著而名之曰丹，如至宝丹、活络丹等。外用丹剂亦称丹药，是以某些矿物类药经高温烧炼制成的不同结晶形状的制品。常研粉涂撒疮面，治疗疮疡痈疽，亦可制成药条、药线和外用膏剂应用。

7.茶剂 是将药物经粉碎加工而制成的粗末状制品，或加入适宜粘合剂制成的方块状制剂。用时以沸水泡汁或煎汁，不定时饮用。大多用于治疗感冒、食积、腹泻，近年来又有许多健身、减肥的新产品，如午时茶、刺五加茶、减肥茶等。

8.露剂 亦称药露，多用新鲜含有挥发性成分的药物，用蒸馏法制成具有芳香气味的澄明水溶液。一般作为饮料及清凉解暑剂，常用的有金银花露、青蒿露等。

9.锭剂 是将药物研成细粉，加适当的粘合剂制成规定形状的固体剂型，有纺锤形、圆柱形、条形等，可供内服与外用。内服，研末调服或磨汁服；外用，则磨汁涂患处，常用的有紫金锭、万应锭、蟾酥锭等。

10.条剂 亦称药捻，是将药物细粉用桑皮纸粘药后搓捻成细条，或将桑皮纸捻成细条再粘着药粉而成。用时插入疮口或瘘管内，能化腐拔毒，生肌收口，常用的有红升丹药条等。

11.线剂 亦称药线，是将丝线或棉线置药液中浸煮，经干燥制成的外用制剂。用于治疗瘘管、痔疮或赘生物，通过所含药物的轻度腐蚀作用和药线的机械紧扎作用，使其引流通畅或萎缩、脱落。

12．搽剂 是将药物与适宜溶媒制成的专供揉搽皮肤表面或涂于敷料贴用的溶液型、乳状液或混悬液制剂。有保护皮肤和镇痛、引赤及抗刺激作用，常用的有松节油搽剂、樟脑搽剂等。

13．栓剂 古称坐药或塞药，是将药物细粉与基质混合制成的一定形状固体制剂。用于腔道并在其间融化或溶解而释放药物，有杀虫止痒、滑润、收敛等作用。《伤寒杂病论》中曾有蛇床子散坐药及蜜煎导法，即最早的阴道栓与肛门栓。近年来栓剂发展较快，可用以治疗全身性疾病。它的特点是通过直肠（也有用于阴道）黏膜吸收，有 50% ~ 70% 的药物不经过肝脏而直接进入体循环，一方面减少药物在肝脏中的"首过效应"，同时减少药物对肝脏的毒性和副作用，还可以避免胃肠液对药物的影响及药物对胃黏膜的刺激作用。婴幼儿直肠给药尤为方便。常用的有小儿解热栓、消痔栓等。

14．冲剂（颗粒剂） 是将药材提取物加适量赋形剂或部分药物细粉制成的干燥颗粒或块状制剂，用时以开水冲服。冲剂具有作用迅速、味道可口、体积较小、服用方便等特点，深受患者欢迎，常用的有感冒退热冲剂、复方羊角冲剂等。

15．片剂 是将药物细粉或药材提取物与辅料混合压制而成的片状制剂。片剂用量准确，体积小。味很苦或具恶臭的药物压片后可再包糖衣，使之易于服用。如需在肠道吸收的药物，则又可包肠溶衣，使之在肠道中崩解。此外，尚有口含片、泡腾片等。

16．糖浆剂 是将药物煎煮、去渣取汁、浓缩后，加入适量蔗糖溶解制成的浓蔗糖水溶液。糖浆剂具有味甜量小、服用方便、吸收较快等特点，尤适用于儿童服用，如止咳糖浆、桂皮糖浆等。

17．口服液 是将药物用水或其他溶剂提取，经精制而成的内服液体制剂。该制剂集汤剂、糖浆剂、注射剂的制剂特色，具有剂量较小、吸收较快、服用方便、口感适宜等优点。近年来发展很快，尤其是保健与滋补性口服液日益增多，如人参蜂王浆口服液、杞菊地黄口服液等。

18．注射剂 亦称针剂，是将药物经过提取、精制、配制等步骤而制成的灭菌溶液、无菌混悬液或供配制成液体的无菌粉末，供皮下、肌肉、静脉等注射的一种制剂。具有剂量准确、药效迅速、适于急救、不受消化系统影响等特点，对于神志昏迷，难于口服用药的患者尤为适宜，如清开灵注射液、生脉注射液等。

以上诸般剂型，各有特点，临证根据病情与方剂特点酌情选用。此外，尚有胶囊剂、灸剂、熨剂、灌肠剂、气雾剂等，临床中都在广泛应用，而且还在不断研制新剂型，以提高药效与便于临床使用。

第六章

方剂的煎服法

方剂的煎药法与服药法亦是方剂运用的一个重要环节，药物配伍与剂型选择虽皆严密，若煎法与服法不当，则药亦无功。正如徐大椿《医学源流论》卷上云："病之愈不愈，不但方必中病，方虽中病，而服之不得其法，则非特无功，而反有害，此不可不知也。"

第一节 煎 法

本节主要论述有关汤剂的煎法。因汤剂是临床最常用的剂型，根据药物性质及病情的差异，应采取不同的煎药方法。煎法是否适宜，对疗效有一定的影响。因此，历代医家都颇为重视。《医学源流论》卷上云："煎药之法，最宜深讲，药之效不效，全在乎此。"

1．煎药用具 一般以瓦罐、砂锅为好，搪瓷器具或铝制品亦可，古有"银为上，磁者次之"之说。忌用铁器、铜器。因为有些药物与铜、铁一起加热之后，会起化学变化，或降低溶解度。煎具的容量宜大些，以利于药物的翻动，并可避免药汁外溢。同时应加盖，以防水分蒸发过快，使药物的有效成分释放不全。

2．煎药用水 用洁净的冷水，如自来水、井水、蒸馏水均可。前人常用流水、泉水、甘澜水（亦称劳水）、米泔水等。根据药物的特点和疾病的性质，也有用酒或水酒合煎者。用水量可视药量、药物质地及煎药时间而定，一般以高于饮片平面 3～5cm 为宜。目前，每剂药一般煎煮 2 次（亦有煎煮 3 次者），第一煎水量可适当多些，第二、三煎则可略少。每次煎得量 150ml 左右即可。

3．煎药火候 前人有"武火"、"文火"之分，急火煎之谓"武火"，慢火煎之谓"文火"。一般先用武火，沸腾后即用文火。同时，要根据药物性味及所需煎煮时间的要求，酌定火候。解表与泻下剂，煎煮时间宜短，其火宜急，水量宜少；补益之剂，煎煮时间宜长，其火宜慢，水量略多。如将药煎煮焦枯，则应弃之不用，以防发生不良反应。

4．煎药方法 煎药前，先将药物浸泡 20～30 分钟之后再煎煮，其有效成分则易于煎出。对某些要求特殊煎法的药物，应在处方中加以注明。

（1）先煎：介壳与矿物类药物，因质地坚实，药力难于煎出，应打碎先煎，煮沸后 20 分钟左右，再加入其他药同煎。某些质地较轻而又用量较多以及泥沙多的药物（如灶心土、糯稻根等），亦可先煎取汁，然后以其药汁代水煎药。

（2）后下：气味芳香的药物，以其挥发油取效者，煎煮 5 分钟左右即可。用大黄取其攻下，一般煎 10～15 分钟即可。对所有后下药物，都应先进行浸泡再煎。

（3）包煎：某些药物煎后药液混浊，或对咽喉有刺激作用以及易于粘锅的药物，如赤石脂、旋覆花、车前子等，要用纱布包好，再放入锅内与其他药同煮。

（4）单煎：某些贵重药物，如羚羊角、西洋参等，为了尽量保留其有效成分，可切片单煎取汁，再与其他药液和服，亦可单独服用。

（5）溶化（烊化）：胶质、黏性大而且容易溶解的药物，如阿胶、蜂蜜等，应单独溶化，趁热与煎好的药液混合均匀，顿服或分服，以免因其性黏而影响其他药的煎煮。

（6）冲服：某些芳香或贵重药物，不宜加热煎煮的，应研为细末，用药液或温水冲服，如麝香、牛黄、琥珀等。

此外，汤剂煎取药液后，应对药渣适当进行压榨，可以再收取部分药液，对提高药物有效成分的浸出率有实际意义。

第二节　服　　法

方剂的服药方法是否恰当，对疗效亦有一定的影响。其中包括服药时间、服用方法以及药后调护。

1. 服药时间　《神农本草经》卷3记载："病在胸膈以上者，先食后服药；病在心腹以下者，先服药而后食；病在四肢血脉者，宜空腹而在旦；病在骨髓者，宜饱食而在夜。"一般而言，病在上焦，宜食后服；病在下焦，宜食前服；补益药与泻下药，宜空腹服；安神药宜临卧服；对胃肠有刺激的，亦应食后服。急性重病则不拘时服，慢性病应按时服，治疟药宜在发作前2小时服。另有某些方剂根据病情需要，其服药时间有特殊要求，如十枣汤服在平旦、鸡鸣散服在五更等。服药时间对提高疗效确有重要的临床意义。

2. 服用方法　服用汤剂，一般一日1剂，分2~3次温服。根据病情需要，或一日只服1次，或一日数服，或可煎汤代茶服，甚至一日连服2剂。李杲言："病在上者，不厌频而少；病在下者，不厌顿而多。少服则滋荣于上，多服则峻补于下。"此外，尚有热服、冷服等方法。如治疗热证可寒药冷服，治疗寒证可热药热服，这样可以辅助药力。但若病情严重时，又应寒药热服，热药冷服，以防邪药格拒。《素问·五常政大论》曾有"治热以寒，温而行之；治寒以热，凉而行之"；以及"治温以清，冷而行之；治清以温，热而行之"的记载。后者即是常法，前者则是反佐服法。对于服药呕吐者，宜加入少量姜汁，或先服姜汁，然后服药，亦可采取冷服，小量频服等方法。对于昏迷或口噤的患者，或吞咽困难者，可用鼻饲法给药。

使用峻烈药与毒性药时，宜从小量开始，逐渐加量，取效即止，慎勿过量，以免发生中毒和损伤正气。《神农本草经》卷3云："若用毒药疗病，先起如黍粟，病去即止，不去，倍之；不去，十之。取去为度。"总之，应根据病情、病位、病性和药物特点等选择适宜的服用方法。

3. 药后调护　服药后的调养与护理是用法的内容之一，它不仅直接影响着药效，而且关系到病体的康复。如桂枝汤方后云："啜热稀粥一升余，以助药力。温覆令一时许，遍身絷絷微似有汗者益佳，不可令如水流漓，病必不除。"十枣汤服后则"得快下利后，糜粥自养。"白散服后，"不利，进热粥一杯；利过不止，进冷粥一杯。"一般服解表药，应取微汗，不可大汗，然亦不可汗出不彻。服泻下剂后，应注意饮食，不宜进生冷及不易消化的食物，以免影响脾胃之健运。

服药后的饮食宜忌主要有两方面：一者是疾病对饮食的宜忌，如水肿病宜少食盐，消渴病宜忌糖，下利慎油腻，寒证禁生冷等；二者是药物对饮食的宜忌，如含地黄的方药忌食萝卜、有土茯苓者忌茶叶、服荆芥时忌河豚与无鳞鱼等。《本草纲目》卷 2 在 "服药食忌" 中列诸药忌食之后，概而言之："凡服药，不可杂食肥猪犬肉，油腻羹鲙，腥臊陈臭诸物。凡服药，不可多食生蒜、胡荽、生葱、诸果、诸滑滞之物。"

此外，尚有汗后避风，以及慎劳役、戒房事、节恚怒等，以防 "劳复"、"食复"，或影响治疗效果。

附：古方药量考证

由于历代度量衡的改变和地区的不同，所以古今用量差别很大，计量单位的名称亦不一致。古秤（汉制）以铢、分、两、斤计算，即六铢为一分，四分为一两，十六两为一斤。及至宋代，遂立两、钱、分、厘之目，即十厘为一分，十分为一钱，十钱为一两，十六两为一斤。元、明以及清代，沿用宋制，很少变易。故宋、明、清之方，凡言分者，均是分厘之分，不同于古之二钱半为一分之分。李时珍在《本草纲目·序列》中云："今古异制，古之一两，今用一钱可也。"现多从其说，以古之一两，折为一钱，约相当于 3g。

古方容量，有斛、斗、升、合、勺之名，均以十进制，即十勺为一合，十合为一升，十升为一斗，十斗为一斛。如何折算重量，宋《重修政和经史证类备用本草》记载："凡方云半夏一升者，洗毕秤五两为正；蜀椒一升者，三两为正；吴茱萸一升者，五两为正。"依据药物质地的轻重，一升约三至九两左右。至于量散剂尚有刀圭、方寸匕、钱匕、一字等名称。所谓方寸匕者，即作匕正方一寸，抄散取不落为度。刀圭，即方寸匕的十分之一。钱匕者，即以汉五铢钱抄取药末，亦以不落为度。一字，即以开元通宝钱币（币上有开元通宝四字分列四周）抄取药末，填去一字之量。其中一方寸匕药散约合五至八分（今用 2~3g）；一钱匕药散约合三至五分（今用 1~2g）。此外，丸剂的大小、数量，有弹丸大、梧桐子大，以至麻子大等表述，如 1 鸡子黄 = 1 弹丸 = 40 梧桐子 = 80 粒大豆 = 160 粒小豆 = 480 粒大麻子 = 1440 粒小麻子（古称细麻，即胡麻）。

古今医家对历代方剂用量虽曾作了很多考证，但至今仍未作出结论。但汉、晋时期的衡量一定比现在为小，且用法亦不相同。《伤寒杂病论》之方每剂只作一煎，多数分 3 次服用，今则每剂作两煎，分 2~3 次服，所以其用量差别较大。本教材对古方仍录其原来的用量，主要是作为理解古方的配伍意义、组方特点以及临证用药配伍比例的参考。在临床应用时，须参考《中华人民共和国药典》和现行《中药学》教材及近代各家医案所用剂量，并随地区、气候、年龄、体质及病情需要来决定。

根据中华人民共和国国务院的指示，从 1979 年 1 月 1 日起，全国中医处方用药计量单位一律采用以 "g" 为单位的公制。兹附十六进制与国际标准计量单位换算率如下：

一斤（16 两）= 0.5kg = 500g

一两 = 31.25g

一钱 = 3.125g

一分 = 0.3125g

一厘 = 0.03125g

（注：换算时尾数可以舍去）

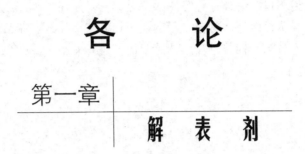

凡以解表药为主组成，具有发汗、解肌、透疹等作用，用以治疗表证的方剂，统称解表剂。本类方剂是根据《素问·阴阳应象大论》"其在皮者，汗而发之"的原则立法，属于"八法"中的"汗法"。

解表剂是为六淫外邪侵袭人体肌表、肺卫所致的表证而设。此时邪未深入，病势轻浅，可用辛散轻宣的药物使外邪从肌表而出。正如《素问·阴阳应象大论》所云："因其轻而扬之"。如果失时不治，或治不如法，病邪不从外解，必转而深入，变生它证。所以《素问·阴阳应象大论》指出："善治者，治皮毛，其次治肌肤，其次治筋脉，其次治六腑，其次治五脏，治五脏者，半死半生也。"强调外感六淫初起，及时运用解表剂治疗，使邪从外解，能早期治愈，防止传变。

解表剂主要用于治疗表证，凡风寒外感或温病初起，以及麻疹、疮疡、水肿、痢疾等病初起，症见恶寒、发热、头疼、身痛、无汗或有汗、苔薄白、脉浮等表证者，均为解表剂的运用范围。

由于病性有寒热之异，体质有强弱之别，故表证属寒者，当辛温解表；属热者，当辛凉解表；兼见气、血、阴、阳诸不足者，当配以补益之法，以扶正祛邪。因而本章方剂相应地分为辛温解表、辛凉解表、扶正解表三类。此外，因解表剂是针对外感六淫袭表之证，故本书中疏散外风、轻宣外燥、祛风胜湿等章节的方剂，亦可归属解表剂范畴，学者不必机械地拘泥于上述分类，当前后合参，方能窥其全貌。

解表剂多由辛散轻扬之品组成，故不宜久煎，以免药性耗散，作用减弱。在服法上一般宜温服，服后宜避风寒，或增衣被，或辅之以热粥，以助汗出。取汗程度以遍身微汗为佳，若汗出不彻则病邪不解，汗出太过则耗气伤津。汗出病瘥，即当停服，不必尽剂。同时，应注意禁食生冷、油腻之品，以免影响药物的吸收和药效的发挥。若表邪未尽，而又见里证者，一般应先解表，后治里；表里并重者，则当表里双解。若外邪已入于里，或麻疹已透，或疮疡已溃，或虚证水肿，均不宜再用。

第一节 辛温解表

辛温解表剂，适用于风寒表证。症见恶寒发热，头身疼痛，无汗或有汗，鼻塞流涕，咳喘，苔薄白，脉浮紧或脉浮缓等。常以辛温解表药如麻黄、桂枝、羌活、苏叶、防风等为主组成方剂。代表方如麻黄汤、桂枝汤、九味羌活汤、小青龙汤、香薷散等。

麻 黄 汤
《伤寒论》

【组成】 麻黄去节，三两（9g） 桂枝二两（6g） 杏仁去皮尖，七十个（6g） 甘草炙，一两（3g）

【用法】 上四味，以水九升，先煮麻黄减二升，去上沫，内诸药，煮取二升半，去滓，温服八合，覆取微似汗，不需啜粥，余如桂枝法将息。（现代用法：水煎服，温覆取微汗。）

【功用】 发汗解表，宣肺平喘。

【主治】 外感风寒表实证。恶寒发热，头身疼痛，无汗而喘，舌苔薄白，脉浮紧。

【证治机理】 本方主治为外感风寒表实证，乃风寒束表，肺气失宣所致。风寒之邪侵袭肌表，营卫首当其冲，寒性收引凝滞，致使卫阳被遏，营阴郁滞，即卫闭营郁。卫气抗邪，正邪相争，则恶寒、发热；营卫不畅，腠理闭塞，经脉不通，则无汗、头痛、身痛、骨节疼痛；皮毛内舍于肺，寒邪束表，肺气不得宣通，则上逆为喘；舌苔薄白，脉浮紧，皆是风寒束表之象。根据《素问·至真要大论》"其在皮者，汗而发之"的治疗原则，法当发汗解表，宣肺平喘，以外散在表之风寒，宣发闭郁之肺气。

【方解】 方中麻黄味辛微苦性温，入肺与膀胱经，为"发汗之主药"（《成方便读》卷1）、"肺经专药"（《本草纲目》卷15），既开腠理、透毛窍、发汗，祛在表之风寒；又轻宣肺气，宣散肺经风寒而平喘，为君药。是证风寒外束，卫阳被遏，营阴郁滞，唯取麻黄发汗解卫气之闭，恐难以尽除营郁之滞。遂臣以桂枝，解肌发表，透达营卫，助麻黄发汗散风寒之力，麻黄、桂枝相须为用，发汗之力较强，可使风寒去而营卫和。肺主宣降，肺气闭郁，宣降失常，故又佐以杏仁，利肺平喘；与麻黄相伍，一宣一降，非但达邪利肺气而平喘，且又复肺气宣降之权，使邪气去而肺气和。使以炙甘草，既调和药性，又缓麻、桂峻烈之性，使汗出而不致耗伤正气。四药相伍，风寒得散，肺气得宣，诸证可愈。

本方以麻黄、桂枝相须为用，发卫气之闭以开腠理，透营分之郁以畅营阴，则发汗解表之功益彰，乃辛温发汗之精当配伍；又以麻黄、杏仁相使为用，宣降相因，则宣肺平喘之效甚著，体现了适合肺之生理特性的配伍模式。

【运用】

1. 本方是治疗外感风寒表实证的基础方。临床应用以恶寒发热，无汗而喘，脉浮紧为辨证要点。其为辛温发汗之峻剂，故《伤寒论》强调"疮家"、"淋家"、"衄家"、"亡血家"以及外感表虚自汗、血虚而脉兼"尺中迟"、误下而见"身重心悸"等，虽有表寒证，亦当禁用。其使用时应注意中病即止，不可过服。否则，汗出过多必伤人正气。柯琴指出："此乃纯阳之剂，过于发散，如单刀直入之将，投之恰当，一战成功，不当则不载而召祸。故用之发表，可一而不可再。"（《伤寒来苏集·伤寒附翼》卷上）可谓有得之言。

2. 若喘急胸闷，咳嗽痰多，表证不甚者，去桂枝，加苏子、半夏以化痰止咳平喘；若鼻塞流涕重者，加苍耳子、辛夷以宣通鼻窍；若夹湿邪而兼见骨节酸痛，加苍术、薏苡仁以祛风除湿；兼里热之烦躁、口干，加石膏、黄芩以清泄郁热；风寒袭表之皮肤瘙痒，加防风、荆芥、蝉蜕以祛风止痒。

3. 现代常用于感冒、流行性感冒、急性支气管炎、支气管哮喘等证属风寒表实者。

【附方】

1. 麻黄加术汤（《金匮要略》） 麻黄去节，三两（9g） 桂枝去皮，二两（6g） 甘草炙，一两（3g） 杏仁去皮尖，七十个（6g） 白术四两（12g） 上五味，以水九升，先煮麻黄，减二升，去上沫，内诸药，煮取二升半，去滓，温服八合，覆取微似汗。功用：发汗解表，散寒祛湿。主治：风寒夹湿痹证。身体烦疼，无汗等。

2. 麻黄杏仁薏苡甘草汤（《金匮要略》） 麻黄去节，汤泡，半两（6g） 杏仁去皮尖，炒十个（6g） 薏苡仁半两（12g） 甘草炙，一两（3g） 上锉麻豆大，每服四钱匕（12g）。水盏半，煮八分，去滓，温服。有微汗，避风。功用：发汗解表，祛风除湿。主治：风湿在表，湿郁化热证。一身尽痛，发热，日晡所剧者。

3. 三拗汤（《太平惠民和剂局方》） 甘草不炙 麻黄不去根节 杏仁不去皮尖 上等分（各9g），㕮咀为粗散，每服五钱（15g），水一盏半，姜五片，同煎至一盏，去滓，通口服。以衣被盖覆睡，取微汗为度。功用：宣肺解表。主治：外感风寒，肺气不宣证。鼻塞声重，语音不出，咳嗽胸闷。

4. 华盖散（《博济方》） 紫苏子炒 麻黄去根节 杏仁去皮尖 陈橘皮去白 桑白皮 赤茯苓去皮，各一两（各9g） 甘草炙，半两（5g） 上七味同为末，每服二钱（6g），水一盏，煎至六分，食后温服。功用：宣肺解表，祛痰止咳。主治：素体痰多，风寒袭肺证。咳嗽上气，呀呷有声，吐痰色白，胸膈痞满，鼻塞声重，恶寒发热，苔白润，脉浮紧。

麻黄加术汤与麻黄杏仁薏苡甘草汤均由麻黄汤加减而成，皆为治疗外感风寒夹湿的方剂。但前方证属素体多湿，又外感风寒，表寒及身痛较后者为重，故用麻黄、桂枝与白术相配，以发汗解表，散寒祛湿。然发汗祛湿又不宜过汗，方中麻黄得白术，则发汗而不致太过，白术得麻黄则能尽去表里之湿，相辅相制，深得配伍之妙。后方不仅表寒及身痛比较轻，且日晡发热增剧，已微有化热之象，故而不用桂枝、白术，改用薏苡仁渗利清化。全方用量尤轻，亦为微汗之用。

三拗汤与华盖散皆为麻黄汤去桂枝，故功用重在宣散肺中风寒，主治风寒犯肺之咳喘证。但三拗汤为宣肺解表的基础方，主治风寒袭肺的咳喘证；华盖散主治素体痰多而风寒袭肺证，故加苏子、陈皮、桑白皮、赤茯苓以降气祛痰，增强化痰止咳的作用。

【方论选录】

柯琴："此为开表逐邪发汗之峻剂也。古人用药用法象之义，麻黄中空外直，宛如毛窍骨节，故能去骨节之风寒，从毛窍而出，为卫分发散风寒之品。桂枝之条纵横，宛如经脉系络，能入心化液，通经络而出汗，为营分散解风寒之品。杏仁为心果，温能助心散寒，苦能清肺下气，为上焦逐邪定喘之品。甘草甘平，外拒风寒，内和气血，为中宫安内攘外之品。此汤入胃行气于玄府，输精于皮毛，斯毛脉合精而溱溱汗出，在表之邪，其尽去而不留，痛止喘平，寒热顿解，不烦啜粥而藉汗于谷也。"（《伤寒来苏集·伤寒附翼》）

汪昂："此足太阳药也，麻黄中空，辛温气薄，肺家专药而走太阳，能开腠散寒。桂枝辛温，能引营分之邪达之肌表。杏仁苦甘，散寒而降气。甘草甘平，发散而和中。"（《医方集解·发表之剂》）

【医案举例】

黄某，夜行风雪中，冒寒，因而恶寒，时欲呕，脉浮紧，宜麻黄汤：生麻黄三钱，川桂枝三钱，光杏仁三钱，生甘草钱半。服后汗出，继以桔梗五钱，生草三钱，泡汤饮之，愈。（《经方实验录》卷上）

按：《伤寒论》原文第三条曰："太阳病，或已发热，或未发热，必恶寒，体痛，呕逆，脉阴阳俱紧者，名为伤寒。"本案患者因夜冒风雪感冒，时欲呕，脉浮紧，证属外感风寒表实无疑，治以麻黄汤开表达邪，是为峻汗治法。服后汗出，尚有余邪未尽，则继以桔梗、生甘草泡汤饮服，意在开宣肺气，以逐余邪，且兼顾护正气。

【方歌】

麻黄汤中臣桂枝，杏仁甘草四般施，

发汗解表宣肺气，伤寒表实无汗宜。

大 青 龙 汤

《伤寒论》

【组成】 麻黄去节，六两（12g）　桂枝二两（6g）　甘草炙，二两（6g）　杏仁去皮尖，四十粒（6g）　石膏碎，如鸡子大（18g）　生姜三两（9g）　大枣擘，十二枚（3枚）

【用法】 上七味，以水九升，先煮麻黄，减二升，去上沫，内诸药，煮取三升，去滓，温服一升。取微似汗。汗出多者，温粉扑之。一服汗者，停后服。若复服，汗多亡阳，遂虚，恶风烦躁，不得眠也。（现代用法：水煎服。）

【功用】 发汗解表，兼清里热。

【主治】 外感风寒，内有郁热证。恶寒发热，头身疼痛，无汗，烦躁，脉浮紧。

【证治机理】 恶寒发热，头身疼痛，无汗，脉浮紧，乃风寒束表，毛窍闭塞所致，证属风寒表证无疑。设若阳盛之体，外受风寒闭郁较重，致使阳气内郁而化热，邪热内扰则烦躁。正如张秉成所言："阳盛之人，外为风寒骤加，则阳气内郁而不伸，故见烦躁不宁之象。"（《成方便读》卷1）因此，风寒束表，里有郁热是本方证的病机。由于证属表里同病，故治当发汗解表为主，兼清里热。

《金匮要略·痰饮咳嗽病脉证并治》用本方治疗外感风寒，水饮内郁化热之溢饮。溢饮乃"饮水流行，归于四肢，当汗出而不汗出，身体疼重"之病证。肺为水之上源，水液运行，有赖肺气宣降，方能输布于表，下输膀胱。风寒外束，肺失宣降，水道壅滞，则聚而为饮，水饮外溢于四肢则身体疼痛或浮肿，饮邪郁而化热则烦躁。恶寒发热无汗，皆为风寒束表所致。以本方外散表寒，使肺复宣降则溢饮得解，兼清里热则烦躁可除，是为体现异病同治之法。

【方解】 本方由麻黄汤加味化裁而成。方中麻黄辛温发汗，解散在表之风寒，是为君药。桂枝为臣，助麻黄发汗解表。石膏辛甘大寒，清泄里热，而除烦躁；杏仁苦平，合麻黄以宣降肺气，通调水道；生姜、大枣调和营卫，生姜辛温，又可助麻、桂而增强散表之力，大枣甘平，又能补脾益气以资汗源，皆为佐药。甘草为使，和中调药。诸药合用，使风寒得解，内热得清，烦躁得止而诸证自除。

本方系由麻黄汤倍用麻黄、甘草，减少杏仁用量，再加石膏、生姜、大枣而成。由于证属风寒重证，加之方中与辛甘大寒之石膏同用，故倍用麻黄以确保其发汗之力。减杏仁用量，乃因无喘逆之症。甘草倍用，其意有二：一为合生姜、大枣以补脾胃，益阴血，资汗源；二为防止石膏寒凉伤胃。

本方的配伍属寒温并用，表里同治，侧重于辛温解表。

本方与麻黄汤同属辛温解表之剂，麻黄汤功能发汗解表，宣肺平喘，为治疗外感风寒表实证之基础方；本方发汗之力强于麻黄汤，且兼内清郁热之功，为治疗风寒表实证兼里有郁热之常用方。

【运用】

1．本方为治外感风寒兼里有郁热证之常用方。临床应用以恶寒发热，无汗烦躁，脉浮紧为辨证要点。由于本方发汗之力颇强，故一服得汗者，应停后服，以防过剂。凡属阳虚、表虚以及有汗而烦者，均应禁用。

2．表寒不甚，可酌减麻黄之用量；里热重而身热甚，烦躁、口渴明显者，可增加石膏之用量；若兼见咳喘，咯痰清稀，增加杏仁用量，并配入半夏、苏子、桑白皮等化痰止咳平喘药；若兼浮肿，小便不利，加桑白皮、葶苈子、茯苓、猪苓等泻肺行水，淡渗利湿药。

3．现代常用于感冒、流行性感冒、支气管炎、支气管哮喘、过敏性鼻炎、急性肾炎等证属外寒里热者。

【方论选录】

柯琴："此即加味麻黄汤也。诸证全是麻黄，而有喘与烦躁不同。喘者是寒郁其气，升降不得自如，故多杏仁之苦以降气。烦躁是热伤其气，无津不能作汗，故特加石膏之甘以生津。然其质沉，其性寒，恐其内热顿除而外之表邪不解，变为寒中而协热下利，是引贼破家矣。故必倍麻黄以发汗，又倍甘草以和中，更用姜枣以调营卫，一汗而表里双解，风热两除，此大青龙清内攘外之功，所以佐麻桂二方之不及也。"（《伤寒来苏集·伤寒论注》）

【医案举例】

何保义从王太尉军中，得伤寒，脉浮涩而紧。许叔微曰：若头痛，发热，恶风无汗，则麻黄证也；烦躁，则青龙汤证也。何曰：今烦躁甚，投以大青龙汤，三投汗解。（《名医类案》）

按：本案患者患伤寒麻黄汤证而烦躁较甚，是属外寒内热之证，投以大青龙汤表里同治，故应予汗解。

【方歌】

大青龙汤桂麻黄，杏草石膏姜枣襄，

伤寒无汗兼烦躁，发汗清热此方良。

桂 枝 汤

《伤寒论》

【组成】 桂枝去皮，三两（9g） 芍药三两（9g） 甘草炙，二两（6g） 生姜切，三两（9g） 大枣擘，十二枚（3枚）

【用法】 上五味，㕮咀，以水七升，微火煮取三升，去滓，适寒温，服一升。服已须臾，啜热稀粥一升余，以助药力。温覆令一时许，遍身漐漐微似有汗者益佳，不可令如水流漓，病必不除。若一服汗出病瘥，停后服，不必尽剂；若不汗，更服，如前法；又不汗，后服小促其间，半日许，令三服尽。若病重者，一日一夜服，周时观之，服一剂尽，病证犹在者，更作服；若汗不出，乃服至二三剂。禁生冷、黏滑、肉、面、五辛、酒酪、臭恶等物。（现代用法：水煎服，温覆取微汗。）

【功用】 解肌发表，调和营卫。

【主治】 外感风寒表虚证。恶风发热，头痛汗出，鼻鸣干呕，苔白不渴，脉浮缓或浮弱。

【证治机理】 本方为外感风寒所致的营卫不和之证，《伤寒论·辨太阳病脉证并治中》称之为"营弱卫强"。外感风邪，风性疏泄，卫气因之失其固护之性，"阳强而不能密"，不能固护营阴，致营阴不能内守而外泄，故见恶风发热、汗出头痛、脉浮缓等；邪气郁滞，肺胃失和，则鼻鸣干呕。本方证既见外邪客表，邪实之证；又属营阴受损，营卫失和。故治当解肌发表，调和营卫，即祛邪调正兼顾为治。

【方解】 本方以辛温的桂枝为君药，助卫阳，通经络，发汗解表而祛在表之风寒。芍药酸收为臣，益阴敛营，敛固外泄之营阴。桂枝、芍药等量合用，寓意颇深。其一针对卫强营弱，体现营卫同治，邪正兼顾之旨；二者相辅相成，桂枝得芍药则汗不伤阴，芍药得桂枝则敛阴不留邪，此谓散中有收，汗中寓补之相制相成配伍。生姜辛温，既助桂枝辛散表邪，又兼和胃止呕；大枣甘平，既能益气补中，又可滋脾生津。姜枣相配，是为补脾和胃，调和营卫的常用组合，共为佐药。炙甘草调和药性，合桂枝、生姜则辛甘化阳以实卫，合芍药、大枣则酸甘化阴以和营，功兼佐使之用。综观全方，药虽五味，但结构严谨，配伍精当，发中有补，散中有收，邪正兼顾，阴阳并调。柯琴在《伤寒来苏集·伤寒附翼》卷上中赞此方"为仲景群方之魁，乃滋阴和阳，调和营卫，解肌发汗之总方也。"

本方证中已经有汗出，何以又用桂枝汤发汗？盖本方之自汗，是由风邪外袭，卫阳不固，营阴失守，津液外泄所致。故外邪不去，则汗不能止。桂枝汤虽曰"发汗"，实寓解肌发表与调和营卫双重用意，外邪去而肌表固密，营卫和则津不外泄。故如法服用本方，于遍身微汗之后，则原证之汗出自止。为了区别两种汗出的不同性质，近贤曹颖甫称外感风寒表虚证之汗出为"病汗"，谓桂枝汤服后之汗出为"药汗"，并鉴别指出："病汗常带凉意，药汗则带热意，病汗虽久，不足以去病；药汗瞬时，而功乃大著，此其分也。"此属临证有得之谈。

本方的服法也极为讲究，首先是煎成取汁，"适寒温"服，"服已须臾，啜热稀粥"，借水谷之精气，充养中焦，不但易为酿汗，更可使外邪速去而不致重感。同时"温覆令一时许"，即是避风助汗之意。待其"遍身絷絷，微似有汗"，是肺胃之气已和，津液得通，营卫和谐，腠理复固，所以说"益佳"。至于服后汗出病瘥，停后服；或不效，再服；以及禁生冷、黏腻、酒肉、臭恶等，尤其是"不可令如水流漓，病必不除"，均是服解表剂应该注意的通则。

本方的治疗范围，从《伤寒论》与《金匮要略》以及后世医家的运用情况而言，不仅用于外感风寒表虚证，而且还用于病后、产后、体弱等因营卫不和所致的病证。这是因为桂枝汤本身具有调和营卫、阴阳的作用，而许多疾病在其病变过程中，多可出现营卫、阴阳失调的病理状态。正如徐彬所说："桂枝汤，外证得之，解肌和营卫；内证得之，化气调阴阳。"（《金匮要略论注》卷上）这是对本方治病机理的高度概括。

本方的精妙配伍，一为发散药与酸收药相配，使散中有收，汗不伤正；二为助阳药与益阴药同用，以阴阳兼顾，营卫并调。

麻黄汤与桂枝汤同为辛温解表剂，均可用治外感风寒表证。麻黄汤中麻黄、桂枝并用，佐以杏仁，发汗散寒力强，又能宣肺平喘，为辛温发汗之重剂，主治外感风寒所致恶寒发热、无汗而喘之表实证；桂枝汤中桂枝、芍药并用，佐以生姜、大枣，发汗解表之力逊于麻黄汤，但有调和营卫之功，为辛温解表之和剂，主治外感风寒所致恶风发热而自汗出之表虚证。

【运用】

1. 本方为治疗外感风寒表虚证的基础方，又是调和营卫、阴阳的代表方。临床应用以恶风发热，汗出，脉浮缓为辨证要点。凡外感风寒表实无汗者禁用。服药期间禁食生冷、黏腻、酒肉、臭恶等物。

2. 用于外感风寒，若恶风寒较甚者，宜加防风、荆芥、淡豆豉疏散风寒；体质素虚者，可加黄芪益气补虚，助正驱邪；兼见咳喘者，宜加杏仁、厚朴宣利肺气，止咳平喘。用于风寒湿痹，宜加姜黄、细辛、威灵仙祛风除湿，通络止痛；项背拘急强痛，加葛根、防风、桑枝散寒通络舒筋。用于妊娠呕吐，可重用生姜，再酌加苏梗、白术、砂仁等和胃安胎之品。

3. 现代常用于感冒、流行性感冒、原因不明的低热、妊娠呕吐、多形红斑、冻疮、荨麻疹等证属营卫不和者。

【附方】

1. 桂枝加桂汤（《伤寒论》）　桂枝去皮，五两（15g）　芍药三两（9g）　甘草炙，二两（6g）生姜切，三两（9g）　大枣擘，十二枚（3枚）　上五味，以水七升，煮取三升，去滓，温服一升。功用：温通心阳，平冲降逆。主治：心阳虚弱，寒水凌心之奔豚。太阳病误用温针或因发汗太过而发奔豚，气从少腹上冲心胸，起卧不安，有发作性者。

2. 桂枝加芍药汤（《伤寒论》）　桂枝去皮，三两（9g）　芍药六两（18g）　甘草炙，二两（6g）　生姜切，三两（9g）　大枣擘，十二枚（3枚）　上五味，以水七升，煮取三升，去滓，温分三服。功用：柔肝理脾，缓急止痛。主治：太阳病误下伤中，土虚木乘之腹痛。

上述二方皆为桂枝汤类方，因用量之变化，已由治表之剂变为治里之方。其中桂枝加桂汤主治太阳病发汗太过耗损心阳，肾寒之气上犯凌心所致的奔豚病，故加桂二两以加强温通心阳，平冲降逆的作用；桂枝加芍药汤主治太阳病误下伤中，邪陷太阴，土虚木乘之腹痛，故用桂枝汤通阳温脾，倍芍药以柔肝缓急止痛。

【方论选录】

柯琴："此为仲景群方之魁，乃滋阴和阳，调和营卫，解肌发汗之总方也。凡头痛发热，恶风恶寒，其脉浮而弱，汗自出者，不拘何经，不论中风、伤寒、杂病，咸得用此发汗。若妄汗妄下，而表不解者，仍当用此解肌。如所云头痛、发热、恶寒、恶风、鼻鸣干呕等病，但见一症即是，不必悉具，惟以脉弱自汗为主耳。"(《伤寒来苏集·伤寒附翼》)

吴谦等："名曰桂枝汤者，君以桂枝也。桂枝辛温，辛能发散，温通卫阳；芍药酸寒，酸能收敛，寒走阴营。桂枝君芍药，是于发汗中寓敛汗之旨；芍药臣桂枝，是于和营中有调卫之功。生姜之辛，佐桂枝以解表；大枣之甘，佐芍药以和中。甘草甘平，有安内攘外之能，用以调和中气，即以调和表里，且以调和诸药；以桂芍之相须，姜枣之相得，藉甘草之调和，阳表阴里，气卫血营，并行而不悖，是刚柔相济以相和也。而精义在服后须臾，啜稀粥以助药力。盖谷气内充，不但易为酿汗，更使已入之邪，不能少留，将来之邪，不得复入也。又妙在温覆令一时许，染染微似有汗，是授人以微汗之法也。不可令如水流漓，病必不除，是禁人以不可过汗之意也。此方为仲景群方之冠，乃解肌发汗，调和营卫之第一方也。"(《医宗金鉴·订正仲景全书伤寒论注》)

【医案举例】

余尝于某年夏，治一同乡杨兆彭病。先，其人畏热，启窗而卧，周身热汗淋漓，风来适体，乃即睡去。夜半，觉冷，覆被再睡，其冷不减，反加甚。次日，诊之，病者头有汗，手足心有汗，背汗不多，周身汗亦不多。当予桂枝汤原方：桂枝三钱，白芍三钱，甘草一钱，生姜三片，大枣三枚。又次日，未请复诊。后以他病来乞治，曰："前次服药后，汗出不少，病遂告瘥。药力何其峻也？"然安知此方乃吾之轻剂乎？(《经方实验录》卷上)

按：患者夏月启窗而卧，感受风邪，夜半觉冷覆被，其畏寒仍甚，且头与手心有汗，背及周身之汗不多，是为风邪袭表所致营卫不和之病汗表现，故以桂枝汤复发其汗，营卫调和则愈。

【方歌】

桂枝汤治太阳风，芍药甘草姜枣同，

解肌发表调营卫，表虚自汗此为功。

九味羌活汤

张元素方，录自《此事难知》

【组成】　羌活一两半(9g)　　防风一两半(9g)　　苍术一两半(9g)　　细辛五分(3g)　　川芎一两(6g)　　香白芷一两(6g)　　生地黄一两(6g)　　黄芩一两(6g)　　甘草一两(6g)

【用法】　上九味，㕮咀，水煎服。若急汗，热服，以羹粥投之；若缓汗，温服，而不用汤投之。(现代用法：水煎温服。)

【功用】　发汗祛湿，兼清里热。

【主治】　外感风寒湿邪，内有蕴热证。恶寒发热，无汗，头痛项强，肢体酸楚疼痛，口苦微渴，舌苔白或微黄，脉浮。

【证治机理】 本方证由外感风寒湿邪，兼内有蕴热所致。风寒湿邪侵犯肌表，卫阳被遏，邪正相争，则恶寒发热；寒为阴邪，其性收引，湿邪重浊而黏滞，太阳主一身之表，其经络行于头顶，过项挟脊，寒湿客于肌表、肌肉，腠理闭塞，经络阻滞，故肌表无汗、头痛项强、肢体酸楚疼痛；里有蕴热，故口苦微渴；苔白或微黄、脉浮，是表证兼里热之佐证。本证多系阳盛之体，感受风寒湿邪，湿郁化热，从而形成表里同病，以表证为主的证候特点。故治当表里兼顾，以发散风寒湿邪为主，兼清里热为辅。

【方解】 方中羌活辛苦性温，入太阳经，散表寒，祛风湿，利关节，止痹痛，为治疗风寒湿邪在表之要药。《本经逢原》卷1曰："治足太阳风湿相搏，一身尽痛，头痛，肢节痛……乃却乱反正之主帅"，故用以为君药。防风辛甘性温，为风药中之润剂，"祛风燥湿"（《本草经疏》卷7），长于散风邪；苍术辛苦而温，功可发汗祛湿，为祛太阴寒湿的主要药物。两药相合，协助羌活祛风散寒，除湿止痛，是为臣药。细辛、白芷、川芎祛风散寒，宣痹止痛。其中细辛善止少阴头痛，白芷善解阳明头痛，川芎长于止少阳、厥阴头痛，此三味与羌活、苍术同用，为本方"分经论治"的基本结构。生地、黄芩清泄里热，并防诸辛温燥烈之品伤津。以上五味俱为佐药。甘草调和诸药为使。诸药共用，既能治疗风寒湿邪，又可兼顾协调表里，共成发汗祛湿，兼清里热之剂。

原书在用法中提出：若寒邪较甚，表证较重，宜热服，且应啜粥以助药力，以便酿汗祛邪；若邪不甚，表证较轻，则不必啜粥，温服即可。

本方配伍是升散药和清热药的结合运用。正如《顾松园医镜》卷6所说："以升散诸药而臣以寒凉，则升者不峻；以寒凉之药而君以升散，则寒者不滞。"同时体现了"分经论治"的思想。原书服法中强调"视其经络前后左右之不同，从其多少大小轻重之不一，增损用之。"明示本方药备六经，通治四时，运用当灵活权变，不可执一，对后世颇有启迪。

【运用】

1. 本方是治疗外感风寒湿邪而兼有里热证的常用方，亦是体现"分经论治"的代表方。临床应用以恶寒发热，头痛无汗，肢体酸楚疼痛，口苦微渴为辨证要点。本方为辛温燥烈之剂，故风热表证及阴虚内热者不可使用。

2. 若湿邪较轻，肢体酸楚不甚者，可去苍术以减温燥之性；如肢体关节痛剧者，加独活、威灵仙、姜黄等以加强宣痹止痛之力；湿重胸满者，可去滋腻之生地黄，加枳壳、厚朴行气化湿宽胸；无口苦微渴者，当酌减生地、黄芩之量。

3. 现代常用于感冒、风湿性关节炎、偏头痛、腰肌劳损等证属外感风寒湿邪，兼有里热者。

【方论选录】

汪昂："此是足太阳例药，以代桂枝、麻黄、青龙、各半等汤也。药之辛者属金，于人为义，故能匡正黜邪。羌、防、苍、细、芎、芷，皆辛药也。羌活入足太阳，为拨乱反正之主药（除关节痛，痛甚无汗者倍之）。苍术入足太阴，辟恶而去湿（能除湿下气，及安太阳，使邪气不致传足太阴脾）。白芷入足阳明，治头痛在额。芎藭入足厥阴，治头痛在脑。细辛入足少阴，治本经头痛。皆能驱风散寒，行气活血，而又加黄芩入手太阴，以泄气中之热，生地入手太阴，以泄血中之热（黄芩苦寒，生地寒滞，二味苟用于发热之后，则当。若未发热，犹当议减也）。防风为风药卒徒，随所引而无不至，治一身尽痛为使（无汗宜倍用）。甘草甘平，用以协和诸药也。药备六经，治通四时，用者当随证加减，不可执一。"（《医方集解·发表之剂》）

【医案举例】

俞氏，年30余。因旅行遇雨，感冒发热，中医误用白虎汤，以致表邪内陷，寒热如疟。西医误以金鸡纳止疟，而病遂剧。症见啬啬恶寒，淅淅恶风，翕翕发热，鼻干口渴，头痛骨节痛，咳喘烦躁，小便热赤，左寸浮紧，右尺洪实。脉症合参，乃太阳两伤风寒，邪从热化，内犯肺经也。用张氏冲和汤加减。处方一：羌活二钱，防风钱半，苍术一钱，黄芩钱半，白芷钱半，川芎一钱，木通钱半，赤芩六钱。处方二：葶苈三钱，牵牛二钱，桑白皮四钱，桔梗一钱，紫菀三钱，苏子钱半，宋公夏二钱，赤芩六钱，天津红四枚。翌日汗出痛止，咳仍未除，后服治肺方三剂而愈。（《全国名医验案类编》卷2）

按：九味羌活汤，本治风寒湿郁而兼内热之正方。今因表邪正盛，反被凉遏误戕，致邪内陷而化热，选此方加减，用得惬当，故1剂而汗出痛止。后方用钱氏葶苈丸、泻白散法加味，清热泻肺止咳化痰平喘，亦有力量。

【方歌】

九味羌活用防风，细辛苍芷与川芎，

黄芩生地同甘草，三阳解表宜变通。

香 薷 散

《太平惠民和剂局方》

【组成】 香薷去土，一斤（12g）　白扁豆微炒　厚朴去粗皮，姜汁制熟，各半斤（各6g）

【用法】 上为粗末，每三钱（9g），水一盏，入酒一分，煎七分，去滓，水中沉冷。连吃二服，立有神效，随病不拘时。（现代用法：水煎服，或加酒少量同煎。）

【功用】 祛暑解表，化湿和中。

【主治】 阴暑。恶寒发热，头重身痛，无汗，腹痛吐泻，胸脘痞闷，舌苔白腻，脉浮。

【证治机理】 本方所治乃夏月乘凉饮冷，外感风寒，内伤于湿所致。夏月感寒，邪滞肌表，故见恶寒发热、头痛身痛、无汗、脉浮等风寒表实证；过食生冷，则湿伤脾胃，气机阻滞，故四肢倦怠、胸闷泛恶，甚则腹痛吐泻；舌苔白腻，乃寒湿之象。根据《素问·阴阳应象大论》"其在皮者，汗而发之"，以及《素问·至真要大论》"湿淫于内，治以苦热，佐以酸淡，以苦燥之，以淡泄之"的原则，治当辛温解表与芳化、苦燥、淡渗相合为法，以使寒湿兼顾，表里同治。

【方解】 方中香薷芳香质轻，辛温发散，为夏月祛暑解表要药，故重用以为君药。厚朴为苦辛性温之品，功能行气除满，燥湿化滞，是为臣药。白扁豆甘平，健脾和中，渗湿消暑，为佐药。入酒少许同煎，意在温通经脉，助药力通达全身。诸药合用，祛暑解表，化湿和中，有表里双解之功。

本方以辛温表散药与芳化苦燥之品相配，既能散外邪而解表证，又可化湿滞而和脾胃。

【运用】

1．本方为治夏月乘凉饮冷，外感风寒，内伤湿滞的常用方。临床应用以恶寒发热，头痛身痛，无汗，胸闷，苔白腻，脉浮为辨证要点。若属表虚有汗或伤暑发热汗出，心烦口渴者，不可使用。

2．若表邪重者，可加青蒿以加强祛暑解表之功；若兼见鼻塞流涕者，可用葱豉汤以通阳解表；若兼内热者，加黄连以清热；湿盛于里者，加茯苓、甘草以利湿和中；胸闷、腹胀、腹痛甚者，可加木香、砂仁、藿香、枳壳等化湿行气。

3．现代常用于夏季胃肠型感冒、急性胃肠炎等证属外感风寒夹湿者。

【附方】

新加香薷饮（《温病条辨》） 香薷二钱（6g） 银花三钱（9g） 鲜扁豆花三钱（9g） 厚朴二钱（6g） 连翘二钱（6g） 水五杯，煮取二杯，先服一杯，得汗，止后服，不汗再服，服尽不汗，更作服。功用：祛暑解表，清热化湿。主治：暑温夹湿，复感于寒证。发热头痛，恶寒无汗，口渴面赤，胸闷不舒，舌苔白腻，脉浮而数者。

香薷散与本方同属祛暑方剂，两方均以辛温之香薷、厚朴祛暑解表，散寒化湿。但香薷散药性偏温，以散寒化湿见长，主治暑令感寒夹湿之证；而本方又加金银花、鲜扁豆花、连翘，则药性偏凉，兼能内清暑热，主治夏月感寒，暑湿内蕴，虽亦恶寒无汗，但有口渴面赤、脉数，是当有别。

【方论选录】

薛雪："其用香薷之辛温，以散阴邪而发越阳气；厚朴之苦温，除湿邪而通行滞气；扁豆甘淡，行水和中。倘无恶寒头痛之外证，即无取香薷之辛香走窜矣；无腹痛吐利之里证，亦无取厚朴、扁豆之疏滞和中矣。故热渴甚者，加黄连以清暑，名四味香薷饮；减去扁豆，名黄连香薷饮；湿甚于里，腹膨泄泻者，去黄连加茯苓、甘草，名五物香薷饮；若中虚气怯汗出多者，加入参、芪、白术、橘皮、木瓜，名十味香薷饮。然香薷之用，总为寒湿外袭而设，不可用以治不挟寒湿之暑热也。"（《温热经纬》卷4）

【方歌】

三物香薷豆朴先，若云热甚加黄连，

新加香薷豆易花，加入银翘暑温痊。

小 青 龙 汤

《伤寒论》

【组成】 麻黄去节，三两（9g） 芍药三两（9g） 细辛三两（3g） 干姜三两（6g） 甘草炙，三两（6g） 桂枝去皮，三两（9g） 五味子半升（6g） 半夏洗，半升（9g）

【用法】 上八味，以水一斗，先煮麻黄，减二升，去上沫，内诸药，煮取三升，去滓，温服一升。（现代用法：水煎温服。）

【功用】 解表散寒，温肺化饮。

【主治】 外寒内饮证。恶寒发热，头身疼痛，无汗，喘咳，痰涎清稀而量多，胸痞，或干呕，或痰饮咳喘，不得平卧，或身体疼重，头面四肢浮肿，舌苔白滑，脉浮。

【证治机理】 寒热无汗，咳喘痰稀，是本方主证；外感风寒，内停水饮，是本证病机。《素问·咳论》谓："皮毛者，肺之合也。皮毛先受邪气，邪气以从其合也。其寒饮食入胃，从肺脉上至于肺，则肺寒，肺寒则外内合邪，因而客之，则为肺咳。"小青龙汤证与咳论所述恰好相符，其病机涉及外感内伤两个方面。风寒束表，皮毛闭塞，卫阳被遏，营阴郁滞，故见恶寒发热、无汗、身体疼痛；素有寒饮之人，一旦感受外邪，每致表寒引动内饮，水寒相搏，内外相引，水寒射肺，故咳喘痰多而稀；肺失肃降，津液壅滞，则又可加重饮停。水停于胸，阻滞气机，故胸痞；水留于胃，胃气上逆，故干呕；水饮泛溢肌肤，故浮肿身重；舌苔白滑，脉浮，是为外寒内饮之佐证。由于本方证属表里同病，若不疏表而徒治其里，则表邪难解；不化饮而专散表邪，则寒饮不除。故治宜解表散寒与温化寒饮并举，使外邪得解，内饮得化，一举而表里双解。

【方解】 方中麻黄、桂枝相须为君，发汗散寒以解表邪，且麻黄又能宣发肺气而平喘咳，桂枝温阳以利内饮之化。干姜、细辛为臣，温肺化饮，兼助麻、桂解表祛邪。然而素有痰饮，纯用辛温发散，恐耗伤肺气，故佐用五味子敛肺止咳，芍药和营养血，二药与辛散之品相配，有散有收，既可增强止咳平喘之功，又可制约诸药辛散太过，防止温燥药物伤津；半夏燥湿化痰，和胃降逆，亦为佐药。炙甘草为佐使，既可益气和中，又能调和辛散酸收之品。药虽八味，配伍严谨，散中有收，宣中有降，使风寒解，水饮去，宣降复，则诸症自平。

本方以麻黄、桂枝解散在表之风寒，配白芍酸收敛阴，制麻、桂而使散中有收；且以干姜、细辛、半夏温化在肺之寒饮，配五味子敛肺止咳，令开中有合，使之散不伤正，收不留邪。

【运用】

1. 本方为治疗外感风寒，水饮内停的常用方。临床应用以恶寒发热，无汗，咳喘，痰多而稀，舌苔白滑，脉浮为辨证要点。本方辛散温化之力较强，确属水寒相搏于肺者，方可使用，且视患者体质强弱，酌定剂量。阴虚干咳无痰或痰热证，不宜使用。

2. 若外寒证轻者，可去桂枝，麻黄改用炙麻黄；兼有热象而出现烦躁者，加生石膏、黄芩以清郁热；兼喉中痰鸣，加杏仁、射干、款冬花以化痰降气平喘；若鼻塞，清涕多者，加辛夷、苍耳子以宣通鼻窍；兼水肿者，加茯苓、猪苓以利水消肿。

3. 现代常用于支气管炎、支气管哮喘、肺炎、百日咳、肺心病等证属外寒内饮者。

【附方】

1. **射干麻黄汤**（《金匮要略》） 射干三两（9g） 麻黄四两（9g） 生姜四两（9g） 细辛三两（3g） 紫菀三两（6g） 款冬花三两（6g） 大枣七枚（3枚） 半夏大者洗，半升（9g） 五味子半升（3g） 上九味，以水一斗二升，先煮麻黄两沸，去上沫，内诸药，煮取三升，分温三服。功用：宣肺祛痰，下气止咳。主治：痰饮郁结，气逆喘咳证。咳而上气，喉中有水鸡声者。

2. **小青龙加石膏汤**（《金匮要略》） 即小青龙汤加石膏二两（9g）。功用：解表蠲饮，兼清热除烦。主治：肺胀。心下有水气，咳而上气，烦躁而喘，脉浮者。

射干麻黄汤与小青龙汤同属解表化饮方剂，但前方主治风寒表证较轻，证属痰饮郁结，肺气上逆者，故于小青龙汤基础上减桂枝、白芍、甘草，加入消痰利肺、止咳平喘之射干、款冬花、紫菀等药。可见小青龙汤治表为主，解表散寒之力大；射干麻黄汤则治里为主，下气平喘之功强。小青龙加石膏汤，因配入清热除烦的石膏，故宜于外寒内饮而兼郁热之喘咳。

【方论选录】

张秉成："前方（指大青龙汤）因内有郁热而表不解，此方因内有水气而表不解。然水气不除，肺气壅遏，营卫不通，虽发表何由得汗？故用麻黄、桂枝解其表，必以细辛、干姜、半夏等辛燥之品，散其胸中之水，使之随汗而出。《金匮》所谓腰以上者，当发汗，即《内经》之开鬼门也。水饮内蓄，肺必逆而上行，而见喘促上气等证。肺苦气上逆，急食酸以收之，以甘缓之，故以白芍、五味子、甘草三味，一以防肺气之耗散，一则缓麻、桂、姜、辛之刚猛也。名小青龙者，以龙为水族，大则可以兴云致雨，飞腾于宇宙之间；小则亦能治水驱邪，潜隐于波涛之内耳。"（《成方便读》卷1）

【医案举例】

鲍宗海。感受风寒，喘嗽多日，梁老医谓其证属内亏，药与地、归、参、术，是夜喘嗽益甚，次日复往加减，医谓前药尚轻，更增黄芪、五味，服后胸高气筑，莫能卧下，呻呀不休，闭闷欲绝。予曰：前药加酸敛，邪锢益坚，立方用麻、桂、辛、夏、草、生姜、杏仁、葶苈子，并语之曰：此乃风寒客肺，气阻痰凝，因而喘嗽，医不开解，反投敛补，以致闭者愈闭，壅者愈壅，酿成肺胀危证。《金匮·痰饮咳嗽病篇》云："咳逆倚息不得卧，小青龙汤主之。"予于方中除五味、白芍之酸收，加杏仁、葶苈之苦泻者，益本《素问·脏气法时论》"肺苦气上逆，急食苦以泻之"。药煎服后，少顷嗽出稠痰二盂，胸膈顿宽，再服又吐痰涎盏许，喘定能卧。次剂麻、桂等味分两减轻，参入桔梗、橘红、茯苓、苏子，更为调和肺胃而愈。（《程杏轩医案》）

按：本案风寒咳嗽误补遂成肺胀，于小青龙去五味子、白芍，加杏仁、葶苈子，二剂则喘宁能卧，真善法古人而不泥古人者也。风寒咳嗽，亦一大症也，不可藐视为轻浅者。古人有伤风误补便成痨之说。案中引《内经》、《金匮》的理论来说明病情及加药意义，足见学有渊源。

【方歌】

小青龙汤最有功，风寒束表饮停胸，
辛夏甘草和五味，姜桂麻黄芍药同。

止 嗽 散

《医学心悟》

【组成】 桔梗炒　荆芥　紫菀蒸　百部蒸　白前蒸，各二斤（各12g）　甘草炒，十二两（4g）　陈皮水洗，去白，一斤（6g）

【用法】 上为末。每服三钱，食后、临卧开水调下；初感风寒，生姜汤调下。（现代用法：共为末，每服6~9g，温开水或姜汤送下；亦可作汤剂，水煎服。）

【功用】 宣利肺气，疏风止咳。

【主治】　风邪犯肺证。咳嗽咽痒，咯痰不爽，或微有恶风发热，舌苔薄白，脉浮缓。

【证治机理】　本方治证为外感风邪，或因治不如法而解表不彻，或因迁延失治而其邪未尽，邪郁于肺，肺气不宣而咽痒咳嗽，津凝不布而咯痰不爽；此时外邪十去八九，则微有恶风发热；舌苔薄白，脉浮缓为风邪外袭之象。针对本证肺气不宣，表邪留恋之病机，治当重在理肺止咳，并佐以疏表之品，以逐余邪。

【方解】　方中紫菀、百部为君，两药皆入肺经，温而不热，润而不燥，长于止咳化痰，治咳嗽不分新久。臣以桔梗、白前，一宣一降，宣通肺气，以增强君药止咳化痰之力。佐以橘红理气化痰；荆芥辛而微温，疏风解表，以逐余邪外出。甘草调和诸药，合桔梗又有利咽止咳之功，是为佐使之用。诸药相配，共奏宣利肺气，疏风散邪止咳之功。

本方具有温润和平，不寒不热，温而不燥，润而不腻，散寒不助热，解表不伤正的配伍特点。充分照顾到肺为娇脏，不耐寒热的生理特性，故对于新久咳嗽，加减运用得宜，皆可获效。

【运用】

1．本方为治疗表邪未尽，肺失宣降而致咳嗽的常用方。临床应用以咳嗽咽痒，微恶风发热，苔薄白为辨证要点。阴虚劳咳或肺热咳嗽者，不宜使用。

2．若外感风寒初起，头痛鼻塞，恶寒发热等表证较重者，加防风、紫苏、生姜以解表散邪；湿聚生痰，痰涎稠黏者，加半夏、茯苓、桑白皮以除湿化痰；燥气焚金，干咳无痰者，加瓜蒌、贝母、知母以润燥化痰。

3．现代常用于上呼吸道感染、支气管炎、百日咳等证属表邪未尽，肺气失宣者。

【附方】

金沸草散（《博济方》）　荆芥穗四两（12g）　旋覆花三两（9g）　麻黄去节，三两（9g）　甘草炙，一两（3g）　前胡三两（9g）　半夏洗净，姜汁略浸，一两（3g）　赤芍药一两（3g）　上七味同为末，每服二钱（6g），水一盏，入姜、枣同煎，至六分，热服。如汗出，并三服。功用：发散风寒，降气化痰。主治：伤风咳嗽。恶寒发热，咳嗽痰多，鼻塞流涕，舌苔白腻，脉浮。

本方与止嗽散皆为治疗风邪犯肺的常用方。止嗽散中以紫菀、白前、百部、桔梗等利肺止咳药为主，而解表祛邪之力不足，故主治外邪将尽，肺气不利之咳嗽；本方则以旋覆花、麻黄、荆芥穗等解表辛散药为主，而佐以化痰之品，故主治风邪犯肺初起，而咳嗽痰多者。

【方论选录】

程国彭："此方系予苦心揣摩而得也。盖肺体属金，畏火者也，过热则咳；金性刚燥，恶冷者也，过寒亦咳。且肺为娇脏，攻击之剂，既不任受，而外主皮毛，最易受邪，不行表散则邪气留连而不解。《经》曰：微寒微咳，寒之感也，若小寇然，启门逐之即去矣。医者不审，妄用清凉酸涩之剂，未免闭门留寇，寇欲出而无门，必至穿逾而走，则咳而见红。肺有二窍，一在鼻，一在喉，鼻窍贵开而不闭，喉窍宜闭而不开。今鼻窍不通，则喉窍将启，能无虑乎？本方温润和平，不寒不热，既无攻击过当之虞，大有启门驱贼之势，是以客邪易散，肺气安宁，宜其投之有效欤？"（《医学心悟》卷3）

【医案举例】

案一：风寒咳嗽 某男，4 个月，1975 年 9 月 3 日门诊。患儿指末清凉，鼻流清涕，发热 38.5℃。咳嗽喉间痰鸣辘辘，呼吸不利，烦躁不安，精神异常，面色苍白，吮乳减少，二便正常，苔薄白，指纹紫粗。处方：炙麻黄 1.5g 杏仁 3g 瓜蒌皮 5g 百部 3g 紫菀 3g 荆芥 1.5g 浙贝母 3g 法半夏 3g 陈皮 3g 苏子 1.2g 桔梗 2.5g 枳壳 2.5g 四剂痊愈。〔江西中医药，1985；(1)：35〕

案二：风热咳嗽 某男，50 岁，1973 年 12 月 18 日就诊。患者鼻塞流涕，发热 39℃，头身疼痛，咳嗽痰白稠黏，难以咯出，胸前紧闷不舒，口淡无味，眼红，小便黄，苔薄白，脉浮数。处方：白前 12g 紫菀 12g 百部 10g 桔梗 6g 银花 12g 连翘 12g 瓜蒌皮 12g 桑白皮 12g 蔓荆子 10g 浙贝母 10g 青蒿 6g 菊花 6g 三剂。后以前方加沙参、百合、山药等润养肺胃药物调治，八剂而愈。〔江西中医药，1985；(1)：35〕

案三：燥热咳嗽 某女，43 岁，1980 年 12 月 18 日门诊。咳嗽咯痰黄脓块状，不易咳出，咳时胸痛，咳甚痰中带血丝，头痛，喉干痒，口唇干焦，大便结，舌较红，脉数。处方：前胡 10g 沙参 15g 麦冬 15g 百部 10g 紫菀 10g 桑白皮 10g 瓜蒌仁 12g 川贝 10g 白前 12g 枳壳 6g 枇杷叶 10g 旱莲草 10g 桔梗 6g 本方略有加减，七剂而愈。〔江西中医药，1985；(1)：35〕

按： 止嗽散是治疗外感风寒咳嗽之常用方，但由于其用药"温润和平，不寒不热"，故临床常常于加减后治疗各种外感咳嗽。案一以止嗽散宣肺止咳，同时加麻黄以散风寒表邪，贝母、半夏、苏子以消痰，杏仁、瓜蒌皮、枳壳以顺气，使邪散痰消，肺脏复其宣降之职，则诸症自除。案二、案三均伴有热象，而止嗽散药性偏温。故案二在止嗽散的基础上，加银花、连翘、青蒿、菊花、蔓荆子以增强宣散风热之力，瓜蒌皮、桑白皮肃降肺气，且合贝母以消痰；案三属燥热犯肺之证，故在止嗽散的基础上加沙参、百合、山药、麦冬、旱莲草等养阴润燥之品。

【方歌】

止嗽散用百部菀，白前桔草荆陈研，

宣肺疏风止咳痰，姜汤送下服之痊。

第二节 辛 凉 解 表

辛凉解表剂，适用于外感风热表证。症见发热，微恶风寒，头痛，咽痛，咳嗽，口渴，舌尖红，苔薄白，脉浮数等。常用辛凉解表药如薄荷、牛蒡子、桑叶、菊花等为主组成方剂。由于温邪袭人，具有发病急、传变快、多夹有秽浊之气等特点，加之温邪上受，首先犯肺，每致肺气失宣，故此类方剂多配伍清热解毒的银花、连翘及宣降肺气的桔梗、杏仁等。代表方如银翘散、桑菊饮、麻黄杏仁甘草石膏汤等。

银 翘 散

《温病条辨》

【组成】 连翘一两（15g）　银花一两（15g）　苦桔梗六钱（9g）　薄荷六钱（9g）　竹叶四钱（6g）　生甘草五钱（8g）　芥穗四钱（6g）　淡豆豉五钱（8g）　牛蒡子六钱（9g）

【用法】 上杵为散。每服六钱（18g），鲜苇根汤煎，香气大出，即取服，勿过煮。肺药取轻清，过煮则味厚而入中焦矣。病重者，约二时一服，日三服，夜一服；轻者，三时一服，日二服，夜一服；病不解者，作再服。（现代用法：作汤剂，加芦根9g，水煎服。）

【功用】 辛凉透表，清热解毒。

【主治】 温病初起。发热，微恶风寒，头痛无汗或有汗不畅，咽痛口渴，咳嗽，舌尖红，苔薄白，脉浮数。

【证治机理】 温病初起，邪在卫分，卫气被郁，两阳相争，故以发热重而恶寒轻为特点。温病初起，邪客肌表，卫气开合失司，毛窍闭塞，可致无汗；若风热袭表，腠理开泄，则可见有汗而不畅；邪自口鼻而入，导致肺气失宣，则咳嗽；风热犯于上焦，则见咽喉红肿疼痛；温邪伤津，故口渴；舌尖红、苔薄白、脉浮数均为温病初起之佐证。因为温热病邪具有发病急，传变快，易蕴结成毒及多夹有秽浊之气等特点，故治当辛凉透表、清热解毒、芳香辟秽之法。

【方解】 方中银花、连翘气味芳香，既能疏散风热，清热解毒，又可辟秽化浊，在透散卫分表邪的同时，兼顾温热病多兼夹秽浊之气的特点，故重用以为君药。薄荷、牛蒡子辛凉，疏散风热，清利头目，且可解毒利咽；荆芥穗、淡豆豉辛而微温，解表散邪，二药辛而不烈，温而不燥，配入辛凉解表方中，能增强辛散透表之力。以上四药均为臣药。芦根清热生津，竹叶清上焦热，桔梗开宣肺气而止咳利咽，同为佐药。甘草既可调和药性，护胃安中，又合桔梗利咽止咳，是为佐使之用。本方所用药物均系轻清之品，加之用法强调"香气大出，即取服，勿过煮"，体现了吴氏"治上焦如羽，非轻莫举"（《温病条辨》卷4）的用药原则。

本方一是辛凉之中配伍少量辛温之品，既有利于透邪，又不悖辛凉之旨；二是疏散风邪与清热解毒相配，具有外散风热，兼清热毒之功，构成疏清兼顾，以疏为主之剂。

【运用】

1．本方是治疗外感风热表证的常用方，《温病条辨》卷1称之为"辛凉平剂"。临床应用以发热，微恶寒，咽痛，脉浮数为辨证要点。凡外感风寒及湿热病初起者禁用。因方中药物多为芳香轻宣之品，不宜久煎。

2．渴甚者，为伤津较甚，加天花粉生津止渴；项肿咽痛者，系热毒较甚，加马勃、玄参清热解毒，利咽消肿；衄者，是热伤血络，去荆芥穗、淡豆豉之辛温，加白茅根、侧柏炭、栀子炭凉血止血；咳者，是肺气不利，加杏仁苦降肃肺以加强止咳之功；胸膈闷者，乃夹湿邪秽浊之气，加藿香、郁金芳香化湿，辟秽祛浊。

3．现代广泛用于急性发热性疾病的初起阶段，如感冒、流行性感冒、急性扁桃体炎、上呼吸道感染、肺炎、麻疹、流行性脑脊髓膜炎、乙型脑炎、腮腺炎等证属风热表证者。皮肤病如风疹、荨麻疹、疮痈疖肿，亦多用之。

【方论选录】

张秉成："治风温、温热，一切四时温邪，病从外来，初起身热而渴，不恶寒，邪全在表者。此方吴氏《温病条辨》中之首方，所治之温病，与瘟疫之瘟不同，而又与伏邪之温病有别。此但言四时之温邪，病于表而客于肺者，故以辛凉之剂，轻解上焦。银花、连翘、薄荷、荆芥皆辛凉之品，轻扬解散，清利上焦者也；豆豉宣胸化腐，牛蒡利膈清咽，竹叶、芦根清肺胃之热而下达，桔梗、甘草解胸膈之结而上行。此淮阴吴氏特开客气温邪之一端，实前人所未发耳。"（《成方便读》卷1）

【医案举例】

某女，1岁。1961年6月27日会诊。麻疹10天，高热不退，无汗，面红，气粗，咳不爽，腹满足冷，大便稀，日3次，小便短黄。舌红，中心苔黄，脉数沉有力。病由疹出未透感风，导致麻毒内闭，治宜宣透。处方：银花连叶二钱，连翘一钱半，桔梗一钱，荆芥一钱，炒牛蒡子一钱半，豆豉三钱，鲜芦根四钱，竹叶一钱半，僵蚕一钱半，粉葛根一钱，升麻八分，葱白（后下）二寸，注意避风。二诊：每天下午高热，四肢冷，腹满。用酒精擦澡后麻疹显出，今天有战慄（先寒战后发热），似作战汗而未出，喉间有痰，气憋，胸腹部及下肢皆有麻疹。脉沉数，舌红无苔。据此，麻毒内陷，虽已渐出，但气液两伤，治宜益气养阴，清热解毒。处方：玉竹三钱，麦冬一钱，粉葛根一钱，升麻五分，连皮茯苓二钱，扁豆皮二钱，银花藤二钱，荷叶二钱。（《蒲辅周医疗经验·医案》）

按：小儿麻疹合并肺炎若不及时治疗或处理失当，往往导致不良后果。本例由于麻疹出而未透，感受风邪，致疹毒内陷，故用银翘散加葛根、升麻，解肌透疹，清热解毒；僵蚕、葱白，宣肺祛风。药后疹形即显，邪毒透发外出。但气液两伤，投以玉竹、麦冬等益气养阴之品，正气渐复而愈。

【方歌】

银翘散主上焦疴，竹叶荆蒡豉薄荷，

甘桔芦根凉解法，清疏风热煮无过。

桑 菊 饮

《温病条辨》

【组成】 桑叶二钱五分（8g） 菊花一钱（3g） 杏仁二钱（6g） 连翘一钱五分（5g） 薄荷八分（3g） 苦桔梗二钱（6g） 生甘草八分（3g） 苇根二钱（6g）

【用法】 水二杯，煮取一杯，日二服。（现代用法：水煎温服。）

【功用】 疏风清热，宣肺止咳。

【主治】 风温初起，邪客肺络证。但咳，身热不甚，口微渴，脉浮数。

【证治机理】 本方治证属风温初起，邪伤肺络之轻证。肺为华盖，其位最高，且为娇脏，不耐寒热，温邪上受，首先犯肺，邪伤肺络，肺失清肃，故以咳嗽为主症。本方证病变中心在肺，肌表症状较轻。正如吴氏所言："咳，热伤肺络也；身不甚热，病不重也；渴而微，热不甚也。"（《温病条辨》卷1）治当轻清宣透以散邪，宣降肺气以止咳。

【方解】 本方功能疏风清热，宣肺止咳。方中桑叶味甘苦性凉，疏散上焦之风热，且善走肺络，能清宣肺热而止咳嗽；菊花味辛甘性寒，疏散风热，清利头目而肃肺，二药轻清，直走上焦，协同为用，以疏散肺中风热见长，共为君药。杏仁苦降，肃降肺气，桔梗辛散，开宣肺气，二药相合，一宣一降，以复肺脏宣降而止咳，是宣降肺气的常用组合，共为臣药。薄荷辛凉，疏散风热，清利头目；连翘轻清透邪，又能清热解毒，既可襄助解表之力，又可清热解毒；芦根清热生津，皆为佐药。甘草调和诸药为使。诸药相伍，使上焦风热得以疏散，肺气恢复宣降，则表证解，咳嗽止。

本方从"辛凉微苦"立法，一以轻清宣散之品，疏散风热以清头目；一以苦辛宣降之品，理气肃肺以止咳嗽。

银翘散与桑菊饮皆属治疗温病初起的辛凉解表方剂，组成中均有连翘、桔梗、甘草、薄荷、芦根五药。但银翘散有银花配伍荆芥、豆豉、牛蒡子、竹叶，解表清热之力强，为"辛凉平剂"；桑菊饮用桑叶、菊花配伍杏仁，肃肺止咳之力大，而解表清热作用较银翘散为弱，故为"辛凉轻剂"。

【运用】

1．本方是主治风热犯肺咳嗽的常用方。临床应用以咳嗽，发热不甚，微渴，脉浮数为辨证要点。本方为"辛凉轻剂"，故肺热甚者，当予加味后运用，否则病重药轻，药不胜病。若系风寒咳嗽，不宜使用。由于方中药物均系轻清之品，故不宜久煎。

2．若二三日后，气粗似喘，是气分热势渐盛，加石膏、知母以清解气分之热；若咳嗽较频，是肺热甚，可加黄芩清肺热；若咳痰黄稠，咯吐不爽，加瓜蒌、黄芩、桑白皮、贝母清热化痰；咳嗽咯血者，可加白茅根、茜草根、丹皮凉血止血；若口渴甚者，加天花粉生津止渴；兼咽喉红肿疼痛，加玄参、板蓝根清热利咽。

3．现代常用于感冒、急性支气管炎、上呼吸道感染、肺炎及急性结膜炎、角膜炎等证属风热犯肺或肝经风热者。

【方论选录】

吴瑭："此辛甘化风、辛凉微苦之方也。盖肺为清虚之脏，微苦则降，辛凉则平，立此方所以避辛温也。今世金用杏苏散通治四时咳嗽，不知杏苏散辛温，只宜风寒，不宜风温，且有不分表里之弊。此方独取桑叶、菊花者，桑得箕星之精，箕好风，风气通于肝，故桑叶善平肝风；春乃肝令而主风，木旺金衰之候，故抑其有余。桑叶芳香有细毛，横纹最多，故亦走肺络而宣肺气，菊花晚成，芳香味甘，能补金、水二脏，故用之以补其不足。风温咳嗽，虽系小病，常见误用辛温重剂，销铄肺液，致久嗽成劳者，不一而足。圣人不忽于细，必谨于微，医者于此等处，尤当加意也。"（《温病条辨》卷1）

【医案举例】

某女，8个月，1961年4月10日会诊。腺病毒性肺炎，高烧7天，现体温39.8℃，咳喘，周身发有皮疹，惊惕，口腔溃烂，唇干裂，腹微胀满，大便稀，日行五次，脉浮数有力，舌红少津无苔。属风热闭肺，治宜宣肺祛风，辛凉透表法。处方：桑叶一钱，菊花一钱，杏仁一钱，薄荷（后下）七分，桔梗七分，芦根三钱，甘草八分，连翘一钱，僵蚕一钱半，蝉衣（全）七个，葛根一钱，黄芩七分，葱白（后下）二寸。一剂。一剂二煎，共取120ml分多次温服。4月11日复诊：热势稍减，体温39℃，舌红苔微黄少津，面红，腹微满，四肢不凉。原方去葛根，加淡豆豉三钱，再服一剂。4月12日三诊：身热已退，咳嗽痰减，皮疹渐退，思睡，不爱睁眼，大便稀好转，次数亦减少，腹已不胀满。脉浮数，舌红苔薄白，舌唇仍溃烂。原方去葱、豉，加炙枇杷叶一钱，前胡七分，煎服法同前，连服二剂而渐愈。（《蒲辅周医疗经验·医案》）

按：肺为娇脏，清虚而处高位，选方多宜轻清，不宜重浊，此乃"治上焦如羽，非轻不举"之理。患儿虽已高烧7天，但脉浮，是风热闭肺之征，治当辛凉透表，宣肺祛风，兼以清热，用桑菊饮加僵蚕、蝉衣、葛根、黄芩，药后热势减轻，仍以原方加减，病瘥。

【方歌】

桑菊饮中桔杏翘，芦根甘草薄荷饶，

清疏肺卫轻宣剂，风温咳嗽服之消。

麻黄杏仁甘草石膏汤

《伤寒论》

【组成】 麻黄去节，四两（9g）　杏仁去皮尖，五十个（6g）　甘草炙，二两（6g）　石膏碎，绵裹，半斤（18g）

【用法】 上四味，以水七升，煮麻黄，减二升，去上沫，内诸药，煮取二升，去滓。温服一升。（现代用法：水煎服。）

【功用】 辛凉宣肺，清热平喘。

【主治】 外感风热壅肺证。身热不解，咳逆气喘，甚则鼻煽，口渴，有汗或无汗，舌苔薄白或黄，脉浮而数者。

【证治机理】 本方证是由外感风邪化热，壅遏于肺，肺失宣降所致。外感风热，或风寒之邪郁而化热，皆可导致邪热充斥内外，故见身热不解、苔黄、脉浮数；邪热壅肺，肺失宣降，故咳逆气喘，甚则鼻煽；热邪伤津，故口渴；热性升散，迫津外泄，故见有汗；外邪束表，毛窍闭塞则无汗；苔薄白，脉浮数亦是外邪化热之征。可见本方证的病变重点是邪热壅肺，肺失宣降。治当清泄肺热，宣降肺气为主。然是证尚有外邪束肺之机，又宜宣肺散邪。故治当以辛凉宣肺，清热平喘为法。

【方解】 方中麻黄辛甘而温，宣肺平喘，解表散邪，《本草正义》卷3曰："麻黄轻清上浮，专疏肺郁，宣泄气机，是为治外感第一要药，虽曰解表，实为开肺，虽曰散寒，实为泄邪，风寒固得之而外散，即温热亦无不赖之以宣通。"石膏辛甘大寒，清泄肺胃之热以生津。二药相伍，一以宣肺为主，一以清肺为主，且俱能透邪于外，合而用之，既宣散肺中风热，又清宣肺中郁热，共为君药。石膏倍于麻黄，使全方体现辛凉特点。麻黄得石膏，宣肺平喘而不助热；石膏得麻黄，清解肺热而不凉遏，又是相制为用。杏仁苦平，降利肺气以平喘咳，与麻黄相配则宣降相因，与石膏相伍则清肃协同，是为臣药。炙甘草既能益气和中，又防石膏寒凉伤中，更能调和于寒温宣降之间，为佐使药。四药合用，共奏辛凉宣肺，清热平喘之功。

本方辛温解表与寒凉清肺并用，方属辛凉之剂，宣肺以散风热，清肺而不凉遏。

麻杏甘石汤与麻黄汤俱用麻黄、杏仁、甘草而治喘咳。但前方主治之喘咳，证属风热壅遏于肺，故以麻黄配石膏，宣肺清热为主；后方主治之喘咳系风寒束表，肺气失宣所致，其证重在风寒束表，故以麻黄配桂枝，相须为用，发汗解表为主，兼以宣肺平喘。二方仅一药之差，然功用及主治证病机却大相径庭，仲景之精于遣药配伍，于此可窥其一斑。

【运用】

1. 本方为治疗表邪未解，邪热壅肺之喘咳的主要方剂。临床应用以发热，喘咳，苔薄黄，脉数为辨证要点。风寒咳喘，或痰热壅盛者，均非本方所宜。

《伤寒论》原用本方治疗太阳病，发汗未愈，风寒入里化热，"汗出而喘"者。后世用于风寒化热，或风热犯肺以及内热外寒，但见邪热壅肺，身热喘咳，口渴脉数，无论有汗、无汗，皆可以本方加减而获效。

对于麻疹已透或未透而出现身热烦躁，咳嗽气粗而喘，属疹毒内陷，风热壅肺者，亦可以本方治之。

2. 如肺热甚，壮热汗出者，宜加重石膏用量，并酌加桑白皮、黄芩、知母以清泄肺热；表邪偏重，无汗而恶寒，石膏用量宜减轻，酌加薄荷、苏叶、桑叶等以助解表宣肺之力；痰多气急，可加葶苈子、枇杷叶降气化痰；痰黄稠，胸闷者，宜加瓜蒌、贝母、黄芩、桔梗清热化痰，宽胸利膈。

3. 现代常用于感冒、上呼吸道感染、急性支气管炎、支气管肺炎、大叶性肺炎、支气管哮喘、麻疹合并肺炎等证属表证未解，邪热壅肺者。

【附方】

越婢汤（《金匮要略》）　麻黄六两（12g）　石膏半斤（18g）　生姜三两（9g）　甘草二两（6g）大枣十五枚（5枚）　上五味，以水六升，先煮麻黄，去上沫，内诸药，煮取三升，分温三服。功用：发汗利水。主治：风水夹热证。一身悉肿，恶风，脉浮不渴，续自汗出，无大热者。

越婢汤与麻杏甘石汤所治之证皆有汗，俱用麻黄配石膏以清宣肺热。越婢汤证以一身悉肿为主，是水在肌表，故加大麻黄用量，并配生姜以发泄肌表之水湿；用大枣、甘草益气健脾，意在培土制水；不喘，故去杏仁。麻杏甘石汤以咳喘为主，是肺失宣降，故用麻黄配杏仁宣降肺气，止咳平喘。

【方论选录】

钱潢："此所谓麻黄杏仁甘草石膏汤者，所以解肺家之邪热，非所以发太阳之汗也。若仍用麻黄以发之，则不必另立一名，当命之曰麻黄去桂枝加石膏汤。不然则又当曰青龙去桂枝芍药汤矣，何必另立名义乎？其别立一名者，所以别乎其非青龙、麻黄之汗剂耳。李时珍云，麻黄乃肺经专药，虽为太阳发汗之重剂，实发散肺经火郁之药也；杏仁利气而能泄肺，石膏寒凉，能肃西方金气，乃泻肺肃肺之剂，非麻黄汤及大青龙之汗剂也。"（《伤寒溯源集》卷1）

尤在泾："发汗后，汗出而喘，无大热者，其邪不在肌腠，而入肺中，缘邪气外闭之时，肺中已有蕴热，发汗之后，其邪不从汗而出之表者，必从内而并于肺耳。故以麻黄、杏仁之辛而入肺者，利肺气，散邪气，甘草之甘平，石膏之甘辛而寒者，益肺气，除热气，而桂枝不可更行矣。盖肺中之邪，非麻黄、杏仁不能发，而寒郁之热，非石膏不能除，甘草不特救肺气之困，抑以缓石膏之悍也。"（《伤寒贯珠集》卷1）

【医案举例】

邱某，高热不退，咳嗽颇剧，呼吸喘促，胸膈疼痛，痰中夹有浅褐色血液，间有谵妄如见鬼状，患者体温40℃，脉象洪大。此证高热喘促，是热邪迫肺；痰中夹血，血色带褐，胸膈疼痛，均系内热壅盛，肺气闭塞之故。治宜麻、杏宣肺气，疏肺邪，石膏清里热，甘草和中缓急。方用：石膏75g，麻黄、杏仁各9g，甘草6g，水煎，分三次服，每隔一小时服1次。服完一剂后，症状减约十之七八。后分别用蒌贝温胆汤，生脉散合泻白散两剂，恢复健康。（《伤寒汇要分析·俞长荣医案》）

按：本案痰中夹血，如不详询致病原因，泛投一般清热凉血止血药，恐难取效，因痰血系由热邪内壅，肺气闭阻所引起，必以清宣肺热，且重用石膏，以清肺为主之剂方能获效。足见法依证立，方据法变之精，至善后两方，一以清化痰热，一以滋养肺阴，肃清余热，治法井然。

【方歌】

仲景麻杏甘石汤，辛凉宣肺清热良，

邪热壅肺咳喘急，有汗无汗均可尝。

柴葛解肌汤

《伤寒六书》

【组成】　柴胡（6g）　干葛（9g）　甘草（3g）　黄芩（6g）　羌活（3g）　白芷（3g）芍药（6g）　桔梗（3g）　（原书未著用量）

【用法】　水二盅，加生姜三片，大枣二枚，槌法加石膏一钱，煎之热服。（现代用法：加生姜3片，大枣2枚，石膏12g，水煎温服。）

【功用】　解肌清热。

【主治】　外感风寒，郁而化热证。恶寒渐轻，身热增盛，无汗头痛，目疼鼻干，心烦不眠，嗌干耳聋；眼眶痛，舌苔薄黄，脉浮微洪。

【证治机理】　本方所治证候乃表寒未解，化热入里。外感风寒，本应恶寒重而发热轻，而此恶寒渐轻，身热增盛者，为寒郁肌腠，渐次化热入里所致。因表邪未解，故恶寒、头痛、无汗等症仍在。阳明经脉起于鼻两侧，上行至鼻根部，经眼眶下行；少阳经脉行于耳后，进入耳中，出于耳前，并行至面颊部，到达眶下部。入里之热初犯阳明、少阳，故目痛鼻干、眼眶痛、咽干耳聋；热扰心神，则见心烦不眠；脉浮微洪是外有表邪，里有热邪之佐证。综上所述，此证乃太阳风寒未解，郁而化热，热邪渐次传入阳明、少阳，属三阳合病，外邪当辛散，内热宜清解，故以辛凉解肌，兼清里热为治。

【方解】　方以葛根、柴胡为君。葛根味辛性凉，能透邪解肌；柴胡味辛性凉，为"解肌要药"（《明医指掌》卷1）。羌活、白芷助君药辛散发表，并止诸痛；黄芩、石膏清泄里热，四药俱为臣药。其中葛根配白芷、石膏，善于清透阳明之邪热；柴胡配黄芩，长于透解少阳之邪热；羌活发散太阳之风寒，如此配合，三阳并治，以治阳明为主。桔梗宣畅肺气以利解表；白芍、大枣敛阴养血，防止诸药疏散太过而伤阴；生姜发散风寒，合大枣又可调和营卫，均为佐药。甘草调和诸药为使。诸药相配，共成辛凉解肌，兼清里热之剂。

【运用】

1. 本方是治疗太阳风寒未解，入里化热，三阳合病的常用方。临床应用以发热重，恶寒轻，头痛，眼眶痛，鼻干，脉浮微洪为辨证要点。若太阳表邪未入里者，不宜使用本方，恐其引邪入里；若里热而见阳明腑实（大便秘结不通）者，亦不宜使用。

2. 若无汗而恶寒甚者，可去黄芩，加麻黄增强发散表寒之力，夏秋则可用苏叶；热邪伤津而见口渴者，宜加天花粉、知母以清热生津；恶寒不明显而里热较甚，见发热重、烦躁、舌质偏红，宜加银花、连翘，并重用石膏以加强清热之功。

3. 现代常用于感冒、流行性感冒、牙龈炎、急性结膜炎等证属外感风寒，邪郁化热者。

【附方】

柴葛解肌汤《医学心悟》） 柴胡一钱二分（6g） 葛根一钱五分（6g） 黄芩一钱五分（6g） 赤芍一钱（6g） 甘草五分（3g） 知母一钱（5g） 生地二钱（9g） 丹皮一钱五分（6g） 贝母一钱（6g） 水煎服。心烦加淡竹叶十片（3g）；谵语加石膏三钱（12g）。功用：解肌清热。主治：外感风热，里热亦盛证。不恶寒而口渴，舌苔黄，脉浮数。

此方比陶氏柴葛解肌汤少羌活、白芷、桔梗，是因不恶寒无需多用升散发表之品，且羌活、白芷皆辛温香燥，见症已有口渴，故减去；再者，虽去石膏，但配入知母、贝母、丹皮、生地，不仅清热，且能滋阴；若见谵语，则其力不逮，故又加入石膏。可知程氏方重在清里，陶氏方重在解肌，是两方同中之异。

【方论选录】

张秉成："治三阳合病，风邪外客，表不解而里有热者。故以柴胡解少阳之表，葛根、白芷解阳明之表，羌活解太阳之表，如是则表邪无容足之地矣。然表邪盛者，内必郁而为热，热则必伤阴，故以石膏、黄芩清其热，芍药、甘草护其阴，桔梗能升能降，可导可宣，使内外不留余蕴耳。用姜、枣者，亦不过藉其和营卫，致津液，通表里，而邪去正安也。"（《成方便读》卷1）

【医案举例】

阳明伏暑，经府交病，表热里泄，脉弦细数，五日，予柴葛解肌汤。（《徐渡鱼医案》）

按：表热里泄者，乃太阳、阳明合病，即表邪未解，邪已化热，内陷阳明，传导失司所致。治宜外解肌表之邪，内清肠胃之热。方用柴葛解肌汤，既取其解肌透邪，祛暑清热之功，更用葛根升发清阳而治下利，白芷燥湿运脾而"止泻痢"。（《景岳全书·本草正》卷49）如此则表解里和，身热下利自然痊愈。此案示人临证不可拘泥个别"症状"，辨证当以病机为要，方能圆机活法。

【方歌】

陶氏柴葛解肌汤，邪在三阳热势张，

芩芍桔草姜枣芷，羌膏解表清热良。

升麻葛根汤

《太平惠民和剂局方》

【组成】 升麻 白芍药 甘草炙,各十两 (各6g) 葛根十五两 (9g)

【用法】 上为粗末,每服三钱 (9g),用水一盏半,煎取一中盏,去滓,稍热服,不计时候,日二三服。以病气去,身清凉为度。(现代用法:作汤剂,水煎服。)

【功用】 解肌透疹。

【主治】 麻疹初起。疹发不出,身热头痛,咳嗽,目赤流泪,口渴,舌红,苔薄白,脉浮数。

【证治机理】 麻疹的发病,多由小儿肺胃蕴热,又感麻毒时疫之邪而致。若麻疹初起,又遇外邪袭表,抑遏疹毒外达之机,以致麻疹透发不出,或疹出不畅;麻毒、外邪犯肺,初起可见肺卫症状,如身热头痛、咳嗽等;风邪疹毒上攻头面,故目赤流泪;热灼津伤,则口渴、舌红。本证之病机为邪郁肌表,肺胃蕴热。麻疹的治疗规律,首贵透发,终贵存阴。本证属麻疹初起,透发不出或透发不畅,故须急开腠理,疏其皮毛,以助疹毒外透,邪有出路,自然热退病除,故拟辛凉解肌,透疹解毒之法。

【方解】 方中升麻、葛根皆为解表透疹之要药。升麻入肺、胃经,善于解肌、透疹、解毒;葛根入胃经,善于解肌、透疹、生津,二药相配,是为解肌透疹之常用组合,故为君药。芍药和营泄热为臣。炙甘草调和诸药为使。四药合用,共成解肌透疹之功。

【运用】

1. 本方为治疗麻疹不出,或透发不畅的基础方。临床应用以疹发不出或出而不畅,舌红,脉数为辨证要点。若麻疹已透,或麻毒内陷则当禁用。

2. 麻疹其邪属热,初起治宜透邪外出为主,清热解毒为辅。本方清疏之力皆弱,临证时可选加薄荷、荆芥、蝉蜕、牛蒡子、银花等,以增强透疹清热之功。若因风寒袭表不能透发,兼见恶寒、无汗、鼻塞、流清涕、苔薄白等症,宜加防风、荆芥、柽柳以发表透疹;麻疹未透,色深红者,宜加紫草、丹皮、大青叶以凉血解毒。

3. 本方除用治麻疹外,亦治带状疱疹、单纯性疱疹、水痘及腹泻、急性细菌性痢疾等证属邪郁肌表,肺胃有热者。

【附方】

竹叶柳蒡汤(《先醒斋医学广笔记》) 西河柳五钱 (15g) 荆芥穗一钱 (3g) 干葛一钱五分 (4.5g) 蝉蜕一钱 (3g) 薄荷叶一钱 (3g) 鼠粘子炒,研,一钱五分 (4.5g) 知母蜜炙,一钱 (3g) 玄参二钱 (6g) 甘草一钱 (3g) 麦门冬去心,三钱 (9g) 竹叶三十片 (3g) 甚者加石膏五钱 (15g),冬米一撮 (6g) 水煎服。功用:透疹解表,清热生津。主治:痧疹初起,透发不出。喘嗽,鼻塞流涕,恶寒轻,发热重,烦闷躁乱,咽喉肿痛,唇干口渴,苔薄黄而干,脉浮数。

升麻葛根汤、竹叶柳蒡汤均有透疹清热之功而用治麻疹初起,透发不出。但前方专于解肌透疹,其透散清热之力较弱,是治麻疹初起未发的基础方;后方不仅透疹清热之力大,且兼生津止渴之功,是治麻疹透发不出,热毒内蕴兼有津伤的常用方。

【方论选录】

汪昂："此足阳明药也。阳明多气多血,寒邪伤人,则血气为之壅滞,辛能达表,轻可去实,故以升、葛辛轻之品,发散阳明表邪,阳邪盛则阴气虚,故用芍药敛阴和血,又用甘草调其卫气也。升麻、甘草升阳解毒,故又治时疫。斑疹已出者勿服,恐重虚其表也。"(《医方集解·发表之剂》)

【医案举例】

张三锡治一人伤风自汗,发热不止,自以为虚,服补中益气汤热转剧,诊之脉弦而长实有力,用升麻葛根汤倍白芍,加桂枝少许,一剂汗止热退。(《续名医类案》卷4)

按:自汗、发热,当系外感风热,非气虚所致,服补中益气汤补而留邪助热,故热反剧。升麻葛根汤辛凉解表,于证始惬。倍微寒之白芍养邪热所伤之阴,入少许桂枝以加强解表透邪之力。

【方歌】

局方升麻葛根汤,芍药甘草合成方,

麻疹初起出不透,解肌透疹此方良。

葱豉桔梗汤

《重订通俗伤寒论》

【组成】 鲜葱白三枚至五枚(12g)　苦桔梗一钱至钱半(5g)　焦山栀二钱至三钱(6g)　苏薄荷一钱至钱半(5g)　淡豆豉三钱至五钱(9g)　青连翘钱半至二钱(6g)　生甘草六分至八分(2g)　鲜淡竹叶三十片(3g)

【用法】 水煎服。

【功用】 辛凉解表,疏风清热。

【主治】 风温初起。头痛身热,微恶风寒,咳嗽,咽痛,口渴,舌尖红,苔薄白,脉浮数。

【证治机理】 本方主治之风温、风热等证初起,邪在上焦肺卫,故见头痛身热、微恶风寒、咳嗽、咽痛、口渴等;舌尖红、苔薄白、脉浮数,是为风温初起之佐证。治当辛凉解表为主,兼以清肺泄热之法。

【方解】 方中以《肘后方》葱豉汤(葱白、淡豆豉)解表散邪,何秀山称此为发汗之通剂,共为君药。薄荷辛凉,疏散风热;连翘宣散风热,清热解毒,且善清膈上之热;鲜淡竹叶,苦凉,清"上焦风邪烦热"(《本草求真》卷6)。三药共为臣药,以增强辛凉解表散邪之力。佐以栀子泻心肺之热;桔梗宣利肺气,止咳利咽。使以生甘草和药安中,合桔梗又能清利咽喉,兼佐药之用。诸药合用,使肺卫风温之邪,得辛散从外而解,自然诸证悉除。

本方与桑菊饮、银翘散同治风温初起之证。三者相比,桑菊饮证受邪较轻,用药重在清肃肺气;本方主治证受邪略重,故微发其汗而解肌,清泄肺热以肃肺;银翘散清热解毒,辛凉透表之力较本方为优,故风热表证较重者宜之。

【运用】

1. 本方为治疗风温初起,风热蕴于肺系之常用方。临床应用以头痛身热,微恶风寒,咳嗽，咽痛，舌尖红，脉浮数为辨证要点。

2．原书方后附加减诸法：如咽阻喉痛者，加紫金锭两粒，磨冲；大青叶三钱（9g）。如胸痞，原方去甘草，加生枳壳二钱（6g），白蔻末八分（3g）冲。如发疹，加蝉衣十二只（4g），皂刺五分（1.5g），大力子三钱（9g）。如咳甚，痰多，加苦杏仁三钱（9g），广橘红钱半（4.5g）。若鼻衄，加生侧柏叶四钱（12g），鲜茅根五十支（15g），去衣。如热盛化火，加条芩二钱，绿豆二两，煎药。如火旺狂躁，加生石膏八钱（24g），知母四钱（12g）。

3．现代常用于感冒、流行性感冒、急性咽喉炎、急性扁桃体炎、上呼吸道感染、肺炎等证属风温初起，热郁肺卫者。

【方论选录】

何秀山："《肘后》葱豉汤，本为发汗之通剂，配合刘河间桔梗汤，君以荷、翘、桔、竹之辛凉，佐以栀、草之苦甘，合成轻扬清散之良方。善治风温、风热等初起证候，历验不爽。"（《重订通俗伤寒论》卷2）

【方歌】

俞氏葱豉桔梗汤，连翘竹叶甘草襄，

加入焦栀与薄荷，辛凉疏表法昭彰。

第三节　扶　正　解　表

扶正解表剂，适用于表证而兼正气虚弱者。正虚指气、血、阴、阳不足。气虚或阳虚外感风寒，若单纯发汗解表，不仅使已虚之阳气再随汗泄而更虚，且因正虚不能抗邪外出而致邪恋不解。恰当的治法是扶正祛邪，使正旺邪除。故本类方剂每由辛温解表的麻黄、羌活、防风、苏叶等与益气助阳的人参、黄芪、附子、细辛等构成益气解表、助阳解表方剂。代表方如败毒散、参苏饮、再造散等。素体阴血不足而感受外邪，治疗不能专事发表，因阴血亏虚，汗源不充，感受外邪，不能作汗达邪，若强发其汗，更耗阴血，甚至导致汗多亡阴。此类方剂常由辛而微温或辛凉的解表药，如葱白、豆豉、薄荷、葛根等，与滋阴养血的玉竹、生地等组成滋阴解表、养血解表的方剂。代表方如加减葳蕤汤、葱白七味饮等。

败　毒　散

《太平惠民和剂局方》

【组成】　柴胡去苗　前胡去苗，洗　芎䓖　枳壳去瓤，麸炒　羌活去苗　独活去苗　茯苓去皮　桔梗　人参去芦　甘草各三十两（各6g）

【用法】　上为粗末。每服二钱（6g），水一盏，加生姜、薄荷各少许，同煎七分，去滓，不拘时候，寒多则热服，热多则温服。（现代用法：作汤剂，加生姜3g，薄荷2g，水煎服。）

【功用】　散寒祛湿，益气解表。

【主治】　气虚外感证。憎寒壮热，头项强痛，肢体酸痛，无汗，鼻塞声重，咳嗽有痰，胸膈痞满，舌淡苔白，脉浮而按之无力。

【证治机理】　本方所治证候系正气素虚，又感风寒湿邪所致的气虚外感证。凡老人、小儿、病后、产后气虚之人，感受风寒湿邪，多易罹患此证。风寒湿邪客于肌表，卫阳被遏，正邪交争，故见憎寒壮热、无汗；寒邪郁滞肌肉、经络，故头项强痛，肢体酸痛；肺合皮毛，表为寒闭，肺气郁而不宣，津液凝聚不布，故咳嗽有痰，鼻塞声重；湿阻气机，故胸膈痞闷；舌苔白腻，脉浮按之无力，正是虚人外感风寒夹湿之佐证。法当解表散寒祛湿，气虚者又应益气扶正，方能邪正兼顾，切中病机。

【方解】　方中羌活、独活发散风寒，除湿止痛。其中羌活长于祛上部风寒湿邪，独活长于祛下部风寒湿邪，合而用之，为通治一身风寒湿邪的常用组合，并为君药。川芎行气活血，并能祛风；柴胡解肌透邪，并能行气。二药既可助君药解表逐邪，又可行气活血加强宣痹止痛之力，共为臣药。桔梗辛散，宣肺利膈；枳壳苦而微寒，理气宽中，与桔梗相配，一升一降，是畅通气机，宽胸利膈的常用配伍；前胡化痰以止咳；茯苓渗湿以消痰，俱为佐药。生姜、薄荷为引，以助解表之力；甘草调和药性，兼以益气和中，共为佐使之品。方中人参为佐，用之益气以扶其正。一则助正气以鼓邪外出，并寓防邪复入之义；二则令全方散中有补，不致耗伤真元。综观全方，用羌活、独活、川芎、柴胡、枳壳、桔梗、前胡等与人参、茯苓、甘草相配，构成邪正兼顾，祛邪为主的配伍形式。扶正药得祛邪药则补不滞邪，无闭门留寇之弊；祛邪药得扶正药则解表不伤正，相辅相成。

喻嘉言用本方治疗外邪陷里而成之痢疾，意即疏散表邪，表气疏通，里滞亦除，其痢自止。此种治法，称为"逆流挽舟"法。

【运用】

1．本方是一首益气解表的常用方。临床应用以恶寒发热，肢体酸痛，无汗，脉浮按之无力为辨证要点。方中药物多为辛温香燥之品，外感风热及阴虚外感者，均忌用。若湿热痢疾，切不可用。

2．若正气未虚，而表寒较甚者，去人参，加荆芥、防风以祛风散寒；气虚明显者，可重用人参，或加黄芪以益气补虚；湿滞肌表经络，肢体酸楚疼痛甚者，可酌加威灵仙、桑枝、秦艽、防己等祛风除湿，通络止痛；咳嗽重者，加杏仁、白前止咳化痰；痢疾之腹痛、便脓血、里急后重甚者，可加白芍、木香以行气和血止痛。

3．现代常用于感冒、流行性感冒、支气管炎、风湿性关节炎、痢疾、过敏性皮炎、湿疹等证属外感风寒湿邪兼气虚者。

【附方】

荆防败毒散《摄生众妙方》）　羌活　柴胡　前胡　独活　枳壳　茯苓　荆芥　防风　桔梗　川芎各一钱五分（各4.5g）　甘草五分（1.5g）　用水一盏半，煎至八分，温服。功用：发汗解表，消疮止痛。主治：疮肿初起。红肿疼痛，恶寒发热，无汗不渴，舌苔薄白，脉浮数。

本方由败毒散去人参、生姜、薄荷，加荆芥、防风而成，其祛风散寒之力较强，宜于外感风寒湿邪较重者；而败毒散尚有益气扶正之功，宜于正气不足而外感风寒湿邪者。

【方论选录】

喻昌："伤寒病有宜用人参入药者，其辨不可不明。盖人受外感之邪，必先发汗以驱之。

其发汗时，惟元气大旺者，外邪始乘药势而出；若元气素弱之人，药虽外行，气从中馁，轻者半出不出，留连为困，重者随元气缩入，发热无休，去生远矣。所以虚弱之体，必用人参三、五、七分，入表药中，少助元气，以为驱邪之主，使邪气得药，一涌而去，全非补养虚弱之意也。"（《寓意草》卷4）

赵羽皇："东南地土卑湿，凡患感冒，辄以'伤寒'二字混称。不知伤者，正气伤于中；寒者，寒气客于外，未有外感而内不伤者也。仲景医门之圣，立法高出千古，其言冬时严寒，万类收藏，君子固密，不伤于寒；触冒之者，乃名伤寒，以失于固密而然。可见人之伤寒，悉由元气不固，而肌腠之不密也。昔人常言伤寒为汗病，则汗法其首重矣。然汗之发也，其出自阳，其源自阴，故阳气虚则营卫不和而汗不能作；阴气弱则津枯涸而汗不能滋。但攻其外，不顾其内，可乎？表汗无如败毒散、羌活汤。其药如二活、二胡、芎、苍、辛、芷，群队辛温，非不发散，若无人参、生地之大力者居乎其中，则形气素虚者，必至亡阳；血虚挟热者，必至亡阴，而成痼疾矣。是败毒散之人参与冲和汤之生地，人谓其补益之法，我知其托里之法。盖补中兼发，邪气不至于流连；发中带补，真元不至于耗散。此古人制方之妙也。"（罗美《古今名医方论》卷2引）

【医案举例】

案一：一人饮酒患伤风，头疼身疼，如火热，骨痛无比，不吃饭，人参败毒散加干葛。（《名医类案》卷1）

按：饮酒多伤脾胃。饮酒而患伤风，且头疼身疼，发热，骨痛等表证与不思饮食并见，属外感风寒，兼脾失健运证，故用人参败毒散解表散寒，兼以健脾助运。加干葛，一取其解表之功，二用其"消酒毒"（《食疗本草》卷上）之能。

案二：云岫钱某，忽因冒雨，当夜遂发寒热，头身并疼。吾衢士俗，怕有鬾魃所染，即以揪刮当先，第三朝始延医治。医见寒热交作，遂以小柴胡汤加消食之品，不但未效，更增面浮痛痢，合家惊骇，来邀丰医。脉形浮缓兼弦，舌苔白泽，此风湿由表入里，疟痢两兼之候也。当用嘉言先生逆流挽舟之法，加木香、荷叶治之。服2剂，寒热顿除，痛痢并减矣。（《时病论》卷3）

按：此案疟痢两作，乃外邪从表陷里所致，以败毒散疏散表邪，表气疏通，则里滞得除，此乃"逆流挽舟"之要妙。

【方歌】

人参败毒茯苓草，枳桔柴前羌独芎，

薄荷少许姜三片，气虚感冒有奇功。

参 苏 饮

《太平惠民和剂局方》

【组成】 人参　紫苏叶　干葛洗　半夏汤洗七次，姜汁制炒　前胡去苗　茯苓去皮，各三分（各6g）　枳壳去瓤，麸炒　桔梗去芦　木香　陈皮去白　甘草炙，各半两（各4g）

【用法】 上㕮咀。每服四钱（12g），水一盏半，姜七片，枣一个，煎六分，去滓，微热服。不拘时候。（现代用法：加生姜七片，大枣一枚，水煎温服。）

【功用】 益气解表，理气化痰。

【主治】 气虚外感风寒，内有痰湿证。恶寒发热，无汗，头痛，鼻塞，咳嗽痰白，胸脘满闷，倦怠无力，气短懒言，苔白脉弱。

【证治机理】 本方证由素体脾肺气虚，内有痰湿，复感风寒而成。风寒客于肌表，表阳被遏，正邪相争，故恶寒发热、无汗头痛；外邪束表，肺气闭郁，肺系不利，则鼻塞；脾肺本虚，内有痰湿，又遇外邪相加，致使肺气不宣，痰壅于肺，故咳嗽痰白；湿阻气滞，故胸脘满闷；表证应当脉浮，今脉反弱，且见倦怠无力、气短懒言，是气虚外感之佐证。表证当发汗解表，然见正气虚者，则当益气而助解表。此证若只解表而不顾护其虚，不但正气难以承受，且亦无力鼓邪外出，惟有祛邪扶正，方属两全之策，故本方以益气解表，理气化痰为法。

【方解】 方中苏叶辛温，归肺脾经，功擅发散表邪，理气宽中，故用为君药。臣以葛根解肌发汗，以增强君药散表之力；人参益气补脾。苏叶、葛根与人参合用，则无发散伤正之虞。半夏、前胡、桔梗止咳化痰，宣降肺气；木香、枳壳、陈皮理气宽胸，醒脾畅中；茯苓健脾渗湿以消痰。如此则化痰与理气兼顾，既寓"治痰先治气"之意，又使升降复常，有助于表邪之宣散，肺气之开合，以上七药，俱为佐药。甘草补气安中，兼和诸药，是为佐使。煎服时，少加生姜、大枣为引，协苏叶、葛根可调营卫以助解表，合人参、茯苓调和脾胃，以助扶正。诸药配伍，共成益气解表，理气化痰之功。全方散补并行，散不伤正，补不留邪。

本方与败毒散皆治气虚外感风寒。所不同者：败毒散治风寒夹湿之表证为主，故用羌活、独活、川芎、柴胡祛邪为主；此方为风寒表证，邪偏于肺，故用苏叶、葛根、人参益气解表宣肺为主，加之痰湿气滞，则又增半夏、木香、陈皮等化痰行气之品。

【运用】

1．本方为治气虚外感风寒，内有痰湿证的常用方。临床应用以恶寒发热，无汗头痛，咳痰色白，胸脘满闷，倦怠乏力，苔白脉弱为辨证要点。

2．若恶寒发热，无汗等表寒证重者，宜将荆芥、防风易葛根；头痛甚者，可加川芎、白芷、藁本以增强解表止痛作用；气滞较轻者，可去木香以减其行气之力。

3．现代常用于感冒、上呼吸道感染等证属气虚外感风寒兼有痰湿者。

【方论选录】

汪昂："此手、足太阴药也。风寒宜解表，故用苏、葛、前胡；劳伤宜补中，故用参、苓、甘草。橘、半除痰止呕，枳、桔利膈宽肠，木香行气破滞。使内外俱和，则邪散矣。"（《医方集解·发表之剂》）

【医案举例】

相国戴莲士。发热，头痛，干呕，烦躁。众皆以冬月伤寒，当用麻黄汤发汗。余曰：脉浮大而滑，此外感风邪，内停痰饮，且脉浮而不紧，邪尚轻浅，非伤寒邪甚而深也，宜进参苏饮去枣，加杏仁、葱白，以解表和中，则邪散而痰消矣。次日客邪悉退，脉静身凉，惟心部虚涩，乃思虑劳心，故虚烦不寐，易服归脾汤。数帖而愈。（《临证医案笔记》卷1）

按：本案用参苏饮者，揆其意，患者当属体质较弱，心脾不足之躯。服本方后，邪散痰消，惟见心部虚涩，虚烦不眠，即是明证。本方去大枣，嫌其滋腻碍湿，加葱白、杏仁解表宣肺，既利于散邪，又益于化痰，尤为精当。后方以归脾汤调治，是顾及正气之法。

【方歌】

参苏饮内用陈皮，枳壳前胡半夏齐，

葛根木香甘桔茯，气虚外感最相宜。

再 造 散

《伤寒六书》

【组成】 黄芪 (6g)　人参 (3g)　桂枝 (3g)　甘草 (3g)　熟附子 (3g)　细辛 (2g) 羌活 (3g)　防风 (3g)　川芎 (3g)　煨生姜 (3g)　（原书未著用量）

【用法】 水二盅，枣二枚，煎至一盅，槌法再加炒芍药一撮，煎三沸，温服。（现代用法：加大枣2枚、芍药3g，水煎服。）

【功用】 助阳益气，解表散寒。

【主治】 阳气虚弱，外感风寒证。恶寒发热，热轻寒重，无汗肢冷，倦怠嗜卧，面色苍白，语声低微，舌淡苔白，脉沉无力，或浮大无力。

【证治机理】 恶寒发热，无汗，是外感风寒，邪在肌表之证。热轻寒重与肢冷嗜卧、神疲懒言、面色苍白并见，则是素体阳气虚弱，又感风寒之征；素体阳虚，卫阳亦必不足，四肢不得阳气温煦，故肢冷嗜卧；五脏六腑赖阳气为动力，阳气已衰，致脏腑怯弱，故见神疲懒言，面色苍白；阳气虚馁，故脉沉细无力。因此，素体阳气亏虚，外感风寒之邪，邪正交争于肌表，为本方证的基本病机。

"阳加于阴谓之汗"，若阳气虚馁，无力作汗，用麻黄汤等峻汗之剂，恐难汗出表解；且强发其汗，易致阳随汗脱，陶氏称此证为"无阳证"，惟有助阳益气与解表散寒兼顾，方为两全之策。

【方解】 方中以桂枝、细辛为君，既辛散解表，又温经通阳。臣以羌治、防风辛温发散以助君药解表；阳气虚于内，寒邪束于外，惟攻其外，不固其内，非但正不敌邪，且有辛散伤正之虞，故用熟附子温壮元阳，生黄芪、人参补益元气，与君药相配，既助阳气以鼓邪外出，又防阳随汗脱。佐入川芎，活血行气，辛散祛风。芍药敛阴和营，用以制诸辛热药之温燥，炒用者，意在虑其寒凉太过而有碍解表。桂枝、芍药相伍，又寓桂枝汤发汗之中兼和营卫之意。煨生姜解表温胃，大枣滋养脾胃，二药相合以升腾脾胃之气，兼具调和营卫之功。甘草调和诸药，并可缓和发汗之力，用为佐使。诸药合用，具有扶正而不恋邪，发汗而不伤正，标本兼顾，相辅相成的配伍特点。

【运用】

1．本方是益气助阳解表的代表方剂。临床应用以恶寒重，发热轻，无汗肢冷，舌淡苔白，脉沉无力，或浮大无力为辨证要点。若血虚感寒或湿温初起，均不可使用。

2．若表寒证不甚者，可用荆芥、葱白等易羌活、防风，以减轻发汗解表之力；若周身肌肉关节酸痛者，加独活、威灵仙、桑寄生等，以祛风除湿止痛；若兼见鼻塞流涕，咳嗽有痰者，加前胡、桔梗、苏叶等，以宣肺化痰止咳。

3．现代常用于老年人感冒、风湿性关节炎等证属阳气虚弱，外感风寒者。

【附方】

麻黄细辛附子汤（《伤寒论》） 麻黄去节，二两（6g） 附子炮，去皮，破八片，一枚（9g）细辛二两（3g） 上三味，以水一斗，先煮麻黄减二升，去上沫，内诸药煮取三升，去滓，温服一升，日三服。功用：助阳解表。主治：少阴病始得之，反发热，脉沉者。

麻黄细辛附子汤与再造散均主治阳虚外感风寒，皆能助阳解表。但麻黄细辛附子汤主治为阳虚感寒轻证；再造散主治为阳虚气弱之重证，且助阳益气兼顾，有益气健脾，调和营卫之功。

【方论选录】

汪昂："此足太阳药也，经曰：阳之汗以天之雨名之。太阳病汗之无汗，是邪盛而真阳虚也。故以参、芪、甘草、姜、桂、附子大补其阳，而以羌、防、芎、细发其表邪。加芍药者，于阳中敛阴，散中有收也。昂按：汗即血也，血和而后能汗，故加芎、芍，亦以调营。节庵曰：人第知参、芪能止汗，而不知其能发汗，以在表药队中，则助表药而能解散也。"（《医方集解·发表之剂》）

【医案举例】

某男，24岁，1976年9月16日诊。患者于1972年夏季，恃年轻体壮，常劳作出汗后用温、冷水沐浴，每沐浴后出现鼻塞、喷嚏等类似感冒证候，未在意。自1974年以来逢秋、冬、春季，虽谨慎摄生，也难避免上述证候的发生，甚则如解衣睡眠、冷水漱口等情况下亦可喷嚏顿作，鼻痒流清涕，流泪，喉痒干咳，倦怠乏力，如此已二年。1976年8月27日因远行劳累，汗出当风，鼻鼽发作，证候表现亦如上述，服扑尔敏等10余日未效。求医于余。诊得：面白少华，精神欠佳。苔薄白，舌质淡，脉缓弱。脉症合参，此乃肺气虚损，卫外不固之证。宜益气助阳，解表散寒，再造散加减：党参、黄芪各15g，附片、桂枝、甘草各5g，细辛3g，羌活、防风、川芎、白芍、山萸肉、破故纸、五味子各10g，连续服药30剂，获愈，随访至今，未见复发。〔山西中医，1994；（2）：13〕

按：其人劳作汗出，阳气外泄之时，以冷水沐浴三载有余，终致阳虚之体。云虽发外感，但阳虚无疑，故于原方重用党参、黄芪补益之品，又加山萸肉、破故纸、五味子等培补之物，虽属解表扶正之剂，但温补之力大于表散。

【方歌】

再造散用参芪甘，桂附羌防芎芍参，

细辛加枣煨姜煎，阳虚无汗法当谙。

加减葳蕤汤

《重订通俗伤寒论》

【组成】 生葳蕤二钱至三钱（9g） 生葱白二枚至三枚（6g） 桔梗一钱至钱半（4.5g） 东白薇五分至一钱（3g） 淡豆豉三钱至四钱（12g） 苏薄荷一钱至钱半（4.5g） 炙草五分（1.5g）红枣二枚

【用法】 水煎，分温再服。（现代用法：水煎温服。）

【功用】 滋阴解表。

【主治】 素体阴虚，外感风热证。头痛身热，微恶风寒，无汗或有汗不多，咳嗽，心烦，口渴，咽干，舌红，脉数。

【证治机理】 外感风热之邪，侵袭肌表，故见头痛身热、微恶风寒、无汗或有汗不畅、咳嗽等症；阴虚之体，感受外邪，易于热化，且阴虚者，亦多生内热，故除上述邪袭肺卫的见证外，尚有咽干、口渴、心烦、舌赤、脉数之症。

一般而言，表邪未解之时，不宜过早使用滋阴之品，以免滋腻留邪有碍解表，但对阴虚之人复感外邪之证，因其人汗源不充，若单用发汗，表邪不仅难为汗解，反有涸竭阴液之虞，唯有滋阴与解表兼顾，方能切中病机。

【方解】 方中葳蕤（即玉竹）味甘性寒，入肺胃经，功能润肺养胃，清热生津，其性滋而不腻，对阴虚而有表邪者颇宜；薄荷辛凉，归肝肺经，"为温病宜汗解者之要药"（《医学衷中参西录》中册），用以疏散风热，清利咽喉，共为君药。葱白、淡豆豉解表散邪，助薄荷以增强发散表邪之力，为臣药。白薇味苦性寒，清热而不伤阴，于阴虚有热者甚宜；桔梗宣肺止咳；大枣甘润养血，均为佐药。使以甘草调和药性。诸药合用，共成滋阴解表之良剂。

本方以解表药与养阴药相配，使汗不伤阴，滋不碍邪。

【运用】

1．本方为滋阴解表之常用方。临床应用以身热微寒，咽干口燥，舌红，苔薄白，脉数为辨证要点。

2．若表证较重，酌加防风、葛根以祛风解表；咳嗽咽干，咯痰不爽，加牛蒡子、瓜蒌皮以利咽化痰；心烦口渴较甚，加竹叶、天花粉以清热生津除烦。

3．现代常用于老年人及产后感冒、急性扁桃体炎、咽炎等证属阴虚外感者。

【方论选录】

何秀山："方以生玉竹滋阴润燥为君，臣以葱、豉、薄、桔疏风散热，佐以白薇苦咸降泄，使以甘草、红枣甘润增液，以助玉竹之滋阴润燥，为阴虚体感冒风温，及冬温咳嗽、咽干、痰结之良剂。"（《重订通俗伤寒论·六经方药》）

【医案举例】

武某，女，九岁。鼻衄已流1月，时作时止，举发不定，面黄不华，头晕纳减，近日来又增鼻涕咳嗽，下午腋下体温37.3℃，面呈娇红，口唇干赤，二便秘结，苔薄质赤，咽红口干，脉濡而数。本流鼻衄未已，血分已虚，复又外感风邪，表郁不解化热，血为阴类，显系阴虚外感之证，理宜滋阴解表治之，最忌辛燥动血，宗加减葳蕤汤化裁。肥玉竹6g，嫩白薇5g，桑叶6g，侧柏叶10g，薄荷3g，连翘10g，黑山栀3g，黄芩3g，桔梗3g，生甘草3g，鲜芦茅根各15g，葱头3个，淡豆豉10g。（《刘弼臣临床经验辑要·感冒类》）

按：加减葳蕤汤系俞根初所创制，对于阴分亏虚，内有伏热壅遏，外受风寒束缚，致成本案所具有之证者，用之最为适宜。滋阴之品，在表证未解时，本不相宜，但津液内亏，表邪未解者，单用发汗，则热不为汗解，反有涸竭阴液之虞；若单用滋阴，则邪不能外达，反有留邪之弊。故惟有滋阴与发汗同用，方可达到发汗而不伤阴，滋阴而不留邪的目的。

【方歌】

加减葳蕤用白薇，豆豉生姜桔梗随，

草枣薄荷八味共，滋阴发汗功可慰。

葱白七味饮

《外台秘要》

【组成】 葱白连须切，一升（9g） 干葛切，六合（9g） 新豉绵裹，一合（6g） 生姜切，二合（6g） 生麦门冬去心，六合（9g） 干地黄六合（9g）

【用法】 劳水八升，此水以杓扬之一千过。上药用劳水煎之三分减二，去滓，分温三服，相去行八九里。如觉欲汗，渐渐覆之。（现代用法：水煎温服。）

【功用】 养血解表。

【主治】 血虚外感风寒证。病后阴血亏虚，调摄不慎，感受外邪，或失血之后，感受风寒致头痛身热，微寒无汗。

【证治机理】 风寒袭表而无汗，法当发汗解表，然而汗血同源。《灵枢·营卫生会》云："夺血者无汗，夺汗者无血。"仲景亦云："亡血忌汗"，"尺中迟，不可发汗。"（《伤寒论·辨太阳病脉证并治中》）今血虚之人，又有表证，不汗则邪终不解，汗则又恐汗源不充而难以作汗，或汗出而重伤阴血，变生它证。故治当养血以资汗源，发表以解外邪，二者配合，标本兼顾，方可药后汗出，表解而阴血不伤。

【方解】 方中葱白、淡豆豉发散表邪。二药相伍，具有作用平和，温而不燥，汗而不峻的特点，是为君药。干地黄、麦冬养血滋阴，以资汗源，是为臣药。葛根发表解肌，生津除热；生姜辛散表寒。以上两味，药力缓和，用以增强君药的解表之力，是为佐药。更用味甘体轻之劳水（即扬泛水）以养脾胃。如此配伍，使汗出表解而不伤正。服法中有服药后"相去行八九里，如觉欲汗，渐渐覆之"，是恐温覆过早，汗出过多之意，须细心体会。

【运用】

1．本方为治疗血虚外感风寒之常用方。临床应用以病后血虚，或失血之人，外感风寒之邪，头痛身热，恶寒无汗为辨证要点。

2．恶寒较重，酌加苏叶、荆芥解表散寒；身热较甚，加银花、连翘疏风清热；出血未止，加阿胶珠、藕节、白茅根、白及以止血；胃纳不佳者，加陈皮、砂仁以醒脾和胃。

3．现代常用于妇女经期、产后或病后证属血虚感寒者。

【方歌】

葱白七味外台方，新豉葛根与生姜，

麦冬生地扬泛水，血虚外感服之康。

小 结

解表剂共选正方18首，附方15首。按功用分为辛温解表、辛凉解表和扶正解表三类。

1．辛温解表 适用于外感风寒表证。麻黄汤麻黄、桂枝并用，发汗散寒力强，又能宣肺平喘，为辛温解表之代表剂，主治外感风寒致恶寒发热、无汗而喘之表实证。大青龙汤系由麻黄汤倍麻黄、甘草，加石膏、生姜、大枣而成，主治外寒内热之不汗出而烦躁者。桂枝汤中桂枝、芍药等量并用，发汗解表力逊于麻黄汤，但有调和营卫之功，为辛温解表之和剂，主治外感风寒，恶风发热有汗之表虚证以及一切营卫不和的杂病。九味羌活汤发汗祛湿之力较强，且兼清里热，主治外感风寒夹湿，兼有里热之证，症见恶寒发热、无汗身痛、口苦微渴等。香薷散以散寒化湿见长，主治恶寒发热、头痛身重、无汗、腹痛吐泻、胸脘痞闷、苔腻脉浮等夏令感寒夹湿之证。小青龙汤长于解表散寒，温肺化饮，主治素有寒饮，又感风寒之恶寒发热、咳喘痰多清稀、胸膈满闷者。止嗽散功能宣利肺气，疏风止咳，选药温润和平，主治外感风邪，解表不彻，肺气不利之咳嗽咽痒而微有恶寒发热者，加减运用得宜，可用于诸般咳嗽。

2. 辛凉解表　适用于外感风热或风温初起之表证。银翘散与桑菊饮均为治疗风热表证的常用方剂，但银翘散解表之力大，且能清解热毒，主治风热犯表之热重寒轻、咽痛咳嗽、口渴等症，为辛凉平剂；桑菊饮解表之力轻，重在宣肺止咳，主治风热较轻，邪在肺络，以咳嗽为主症者，为辛凉轻剂。麻黄杏仁甘草石膏汤长于辛凉宣肺，清热平喘，主治外邪未解，入里化热所致的咳喘证，应用时当根据发热轻重及汗之有无而酌定麻黄与石膏的用量。柴葛解肌汤功能解肌清热，主治风寒入里化热，初犯阳明，或三阳合病之恶寒渐轻、身热增盛、无汗头痛、鼻塞嗌干、眼眶痛、脉浮微洪等症。升麻葛根汤解肌清热而长于透疹，适用于麻疹欲出不出而身热、舌红、脉数者。葱豉桔梗汤疏风解表，主治风温初起，热郁肺卫所致的头痛身热、微恶风寒、咳嗽、咽痛、口渴、舌尖红、苔薄白、脉浮数等。

3. 扶正解表　此类方剂适用于正虚而感受外邪之证。败毒散散寒祛湿，益气解表，主治体虚而感风寒湿邪之表证，痢疾初起见表证者亦可应用。参苏饮功能益气解表，且长于理肺化痰，适用于气虚外感风寒，兼有痰阻气滞之证。再造散功能助阳益气，散寒解表，适用于阳气虚弱，又感风寒之证。加减葳蕤汤功能滋阴解表，适用于阴虚之体感受风热之证。葱白七味饮功能养血解表，适用于病后阴血亏虚，感受外邪，或失血之后，感受风寒之证。

第二章

泻 下 剂

凡以泻下药为主组成，具有通便、泻热、逐水、攻积等作用，主治里实证的方剂，称为泻下剂，是"八法"中"下法"的具体体现。《素问·阴阳应象大论》："其下者，引而竭之；中满者，泻之于内"等论述均为泻下剂的立论依据。

泻下剂为治疗里实证而设。由于里实证的病因不同，证候表现有热结、寒结、燥结、水结的区别，同时人体体质有虚实的差异，故立法处方亦随之不同。根据泻下剂的不同作用，本类方剂相应地分为寒下、温下、润下、攻补兼施及逐水五类。

应用泻下剂，必待表邪已解，里实已成。若表证未解，里实已成，切不可单纯使用泻下剂，应视表里的轻重，或先表后里，或表里双解；若里实较重，病势较急者，应峻攻急下；反之，病势较缓者，宜轻下、缓下；若兼血瘀、虫积或痰浊，宜分别配伍相应的药物治之。泻下方剂中除部分润下剂较为缓和外，多属峻烈之剂，孕妇、产后、月经期及年老体弱、病后伤津或亡血者，均应慎用或禁用，必要时可酌情采用攻补兼施之法。泻下剂易伤正气，应得效即止，慎勿过剂。同时，服药期间应忌食油腻及不易消化的食物，以防重伤胃气。

第一节 寒 下

寒下剂，适用于里热积滞实证。症见大便秘结，腹部或胀或满或痛，甚或潮热，舌苔黄厚，脉象沉实等。寒下方剂的组成，每以寒性泻下药物为主，常用大黄、芒硝之类。因为胃肠属六腑，以通为用，里实内结，往往阻碍气血的流通，故此类方剂常配伍行气与活血之品，如枳实、厚朴、桃仁、丹皮等药。代表方有大承气汤、大陷胸汤、大黄牡丹汤等。

大 承 气 汤

《伤寒论》

【组成】 大黄酒洗，四两（12g） 厚朴去皮，炙，八两（24g） 枳实炙，五枚（12g） 芒硝三合（6g）

【用法】 上四味，以水一斗，先煮二物，取五升，去滓，内大黄，更煮取二升，去滓，内芒硝，更上微火一二沸，分温再服。得下，余勿服。（现代用法：水煎，先煎厚朴、枳实，后下大黄，芒硝溶服。）

【功用】 峻下热结。

【主治】

1. 阳明腑实证。大便秘结，频转矢气，脘腹痞满，腹痛拒按，按之则硬，神昏谵语，不恶寒反恶热，身热日晡潮热，手足濈然汗出，舌苔黄燥起刺，或焦黑燥裂，脉象沉实。

2. 热结旁流证。下利清水，色纯青，脐腹疼痛，按之坚硬有块，口舌干燥，脉象滑数。

3. 里热结实证之热厥、痉病或发狂。

【证治机理】 本方所治之阳明腑实证，乃由实热与积滞互结于胃肠而成。热邪之由来，可因外寒入里化热，或温热之邪内侵而成。胃肠统属六腑，以通降为顺。邪热与肠中宿食相结，故见大便不通，腹痛拒按，潮热谵语，手足濈然汗出，舌苔黄燥起刺，或焦黑燥裂，脉沉滑实等。以上诸症前人归纳为"痞、满、燥、实"四字。"痞"是自觉胸脘有闷滞堵塞感；"满"是脘腹胀满；"燥"是肠中粪便既燥且坚；"实"是指热邪与燥屎互结，正盛邪实，腹痛拒按，苔黑，脉数有力等诸般实证。

本方治证关键在于实热燥屎结于肠胃，热盛而津液急剧耗伤。根据《素问·阴阳应象大论》："其下者，引而竭之；中满者，泻之于内"的治疗原则，峻下热结，以救阴液，亦即"釜底抽薪"、"急下存阴"之法。

下利清水，色纯青，脐腹疼痛，按之坚硬有块，为"热结旁流"之证，乃腑热炽盛，燥屎内结不出，迫肠中津液从旁而下所致。故"旁流"是现象，"热结"是本质，应治以寒下通之，即《类经》卷12所谓"如大热内蓄，或大寒内凝，积聚留滞，泻利不止，寒滞者以热下之，热滞者以寒下之，此通因通用之法也。"

热厥、痉病或发狂是因邪热积滞，闭阻于内，或阳盛格阴于外，而成厥逆；或伤津劫液，筋脉失养则痉；或热扰神明，心神浮越则狂。其中厥是假象，里实热是其本。在四肢厥逆的同时，必有大便不通，腹痛拒按，口舌干燥，脉滑实等实热症状，故应用寒下法治之，这种以寒下治厥逆的方法亦称为"寒因寒用"。痉病、发狂亦病同此因，情同此理，俱当以寒下之法治之。

上述诸证之候虽异，然病机相同，皆以邪热积滞，阻于肠腑为其证之癥结，遂均用峻下热结之法，乃异病同治之属。

【方解】 本方为峻下热结之代表方。方中大黄苦寒泻热，祛瘀通便，荡涤肠胃邪热积滞，消除致病之因，用为君药。芒硝咸苦而寒，泻热通便，润燥软坚，协大黄则峻下热结之力尤增，以为臣药。芒硝、大黄合用，既可苦寒泻下，又能软坚润燥，泻热推荡之力颇峻。积滞内阻，致使腑气不通，则内结之实热积滞，恐难速下，故本方重用厚朴亦为君药，行气消胀除满。即柯琴所谓："由于气之不顺，故攻积之剂必用行气之药以主之。……厚朴倍大黄，是气药为君，名大承气。"（《伤寒来苏集·伤寒附翼》卷下）臣以枳实下气开痞散结，与厚朴为伍，行气导滞，消痞除满。二者与大黄、芒硝相伍，泄其糟粕填塞之壅，推荡积滞，以成速泻热结之功。诚如方有执所云："枳实，泄满也；厚朴，导滞也；芒硝，软坚也；大黄，荡热也，陈之推新之所以致也。"（《伤寒论条辨》卷4）四药合用，使塞者通，闭者畅，热得泄，阴得存，阳明腑实之证可愈。

本方泻下与行气并重，泻下以利行气，行气以助泻下，相辅相成，使胃肠气机畅通，共成峻下热结之最佳配伍。

本方煎服法为先煎枳实、厚朴，大黄后下，芒硝溶服，意在增其泻下之力。正如《伤寒来苏集·伤寒附翼》所云："生者气锐而先行，熟者气钝而和缓。"

由于本方具有峻下热结，承顺胃气下行的作用，故以"承气"名之。柯琴云："夫诸病皆因于气，秽物之不去，由于气之不顺，故攻积之剂必用行气之药以主之。亢则害，承乃制，此承气之所由；又病去而元气不伤，此承气之义也。"（《伤寒来苏集·伤寒附翼》卷下）本方的"大"，是与小承气汤相对而言的。吴瑭云："承气者，承胃气也。……曰大承气者，合四药而观之，可谓无坚不破，无微不入，故曰大也。"（《温病条辨》卷2）

【运用】

1．本方为急下存阴之剂，是主治阳明腑实证之代表方。临床应用以大便秘结，腹胀满硬痛拒按，苔黑而干，或焦黑燥裂，脉沉数有力为辨证要点。凡气虚阴亏，燥结不甚者，以及年老体弱者均应慎用，孕妇禁用。

2．腑实兼见口唇干燥，舌苔焦黄而干，脉细数者，为腑实兼阴津不足之证，可加玄参、麦冬、生地等，以滋阴生津润燥；若腑实兼见至夜发热，舌质紫，脉沉涩等瘀血证，宜加桃仁、赤芍、当归等，以活血化瘀，消除积滞瘀血；若兼气虚者，宜加人参补气，以防泻下气脱。

3．现代常用于急性单纯性肠梗阻、粘连性肠梗阻、蛔虫性肠梗阻、急性胆囊炎、急性胰腺炎、急性阑尾炎等见便秘、苔黄、脉实者以及某些热性病过程中出现高热、神昏谵语、惊厥、发狂等证属阳明腑实者。

【附方】

1．小承气汤（《伤寒论》）　大黄酒洗，四两（12g）　厚朴去皮，炙，二两（6g）　枳实炙，三枚大者（6g）　以水四升，煮取一升二合，去滓，分温二服。初服汤当更衣，不尔者，尽饮之。若更衣者，勿服之。功用：轻下热结。主治：阳明腑实轻证。大便秘结，潮热谵语，脘腹痞满，舌苔老黄，脉滑而疾。以及痢疾初起，腹中胀痛，里急后重。

2．调胃承气汤（《伤寒论》）　大黄去皮，清酒洗，四两（12g）　甘草炙，二两（6g）　芒硝半升（9g）　以水三升，煮取一升，去滓，内芒硝，更上微火一、二沸，温顿服之，以调胃气。功用：缓下热结。主治：阳明腑实证。大便秘结，蒸蒸发热，濈然汗出，口渴心烦，腹痛胀满，舌苔正黄，脉滑数。

3．复方大承气汤（《中西医结合治疗急腹症》）　川朴五钱至一两（15~30g）　炒莱菔子五钱至一两（15~30g）　枳壳五钱（15g）　桃仁三钱（9g）　赤芍五钱（15g）　大黄后下，五钱（15g）　芒硝冲服，三至五钱（9~15g）　水煎2000ml，口服或胃管注入，每日1~2剂。功用：通里攻下，行气活血。主治：单纯性肠梗阻，证属阳明腑实而气胀明显者。

大承气汤、小承气汤、调胃承气汤合称"三承气汤"，是寒下法中的代表方剂。三方均以大黄泻热通便，主治阳明腑实之证。但由于各方组成的药味和用量不同，故作用同中有异。大承气汤先煎枳实、厚朴，并重用以行气除满，增其攻逐之力，后下芒硝、大黄，且大黄生用，泻下与行气并重，其功峻下，主治痞、满、燥、实俱备之阳明腑实重证。小承气汤，药少芒硝一味，且厚朴用量较大承气汤减四分之三，枳实亦少二枚，更三味同煎，其功轻下，主治以痞、满、实为主之阳明腑实轻证。调胃承气汤用大黄、芒硝而不用枳实、厚朴，且大黄与甘草同煎，是取其和中调胃，下不伤正，故名"调胃承气汤"，主治以燥实为主之阳明热结证。以上三承气汤，药仅五味，但每首方剂的组成、剂量及煎服法各有不同，因而其功用则有大小缓急之分，在应用时，须仔细辨析。此外，调胃承气汤亦可用于肠胃燥热引起的发斑、口齿喉痛，及消中、疮疡之证。本方的服法尤有妙意，对于胃热偏盛，燥实不甚者，"少与调胃承气汤"，意取缓下泻热，调胃和中；对于胃中燥实者，则一剂顿服，旨在清泄燥热，承顺胃气。可见，同一方剂的服法不同，功用、主治亦有所区别。

复方大承气汤系由大承气汤枳壳易枳实，加莱菔子、桃仁、赤芍组成。其以通里攻下药与下气活血药配伍，为通里攻下，行气活血之剂，故其较承气汤活血之力为著，适用于单纯性肠梗阻证属阳明腑实而气胀较重者。

【方论选录】

吴昆："伤寒阳邪入里，痞、满、燥、实、坚全俱者，急以此方主之。调胃承气汤不用枳、朴者，以其不作痞满，用之恐伤上焦虚无氤氲之元气也。小承气汤不用芒硝者，以其实而未坚，用之恐伤下焦血分之真阴，谓不伐其根也。此则上、中、下三焦皆病，痞、满、燥、实、坚皆全，故主此方以治之。厚朴苦温以去痞，枳实苦寒以泄满，芒硝咸寒以润燥软坚，大黄苦寒以泄实去热。"（《医方考》卷1）

柯琴："夫诸病皆因于气，秽物之不去，由于气之不顺，故攻积之剂必用行气之药以主之。亢则害，承乃制，此承气之所由；又病去而元气不伤，此承气之义也。夫方分大小，有二义焉，厚朴倍大黄，是气药为君，名大承气；大黄倍厚朴，是气药为臣，名小承气。味多性猛，制大其服，欲令泄下也，因名曰大；味少性缓，制小其服，欲微和胃气也，故名曰小。二方煎法不同，更有妙义。大承气用水一斗，先煮枳、朴，煮取五升内大黄，煮取三升内硝者，以药之为性，生者气锐而先行，熟者气钝而和缓，仲景欲使芒硝先化燥屎，大黄继通地道，而后枳、朴除其痞满，缓于制剂者，正以急于攻下也。若小承气则三物同煎，不分次第，而服只四合，此求地道之通，故不用芒硝之峻，且远于大黄之锐矣，故称为微和之剂。"（《伤寒来苏集·伤寒附翼》卷下）

【医案举例】

案一：江阴吴姓妇人，病起已六七日，壮热，头汗出，脉大，便闭，七日未行，身不发黄，胸不结，腹不胀满，惟满头剧痛，不言语，眼张，瞳神不能瞬，人过其前，亦不能辨，证颇危重。余曰：目中不了了，睛不和，燥热上冲，此《阳明篇》三急下证之第一证也。不速治，病不可为矣。于是遂书大承气汤方与之：大黄四钱，枳实三钱，川朴一钱，芒硝三钱。并嘱其家人速煎服之，竟一剂而愈。（《经方实验录》卷上）

按：本案为热入阳明，燥热伤津，燥屎内结，腑气不行，燥热上攻之证。里热炽盛，蒸腾于外，则见壮热汗出；腑气不通，则见便秘不行；阳明燥热上扰则头痛、眼张瞳神不能瞬，人过其前不能辨，即"目中不了了"、"睛不和"之症，甚则不能言语皆为神明被扰之象。故与大承气汤釜底抽薪，以存阴液，一剂而愈。

案二：李士材治一人伤寒，九日以来，口不能言，目不能视，体不能动，四肢俱冷，咸谓阴证，诊之六脉皆无，以手按腹，两手护之，眉皱作楚，按其趺阳，大而有力，乃知腹有燥矢也。欲与大承气汤，病家惶惧不敢进。李曰：吾郡能辨是症者，惟施笠泽耳，延诊之，若合符节，遂下之，得燥矢六七枚，口能言，体能动矣。故按手不及足者，何以救此垂绝之症耶？（《续名医类案》卷1）

按：本案是伤寒里有燥实的热厥证，四肢俱冷，六脉皆无，可见邪气阻遏之甚，令阳气不得外达也。其辨证的着眼点在于足部趺阳脉大而有力，及腹诊触痛，故诊断为热厥而非寒厥。此为真热假寒之证，临证必须细心诊察，方无致误。

【方歌】
大承气汤用硝黄，配伍枳朴泻力强，
痞满燥实四症见，峻下热结宜此方；
去硝名曰小承气，便硬痞满轻泻良，
调胃承气硝黄草，便秘口渴急煎尝。

大 陷 胸 汤

《伤寒论》

【组成】 大黄去皮，六两（9g）　芒硝一升（6g）　甘遂一钱匕（1g）

【用法】 上三味，以水六升，先煮大黄，取二升，去滓，内芒硝，煮一二沸，内甘遂末，温服一升。得快利，止后服。（现代用法：水煎，溶芒硝，冲甘遂末服。）

【功用】 泻热逐水。

【主治】 结胸证。从心下至少腹硬满而痛不可近，大便秘结，日晡小有潮热，或短气躁烦，舌上燥而渴，脉沉紧，按之有力。

【证治机理】 本方为治疗水热结实之大结胸证而设。水饮与邪热互结于胸腹之间，气机壅滞，正气受遏，津液不能敷布，故上则舌上燥而渴，下则肠燥便秘；水饮与邪热互结于胸腹之间，壅塞不通，不通则痛，故见心下硬满而痛，甚则从心至少腹硬满痛而不可触近；客气动扰于膈，膈为邪踞，升降被阻，故见短气、躁烦；水热互结，津液不能敷布则肠燥而大便秘结、舌燥而渴，颇似阳明腑实证，但自心下至少腹硬满痛而不可触近，则非阳明腑实证而为结胸证，故当日晡阳明经气旺时，经气与邪气相争，虽潮热而不甚热。正如柯琴所言："夫胸中者，太阳之都会，宗气之所主，故名气海。太阳为诸阳主气，气为水母，气清则水精四布，气热则水浊而壅瘀矣。……水结于胸，上焦不通，则津液不下，无以润肠胃，故五六日不大便，因而舌干口渴、日晡潮热。"（《伤寒来苏集·伤寒附翼》卷上）水结胸腹而见脉沉紧，按之有力，乃正实邪盛之征。根据《素问·至真要大论》"热者寒之"、《金匮要略·水气病脉证并治》"有水，可下之"的原则，应予峻攻之剂，急泻其实，治宜急泻其热，破结逐水之法。

【方解】 方中甘遂尤善峻下泻水逐饮，使结于胸腹之水与热从大小便而去。《珍珠囊》言其"直达水气所结之处，乃泻水之圣药。水结胸中，非此不能除。"故用以为君药。辅以苦寒之大黄荡涤胸腹之邪热；芒硝咸寒，泻热通滞，润燥软坚，二药相须为用，以泻热破积，软坚通滞，共为臣佐药。仲景以三味峻药相伍，力大势猛，功专效宏，共奏逐水泻热之效。

本方与大承气汤同属寒下峻剂，均用大黄、芒硝以泻热攻下。但两方主治证之病因、病位不同，故其组方配伍及用量、用法皆有差异。大承气汤以大黄、厚朴为君，配以泻热软坚润燥之芒硝与行气导滞之枳实，泻下与行气并重，以峻下热结，为治疗阳明腑实证的主要方剂；大陷胸汤则以甘遂为君，伍以泄热攻下之大黄、芒硝，其功泻热逐水，是治疗水热互结从心下至少腹硬满而痛之大结胸证的主要方剂。正如尤怡所云："大陷胸与大承气，其用有心下与胃中之分。以愚观之，仲景所云心下者，正胃之谓；所云胃中者，正大小肠之谓也。……大承气专主肠中燥粪，大陷胸并主心下水食。燥粪在肠，必藉推逐之力，故须枳、朴；水食在胃、心兼破饮之长，故用甘遂。且大承气先煮枳、朴而后内大黄；大陷胸先煎大黄而后内诸药。夫治上者制宜缓，治下者制以急，而大黄生则行速，熟则行迟，盖即一物，而其用又有不同如此。"（《伤寒贯珠集》卷2）

【运用】

1．本方为逐水泻热散结之峻剂，适用于邪热与水饮互结于胸膈胃脘的大结胸证。临床应用以心下硬满而痛，便秘，烦躁，发热口渴，舌红苔黄腻或黄燥，脉沉紧或寸浮关沉为辨证要点。

2．本方亦可用于膈间留饮证属正盛邪实者。方中大黄先煮，与大承气汤后下有所不同，取其"治上者治宜缓"之意。泻后应注意调理脾胃，以补中缓急，健脾益气，可用四君子汤等，或进食糜粥以养胃气。

3．现代常用于胸腔积液、急性胆囊炎、胆石症、急性胰腺炎、急性肠梗阻、急性阑尾炎、流行性出血热等证属热邪与水饮互结而正气不虚者。

【方论选录】

成无己："结胸由邪在胸中，外身之高分，邪结于是，宜若可汗。然所谓结者，若系结之结，不能分解者也。诸阳受气于胸中，邪气与阳气相结，不能分解，气不通，壅于心下，为硬为痛，是邪正因结于胸中，非虚烦膈实之所同，是须攻下之物可理。低者举之，高者陷之，以平为正。结胸为高邪，陷下以平之，故治结胸，曰陷胸汤，甘遂味苦寒，苦性泄，寒胜热，……陷胸破结，非直达者不能透，是以甘遂为君。芒硝味咸寒，《内经》曰：咸味下泄为阴；又曰：咸以软之。气坚者，以咸软之；热胜者，以寒消之，是以芒硝为臣。大黄味苦寒，将军也，荡涤邪寇，除去不平，将军之功也，陷胸涤热，是以大黄为使。利药之中，此为驶剂，伤寒错恶，结胸为甚，非此汤则不能通利之。剂大而数少，取其迅疾，分解结邪，此奇方之制也。《黄帝针经》曰：结虽大，犹可解也。在伤寒之结，又不能久，非陷胸汤，孰可解之矣？"（《伤寒明理论》卷4）

【医案举例】

沈家湾陈姓孩，年十四，独生子也。其母爱逾掌珠，一日忽得病，脉洪大，大热，口干，自汗，右足不得伸屈。病属阳明，然口虽渴，终日不欲饮水，胸部如塞，按之似痛，不胀不硬，又类悬饮内痛。大便五日未通，上湿下燥，于此可见。且太阳之湿内入胸膈，与阳明内热同病。不攻其湿痰，燥热焉除？于是遂书大陷胸汤与之。制甘遂一钱五分，大黄三钱，芒硝二钱。服后大便畅通，燥屎与痰涎先后俱下，今己安适矣。其余诸恙，均各霍然，乃复书一清热之方以肃余邪。（《经方实验录》卷中）

按：《伤寒论》中之大陷胸汤证，必心下痞硬而自痛，其甚者或有从心下至少腹硬满，而痛不可近者。本案证发于小儿，并未见痞硬，不过闷极而塞。然其证上湿下燥，上下闭塞，大陷胸汤逐痰热于上，泻燥热于下，上下双解，辄收奇效。

【方歌】

大陷胸汤治结胸，心坚硬满便难通，

泻热逐水为峻剂，芒硝甘遂大黄供。

大黄牡丹汤

《金匮要略》

【组成】　大黄四两（12g）　牡丹一两（3g）　桃仁五十个（12g）　瓜子半升（15g）　芒硝三合（9g）

【用法】　以水六升，煮取一升，去滓，内芒硝，再煎沸，顿服之。有脓当下，如无脓，当下血。（现代用法：水煎，芒硝溶服。）

【功用】　泻热破瘀，散结消肿。

【主治】　肠痈初起，湿热瘀滞证。右少腹疼痛拒按，甚则局部肿痞，小便自调，或善屈右足，牵引则痛剧，或时时发热，自汗恶寒，舌苔薄腻而黄，脉滑数。

【证治机理】　肠痈是肠内产生痈肿而出现少腹部疼痛的一类疾患。《外科正宗》卷2载："夫肠痈者……饥饱劳伤……或生冷并进，以致气血乖违，湿动痰生，多致肠胃痞塞，运化不通，气血凝滞而成"；又云肠痈可因"暴急奔走，以致肠胃传导不能舒利，败血浊气壅遏而成"。本方所治，为肠痈初起之证，由湿热郁蒸，气血凝聚，热结不散，熏蒸肠腑，热盛肉腐而成。右少腹为阑门所在，为肠痈的好发部位，今湿热瘀滞，热盛肉腐，脓液内蓄，肠络不通，不通则痛，故右少腹疼痛拒按，甚则局部肿痞，右足屈而不伸，牵引则痛剧；病在肠腑，与膀胱气化无关，故小便自调。至于时时发热，自汗恶寒，是肠痈初起热在肠腑，气血瘀滞，正邪相争，营卫失调使然。舌苔薄腻而黄，为肠腑湿热蕴结之征。脉滑数者，亦为实热之象。上述诸证，总以湿热内结，气血凝聚，热结不散，热盛肉腐为其病机特点。因其病位在下，病证为肠中有形实积，故以泻热破瘀，散结消肿而立法。

【方解】　本方为肠痈初起，而见湿热内结，气血凝聚之证。方中大黄泻热逐瘀，荡涤肠中湿热瘀结之毒，《神农本草经》卷4谓其"主下瘀血，……荡涤肠胃，推陈致新"；桃仁破血润燥，"为血瘀、血闭之专药。"（《本经逢原》卷3）与大黄相伍，共入血分破瘀泻热，为君药。芒硝咸寒，软坚散结，泻热导滞，协助大黄荡涤实热为臣药。牡丹皮凉血清热，活血祛瘀，《神农本草经》卷3谓其"主寒热……除癥坚瘀血留舍肠胃，安五脏，疗痈疮"；瓜瓣，今多用冬瓜子，清肠利湿，排脓散结，为治内痈要药，《本草纲目》卷28载其"治肠痈"，共为佐药。诸药合用，共奏泻热破瘀，散结消肿之功，使湿热瘀结从大便而下，则热结通而痈自散，血行畅而痛自消。

本方以泻下之大黄、芒硝与桃仁、丹皮相配入血分，泻热破瘀，凉血消肿，故宜于湿热内结，气血凝聚之肠痈初起证。

本方与大承气汤、大陷胸汤三方，均用大黄、芒硝苦寒泻下，同属寒下方剂，皆有泻下热结之功，用于治疗里热积滞实证。其中大承气汤以大黄、芒硝配伍厚朴、枳实，泻下与行气并重，功专峻下热结，适用于阳明腑实，大便秘结，腹胀满硬痛拒按，苔黄，脉实者。大陷胸汤以大黄、芒硝与甘遂配伍，功能泻热逐水，适用于邪热与痰水互结之大结胸证。大黄牡丹汤以大黄、芒硝与桃仁、丹皮相配，善于泻热破瘀，凉血消肿，适用于湿热内结，气血凝聚所致的肠痈初起者。

【运用】

1. 本方为治肠痈初起的常用方剂。临床应用以右少腹疼痛拒按，善屈右足，舌苔黄，脉滑数为辨证要点。凡肠痈溃后以及老人、孕妇、产后，均应忌用。对于重型急性化脓性或坏疽性阑尾炎、阑尾炎合并腹膜炎、婴儿急性阑尾炎，亦应禁用。

2. 若热毒较重者，可加金银花、连翘、蒲公英、败酱草、白花蛇舌草等，以加强清热解毒之力；血瘀较重者，加赤芍、丹参、乳香、没药等以增活血化瘀之功。

3. 现代常用于急性阑尾炎、急性胆道感染、胆道蛔虫、急性胰腺炎等多种急腹症及妇科急性盆腔炎、附件炎以及输精管结扎术后感染等证属湿热瘀滞者。

【附方】

1. 阑尾化瘀汤《新急腹症学》) 川楝子五钱 (15g) 延胡索 丹皮 桃仁 木香各三钱 (各9g) 金银花五钱 (15g) 大黄后下，三钱 (9g) 水煎服。功用：行气活血，清热解毒。主治：瘀滞型阑尾炎初期，发热，腹痛，右下腹局限性压痛，反跳痛；或阑尾炎症消散后，热象不显著，而见脘腹胀闷，嗳气纳呆。

2. 阑尾清化汤《新急腹症学》) 金银花 蒲公英各一两 (各30g) 丹皮五钱 (15g) 大黄后下，五钱 (15g) 川楝子三钱 (9g) 赤芍四钱 (12g) 桃仁 生甘草各三钱 (各9g) 水煎服。功用：清热解毒，行气活血。主治：急性阑尾炎蕴热期，或脓肿早期见身热，午后较甚，口干渴，腹痛，便秘，尿黄。

3. 阑尾清解汤《新急腹症学》) 金银花二两 (60g) 蒲公英一两 (30g) 大黄后下，八钱 (24g) 冬瓜仁一两 (30g) 丹皮五钱 (15g) 木香二钱 (6g) 川楝子 生甘草各三钱 (各9g) 水煎服。功用：清热解毒，攻下散结，行气活血。主治：急性阑尾炎热毒期，发热恶寒，面红目赤，唇干口燥，口渴欲饮，恶心呕吐，腹痛拒按，腹肌紧张，有反跳痛，大便秘结，舌质红，苔黄燥或黄腻，脉洪大滑数。

阑尾化瘀汤、阑尾清化汤、阑尾清解汤三方，是在大黄牡丹汤的基础上，根据中医理论，参照现代研究成果而创立的治疗急性阑尾炎的新方。阑尾化瘀汤以行气活血药为主，辅以清热解毒、通里攻下之品组方，长于行气活血，清热解毒，用于瘀滞型阑尾炎初期；阑尾清化汤以清热解毒为主，辅以行气活血，通里攻下之品组方，长于清热解毒，行气活血，用于急性阑尾炎蕴热期，或脓肿早期，或轻型腹膜炎；阑尾清解汤以清热解毒，攻下散结为主，辅以行气活血组方，功专清热解毒，攻下散结，行气活血，用于急性阑尾炎热毒期。

【方论选录】

张秉成："夫肠痈之病，皆由湿热瘀聚郁结而成。病既在内，与外痈之治又自不同。然肠中既结聚不散，为肿为毒，非用下法，不能解散。故以大黄之苦寒行血，芒硝之咸寒软坚，荡涤一切湿热瘀结之毒，推之而下。桃仁入肝破血，瓜子润肺行痰，丹皮清散血分之郁热，以除不尽之余气耳。"（《成方便读》卷4）

曹颖甫："肠痈一证，由于血凝气滞，阴络内阻，营气干涩，不能外润肤表，则肌肤为之甲错。甲错者，血枯之象也。在里之气血不通，乃成内痈。此证始以水寒而血凝，继以血凝而腐烂，若冻瘃然，日久化热，即成溃疡矣。血阻于内，气膨于外，故腹皮之急如鼓。但有气而无水，故按之濡。时发热、自汗出复恶寒者，肺与大肠为表里，皮毛为肺所主，肠内病痈，邪热外薄皮毛，故时发热；热胜而皮毛开故自汗；汗后毛孔不闭，风乘其虚，故复恶寒。脉迟而紧，则里热未盛，毒血尚凝聚未散，不难一下而尽，所谓'曲突徙薪'也。以其大肠壅阻也，用大黄、芒硝以通之；以其身甲错，知其内有干血也，用桃仁、丹皮以攻之；以发热自汗复恶寒，知大肠移热于肺，肺主之皮毛，张于标热而不收也，用泻肺除热之冬瓜仁以清之。此大黄牡丹汤之义也。"（《金匮发微·疮痈肠痈浸淫病脉证治》）

【医案举例】

陆左。初诊：痛在脐右斜下一寸，西医所谓盲肠炎也，脉大而实，当下之，用仲景法。生军五钱，芒硝三钱，桃仁五钱，冬瓜仁一两，丹皮一两。二诊：痛已略缓，右足拘急，不得屈伸，伸则牵腹中痛，宜芍药甘草汤。赤白芍各五钱，生甘草三钱，炙乳没各三钱。三诊：右足已伸，腹中剧痛如故，仍宜大黄牡丹汤以下之。生川军一两，芒硝冲，七钱，桃仁五钱，冬瓜仁一两，丹皮一两。愈。（《经方实验录》卷下）

按：仲景大黄牡丹汤为治肠痈之良方。然肠痈一病，病情同中有异，变化多端。此案初用本方，痛虽稍减，又见右足拘急，乃热瘀肠腑，营气不和之象。故以芍药甘草汤加乳香、没药，以增化瘀和营，缓急舒筋之力。然热结未消，痛终难缓，复以本方重用硝黄下之，热结得消而愈。此案遣方用药，可谓一波三折，耐人寻味。

【方歌】

金匮大黄牡丹汤，桃仁瓜子芒硝襄，

肠痈初起腹按痛，苔黄脉数服之康。

第二节 温 下

温下剂，适用于里寒积滞实证。其病机为寒邪与积滞互结于胃肠，临床以腹痛、便秘为主。温下剂常以大黄、巴豆等泻下药与附子、干姜等温里药配伍组方。若寒积由于脾阳不足，虚寒凝滞以致腹痛便秘者，或泻痢日久，脾阳受损者，此时单纯温补脾阳，则积滞不去，但予通导，又更伤中阳，须以泻下药配伍补气助阳药，如人参、附子之类组方。代表方如大黄附子汤、温脾汤、三物备急丸等。

大黄附子汤

《金匮要略》

【组成】 大黄三两 (9g)　　附子炮，三枚 (9g)　　细辛二两 (3g)

【用法】 以水五升，煮取二升，分温三服。若强人煮取二升半，分温三服。服后如人行四五里，进一服。（现代用法：水煎服。）

【功用】 温里散寒，通便止痛。

【主治】 寒积里实证。腹痛便秘,胁下偏痛,发热,手足不温,舌苔白腻,脉弦紧。

【证治机理】 本方所治之证,乃因寒邪与积滞互结于肠道所致。寒为阴邪,其性收引,寒入于内,阳气不通,气血被阻,故见腹痛或胁下偏痛。正如《素问·举痛论》所云:"寒气客于肠胃之间,膜原之下,血不得散,小络急引,故痛。"寒实阻于肠间,传化失职,以致大便不通;积滞留阻,气机被郁,故发热;阳气内郁,不能布达四肢,故手足不温;舌苔白腻,脉弦紧,均为寒实之征。根据《素问·至真要大论》"寒者热之"、"治寒以热"、"结者散之"、"留者攻之"的原则,治宜温通寒凝而开闭结,通下大便以祛积滞,温里散寒以止痛。

【方解】 本方主治证的病机为寒实内结。方中重用附子辛温大热,温里散寒,以止腹胁冷痛,为君药。因其寒实内结,用温药以祛其寒,用泻下之品以通其结,故以大黄泻下通便,荡涤里实积滞,为臣药。大黄性虽苦寒,与辛热之附子相配,则抑其寒性而独存走泄之性,以奏温下之功。细辛辛温宣通,散寒止痛,助附子以温散脏腑之积冷,亦制大黄之寒性,用以为佐。三药合用,而成温通寒积之剂。

【运用】

1. 本方为温下法的代表方剂。临床应用以腹痛,便秘,手足不温,苔白腻,脉弦紧为辨证要点。

2. 若腹痛甚者,加肉桂以温里止痛;腹部胀满,舌苔垢腻,积滞较重者,加厚朴、木香行气导滞;体质虚弱者,加党参、当归等以益气养血。

3. 现代常用于肋间神经痛、坐骨神经痛、肾结石、胆结石、慢性阑尾炎、胰腺炎、急性单纯性肠梗阻、粘连性肠梗阻、腹股沟疝等证属寒积里实者。

【方论选录】

尤怡:"胁下偏痛而脉紧弦,阴寒成聚,偏着一处,虽有发热,亦是阳气被郁所致。是以非温不能已其寒,非下不能去其结,故曰宜以温药下之。程氏曰:大黄苦寒,走而不守,得附子、细辛之大热,则寒性散而走泄之性存是也。"(《金匮要略心典》卷中)

【医案举例】

脾肾之阳素亏,醉饱之日偏多。腹痛拒按,自汗如雨,大便三日未行,舌垢腻,脉沉实。湿痰食滞,团结于内,非下不通,而涉及阳虚之体,又非温不动。许学士温下之法,原仲圣大实痛之例化出,今当宗之。制附子五分,肉桂四分,干姜五分,生大黄四钱,枳实一钱五分,厚朴一钱。再诊,大府畅行,痛止汗收,神思倦而脉转虚细,拟养胃和中。(《柳选四家医案·爱庐医案》)

按:本案脾肾阳气大虚,自汗如雨;又痰食内阻,大便不通,腹痛拒按,为寒实内闭,虚实间杂也。故以附子配肉桂、干姜温补脾肾,以复其阳,散其寒;以小承气汤通其滞,泻其实。寒凝既除,腑气当通。实邪一出,虚象毕现,故以养胃和中之法,以善其后。

【方歌】

金匮大黄附子汤,细辛散寒止痛良,

冷积内结成实证,功专温下妙非常。

温 脾 汤

《备急千金要方》

【组成】 大黄五两(15g) 当归 干姜各三两(各9g) 附子 人参 芒硝 甘草各二两
(各6g)

【用法】 上七味,㕮咀,以水七升,煮取三升,分服,日三。(现代用法:水煎服。)

【功用】 攻下寒积,温补脾阳。

【主治】 寒积腹痛。便秘腹痛,脐下绞结,绕脐不止,手足欠温,苔白不渴,脉沉弦而
迟。

【证治机理】 本方治证,为脾阳不足,寒从内生,加之饮食生冷,以致冷积阻留,损伤
脾阳,运化失常所致。脾阳不足,阳虚失运,寒积阻留肠间,故大便秘结、腹痛而绕脐不
止;脾主四肢,脾阳不足,加之寒邪阻隔,阳气不能布达四肢,故手足不温;苔白为寒象,
脉沉弦者,沉主里,弦主寒主痛也。因此,脾阳不足,冷积内停是其基本病机。此时治疗,
如单用温补,则积滞不去;若贸然予以攻下,又恐更伤中阳,故须攻下寒积与温补脾阳并
用。

【方解】 本方为脾阳不足,寒积中阻之证而设。方中附子辛温大热,壮脾阳以散寒凝;
大黄苦寒沉降,荡涤泻下而除积滞。二药相配,具温下之功以攻逐寒积,共为君药。芒硝软
坚,助大黄泻下攻积;干姜温中助阳,增附子祛寒温阳之功,均为臣药。脾阳虚弱,脾气亦
惫,运化无力,故佐入人参、甘草补益脾气,且二者与附子、干姜相伍,有助阳须先益气之
意。甘草尚能调药和中,又兼使药之能。当归为佐,养血润燥,既润肠以资泻下,又使泻下
而不伤正。诸药相合,使积滞行,寒邪去,脾阳复。此温下相成,寓补于攻乃本方之特
点。

本方出自《备急千金要方》卷13,在卷15热痢门中另有一温脾汤,治下痢赤白,连年
不止。较本方少芒硝、当归,大黄用四两,且附子用量大于干姜。该方所治为久痢赤白,虽
有寒积,但其证大便自利,故只用大黄,并减其用量,同时重用附子,意在以温阳为主。而
本方治证为大便不通,脐腹绞痛,其证以寒积为主,故芒硝、大黄并用,且干姜用量大于附
子。两方虽皆为温下寒积之剂,但其证同中有异,故处方用药、用量则有所不同。

本方与大黄附子汤均能温阳散寒,泻下冷积,治疗冷积里实所致的腹痛便秘。二方均以
泻下药大黄配伍温阳祛寒药附子作为方中的主要组成部分,同属泻下剂,但大黄附子汤配伍
细辛以辛温宣散,助附子温散寒凝以止痛,主治中气未虚,寒实积滞较甚之腹痛便秘;而本
方配伍辛热之干姜,助附子温补脾阳,且用人参、甘草补脾益气,主治冷积阻滞,兼有脾阳
不足,虚中夹实之便秘腹痛。

【运用】

1. 本方为脾阳不足,冷积内停的便秘而设。临床应用以腹痛,手足不温,苔白,脉沉
弦为辨证要点。

2. 如腹痛较甚,可加肉桂、厚朴、木香以增强温阳行气止痛之功;兼见呕吐,可加半
夏、砂仁以和胃降逆;如积滞较轻,可减少大黄用量。

3．现代常用于慢性结肠炎、慢性菌痢、幽门梗阻、慢性肾炎后期尿毒症而见消瘦，面色萎黄，精神萎靡，腰酸，泛恶等证属阳虚冷积内停者。

【方论选录】

张秉成："此亦治寒积之一法也。凡积之所成，无不由于正气之虚，故以参、甘以培其气，当归以养其血，使气血复其常度，则邪去而正乃不伤。病因寒起，故以姜、附之辛热，使其走者走，守者守，祛寒散结，纤悉无遗，而后硝、黄导之，由胃入肠，何患乎病不去哉？"（《成方便读》卷1）

【医案举例】

有人因忧愁中伤食，结积在肠胃，欲发吐利，自冬至后暑月积伤发，暴下数日不止。《玉函》云：下痢至隔年月日应期而发者，此为有积，宜下之。止用温脾汤尤佳。（《续名医类案》卷9）

案：温脾汤乃温通攻下之剂，用以治便秘腹痛，手足欠温者。今用治暴下泻痢之证，乃通因通用之法。秘、痢其标也，寒实乃为本，辨病必求于本，方可取效。

【方歌】

温脾参附与干姜，甘草当归硝大黄，

寒热并行治寒积，脐腹绞结痛非常。

三物备急丸

《金匮要略》

【组成】 大黄一两（30g）　　干姜一两（30g）　　巴豆去皮心，熬，外研如脂，一两（30g）

【用法】 上药各须精新，先捣大黄、干姜为末，研巴豆内中，合治一千杵，用为散，蜜和丸亦佳，密器中贮之，莫令泄。若中恶客忤，心腹胀满，卒痛如锥刺，气急口噤，停尸卒死者，以暖水若酒服大豆许三四丸，或不下，捧头起，灌令下咽，须臾当差；如未差，更与三丸，当腹中鸣，即吐下便差；若口噤，亦须折齿灌之。（现代用法：为丸剂，成人每服0.6～1.5g，用米汤或温开水送下；若口噤不开者，用鼻饲法给药。）

【功用】 攻逐寒积。

【主治】 寒积急证。卒然心腹胀痛，痛如锥刺，气急口噤，大便不通，甚或暴厥，苔白，脉沉而紧。

【证治机理】 本方治证由饮食不节，暴食饮冷，积滞阻结肠胃，或暴饮暴食之后，又复感寒邪，以致气机闭阻不行所致。冷食积滞阻于胃肠，气机闭阻，以致上焦不行，下脘不通，故卒然心腹胀痛，甚则痛如锥刺，大便不通；寒为阴邪，其性收引，寒积内阻，气机不行，阴阳之气不相顺接，故气急口噤，甚或暴厥；苔白，脉沉紧，为寒积里实之证。遂以攻逐寒积而立法。

【方解】 本方是为寒凝气阻，里实寒积之急证而设。因发病暴急，非用大辛大热之味，不能开结散寒，非用急攻峻下之品，不能去其积滞。方中巴豆辛热峻下，"开窍宣滞，去脏腑沉寒"（《本草从新》卷8）为君药。干姜辛热温中，温经逐寒，助巴豆以攻逐肠胃寒积，为臣药。大黄苦寒泻下，本方用之，荡涤积滞，且能监制巴豆辛热之毒，为佐使药。三药合用，力猛效捷，为急下寒积之峻剂。故原方方后云："当腹中鸣，即吐下便差"。本方三药峻厉，以备暴急寒实之证而用，故方名三物备急丸。

方中巴豆大辛大热，毒性较大，对胃肠刺激较强，须根据病情的轻重，适当掌握用量。服后若泻下过多，可服冷粥止之；若不下或下之过少可服热粥助之，若仍下之不快，病情不减，可适当加量。

【运用】

1．本方专为里实寒积暴急发病者而设。临床应用以卒然心腹胀痛，大便不通，暴厥而无热者为辨证要点。方中巴豆的毒性剧烈，孕妇、年老体弱者以及温暑热邪所致的暴急腹痛之证，均当忌用。

2．现代常用于食物中毒、急性单纯性肠梗阻等证属里实寒积，体质壮实而病势危急者。

【方论选录】

吴昆："饮食自倍，冷热不调，腹中急痛欲死者，急以此方主之。脾胃以饮食而养，亦以饮食而伤。故饮食自倍，填塞至阴，上焦不行，下脘不通，则令人腹痛欲死。经曰：升降息，则气立孤危是也。以平药与之，性缓无益于治，故用大黄、巴豆夺门之将军以主之。佐以辛利之干姜，则其性益速而效益捷矣。"（《医方考》卷4）

柯琴："大便不通，当分阳结、阴结。阳结有承气、更衣之剂，阴结又制备急之方。《金匮》用此治中恶，当知寒邪卒中者宜之，若用于温暑热邪，速其死矣。是方允为阴结者立，干姜散中焦寒邪，巴豆逐肠胃冷积，大黄通地道，又能解巴豆毒，是有制之师也，乃仿仲景白散而加峻者欤！白散治寒结在胸，故用桔梗佐巴豆，为吐、下两解法；此寒结肠胃，故用大黄佐姜、巴，以直攻其寒。世徒知有温补法，而不知有温下之治，所以但讲虚寒，不议及寒实也。"（罗美《古今名医方论》卷4引）

【医案举例】

吴九宜，每早晨腹痛泄泻者半年，粪色青，腹臌胀。咸谓脾胃泻，为灸关元三十壮，服补脾肾之药，皆不效。自亦知医，谓尺寸俱无脉，惟两关沉滑，大以为忧，疑久泻而六脉皆绝也。孙诊之曰：毋恐，此中焦食积痰泻也。积胶于中，故尺寸隐伏不见，法当下去其积，而反用补，误矣。以丹溪保和丸二钱，加备急丸三粒，五更服之，已刻下稠积半桶，胀痛随愈。次日六脉齐见，再以东垣木香化滞汤，调理而安。（《续名医类案》卷9）

按：腹痛泄泻半年，粪色青，腹臌胀，温补无效者，此寒食中阻，积滞不化，故脉有两关沉滑之象，沉则阳气闭，滑则痰食阻。丹溪保和丸化痰和胃消其食，三物备急丸温中泻下去其积，大实一去，只需行气和胃可也。

【方歌】

三物备急巴豆研，干姜大黄不需煎，
猝然腹痛因寒积，速投此方急救先。

第三节 润 下

润下剂，适用于肠燥津亏，大便秘结证。其病机为邪热伤津或素体火盛，胃肠干燥，热结阴亏，或肾虚气弱，关门不利，或病后虚损，精津不足，以致肠道失其濡润，大便燥结。常用润下药如麻子仁、郁李仁之类，配伍寒性泻下药如大黄、芒硝之品，代表方如麻子仁丸。若肾气虚弱之"虚秘"，常用温肾益精，养血润肠药，如肉苁蓉、当归之类为主组方，代表方如五仁丸、济川煎等。

五仁丸（滋肠五仁丸）

《杨氏家藏方》

【组成】 桃仁 杏仁麸炒，去皮、尖，各一两（各15g） 柏子仁半两（9g） 松子仁一钱二分半（4g） 郁李仁麸炒，一钱（3g） 陈皮另研末，四两（12g）

【用法】 将五仁别研为膏，入陈皮末研匀，炼蜜为丸，如梧桐子大。每服三十至五十丸，食前米饮下。（现代用法：五仁研为膏，陈皮为末，炼蜜为丸。每服9g，每日1~2次，温开水送服；亦可作汤剂，水煎服。）

【功用】 润肠通便。

【主治】 津枯便秘。大便干燥，艰涩难出，舌燥少津，脉细涩，以及年老或产后血虚便秘。

【证治机理】 《素问·灵兰秘典论》云："大肠者，传导之官，变化出焉。"素体阴虚，或过用汗、利、燥热之剂，损伤阴津，或年老阴气自半，津液日亏，或产后失血，血虚津少，均可导致津枯肠燥，大肠传导无力，大便秘结。此时不宜用峻药攻逐，即使暂通，亦每复秘，且重伤津液，甚变生它证。故只宜润肠通便。

【方解】 本方所治为津枯肠燥便秘证。方用杏仁味苦而性微温，滋肠燥，降肺气，而利大肠传导之职，为君药。桃仁味苦性平，润燥滑肠，以助杏仁之力，为臣药。柏子仁性味甘平，质润多脂，润肠通便；郁李仁味辛苦而性平，质润性降，润滑肠道，功效类似麻仁而较强；松子仁润五脏，治"大便虚秘"（《本草从新》卷10），三味共为佐药。佐以陈皮理气行滞，使气行则大肠得以运化。炼蜜和丸，又能助其润燥之功，调和诸药，为使。五仁合用，取其润肠通便，用于津枯肠燥便秘，奏功甚捷。

【运用】

1．本方为润肠通便之剂。临床应用以大便秘结，舌燥少津，脉细涩为辨证要点。方中桃仁能祛瘀通经，对孕妇便秘，当慎用。

2．津亏较甚者，可加瓜蒌仁、麻子仁、生地黄、玄参、麦冬等，以滋润通便；用于产后血虚便秘，可加当归、何首乌等，以养血润肠；老年体虚便秘者，可加肉苁蓉、黑芝麻，以补虚润肠；兼腹胀者，可加枳壳、莱菔子以理气宽肠。

3．现代常用于痔疮便秘、习惯性便秘等证属津枯肠燥者。

【方论选录】

冉先德:"年过花甲,其阴必虚,产后最易血虚,以及津枯肠燥所致大便艰难,都系无水舟停,若用峻药攻逐,重伤津液,每易发生变证。只宜润肠通便,本方纯用仁类作丸,五仁皆富有油质,可润肠燥,通大便,有增水行舟之意。再加陈皮理气,蜂蜜为丸,增其润下缓急之功。"(《历代名医良方注释·肠胃类》)

【医案举例】

肺经节制不行,大肠传送失职,大便十五日不解,舌有红槽,阴分本亏,胸次不畅,肝气素郁,薄粥能进,呕吐痰多。土为木克,脉来小趺于迟,温润养荣为主。大生地、淡苁蓉、当归尾、郁李仁、火麻仁、松子仁、柏子仁、杏仁、白蜜。(《问斋医案·肾部第四卷七门·便结》)

按:津为气所化,燥结气难行。本案大便秘结,舌有红槽,阴津不足,燥结于肠,肺失节制,故痰气难降。若破气行痰,更进温燥,阴伤必深。故非滋润不能引津液下行。方用五仁润燥利气,加生地养阴生津,肉苁蓉温润通便,当归养血润肠。合而用之,津布气行,则燥结得润。

【方歌】

五仁柏仁杏仁桃,松仁陈皮郁李饶,
炼蜜为丸米饮下,润肠通便此方效。

济 川 煎

《景岳全书》

【组成】 当归三至五钱（9～15g）　牛膝二钱（6g）　肉苁蓉酒洗去咸,二至三钱（6～9g）泽泻一钱半（4.5g）　升麻五分至七分或一钱（1.5～2.1～3g）　枳壳一钱（3g）

【用法】 水一盅半,煎七分,食前服。(现代用法:水煎服。)

【功用】 温肾益精,润肠通便。

【主治】 肾虚便秘。大便秘结,小便清长,腰膝酸软,舌淡苔白,脉沉迟。

【证治机理】 本方治证,其病机在于肾阳虚衰,精津不足,开阖失司。肾主五液,司二便。今肾阳虚衰,阳气不运,津液不通,不能布津于大肠,精津不足,肠道失其濡润,均可导致大便秘结不下;肾阳虚衰,温化失职,膀胱气化不利,故小便清长;同时,小便清长又可导致肠津不足,大便秘结。正如《诸病源候论》卷14所云:"肾脏受邪,虚而不能制小便,则小便利,津液枯燥,肠胃干涩,故大便难。"腰为肾府,肾主骨生髓,肾阳虚衰,故见腰膝酸软;舌淡苔白,脉沉迟均为阳虚征象。治宜温肾益精,润肠通便。

【方解】 本方为肾阳虚衰,精津不足,大便秘结,小便清长,腰膝酸软者而设。方中肉苁蓉为君药,温肾益精,暖腰润肠。《本草从新》卷1谓其"补命门相火,滋润五脏,……峻补精血,滑大便。"当归养血润肠;牛膝补肾益精,《本草从新》卷3谓其"能引诸药下行",共为臣药。枳壳宽肠下气而助通便;升麻功擅轻宣升阳,二药相伍,有欲降先升之妙,使清阳得升,浊阴得降,便秘自通;肾阳虚衰,气化失职,水液代谢失常,故用泽泻甘淡渗利,分泄肾浊,且"引药下行"(《本草正》),兼可益肾,以上共为佐药。诸药合用,共成温润通便之剂。

全方以温肾益精，养血润肠为主，与升清降浊相合，具有欲降先升，寓通于补之配伍特点。正如《景岳全书》卷51所云："凡病涉虚损而大便闭结不通，则硝、黄攻击等剂必不可用。若势有不得不通者，宜此主之，此用通于补之剂也。"方名"济川"者，乃资助河川以行舟车之义。

【运用】

1．本方主治肾阳不足，精津亏虚之便秘证。临床应用以大便秘结，小便清长，腰膝酸软为辨证要点。

2．《景岳全书》卷51方后加减法指出："如气虚者，但加人参无碍，如有火加黄芩，如肾虚加熟地"，"虚甚者，枳壳不必用"，皆可供临床参考。

3．现代常用于老年便秘、习惯性便秘以及妇人产后、大便秘结等证属肾虚津亏肠燥者。

【附方】

半硫丸（《太平惠民和剂局方》） 半夏汤浸七次，焙干，为细末 硫黄明净好者，研令极细，用柳木槌子杀过，上等分 以生姜自然汁同熬，入干蒸饼末搅和匀，入臼内杵数百下，丸如梧桐子大。每服空心，温酒或生姜汤下十五丸至二十丸（2～3g），妇人醋汤下。功用：温肾祛寒，通阳泄浊。主治：老年虚冷便秘，或阳虚寒湿久泄。小便清长，面色青白，手足不温，腹中冷痛，或腰脊冷重，舌淡苔白，脉沉迟。

本方与济川煎皆可治疗阳虚便秘。本方治证阳虚较重，便秘或腹泻伴见面色青白、手足不温、腹中冷痛等；济川煎所治为肾阳虚衰，精津不足之证，主要表现为大便秘结伴见腰膝酸软等。

【方论选录】

张景岳："便闭有不得不通者，凡伤寒杂证等病，但属阳明实热可攻之类，皆宜以热结治法通而去之，若察其元气已虚，既不可泻而下焦胀闭，又通不宜缓者，但用济川煎主之，则无有不达。"（《景岳全书》卷34）

何秀山："夫济川煎，注重肝肾，以肾主二便，故君以苁蓉、牛膝，滋肾阴以通便也。肝主疏泄，故臣以当归、枳壳，一则辛润肝阴，一则苦泄肝气。妙在升麻清气以输脾，泽泻降浊气以输膀胱，佐蓉、膝以成润利之功。"（《重订通俗伤寒论·六经方药》）

【医案举例】

乙丑五月，诊脉仍细数，素本阴亏，木不条达，克制中胃。中伤络损，气失冲和，肝郁则痛，胃伤则呕。阳明之气，下行为顺，太阴之气，上升则和。《经》以六经为川，肠胃为海，以通为主。五六日一更衣，阴液不濡，肠胃燥结可知。香燥开胃，非所宜也。当润燥生阴，佐和中胃。熟地、人参、苁蓉、当归、阿胶、牛膝、橘红、白蜜。（《王九峰医案·心腹痛》）

按：本案大便难五六日一行而见呕吐者，阴液不濡，脾胃失和也。熟地、肉苁蓉、当归、阿胶养血润燥，牛膝补肾引血药下行，人参、橘红健脾和胃，行气布津。俾肠腑得润，胃气自降。

【方歌】

济川归膝肉苁蓉，泽泻升麻枳壳从，

肾虚津亏肠中燥，寓通于补法堪宗。

麻子仁丸（又名脾约丸）

《伤寒论》

【组成】 麻子仁二升（21g）　芍药半斤（9g）　枳实炙，半斤（9g）　大黄去皮，一斤（12g）　厚朴炙，去皮，一尺（9g）　杏仁去皮尖，熬，别作脂，一升（9g）

【用法】 上六味，蜜和丸，如梧桐子大。饮服十丸，日三服，渐加，以知为度。（现代用法：共为细末，炼蜜为丸。每服9g，一日1~2次，温开水送服；亦可作汤剂。）

【功用】 润肠泄热，行气通便。

【主治】 脾约证。肠胃燥热，津液不足，大便干结，小便频数。

【证治机理】 本方主治脾约证。《伤寒论·辨阳明病脉证并治》曰："趺阳脉浮而涩，浮则胃气强，涩则小便数。浮涩相搏，大便则鞕，其脾为约。"是证乃由胃肠燥热，脾津不足所致。成无己云："约者，约结之约，又约束之约也。……脾主为胃行其津液者也。今胃强脾弱，约束津液，不得四布，但输膀胱，致小便数而大便鞕，故曰其脾为约。"（《伤寒明理论》卷4）脾主为胃行其津液，今趺阳脉浮而涩，表明胃有燥热，脾受约束，不能为胃行其津液；燥热津伤，肠失濡润，故大便硬；津液不得四布，但输膀胱，故小便数。因其大便硬是脾受热邪制约，津液不得输布而成，故称脾约。根据《素问·至真要大论》"燥者濡之"的治疗原则，治宜润肠泄热，行气通便之法。

【方解】 本方所治为肠胃燥热，脾津不足之"脾约"证。方中重用麻子仁性味甘平，质润多脂，入脾、胃、大肠经，滋脾润肠而通便，为君药。大黄苦寒沉降，泻热通便；肺与大肠相表里，宣降肺气有助于通畅肠腑，故配杏仁以降气润肠；芍药养阴和里，共为臣药。枳实下气破结，厚朴行气除满，二者相伍，破结除满，以加强降泄通便之功，共为佐药。蜂蜜为使，润肠通便，又调和诸药。综观全方，重用麻子仁滋脾润肠，配伍大黄、枳实、厚朴泄热导滞，又以杏仁、芍药、白蜜等助质润、多脂之麻仁，既益阴增液以润肠通便，使腑气通，津液行，又防攻下伤正，具有攻润相合、润而不腻、攻不伤正的配伍特点，使津液充足，腑气通顺，共奏润肠泄热，行气通便之效。

本方即小承气汤合麻子仁、杏仁、芍药而成。方用小承气汤消痞除满，泄热通便，以荡涤胃肠燥热积滞，更以质润多脂之麻子仁、杏仁，敛阴和营之芍药，益阴润肠之蜂蜜，使腑气得通，津液四布，便秘自除。原方用法中要求"如梧桐子大，饮服十丸"，以次渐加，表明本方意在缓下，是一首润肠通便的缓下剂。

本方与五仁丸，同属润肠缓下之剂，用于治疗津亏便秘证。然麻子仁丸由麻仁、杏仁、芍药等润肠通便药，配伍大黄、枳实、厚朴（小承气汤）组方，润肠泄热，行气通便为功，主治肠胃燥热，津液不足之便秘；五仁丸集多脂之果仁组方，以润肠燥，通大便而不伤津液，配伍陈皮理气，炼蜜为丸，助其滋润滑利大肠之功，用于津枯肠燥，或老年、产后血虚所致的便秘。

【运用】

1. 本方为润肠缓下之剂，主治肠胃燥热，脾约便秘证。临床应用以大便秘结，小便频数为辨证要点。

2. 大便干结而坚硬者，可加芒硝以软坚散结，泻热通便；如口干舌燥，津液耗伤者，可加生地黄、玄参、石斛之类以增液通便；如兼痔疮便血，宜加槐花、地榆以清肠止血。

3. 现代常用于病后肠燥便秘、习惯性便秘以及痔疮便秘、蛔虫性肠梗阻、肛门疾患、手术后大便燥结等证属肠胃燥热，津液不足者。

【附方】

1. 黄芪汤(《太平惠民和剂局方》)　绵黄芪　陈皮去白，各半两（各15g）　上为细末，每服三钱（6g），用大麻仁一合烂研，以水投取浆一盏，滤去滓，于银石器内煎，候有乳起，即入白蜜一大匙，再煎令沸，调药末，空心、食前服。秘甚者不过两服愈。常服即无秘涩之患，此药不冷不燥。功用：润肠益气通便。主治：年高老人，大便秘涩。

2. 润肠丸(《仁斋直指方》)　杏仁去皮尖，略炒　枳壳浸，去瓤，炒　麻仁　陈皮各半两（各15g）　阿胶炒　防风各二钱半（各7.5g）　上为末，炼蜜丸，桐子大。每服五十丸，老者苏子煎汤送下，壮者荆芥泡汤下。功用：润肠行气通便。主治：大便秘涩。

麻子仁丸与黄芪汤、润肠丸均有润肠行气通便之功，可用于大便燥结之证。然麻子仁丸方用大黄，兼能泄热通便，且佐以枳实、厚朴，行气力强；配伍杏仁、芍药、蜂蜜，养阴润肠，调畅气血，可治胃肠燥热，脾津不足之脾约证。黄芪汤以麻子仁与黄芪配伍，润燥兼以益气，又用陈皮缓行胃气，意在行气不破气，适于气虚肠燥之大便秘结。润肠丸以麻仁、杏仁、蜂蜜配枳壳、陈皮，行气之力较缓，又用阿胶滋阴养血，而无泄热之功，妙在防风、苏子或荆芥等药，与润燥通便药相伍，辛润宣通，使阴津四布，可用于脾津不足，气滞不行之便秘证。

【方论选录】

成无己："约者，结约之约，又约束之约也。《内经》曰：饮入于胃，游溢精气，上输于脾，脾气散精，上归于肺，通调水道，下输膀胱，水精四布，五经并行。是脾主为胃行其津液者也。今胃强脾弱，约束津液，不得四布，但输膀胱，致小便数而大便硬，故曰其脾为约。麻仁味甘平，杏仁味甘温，《内经》曰：脾欲缓，急食甘以缓之。麻仁、杏仁，润物也，《本草》曰：润可去枯。脾胃干燥，必以甘润之物为之主，是以麻仁为君，杏仁为臣。枳实味苦寒，厚朴味苦温，润燥者必以甘，甘以润之；破结者必以苦，苦以泄之，枳实、厚朴为佐，以散脾之结约。芍药味酸微寒，大黄味苦寒，酸苦涌泄为阴，芍药、大黄为使，以下脾之结燥。肠润结化，津液还入胃中，则大便利，小便少而愈矣。"(《伤寒明理论》卷4)

【医案举例】

罗谦甫曰：丁巳，予从军至开州，夏月，有千户高国用谓予曰：父亲七十有三，于去岁七月间，因内伤饮食，又值霖雨，泻利暴下数行。医以药止之，不数日，又伤又泻，止而复伤，伤而复泻。至十月间，肢体瘦弱，四肢倦怠，饮食减少，腹痛肠鸣。又易李医，治以养脏汤，数日泄止，复添呕吐。又易王医，用丁香、人参、藿香、橘红、甘草，同为细末，生姜煎，数服而呕吐止。延至今正月间，饮食不进，扶而后起。又数日，不见大便，问何以治

之。医曰：老人年过七旬，血气俱衰弱，又况泻利半载，脾胃久虚，津液耗少，以麻仁丸润之可也。（《续名医类案》卷7）

按：七旬老者，脏气已衰，累伤饮食，暴泻不止，脾气虚也。复用固涩，利虽止，而气亦闭，复用温燥，呕虽止，而阴津伤也。故见胃肠燥热，且脾气弱难为其行津液。麻子仁丸润肠泄热，行气通便，使气津得布而愈。凡年老血气不足者，攻补燥涩，皆需慎之缓之。

【方歌】

麻子仁丸治脾约，大黄枳朴杏仁芍，

胃热津枯便难解，润肠通便功效高。

第四节　攻补兼施

攻补兼施剂，适用于里实正虚而大便秘结之证。临床可见便秘腹满，或自利清水，色纯青，神倦少气，脉虚等症。此时不攻则不能去其实，不补则无以救其虚，惟正邪兼顾，方可两全。本类方剂的组成，常用泻下药如大黄、芒硝等与补益药人参、当归、生地黄、麦冬等配伍而成。代表方如黄龙汤等。

黄　龙　汤

《伤寒六书》

【组成】　大黄（12g）　芒硝（9g）　枳实（9g）　厚朴（12g）　甘草（3g）　人参（6g）当归（9g）　（原书未著用量）

【用法】　水二盅，姜三片，枣子二枚，煎之后，再入桔梗一撮，热沸为度。（现代用法：上药加桔梗3g，生姜3片，大枣2枚，水煎，芒硝溶服。）

【功用】　攻下热结，益气养血。

【主治】　阳明腑实，气血不足证。自利清水，色纯青，或大便秘结，脘腹胀满，腹痛拒按，身热口渴，神倦少气，谵语甚或循衣撮空，神昏肢厥，舌苔焦黄或焦黑，脉虚。

【证治机理】　本证因邪热与燥屎内结，腑气不通，气血不足所致。原治热结旁流而兼气血两虚证，后世用治温疫病应下失下，邪实而又气血两虚，或素体气血亏损，患里热腑实之证。伤寒之邪化热传里，或温热病邪，邪热传里，里热炽盛，化燥伤津，邪热与肠中糟粕互结，气机不利，腑气不通，故见大便秘结，脘腹胀满，腹痛拒按；里热炽盛，故身热；热盛伤津，故口渴；舌苔焦黄或焦黑，乃里热腑实之征。下利清水，色纯青，即所谓"热结旁流"之证。素体气血两虚，又患里热腑实之证，或因里热腑实，当下失下，气血两伤，故见神倦少气、脉虚；余如神昏谵语、肢厥、循衣撮空等，皆为热结于里，上扰神明之危重证候。此时，不攻则不能去其实，不补则无以救其虚。故治宜泻热通便，补气养血，攻补兼施。

【方解】　本方治证乃里热腑实而兼气血两虚，证属邪实正虚。方用大黄、芒硝、枳实、厚朴（即大承气汤之组成药物）泻热通便，峻下热结，荡涤胃肠实热积滞；配伍人参、当归益气养血，并使之下不伤正。肺与大肠相表里，胃肠热结，阻滞不通，则肺气亦不得顺利宣降，欲通胃肠则开上焦肺气，故用法中加桔梗开宣肺气，宣通肠腑，有助于燥屎下行，且与性降之大承气汤诸药相配，有升有降，使气机升降复常，寓"欲降先升"之妙，生姜、大枣和胃调中，扶其胃气。甘草调和诸药。综合全方，共成攻下热结，补气养血，攻补兼施之剂。

方名"黄龙"者，是喻本方之功效，取龙能兴云致雨以润燥土之义而命名。

【运用】

1. 本方为治里热腑实，气血不足之证的代表方。临床应用以大便秘结，或自利清水，脘腹胀满，神倦少气，舌苔焦黄，脉虚为辨证要点。

2. 原书注云："老年气血虚者，去芒硝"，示人以顾护正气，减缓泻下之力。

3. 现代常用于伤寒、副伤寒、流行性脑脊髓膜炎、乙型脑炎、老年性肠梗阻等证属里热腑实而又气血不足者。

【附方】

新加黄龙汤（《温病条辨》） 细生地五钱（15g） 生甘草二钱（6g） 人参另煎，一钱五分（4.5g） 生大黄三钱（9g） 芒硝一钱（3g） 玄参五钱（15g） 麦冬连心，五钱（15g） 当归一钱五分（4.5g） 海参洗，两条（2条） 姜汁六匙（6匙） 水八杯，煮取三杯。先用一杯，冲参汁五分，姜汁二匙，顿服之，如腹中有响声，或转矢气者，为欲便也，候一二时不便，再如前法服一杯；候二十四刻不便，再服第三杯。如服一杯，既得便，止后服，酌服益胃汤（沙参、麦冬、细生地、玉竹、冰糖）一剂。余参或可加人。功用：泄热通便，滋阴益气。主治：热结里实，气阴不足证。大便秘结，腹中胀满而硬，神疲少气，口干咽燥，唇裂舌焦，苔焦黄或焦黑燥裂。

本方与黄龙汤均为攻补兼施之剂，治热结里实而正气内虚者。黄龙汤用大承气汤攻下热结，配伍人参、甘草、当归等益气养血之品，其攻下之力较峻，主治热结较甚而气血不足者；本方则以调胃承气汤缓下热结，配伍玄参、麦冬、生地黄、海参滋补阴液，增水行舟，人参、甘草、当归益气养血，其攻下之力较缓，而滋阴增液之力较强，主治热结里实而气阴亏虚者。

【方论选录】

王泰林："体质气血虚人，而得阳明胃实之证，或因病误治致虚，而燥屎犹未去者，不下则邪气壅实而死，下之又恐正气益虚而即脱。此方攻补兼施，庶几不犯虚虚之祸。曰黄龙者，大黄得人参为佐，则能神其功用，如龙得云助，升腾上下，莫能测其变化也。"（《王旭高医书六种·退思集类方歌注》）

何秀山："此方为失下证，循衣撮空，神昏肢厥，虚极热盛，不下必死者立法。故用大承气汤急下以存阴，又用参、归、草、枣气血双补以扶正，此为气血两亏，邪正合治之良方。"（《重订通俗伤寒论·六经方药》）

【医案举例】

案一：王氏子，于四月间患感冒，昏热喘胀便闭，腹中雷鸣，服硝、黄不应。脉之气口弦滑，按之则芤，其腹胀满，按之则濡。此痰湿挟瘀浊阴固闭之候，与黄龙汤去芒硝，易桂、芩、半夏、木香，下瘀垢甚多。因宿有五更咳嗽，更以小剂异功加细辛润之。（《续名类

医案》卷3)

按：大抵腹中奔响之症，虽有内实当下，必无燥结，所以不用芒硝，而用木香、黄芩、半夏也。用人参者，借以资助胃气，行其药力，则大黄辈得以振破敌之功，非谓虚而兼补也。当知黄龙汤中用参，则硝、黄之力愈锐，用者慎之。

案二：节庵治一壮年，夏间劳役后食冷物，夜卧遗精，遂发热痞闷，至晚，头额时痛，两足不温。医不知头痛为火热上乘，足冷为脾气不下，误认外感夹阴，而与五积散汗之，则烦躁口干，目赤便秘。明日，便与承气下之，但有黄水，身强如痉，烦躁转剧，腹胀喘急，舌苔黄黑，已六七日矣。诊其脉，六七至而弦劲。急以黄龙汤下黑物甚多。下后腹胀顿宽，燥热顿减，但夜间仍热，舌苔未尽。更与解毒汤合生脉散加生地，二剂热除。平调月余而安。(《古今医案按》卷1)

按：此案遗精为火热上乘，脾气不下所致。误用温里之药，更助火伤阴耗气，而致便秘目赤，烦躁口干。与承气汤未得脾胃气助，故攻而难下，反伤正气。然诊其脉数弦劲，仍可下也，与黄龙汤，得人参、当归之助，芒硝、大黄力增，下之方通也。

【方歌】

黄龙汤枳朴硝黄，参归甘桔枣生姜，

阳明腑实气血弱，攻补兼施效力强。

第五节 逐 水

逐水剂，适用于水饮壅盛于里的实证。临床常见胸胁引痛，腹满胀大，水肿，二便不利，脉沉实等症。常用攻逐水饮之品，如大戟、芫花、甘遂、牵牛子等为主，以峻下逐水。代表方如十枣汤、禹功散等。因水饮内停，易阻气机，故常配以行气之品，如青皮、陈皮、木香、槟榔等，使气机宣畅，气行则水行，增逐水之功。又逐水药多属峻猛有毒之品，易伤正气，故又多伍用补脾益胃之品。

十 枣 汤

《伤寒论》

【组成】 芫花 甘遂 大戟各等分

【用法】 三味等分，各别捣为散，以水一升半，先煮大枣肥者十枚，取八合去滓，内药末。强人服一钱匕，羸人服半钱，温服之，平旦服。若下后病不除者，明日更服，加半钱。得快下利后，糜粥自养。(现代用法：三药等分为末，每服1g，以大枣10枚煎汤送服，每日1次，清晨空腹服用。)

【功用】 攻逐水饮。

【主治】

1.悬饮。咳唾胸胁引痛，心下痞硬，干呕短气，头痛目眩，胸背掣痛不得息。

2.实水。一身悉肿，尤以身半以下肿甚，腹胀喘满，二便不利，舌苔滑，脉沉弦。

【证治机理】 本方所治悬饮、实水皆为水饮壅盛于里所致。水停胸胁，气机受阻，故胸胁引痛，甚则胸背掣痛不得息；水饮迫肺，宣降失常，故见咳唾短气；水停心下，气结于中，故心下痞硬；水气犯胃，胃失和降，则干呕；水停脘腹，气机不利，故腹胀、二便不利；饮邪阻滞，清阳不升，故头痛目眩；水饮外溢于肌肤，则为水肿。本证病机要点为水饮内停胸胁脘腹，或外溢经隧肌肤，气机阻滞。由于水饮壅盛，证情急重，非一般化饮渗利之品所能胜任，治当以攻逐水饮为法。

【方解】 本方为攻逐水饮之峻剂，方中甘遂苦寒有毒，善行经隧络脉之水湿，《神农本草经》卷3谓其主"腹满，面目浮肿，留饮宿食"；大戟苦寒有毒，善泻脏腑之水邪，《本经》卷3谓之"主蛊毒，十二水，腹满急痛，积聚"；芫花辛温有毒，善消胸胁伏饮痰癖，《名医别录》卷3言其"消胸中痰水，喜唾，水肿"。三药峻烈，各有专功，合而用之，攻逐水饮之功甚著，共为君药。但三者皆为峻泻有毒之品，易伤正气，故用大枣煎汤送服，取其益脾和中，顾护脾胃，兼补土制水之义；并缓和诸药毒性，使邪去而正不伤。

本方药性峻烈，当中病即止。其服法要点为：①大戟、芫花、甘遂等分为末，以大枣十枚煎汤送服；②从小剂量（1g）开始，下少明日加量，以防下多伤正；③每日1次，清晨空腹时服用；④服药得快利后，食糜粥以保养脾胃。

【运用】

1．本方为攻逐水饮之峻剂。临床应用以体质壮实，咳唾胸胁引痛，或水肿腹胀，二便不利，脉沉弦为辨证要点。本方逐水之力峻猛，只宜暂用，不可久服；孕妇忌用。

2．水饮未尽去时，可与健脾利水药交替使用。《丹溪心法》卷3改为丸剂，名"十枣丸"，是"治之以峻，行之以缓"，可用于本病轻证或体弱不耐本方峻攻者。

3．现代常用于渗出性胸膜炎、肝硬化腹水、慢性肾炎腹水等证属水饮内盛，形气俱实者。

【附方】

1．舟车丸（《太平圣惠方》，录自《袖珍方》） 黑丑头末，四两（120g） 甘遂面裹煮 芫花 大戟俱醋炒，各一两（各30g） 大黄二两（60g） 青皮 陈皮 木香 槟榔各五钱（各15g） 轻粉一钱（3g） 上为末，水糊丸如小豆大，空心温水下，初服五丸，日三服，以快利为度。功用：行气逐水。主治：水热内壅，气机阻滞证。水肿水胀，口渴，气粗，腹坚，大小便秘，脉沉数有力。

2．控涎丹（又名妙应丸、子龙丸）（《三因极一病证方论》） 甘遂去心 紫大戟去皮 白芥子各等分 上为末，煮糊丸如梧子大，晒干，食后临卧，淡姜汤或熟水下五七丸至十丸（2～3g）。如痰猛气实，加数丸不妨。功用：祛痰逐饮。主治：痰涎伏在胸膈上下，忽然胸背、手脚、颈项、腰胯隐痛不可忍，筋骨牵引钓痛，走易不定，或令头痛不可举，或神志昏倦多睡，或饮食无味，痰唾稠黏，夜间喉中痰鸣，多流涎唾，手脚重，腿冷痹等。

3．甘遂半夏汤（《金匮要略》） 甘遂大者三枚（2g） 半夏十二枚（5g）（以水一升，煮取半升，去滓） 芍药五枚（10g） 甘草炙，如指大一枚（3g） 上四味，以水二升，煮取半升，去滓，以蜜半升，和药汁煎取八合，顿服之。功用：化痰逐饮，散结通脉。主治：留饮脉伏，其人欲自利，利后虽自觉轻快，但心下仍然坚满者。

十枣汤、舟车丸、控涎丹、甘遂半夏汤皆为逐水之剂，十枣汤为攻逐水饮之通用剂，舟车丸即十枣汤去大枣，而加诸多破气之品，尤重加黑丑、轻粉，其逐水之力峻猛，适用于水肿实证而病情急重者，此乃逐水与行气相配，前后二阴水陆并行，故称"舟车"；控涎丹即十枣汤去芫花、大枣，加白芥子，其逐水之力较十枣汤略缓，且增祛痰之力，尤能祛皮里膜外之痰，故主治多种伏痰之证；甘遂半夏汤只用甘遂加半夏、芍药、甘草，其逐水之力尤缓，加半夏和胃化痰，且方中甘遂与甘草为伍，可谓相反相成，独具匠心，主治留饮心下坚满。

【方论选录】

柯琴："仲景治水之方，种种不同，此其最峻者也。凡水气为患，或喘或咳，或悸或噎，或吐或利，病在一处而止。此则水邪留结于中，心腹胁下痞满硬痛，三焦升降之气阻隔难通。此时表邪已罢，非汗散之法所宜，里饮实盛，又非淡渗之品所能胜，非选逐水至峻之品以折之，则中气不支，束手待毙矣。甘遂、芫花、大戟三味，皆辛苦气寒而禀性最毒，并举而用之，气味相济相须，故可夹攻水邪之巢穴，决其渎而大下之，一举而患可平也。然邪之所凑，其气必虚，以毒药攻邪，必伤及脾胃，使无冲和甘缓之品为主宰，则邪气尽而大命亦随之矣。然此药最毒，参术所不能君，甘草又与之相反，故选十枣之大而肥者以君之，一以顾其脾胃，一以缓其峻毒。得快利后，糜粥自养，一以使谷气内充，一以使邪不复作。此仲景用毒攻病之法，尽美又尽善也。"（吴谦等《医宗金鉴·删补名医方论》卷6引）

【医案举例】

案一：王金坛曰：予内弟于中甫，饮茶过度，且多愤懑，腹中常辘辘有声，秋来发寒热似疟。以十枣汤料黑豆煮，晒干研末，枣肉和丸芥子大，而以枣汤下之。初服五分不动，又服五分，无何腹痛甚，以大枣汤饮，大便五六行，皆溏粪无水。时盖晡时也。夜半，乃大下数斗积水而疾平。当其下时，瞑眩特甚，手足厥冷，绝而复苏，举家号泣，咸咎药峻。嗟乎！药可轻用哉？（《古今医案按》卷8）

按：饮茶过度，水湿不化；愤懑不平，气机郁阻，愈加水湿内停。腹中常漉漉有声，已有水也；秋来肃气加重饮邪，时发寒热者，虚实杂至也。先攻其实，十枣汤从小量起，泻而不下，复加大枣，助脾胃运化，而生效矣。邪实既去，应继以益气健脾之品，以复其正，方可万全。

案二：秦，悬饮踞于胁下，疼痛，呕吐清水。用仲景法。芫花、大戟、甘遂、白芥子、吴茱萸各二钱。将河水两大碗，入上药五味，煎至浓汁一碗，去渣，然后入大枣五十枚，煮烂，俟干。每朝食大枣五枚。（《王旭高临证医案》卷3）

按：病悬饮者，当以十枣汤下之。然胁下疼痛，呕吐清水，寒饮侵及肝胃之象。十枣汤加白芥子攻其悬饮，吴茱萸温胃暖肝，兼做引经之用。本案用药汤煮，每日服枣五枚，攻邪不使伤正也。

【方歌】

十枣逐水效堪夸，大戟甘遂与芫花，

悬饮内停胸胁痛，水肿腹胀用无差。

禹 功 散

《儒门事亲》

【组成】 黑牵牛头末，四两（120g） 茴香炒，一两（30g）

【用法】 上为细末。以生姜自然汁调一二钱，临卧服。（现代用法：二药为散，每服3g，食后临卧，以生姜汁或温开水送服。）

【功用】 逐水通便，行气消肿。

【主治】 阳水。遍身浮肿，腹胀喘满，大便秘结，小便不利，脉沉有力；水疝，阴囊肿胀，坠重而痛，囊湿汗出，小便短少。

【证治机理】 《丹溪心法》卷3曰："若遍身肿，烦渴，小便赤涩，大便闭，此属阳水。"多因风邪外袭，雨湿浸淫，饮食不节等因素而成。本方所治，系由水湿之邪，泛溢肌肤，气机不利，水气聚结所为。水湿之邪浸渍肌肤，壅阻不行，故遍身浮肿；水气内聚脏腑，所以大便秘结，小便不利；壅遏经脉，则脉沉有力。若水气内聚，下注阴囊，故见阴囊肿胀；气不流畅，则坠重而痛；水湿外渗，则囊湿汗出；水湿停聚下焦，气化失常，故见小便短少而为水疝。

【方解】 本方所治阳水、水疝虽为二病，然病机则一，乃水气内聚为患。治宜逐水行气为法。方中黑牵牛苦寒，入肺、肾、大肠经，其性降泄，《本草从新》卷4言其"利大小便，逐水消痰"，为君药。佐以茴香辛温行气止痛，与牵牛同用，可增其逐水之功而无寒凝碍水之弊。两药配伍，药简义长，制小力宏，共奏逐水通便，行气消肿之功。用法中加姜汁调服以行水而和胃。

"禹功"，喻其功用如同大禹治水，功效卓著，故名。

禹功散与十枣汤两方，均能泻下逐水，前方药性稍缓，牵牛配伍茴香，逐水中兼能行气，具有逐水行气，通便消肿之功，适用于阳水，二便不利，脉沉有力者；后方药性峻猛，大戟、芫花、甘遂与大枣同用，逐水中兼能培土扶正，适用于悬饮，咳唾胸胁引痛，或水肿，腹胀喘满，二便不利，脉沉弦者。

【运用】

1．本方为逐水行气消肿之剂。临床应用以遍身浮肿，或阴囊肿胀，二便不利，脉沉有力为辨证要点。孕妇及年老体弱者慎用。

2．现代常用于肝硬化腹水、肾炎水肿、睾丸鞘膜积液，见有水肿、二便不利、脉沉有力等证属水气内聚者。

【附方】

导水丸（《黄帝素问宣明方论》） 黑牵牛另取头末，四两（120g） 滑石四两（120g） 大黄二两（60g） 黄芩二两（60g） 上为细末，滴水为丸，如梧桐子大。每服五十丸（6g），或加至百丸（12g），临卧温水送下。功用：泻热逐水。主治：水肿。遍身浮肿，二便不利，口渴，溲赤，脉数。或湿热腰痛，痰湿流注身痛。

导水丸与禹功散，均以牵牛子为方中君药，主治水湿壅盛之水肿，见有二便不利者。导水丸配伍滑石、大黄，其通利二便之力较强，且有黄芩清热之功，主治水肿湿热之证；禹功散配伍少量茴香，意在逐水之力专，且能行气止痛，主治水肿实证属水气内聚者。

【方论选录】

汪昂："此足少阴、太阳药也。牵牛辛烈，能达右肾命门，走经隧，行水泄湿，兼通大肠风秘、气秘；茴香辛热温散，能暖丹田，祛小肠冷气，同入下焦以泻阴邪也。"（《医方集解·利湿之剂》）

【医案举例】

张子和治一人病留饮者数十年不愈。诊之，左寸脉三部皆微而小，右手脉三部皆滑而大。微小为寒，滑大为燥。以瓜蒂散涌其寒痰数升，汗出如沃。次以导水禹功去肠中燥垢亦数升，其人半愈。然后以痰剂流其余蕴，以降火之剂开其胃口，不踰月愈。（《续名类医案》卷16）

按：病痰饮数十年不愈，留于上下，阻闭阳气，滞涩津液，故脉见左微右滑之象。先以瓜蒂散涌吐上焦寒痰，次以禹功散通便逐水，使上下通利，伏饮可除。然禹功乃逐饮之剂，不宜久服，故愈其半即转用祛痰之剂以净余邪，以免伤正。

【方歌】

儒门事亲禹功散，牵牛茴香为末研，

行气逐水又通便，姜汁调下阳水痊。

小 结

本章共选正方12首，附方14首，按其功用分为寒下、温下、润下、攻补兼施、逐水五类。

1. 寒下 大承气汤、小承气汤、调胃承气汤均有泻下热结之功，其中大承气汤芒硝、大黄与枳实、厚朴并用，且厚朴之量倍于大黄，功专峻下热结，主治阳明腑实证，痞、满、燥、实四证俱备者；小承气汤不用芒硝，且厚朴用量为大黄之半，其功为轻下热结，主治阳明腑实证，以痞、满、实为主者；调胃承气汤虽芒硝、大黄并用，但无枳实、厚朴，且加入甘草，其功则缓下热结，主治阳明腑实证，以燥、实为主者。大陷胸汤重在泻热逐水，主治水热互结于胸中所致的大结胸证。大黄牡丹汤功专泻下瘀热，为治肠痈初起之主方。

2. 温下 大黄附子汤、温脾汤、三物备急丸均能泻下寒积，其中大黄附子汤亦可温经散寒，主治寒实内结之证；温脾汤尤善温补脾阳，主治脾阳不足，冷积阻滞之便秘腹痛；三物备急丸专于攻逐寒实积滞，为治疗寒实冷积，心腹卒痛，大便不通之急救方剂。

3. 润下 五仁丸、济川煎、麻子仁丸均能润肠通便，其中五仁丸集多脂之果仁组方，主要用于津枯肠燥之便秘，尤适用于老人及产后、病后之便秘；济川煎能温肾益精，润肠通便，主治肾虚津亏之大便秘结；麻子仁丸是以润肠药配合小承气汤组成，故既能润肠通便，又能泻下热结，主治肠胃燥热，脾津不足之便秘。

4. 攻补兼施 黄龙汤泻热通便兼以扶正，是大承气汤配合益气养血药而成攻补兼施之方，主治阳明腑实而兼气血不足者。

5. 逐水 十枣汤、禹功散均能泻下逐水。但十枣汤为攻逐水饮之峻剂，主治悬饮或水肿腹胀之证；禹功散逐水之力稍缓，兼能行气，主要用治阳水便秘脉实者。

第三章
和 解 剂

凡具有和解少阳、调和肝脾、调和寒热、表里双解等作用，治疗伤寒邪在少阳、肝脾不和、寒热错杂、表里同病的方剂，统称和解剂。属于"八法"中的"和法"。

伤寒邪入少阳，少阳属胆，位于半表半里，既不宜发汗，又不宜吐下，唯有和解一法最为适当。然胆附于肝，互为表里，胆经发病可影响及肝，肝经发病也可影响及胆，且肝胆疾病又可累及脾胃，导致肝脾不和；若中气虚弱，寒热失调，又可导致寒热互结；若表证未解，里证又急，以致表里同病，单纯解表或治里，均不能除其病邪。故和解剂除和解少阳以治少阳病证外，还可调和肝脾以治肝郁脾虚；调解寒热以治寒热互结；表里双解以治表里同病。所以本章方剂分为和解少阳、调和肝脾、调和寒热、表里双解等四类。

和方之制，和其不和也。故凡病兼虚者，补而和之；兼滞者，行而和之；兼寒者，温而和之；兼热者，凉而和之；兼表者，散而和之；兼里者，攻而和之。此即和解剂组方配伍之独特之处，故其应用范围较广，主治病证亦较复杂。

和解之剂，总以祛邪为主，故纯虚证者，不宜使用，以防伤正。

第一节 和 解 少 阳

和解少阳剂，适用于邪在少阳的病证。症见往来寒热，胸胁苦满，默默不欲饮食，心烦喜呕，口苦，咽干，目眩，脉弦等。常用柴胡或青蒿与黄芩相配为主组方。代表方如小柴胡汤、蒿芩清胆汤等。疟疾多出现寒热往来等类似少阳病的症状，故治疟方亦附于本节介绍，代表方如截疟七宝饮等。

小 柴 胡 汤
《伤寒论》

【组成】 柴胡半斤（24g） 黄芩三两（9g） 人参三两（9g） 甘草炙，三两（9g） 半夏洗，半升（9g） 生姜切，三两（9g） 大枣擘，十二枚（4枚）

【用法】 上七味，以水一斗二升，煮取六升，去滓，再煎，取三升，温服一升，日三服。（现代用法：水煎服。）

【功用】 和解少阳。

【主治】

1. 伤寒少阳证。往来寒热，胸胁苦满，默默不欲饮食，心烦喜呕，口苦，咽干，目眩，舌苔薄白，脉弦者。

2．妇人中风，热入血室。经水适断，寒热发作有时。

3．疟疾、黄疸等病而见少阳证者。

【证治机理】 少阳位于太阳、阳明表里之间。其经脉循胸布胁，伤寒邪犯少阳，病在半表半里，邪正相争，正胜欲拒邪出于表，邪胜欲入里并于阴，故往来寒热；足少阳之脉起于目锐眦，其支者，下胸中，贯膈，络肝，属胆，循胁里。邪在少阳，经气不利，郁而化热，胆火上炎，而致胸胁苦满，心烦，口苦，咽干，目眩；胆热犯胃，胃失和降，气逆于上，故默默不欲饮食而喜呕；肝司血海，若妇人经水适断，感受风邪，邪热乘虚传入血室，热与血结，导致少阳经气不利，故而寒热发作有时。治疗大法，邪在表者，当从汗解；邪入里者，则当吐下；今邪既不在表，又不在里，而在表里之间，则非汗、吐、下所宜，故唯宜和解之法。

【方解】 本方为和解少阳的代表方剂。方中柴胡苦平，入肝胆经，透泄少阳之邪，并能疏泄气机之郁滞，使少阳之邪得以疏散，为君药。黄芩苦寒，清泄少阳之热，为臣药。柴胡、黄芩相配伍，一散一清，共解少阳之邪，为治疗邪入少阳的基本配伍。胆气犯胃，胃失和降，佐以半夏、生姜和胃降逆止呕；邪从太阳传入少阳，缘于正气本虚，故又佐以人参、大枣益气健脾，一者取其扶正以祛邪，一者取其益气以御邪内传，俾正气旺盛，则邪无内向之机。生姜、大枣合用，又可调和脾胃，兼顾表里。炙甘草助人参、大枣扶正，且能调和诸药，为使药。诸药合用，以和解少阳为主，兼和脾胃，使邪气得解，枢机得利，胃气调和，则诸证自除。

原方"去滓再煎"，使药性更为醇和。本方为和剂，一般服药后不经汗出而病解，但亦有药后得汗而愈者，此为正复邪却之象。正如《伤寒论·辨太阳病脉证并治中》所言："上焦得通，津液得下，胃气因和，身濈然汗出而解。"若少阳病证经误治损伤正气，或患者素体正气不足，服用本方，亦可见到先寒战后发热而汗出的"战汗"现象，亦属正胜邪却之征。

【运用】

1．本方为治疗少阳病证的基础方，又是和解少阳法的代表方。临床应用以往来寒热，胸胁苦满，默默不欲饮食，心烦喜呕，口苦，咽干，目眩，苔薄白，脉弦为辨证要点。多以往来寒热为首要主症。故《伤寒论·辨太阳病脉证并治中》云："伤寒中风，有柴胡证，但见一证便是，不必悉具。"又因柴胡升散，黄芩、半夏性燥，故阴虚血少者禁用。

2．若胸中烦而不呕，为热聚于胸，去半夏、人参，加瓜蒌清热理气宽胸；渴者，是热伤津液，去半夏，加天花粉止渴生津；腹中痛，是肝气乘脾，宜去黄芩，加芍药柔肝缓急止痛；胁下痞硬，是气滞痰郁，去大枣，加牡蛎软坚散结；心下悸，小便不利，是水气凌心，宜去黄芩，加茯苓利水宁心；不渴，外有微热，是表邪仍在，宜去人参，加桂枝解表；咳者，是素有肺寒留饮，宜去人参、大枣、生姜，加五味子、干姜温肺止咳。

3．现代常用于感冒、流行性感冒、疟疾、慢性肝炎、肝硬化、急慢性胆囊炎、胆结石、中耳炎、急性乳腺炎、胆汁反流性胃炎、胃溃疡等证属少阳者。

【附方】

1．柴胡桂枝干姜汤（《伤寒论》） 柴胡半斤（24g） 桂枝去皮，三两（9g） 干姜二两（6g）瓜蒌根四两（12g） 黄芩三两（9g） 牡蛎熬，二两（6g） 甘草炙，二两（6g） 上七味，以水一斗二升，煮取六升，去滓，再煎取三升，温服一升，日三服。初服微烦，复服，汗出便愈。功用：和解少阳，温化水饮。主治：伤寒，胸胁满微结，小便不利，渴而不呕，但头汗出，往来寒热，心烦。亦治疟疾寒多热少，或但寒不热。

2. 柴胡加龙骨牡蛎汤（《伤寒论》）　柴胡四两（12g）　龙骨　牡蛎熬　生姜切　人参　桂枝去皮　茯苓各一两半（各4.5g）　半夏洗，二合半（9g）　黄芩一两（3g）　铅丹一两半（1g）　大黄二两（6g）　大枣擘，六枚（2枚）　上十二味，以水八升，煮取四升，内大黄，切如棋子，更煮一两沸，去渣，温服一升。功用：和解少阳，通阳泻热，重镇安神。主治：邪入少阳，痰热内扰。胸满烦惊，小便不利，谵语，一身尽重，不可转侧。

柴胡桂枝干姜汤、柴胡加龙骨牡蛎汤均能和解少阳，主治中皆见往来寒热，故均以柴胡为君，黄芩为臣。前者兼内有寒饮，故佐以桂枝、干姜温阳化饮；口渴加天花粉生津止渴；胸胁满微结加牡蛎软坚散结。后者兼有痰热，且见谵语，故佐以大黄泻热；小便不利加茯苓利水而化痰；心烦惊恐加铅丹、龙骨、牡蛎镇心安神。

【方论选录】

汪昂："此足少阳药也。胆为清净之腑，无出无入，其经在半表半里，不可汗吐下，法宜和解。邪入本经，乃由表而将至里，当彻热发表，迎而夺之，勿令传太阴。柴胡味苦微寒，少阳主药，以升阳达表为君。黄芩苦寒，以养阴退热为臣。半夏辛温，能健脾和胃以散逆气而止呕，人参、甘草以补正气而和中，使邪不得复传入里为佐。邪在半表半里，则营卫争，故用姜、枣之辛甘以和营卫，为使也。"（《医方集解·和解之剂》）

程应旄："方中柴胡以疏木，使半表之邪得从外宣；黄芩清火，使半里之邪得从内彻；半夏能开结痰，豁浊气以还清；人参能补久虚，滋肺金以融木；甘草和之，而更加姜、枣助少阳生发之气，使邪无内向也。"（罗美《古今名医方论》卷3引）

【医案举例】

案一：某女，成年。2月前因感冒发热服药，热退后即上班，二三天后下午仍发热，且症状愈多，经诊治无效。就诊时主诉胸胁胀满，胃脘堵闷，食欲不振，口苦耳鸣，下午低热，有时恶心，二便正常，月经正常，苔薄白，脉右弦滑，左弦。西医诊为低热待查。治以和解少阳法，用小柴胡汤加减：柴胡12g，黄芩10g，生姜3片，炙甘草3g，枳壳10g，半夏10g，枳实6g，瓜蒌30g，川连5g，桔梗6g，水煎服，进五剂病去大半。再以上方去枳实，加陈皮10g，生麦芽10g，香稻芽10g，又进四剂而痊愈。（《方剂心得十讲》）

按：症见发热，实乃外感未愈，邪入少阳，又兼气滞，用小柴胡汤减补益之品，加理气散结药物，则邪去正安，发热自退。

案二：有刘谊者，其妻患感证旬日。午后寒热如疟，昼日神清，夜则谵语，迭延数医，方药杂投，未获寸效，举家惶然。继延刘谷人诊之。刘公闻其状，即言此证必由经水适来而得，问之果然。遂作热入血室治，用小柴胡汤原方，服三剂，其证霍然。（《三湘医粹·医话》）

按：热入血室，乃外感之热邪乘行经之虚入于血室也。血室内属于肝，肝胆互为表里，故热入血室，出现寒热如疟的少阳证。热扰血分，血属阴，夜暮亦属阴，故昼日神清，夜则谵语。用小柴胡汤和解少阳，疏利血室，邪热一解，其病自愈。

【方歌】

小柴胡汤和解供，半夏人参甘草从，

更用黄芩加姜枣，少阳百病此为宗。

蒿芩清胆汤

《重订通俗伤寒论》

【组成】　青蒿脑钱半至二钱（4.5~6g）　淡竹茹三钱（9g）　仙半夏钱半（4.5g）　赤茯苓三钱（9g）　青子芩钱半至三钱（4.5~9g）　生枳壳钱半（4.5g）　陈广皮钱半（4.5g）　碧玉散（滑石、甘草、青黛）包，三钱（9g）

【用法】　水煎服。

【功用】　清胆利湿，和胃化痰。

【主治】　少阳湿热痰浊证。寒热如疟，寒轻热重，口苦膈闷，吐酸苦水，或呕黄涎而黏，甚则干呕呃逆，胸胁胀痛，小便黄少，舌红苔白腻，间现杂色，脉数而右滑左弦。

【证治机理】　湿遏热郁，阻于少阳胆与三焦。三焦之气机不畅，胆中之相火乃炽，以致少阳枢机不利。胆经郁热偏重，故寒热如疟，寒轻热重，口苦膈闷，胸胁胀痛；胆热犯胃，液郁为痰，胃气上逆，故吐酸苦水，或呕黄涎而黏，甚则干呕呃逆；湿阻三焦，水道不畅，以致小便短少，其色黄赤；病在少阳，湿热为患，故舌红苔白腻，或间现杂色，脉数而右滑左弦。治宜清胆利湿，和胃化痰之法。

【方解】　本方为治少阳胆热偏重，兼有湿热痰浊内阻之剂。方中青蒿脑（即青蒿新发之嫩芽）苦寒芳香，既清透少阳邪热，又辟秽化湿；黄芩苦寒，善清胆热，并能燥湿，两药相合，既可内清少阳之热，又能祛少阳之湿，共为君药。竹茹善清胆胃之热，化痰止呕；赤茯苓清热利湿，健脾和胃，二者为臣药。枳壳行气宽中，除痰消痞；半夏燥湿化痰，和胃降逆；陈皮理气化痰，宽胸畅膈，三药相伍，理气化痰，共为佐药。碧玉散清热利湿，导邪从小便而去，用为佐使药。综观全方，可使胆热清，痰湿化，气机畅，胃气和，则诸症悉除。

本方与小柴胡汤均能和解少阳，用于邪在少阳，往来寒热，胸胁满闷者。但小柴胡汤以柴胡、黄芩配人参、大枣、炙甘草，和解中兼有益气扶正之功，宜于邪踞少阳，胆胃不和，胃虚气逆者；蒿芩清胆汤以青蒿、黄芩配赤茯苓、碧玉散，于和解之中兼有清热利湿，理气化痰之效，宜于湿热郁遏少阳而胆热偏重者。

【运用】

1．本方为治疗少阳湿热证的代表方。临床应用以寒热如疟，寒轻热重，胸胁胀痛，吐酸苦水，舌红苔腻，脉弦滑数为辨证要点。

2．若呕多，加黄连清热止呕；湿重，加藿香、薏苡仁以化湿浊；小便不利，加车前子、泽泻、通草以利小便。

3．现代常用于急性胆囊炎、急性黄疸型肝炎、胆汁反流性胃炎、肾盂肾炎、盆腔炎等证属少阳湿热痰浊者。

【方论选录】

何秀山："足少阳胆与手少阳三焦合为一经，其气化一寄于胆中以化水谷，一发于三焦以行腠理。若受湿遏热郁,则三焦之气机不畅,胆中之相火乃炽。故以蒿、芩、竹茹为君,以清泄胆火;胆火炽,必犯胃而液郁为痰,故臣以枳壳、二陈和胃化痰;然必下焦之气机通畅,斯胆中之相火清和,故又佐以碧玉,引相火下泄;使以赤苓,俾湿热下出,均从膀胱而去。此为和解胆经之良方,凡胸痞作呕,寒热如疟者,投无不效。"(《重订通俗伤寒论·六经方药》)

何廉臣:"青蒿脑清芬透络,从少阳胆经领邪外出。虽较疏达腠理之柴胡力缓,而辟秽宣络之功比柴胡为尤胜。故近世喜用青蒿而畏柴胡也。"(《重订通俗伤寒论·六经方药》)

【医案举例】

郑俊伟,男,18岁。1970年夏至后连续耘田数日,其时暑热下迫,水湿上腾,人伏于水田之中,深受暑湿之邪,遂发热恶寒,阵阵发作,热重而寒轻。并且呕吐黄水,纳食不进,小溲黄赤。余望其舌苔黄腻,切其脉来滑数,断为暑湿郁阻少阳胆与三焦,投蒿芩清胆汤三剂,诸证悉退。(《历代名方精编·和解剂》)

按:病发于夏季,躬耕于水田,感受暑湿,而致阵发寒热,热重寒轻,呕吐不食,小溲黄赤,正合蒿芩清胆汤证,故投之辄效。

【方歌】

蒿芩清胆碧玉需,陈夏赤苓枳竹茹,

热重寒轻湿夹痰,胸痞呕恶总能除。

截疟七宝饮

《简易方》,录自《医方类聚》

【组方】 常山 陈皮 青皮 槟榔 草果仁 甘草炙 厚朴姜汁制,各等分（各6g）

【用法】 为粗末,每服半两（15g）,水盏半,酒半盏,同煎至一大盏,去滓,露一宿,次早温服。(现代用法:用水酌加酒煎,疟发前2小时温服。)

【功用】 燥湿祛痰,理气截疟。

【主治】 痰湿疟疾。寒热往来,数发不止,舌苔白腻,脉弦滑浮大。以及食疟,不服水土,山岚瘴气,寒热如疟等。

【证治机理】 疟疾的成因,每与痰湿有关,前人曾谓"无湿不成痰,无痰不成疟"。本方证是因外感疟邪,内有痰湿,内外之邪,纠结为患。发作时,邪入与阴争,则恶寒;其后,邪出与阳争,则发热;痰湿不除,邪气不去,则疟发不止;舌苔白腻、脉滑者,为痰湿之征,脉弦为疟疾之主脉,脉浮大者,为邪气正盛也。疟疾数发不止,治当截之,宜采用燥湿祛痰,理气截疟之法。它如食疟、水土不服和山岚瘴气等也无不与痰湿有关,故均可治疗。

【方解】 常山苦寒,治疟疾有特效,为截疟之要药,且能祛痰,《本经》卷3谓其主"热发温疟,……胸中痰结",故为君药。臣以槟榔行气散结,草果燥湿祛痰,两味均可截疟,与常山配伍相得益彰。佐以厚朴、青皮、陈皮,燥湿行气化痰。甘草益气和中,不致诸药辛烈耗气以为佐使。以上七药合用,既能除邪截疟,又能消除痰湿,故称"截疟七宝饮"。加入酒煎,善于温通逐湿,促进药效的发挥。

本方亦见于《杨氏家藏方》,名七宝散。《医学正传》亦载此方,名曰截疟七宝饮。

【运用】

1. 本方为截疟的代表方。适用于疟疾数发，体壮痰湿盛者。临床应用以寒热往来，舌苔白腻，脉弦滑浮大为辨证要点。

2. 疟疾数发不止，必由气及血，形成癥积，可于本方中加入五灵脂、桃仁等活血祛瘀之品，以防止疟母的形成；若恶寒重，可加桂枝以散寒；若呕吐，可加半夏、生姜以燥湿祛痰止呕。

3. 现代常用于各型疟疾证属体壮痰湿盛者。

【附方】

何人饮（《景岳全书》）　何首乌自三钱以至一两，随轻重用之（9～30g）　当归二三钱（6～9g）人参三五钱或一两，随宜（9～30g）　陈皮二三钱，大虚者不必用（6～9g）　煨生姜三片，多寒才用三五钱（9g）　水二盅，煎八分，于发前二三时温服之。若善饮者，以酒一盅浸一宿，次早加水一盅煎服亦妙，再煎不必用酒。功用：补气血，截虚疟。主治：疟疾久发不止，气血大虚，面色萎黄，神疲乏力，舌质淡，脉缓大而虚。

本方与截疟七宝饮均可治疗疟疾。然本方以何首乌、人参、当归等益气养血之品为主，治疟疾久发不止，气血大虚者；截疟七宝饮以常山、槟榔、草果等截疟行气，燥湿祛痰之品为主，治疟疾或食疟等属体壮痰湿较盛者。

【方论选录】

汪昂："此足少阴、太阴药也。常山能吐老痰积饮，槟榔能下食积痰结，草果能消太阴膏粱之痰，陈皮利气，厚朴平胃，青皮伐肝，皆为温散行痰之品，加甘草入胃，佐常山以吐疟痰也。"（《医方集解·除痰之剂》）

【医案举例】

陈某，男，20岁。1966年2月15日诊：三年前患间日疟，疟疾时发时止，日来疟疾又作，右胁下痛楚，脉弦苔白。正虽虚，邪犹存，拟截疟饮加减。处方：酒炒常山1.5g，煨草果3g，槟榔炭6g，川厚朴3g，青陈皮各4.5g，柴胡3g，制半夏4.5g，炒黄芩1.5g，生姜2片，大红枣4g，党参9g。1966年2月22日诊：经治疗，疟疾虽止而体力未复，头昏耳鸣，苔白脉弦，姑予调理之剂。处方：党参9g，炙黄芪9g，归身9g，焦白术6g，炙甘草3g，广陈皮9g，甘杞子9g，制苍术6g，炒六曲。另鸦胆子9g，去壳取仁，每日服3粒，以桂圆肉包之吞服。持续服上药二年余，曾将鸦胆子每日增至10～15粒，以饭团包服。其间疟疾未再复发。〔福建中医药，1989；20（1）：8〕

按：本例患者病久，症情复杂，病势笃重，治疗颇为棘手，以截疟七宝饮加减，扶正祛邪。方中常山、草果为截疟常品，并入柴胡、黄芩、党参、姜枣，法取小柴胡之旨，虽用之奏效，然难以断其病源。其病三载有余，正气已虚，又依"何人饮"补益气血截疟之法，处以党参、黄芪、当归、白术等。更入鸦胆子一味，其原治热痢和休息痢，据药理研究该药能杀疟原虫，故纳于方中。考鸦胆子"其善清血热，而性非寒凉，善化瘀滞。"（《医学衷中参西录》上册）

【方歌】

截疟七宝常山果，槟榔朴草青陈伙，
水酒合煎露一宵，阳经实疟服之妥。

第二节 调和肝脾

调和肝脾剂，适用于肝脾不和的病证。其证多由肝气郁结，横犯脾土，或因脾虚木乘，肝失疏泄，而致脘腹胸胁胀痛，神疲食少，月经不调，腹痛泄泻等。常用疏肝理气药如柴胡、枳壳、陈皮等，与健脾药如白术、茯苓、甘草等配伍组方。代表方如四逆散、逍遥散、痛泻要方等。

四 逆 散

《伤寒论》

【组成】 甘草炙 枳实破，水渍，炙干 柴胡 芍药各十分（各6g）

【用法】 上四味，各十分，捣筛，白饮和服方寸匕，日三服。（现代用法：水煎服。）

【功用】 透邪解郁，疏肝理脾。

【主治】

1．阳郁厥逆证。手足不温，或腹痛，或泄利下重，脉弦。

2．肝脾不和证。胁肋胀痛，脘腹疼痛，脉弦。

【证治机理】 本方主治之阳郁厥逆证，缘于外邪传经入里，气机为之郁遏，不得疏泄，导致阳气内郁，阴阳气不相顺接，而见手足不温。此种"四逆"与阳衰阴盛的四肢厥逆有本质区别。正如李中梓云："此证虽云四逆，必不甚冷，或指头微温，或脉不沉微，乃阴中涵阳之证，此唯气不宣通，乃为逆冷。"（《伤寒括要》卷下）肝气郁结，疏泄失常，木郁乘土，故见胁肋胀痛，或脘腹疼痛，或见泄利下重等证。脉弦亦主肝郁。故治宜透邪解郁，调畅气机为法。

【方解】 方中柴胡入肝胆经，升发阳气，疏肝解郁，透邪外出，为君药。白芍敛阴养血柔肝为臣，与柴胡合用，以补养肝血，条达肝气，可使柴胡升散而无耗伤阴血之弊。佐以枳实理气解郁破结，与柴胡为伍，一升一降，加强舒畅气机之功，并奏升清降浊之效；与白芍相配，又能理气和血，使气血调和。使以甘草，调和诸药，益脾和中；与白芍配伍，则酸甘化阴，缓急止痛。综合四药，共奏透邪解郁，疏肝理脾之效，使邪去郁解，气血调畅，清阳得伸，四逆自愈。原方用白饮（米汤）和服，取其和中气，则阴阳之气自相顺接之意。

本方与小柴胡汤同为和解剂，均用柴胡、甘草。但小柴胡汤用柴胡配黄芩，重在和解少阳；四逆散则柴胡配白芍、枳实，敛阴柔肝，升清降浊，疏肝解郁作用较著，故小柴胡汤为和解少阳的代表方，四逆散则为调和肝脾的基础方。

【运用】

1．本方原治阳郁厥逆证，后世多用作疏肝理脾的基础方。临床应用以手足不温，或胁肋、脘腹疼痛，脉弦为辨证要点。

2．若咳者，加五味子、干姜以温肺散寒止咳；悸者，加桂枝以温心阳；小便不利者，加茯苓以利小便；腹中痛者，加炮附子以散里寒；泄利下重者，加薤白以除下重；气郁甚者，加香附、郁金以理气解郁；有热者，加栀子以清内热。

3．现代常用于慢性肝炎、胆囊炎、胆石症、肋间神经痛、胃溃疡、胃炎、附件炎、输卵管阻塞、急性乳腺炎等证属肝胆气郁，肝脾（或胆胃）不和者。

【方论选录】

秦伯未："本方主治传经热邪，阳气内郁的四肢厥逆证，故取四逆为名。由于柴胡与枳实同用，能升清降浊；白芍与枳实同用，能流畅气滞；白芍与甘草同用，又能缓急止痛。总的功能，疏肝理脾，调气去滞，故亦常用于肝病。后来柴胡疏肝散等均从此化出。"（《谦斋医学讲稿·论肝病》）

【医案举例】

张某，男，38岁。胸脘胁肋胀满窜痛已十余日，甚则掣及后背，食欲不振，嗳气，泛酸，有时欲呕，大便较干，易发烦躁，夜寐欠安，周身倦怠乏力。舌苔薄黄，脉沉涩微弦。辨证立法：综观脉证，乃因血虚不能养肝，肝气横逆，胃失和降，气机郁滞所致。拟用疏肝和胃治之。处方：柴胡5g，杭白芍10g，炒枳壳6g，炙草3g，薤白10g，酒川芎5g，醋香附10g，广皮炭6g，丹参25g，瓜蒌20g，砂仁5g，檀香3g，半夏曲6g，沉香曲6g，旋覆花（代赭石12g同布包）6g。半月后患者因感冒来诊，谓前治胁痛药服后三剂，诸症顿除，至今未再复发。（《施今墨临床经验集·内科疾病》）

按：此案是为肝胃不和，多由七情郁结于中，以致清阳不升，浊阴不降，发而为病。方用四逆散加味以疏肝理气，合丹参饮以活血调气，瓜蒌薤白半夏汤通阳而和胃，加旋覆花、代赭石、沉香曲降逆以止呕。方证相符，故获效迅捷。

【方歌】

四逆散里用柴胡，芍药枳实甘草须，

此是阳郁成厥逆，疏肝理脾奏效奇。

逍 遥 散

《太平惠民和剂局方》

【组成】 甘草微炙赤，半两（4.5g） 当归去苗，锉，微炒 茯苓去皮，白者 白芍药 白术 柴胡去苗，各一两（各9g）

【用法】 上为粗末，每服二钱（6g），水一大盏，烧生姜一块切破，薄荷少许，同煎至七分，去渣热服，不拘时候。（现代用法：加生姜三片，薄荷6g，水煎服；亦可为丸剂，每服6～9g，日服2次。）

【功用】 疏肝解郁，养血健脾。

【主治】 肝郁血虚脾弱证。两胁作痛，头痛目眩，口燥咽干，神疲食少，或往来寒热，或月经不调，乳房胀痛，脉弦而虚者。

【证治机理】 肝性喜条达，恶抑郁，为藏血之脏，体阴而用阳。若情志不畅，肝木不能条达，则肝体失于柔和，以致肝郁血虚。足厥阴肝经"布胁肋，循喉咙之后，上入颃颡，连目系，上出额，与督脉会于巅"。肝郁血虚则两胁作痛，头痛目眩；郁而化火，故口燥咽干；肝木为病易于传脾，脾胃虚弱故神疲食少；脾为营之本，胃为卫之源，脾胃虚弱则营卫受损，不能调和而致往来寒热；肝藏血，主疏泄，肝郁血虚脾弱，在妇女多见月经不调，乳房胀痛。治宜疏肝解郁，养血健脾。

【方解】 方中柴胡苦平，疏肝解郁，使肝郁得以条达，为君药。白芍酸苦微寒，养血敛阴，柔肝缓急；当归甘辛苦温，养血和血，且其味辛散，乃血中气药。当归、白芍与柴胡同用，补肝体而调肝用，使血和则肝和，血充则肝柔，共为臣药。木郁则土衰，肝病易传脾，故以白术、茯苓、甘草健脾益气，非但实土以御木乘，且使营血生化有源，共为佐药。用法中加薄荷少许，疏散郁遏之气，透达肝经郁热；烧生姜降逆和中，且能辛散达郁，亦为佐药。甘草尚能调和诸药，兼为使药。合而成方，深合《素问·脏气法时论》"肝苦急，急食甘以缓之"，"脾欲缓，急食甘以缓之"，"肝欲散，急食辛以散之"之旨。可使肝郁得疏，血虚得养，脾弱得复，气血兼顾，肝脾同调，立法周全，组方严谨，故为调肝养血之名方。

【运用】

1．本方为疏肝养血的代表方，又是妇科调经的常用方。临床应用以两胁作痛，神疲食少，月经不调，脉弦而虚为辨证要点。

2．肝郁气滞较甚者，加香附、郁金、陈皮以疏肝解郁；血虚甚者，加熟地以养血；肝郁化火者，加丹皮、栀子以清热凉血。

3．现代常用于慢性肝炎、肝硬化、胆石症、胃及十二指肠溃疡、慢性胃炎、胃肠神经官能症、经前期紧张症、乳腺小叶增生、盆腔炎、不孕症、子宫肌瘤等证属肝郁血虚脾弱者。

【附方】

1．加味逍遥散（《内科摘要》） 当归 芍药 茯苓 白术炒 柴胡各一钱（各3g） 牡丹皮 山栀炒 甘草炙，各五分（各1.5g） 水煎服。功用：养血健脾，疏肝清热。主治：肝郁血虚内热证。烦躁易怒，潮热晡热，或自汗盗汗，或头痛目涩，或颊赤口干，或月经不调，少腹胀痛，或小便涩痛，舌红苔薄黄，脉弦虚数。

2．黑逍遥散（《医略六书》） 即逍遥散加生地（6g） 水煎，去渣，微温服。功用：疏肝健脾，养血调经。主治：肝脾血虚，临经腹痛，脉弦虚。

加味逍遥散是在逍遥散的基础上加丹皮、栀子而成，故又名丹栀逍遥散、八味逍遥散。丹皮清血中之伏火，炒山栀善清肝热，泻火除烦，并导热下行。临床多用于肝郁血虚有热所致的月经不调，经量过多，日久不止，以及经期吐衄等。黑逍遥散是在逍遥散的基础上加地黄，治逍遥散证而血虚较甚者。若血虚而有内热者，宜加生地黄；血虚无热象者，宜加熟地黄。

【方论选录】

赵羽皇："五脏苦欲补泻云：肝苦急，急食甘以缓之。盖肝性急善怒，其气上行则顺，下行则郁，郁则火动而诸病生矣。故发于上，则头眩耳鸣，而或为目赤。发于中，则胸满胁痛，而或作吞酸。发于下，则少腹疼疝，而或溲溺不利。发于外，则寒热往来，似疟非疟。凡此诸症，何莫非肝郁之象乎？而肝木之所以郁，其说有二：一为土虚不能升木也，一为血少不能养肝也。盖肝为木气，全赖土以滋培，水以灌溉。若中土虚，则木不升而郁。阴血少，则肝不滋而枯。方用白术、茯苓者，助土德以升木也。当归、芍药者，益荣血以养肝也。薄荷解热，甘草和中。独柴胡一味，一以为厥阴之报使，一以升发诸阳。经云：木郁则达之。遂其曲直之性，故名曰逍遥。若内热、外热盛者，加丹皮解肌热，炒栀清内热，此加味逍遥散之义也。"（《医宗金鉴·删补名医方论》卷 4 引）

【医案举例】

一妊妇，因怒寒热，颈项动掉，四肢抽搐，此肝火血虚风热。用加味逍遥散加钩藤，数剂而痊。（《校注妇人良方》卷 3）

按：《素问·至真要大论》云："诸风掉眩，皆属于肝。"妊妇养胎，全赖阴血，血虚易化燥生风，更加嗔怒伤肝，肝火灼伤阴血，肝风更为鸱张。投加味逍遥散清肝养血，加钩藤平肝熄风，而获良效。

【方歌】

逍遥散用归芍柴，苓术甘草姜薄偕，

疏肝养血兼理脾，丹栀加入热能排。

痛 泻 要 方

《丹溪心法》

【组成】 炒白术三两 (9g)　　炒芍药二两 (6g)　　炒陈皮两半 (4.5g)　　防风一两 (3g)

【用法】 上锉，分八贴，水煎或丸服。（现代用法：水煎服。）

【功用】 补脾柔肝，祛湿止泻。

【主治】 脾虚肝郁之痛泻。肠鸣腹痛，大便泄泻，泻必腹痛，舌苔薄白，脉两关不调，左弦而右缓者。

【证治机理】 痛泻之证，系由土虚木乘，肝脾不和，脾运失常所致。《医方考》卷 2 云："泻责之脾，痛责之肝；肝责之实，脾责之虚，脾虚肝实，故令痛泻。"其特点是泻必腹痛。肝脾脉在两关，肝脾不和，故其脉两关不调，弦主肝旺，缓主脾虚；舌苔薄白，亦为脾虚之征。治宜补脾柔肝，祛湿止泻。

【方解】 方中白术苦甘而温，补脾燥湿以治土虚，为君药。白芍酸寒，柔肝缓急止痛，与白术相配，于土中泻木，为臣药。陈皮辛苦而温，理气燥湿，醒脾和胃，为佐药。配伍少量防风，具升散之性，与白术、白芍相伍，散肝郁，舒脾气，且有燥湿以助止泻之功，又为脾经引经药，故兼具佐使之用。四药相合，可以补脾胜湿而止泻，柔肝理气而止痛，使脾健肝柔，痛泻自止。

【运用】

1．本方为治痛泻的常用方。临床应用以大便泄泻，泻必腹痛，泻后痛缓，脉弦缓为辨证要点。

2．久泻者，加炒升麻以升阳止泻；舌苔黄腻者，加黄连、煨木香以清热燥湿，理气止泻。

3．现代常用于急性肠炎、慢性结肠炎、肠易激综合征等证属脾虚肝郁者。

【方论选录】

汪昂："此足太阴、厥阴药也。白术苦燥湿，甘补脾，温和中；芍药寒泻肝火，酸敛逆气，缓中止痛；防风辛能散肝，香能舒脾，风能胜湿，为理脾引经要药；陈皮辛能利气，炒香尤能燥湿醒脾，使气行则痛止。数者皆以泻木而益土也。"（《医方集解·和解之剂》）

【医案举例】

某男，43 岁。因腹痛腹泻间发 2 年，加重 2 个月入院。现胸胁胀闷，嗳气食少，每于抑郁恼烦怒及情绪紧张发生腹痛泄泻，腹痛呈阵发性绞痛，腹痛平均日 3 ~ 4 次，多为不成形稀便，偶夹黏液，泻后痛减，伴见眠差，焦虑，乏力。诊断：肠易激综合征。证属肝郁脾虚。治以疏肝健脾之法。方用痛泻要方加党参、山药、苦参、茯苓。九剂水煎服。复诊：诸症悉减。再服六剂。三诊：明显好转。继服 15 剂而愈。〔甘肃中医，1996；（6）:21〕

按：本病大多病程较长，且与情绪密切相关。肝气郁滞，横逆犯脾，脾受肝制，运化失常，故可痛泻。白芍柔肝缓急止痛；防风辛香升散，可疏散肝郁；党参、白术、茯苓、山药健脾益气，渗湿止泻；苦参燥湿止泻。全方配伍使肝之郁得散，脾之虚得复，故显速效。

【方歌】

痛泻要方用陈皮，术芍防风共成剂，

肠鸣泄泻又腹痛，治在抑肝与扶脾。

第三节 调 和 寒 热

调和寒热剂，适用于寒热互结于中焦，升降失常，而致心下痞满，恶心呕吐，肠鸣下利等证。常用辛温药与苦寒药如干姜、生姜、半夏、黄连、黄芩等为主组成方剂。代表方如半夏泻心汤等。

半夏泻心汤

《伤寒论》

【组成】 半夏洗，半升（12g）　黄芩　干姜　人参各三两（各 9g）　黄连一两（3g）　大枣擘，十二枚（4枚）　甘草炙，三两（9g）

【用法】 上七味，以水一斗，煮取六升，去渣，再煮，取三升，温服一升，日三服。（现代用法：水煎服。）

【功用】 寒热平调，散结除痞。

【主治】 寒热互结之痞证。心下痞，但满而不痛，或呕吐，肠鸣下利，舌苔腻而微黄。

【证治机理】 本方所治之痞，原系小柴胡汤证误用攻下，损伤中阳，少阳邪热乘虚内陷，以致寒热互结，而成心下痞。痞者，痞塞不通，上下不能交泰之谓。心下即是胃脘，属脾胃病变。脾胃居中焦，为阴阳升降之枢纽，今中气虚弱，寒热互结，遂成痞证。脾为阴脏，其气主升，胃为阳腑，其气主降，中气既伤，升降失常，故上见呕吐，下则肠鸣下利。法宜调其寒热，益气和胃，散结除痞。

【方解】 方中以辛温之半夏为君，散结除痞，又善降逆止呕。臣以干姜之辛热以温中散寒，黄芩、黄连之苦寒以泄热开痞。以上四味相伍，具有寒热平调，辛开苦降之效。然寒热互结，又缘于中虚失运，升降失常，故方中又以人参、大枣甘温益气，以补脾虚，为佐药。使以甘草补脾和中而调诸药。全方寒热互用以和其阴阳，苦辛并进以调其升降，补泻兼施以顾其虚实，使寒去热清，升降复常，则痞满可除，呕利自愈。

本方即小柴胡汤去柴胡、生姜，加黄连、干姜而成。变和解少阳之剂，而为调和寒热之方。后世师其法，随证加减，广泛应用于中焦寒热互结，升降失调诸证。

【运用】

1. 本方为治疗中气虚弱，寒热互结，升降失常的基础方；又是寒热平调，散结除痞的代表方。临床应用以心下痞满，呕吐泻利，苔腻微黄为辨证要点。因气滞或食积所致的心下痞满，不宜应用。

2. 湿热蕴积中焦，呕甚而痞，中气不虚，或舌苔厚腻者，可去人参、甘草、大枣、干姜，加枳实、生姜以下气消痞止呕。

3. 现代常用于急慢性胃肠炎、慢性结肠炎、慢性肝炎、早期肝硬化症见痞、呕、下利等证属中气虚弱，寒热互结者。

【附方】

1. 甘草泻心汤(《伤寒论》)　甘草炙，四两（12g）　黄芩　人参　干姜各三两（各9g）　黄连一两（3g）　大枣擘，十二枚（4枚）　半夏洗，半升（9g）　上七味，以水一斗，煮取六升，去滓，再煎取三升，温服一升，日三服。功用：寒热平调，益胃消痞。主治：胃气虚弱痞证。下利日数十行，谷不化，腹中雷鸣，心下痞硬而满，干呕，心烦不得安。

2. 生姜泻心汤(《伤寒论》)　生姜切，四两（12g）　甘草炙，三两（9g）　人参三两（9g）干姜一两（3g）　黄芩三两（9g）　半夏洗，半升（9g）　黄连一两（3g）　大枣擘，十二枚（4枚）　上八味，以水一斗，煮取六升，去滓，再煎，取三升，温服一升，日三服。功用：调和寒热，行水消痞。主治：水热互结痞证。心下痞硬，干噫食臭，胁下有水气，腹中雷鸣下利者。

3. 黄连汤(《伤寒论》)　黄连　甘草炙　干姜　桂枝去皮，各三两（各9g）　人参二两（6g）半夏洗，半升（9g）　大枣擘，十二枚（4枚）　上七味，以水一斗，煮取六升，去滓，温服，日三服，夜二服。功用：调解寒热，和胃降逆。主治：胃热肠寒证。腹中痛，欲呕吐者。

甘草泻心汤即半夏泻心汤加重炙甘草用量而成，方中重用炙甘草调中补虚，配合辛开苦降之品，故能用治胃气虚弱，寒热互结所致的痞证。生姜泻心汤即半夏泻心汤减干姜二两，加生姜四两而成。方中重用生姜，取其和胃降逆，宣散水气而消痞满，配合辛开苦降，补益脾胃之品，故能用治水热互结于中焦，脾胃升降失常所致的痞证。黄连汤即半夏泻心汤增黄连二两，并以黄芩易桂枝而成，本方证为上热下寒，上热则欲呕，下寒则腹痛，故用黄连清胃热，干姜、桂枝温下寒，配合半夏和胃降逆，人参、甘草、大枣补虚缓急，全方温清并用，补泻兼施，使寒散热清，上下调和，升降复常，腹痛、呕吐自愈。

综上诸方，或一二味之差，或药量有异，虽辛开苦降，寒热并调之旨未变，而其主治却各有侧重。正如王旭高所云："半夏泻心汤治寒热交结之痞，故苦辛平等；生姜泻心汤治水与热结之痞，故重用生姜以散水气；甘草泻心汤治胃虚气结之痞，故加重甘草以补中气而痞自除。"(《王旭高医书六种·退思集类方歌注》) 至于黄连汤寒热并调，和胃降逆，则治上热下寒，腹痛欲呕之证。

【方论选录】

吴昆："伤寒自表入里，……若不治其表，而用承气汤下之，则伤中气，而阴经之邪乘之矣。以既伤之中气而邪乘之，则不能升清降浊，痞塞于中，如天地不交而成否，故曰痞。泻心者，泻心下之邪也。姜、夏之辛，所以散痞气；芩、连之苦，所以泻痞热；已下之后，脾气必虚，人参、甘草、大枣所以补脾之虚。"(《医方考》卷1)

【医案举例】

孙某，男，60岁，退休职工。1984年6月6日初诊：素啖膏粱厚味，助湿蕴热。近旬来自觉中脘痞满，小溲微黄，脉缓，苔略黄腻，此属酒家湿热中阻，治宜寒热并用，苦辛通降，用半夏泻心汤加味。方用：制半夏9g，黄芩6g，干姜3g，黄连2.4g，党参9g，炙甘草3g，大枣5枚，炒枳实6g，炮鸡金6g，焦六曲12g，茯苓12g，车前子12g，五剂。并嘱尽量少吃酒类、荤腻之品。复诊：6月23日。前方共进十剂，中脘痞满见瘥，小溲转清。诊其脉实有力，右关尤甚，苔略黄腻。仍拟前法，去补虚之品，加消导之属。初诊方去党参、炙甘草、大枣之补中，车前子之清利；加焦山楂、炒谷麦芽各12g，黑山栀、淡豆豉各9g，以消导积滞，清热和胃。再服七剂而愈。(《金匮方百家医案评议·半夏泻心汤证案》)

按：患者性嗜膏粱，湿热内生，以致脘痞溲黄，故用半夏泻心汤清热燥湿，苦辛通降，兼顾中气之虚。并加枳实消痞散结，神曲、鸡内金消酒肉之积，茯苓、车前子通利小便。复诊时脉实有力，右关尤甚，故去人参、甘草、大枣；小便清利，故去车前。因患者积热未清，苔略黄腻，则又加入山楂、谷麦芽消导积滞，山栀子、豆豉清热和胃。山栀子、豆豉合枳实，为《伤寒论》枳实栀子豉汤，可用治食积轻证。

【方歌】

半夏泻心黄连芩，干姜甘草与人参，

大枣和之治虚痞，法在降阳而和阴。

第四节 表 里 双 解

表里双解剂，适用于表里同病。表里同病，有表寒里热、表热里寒、表实里虚、表虚里实，以及表里俱寒、表里俱热等。若表证未解，里已成实，则以解表药与泻下药共同组成解表攻里之剂，代表方如大柴胡汤、防风通圣散。若外有表邪，里热炽盛，则以解表药与清热药共同组成解表清里之剂，代表方如葛根黄芩黄连汤等。

大 柴 胡 汤

《金匮要略》

【组方】 柴胡半斤（24g） 黄芩三两（9g） 芍药三两（9g） 半夏洗，半升（9g） 生姜切，五两（15g） 枳实炙，四枚（9g） 大枣擘，十二枚（4枚） 大黄二两（6g）

【用法】 上八味，以水一斗二升，煮取六升，去滓，再煎，温服一升，日三服。（现代用法：水煎服。）

【功用】 和解少阳，内泻热结。

【主治】 少阳阳明合病。往来寒热，胸胁苦满，呕不止，郁郁微烦，心下痞硬，或心下急痛，大便不解或下利，舌苔黄，脉弦数有力者。

【证治机理】 少阳病未解，故见往来寒热、胸胁苦满。病邪已传入阳明，有化热成实之象，故称少阳阳明并病，较单纯的少阳病证为重。少阳气郁热盛，以致"郁郁微烦"。胆热犯胃，且阳明化热成实，腑气不通，胃气上逆，故由少阳证之"喜呕"进而发展为"呕不止"，并出现心下急痛或痞硬，大便秘结，苔黄等阳明热结，腑气不通之证；若积热下迫，则可见协热下利；邪踞少阳，阳明热结，正盛邪实，故脉象弦数有力。病在少阳，本当和解少阳，禁用下法，但其与阳明腑实并病，则必兼下热结之法。正如《医方集解·表里之剂》所云："少阳固不可下，然兼阳明腑证则当下。"

【方解】 本方系小柴胡汤去人参、甘草，加大黄、枳实、芍药而成，亦属小柴胡汤与小承气汤两方加减合成，是以和解为主，兼以泻下之剂。方中重用柴胡为君药，配臣药黄芩和解清热，以除少阳之邪。轻用大黄配枳实以内泻阳明热结，行气消痞，亦为臣药。芍药柔肝缓急止痛，与枳实相伍，以除心下急痛；半夏和胃降逆，配伍大量生姜，以治呕吐不止，共为佐药。大枣与生姜相配，能调脾胃、和表里，并调和诸药，为佐使药。总之，本方既不悖少阳禁下的原则，又可和解少阳，内泻热结，使少阳与阳明得以双解，可谓一举两得。正如《医宗金鉴·删补名医方论》卷8所说："斯方也，柴胡得生姜之倍，解半表之功捷；枳、芍得大黄之少，攻半里之效徐。虽云下之，亦下中之和剂也。"然较小柴胡汤专于和解少阳一经者力量为大，故名之曰"大柴胡汤"。

【运用】

1．本方为治疗少阳阳明并病的代表方。临床应用以往来寒热，胸胁苦满，心下痞痛，呕吐，苔黄，脉弦数有力为辨证要点。

2．兼黄疸者，可加茵陈、栀子以清热利湿退黄；胁痛剧烈者，可加川楝子、延胡索以行气活血止痛；胆结石者，可加金钱草、海金沙、郁金、鸡内金以化石。

3．现代常用于急性胰腺炎、急性胆囊炎、胆石症、胃及十二指肠溃疡等证属少阳阳明合病者。

【附方】

复方大柴胡汤（《中西医结合治疗急腹症》） 柴胡三钱（9g） 黄芩三钱（9g） 枳壳二钱（6g） 川楝子三钱（9g） 延胡索三钱（9g） 杭芍三钱（9g） 大黄后下，三钱（9g） 木香二钱（6g） 蒲公英五钱（15g） 生甘草二钱（6g） 水煎服，每日服一剂或两剂，早晚分服。功用：和解少阳，理气泻热。主治：溃疡病急性穿孔缓解后，腹腔感染。上腹及右下腹压痛，肠鸣，便燥，身热，苔黄，脉数。

本方为大柴胡汤去半夏、生姜、大枣，加木香、川楝子、延胡索、蒲公英、生甘草而成，其治以腹痛、身热为主证，行气止痛、清热解毒之功，较大柴胡汤为著。

【方论选录】

吴谦等："柴胡证在，又复有里，故立少阳两解法也。以小柴胡汤加枳实、芍药者，仍解其外以和其内也。去参、草者，以里不虚。少加大黄，以泻结热。倍生姜者，因呕不止也。斯方也，柴胡得生姜之倍，解半表之功捷；枳、芍得大黄之少，攻半里之效徐，虽云下之，亦下中之和剂也。"（《医宗金鉴·删补名医方论》卷8）

【医案举例】

羽流蒋尊病，其初心烦喜呕，往来寒热，医初以小柴胡汤与之不除。予诊之曰，脉洪大而实，热结在里，小柴胡汤安能除也。仲景云，伤寒十余日，热结在里，复往来寒热者，与大柴胡汤。二服而病除。（《伤寒九十论·大柴胡汤证第十三》）

按：心烦喜呕、往来寒热示病邪仍在半表半里，但小柴胡汤无效，且脉见洪大而实，提示热结在里，故用大柴胡汤获效。临床应用以少阳、阳明证并见为依据，不必拘泥于"伤寒十余日"。

【方歌】

大柴胡汤用大黄，枳实芩夏白芍将，

煎加姜枣表兼里，妙法内攻并外攘。

防风通圣散

《黄帝素问宣明方论》

【组成】 防风 川芎 当归 芍药 大黄 薄荷叶 麻黄 连翘 芒硝各半两（各3g） 石膏 黄芩 桔梗各一两（各6g） 滑石三两（18g） 甘草二两（12g） 荆芥 白术 栀子各一分（各1g）

【用法】 上为末，每服二钱（6g），水一大盏，生姜三片，煎至六分，温服。（现代用法：作水丸，每服6g，日服二次；或作汤剂，水煎服。）

【功用】 疏风解表，清热通里。

【主治】 风热壅盛，表里俱实证。憎寒壮热，头目昏眩，目赤睛痛，口苦而干，咽喉不利，胸膈痞闷，咳呕喘满，涕唾黏稠，大便秘结，小便赤涩，舌苔黄腻，脉数有力。亦治疮疡肿毒，肠风痔漏，鼻赤瘾疹等。

【证治机理】 本方是为外感风邪，内有蕴热，表里皆实之证而设。风热之邪在表，正邪相争，以致憎寒壮热；风邪上攻，以致头目昏眩，目赤睛痛；内有蕴热，肺胃受邪，故见咽喉不利，胸膈痞闷，咳呕喘满，涕唾黏稠，便秘溲赤。至于疮疡肿毒，肠风痔漏，鼻赤瘾疹等证，亦为风热壅盛，气血怫郁所致。治当疏风以解表邪，攻下清热以除里实。

【方解】 方中防风、荆芥、薄荷、麻黄疏风走表，使表邪从汗而解；大黄、芒硝泻热通便，荡涤积滞，使实热从下而去。两组药物相配，既可表散外邪，又能泻热除实。石膏辛甘大寒，为清泄肺胃之要药，连翘、黄芩苦寒，为清热解毒泻火之要药，桔梗苦辛性平，可除肺部风热，清利头目，四药合用，以清解肺胃之热；栀子、滑石清热利湿，与芒硝、大黄相伍，使里热从二便分消；火热之邪，灼血耗气，汗下并用，亦易伤正，故用当归、芍药、川芎养血和血，白术健脾燥湿，甘草益气和中缓急，并能调和诸药。煎药时加生姜三片，意在和胃，与白术、甘草相配，尚有健脾和胃助运之功。如此配伍，使汗不伤表，清、下不伤里，达到疏风解表，清热通里之效。

本方为汗下清利四法俱备，而表里双解，上中下三焦并治，使风热外散，积热内泻，上下诸热俱除。正如《王旭高医书六种·退思集类方歌注》所云："此为表里、气血、三焦通治之剂"；"汗不伤表，下不伤里，名曰通圣，极言其用之效耳"。

【运用】

1．本方为主治风热壅盛，表里俱实之证的常用方。临床应用以憎寒壮热，口苦咽干，二便秘涩，苔黄，脉数为辨证要点。

2．如涎嗽者，加姜半夏下气化痰；无憎寒者，去麻黄；内热不盛者，去石膏；无便秘者，去大黄、芒硝；体质壮实者，去当归、芍药、白术等扶正之品。

3．现代常用于感冒、高血压、偏头痛、肥胖症、习惯性便秘、急性结膜炎、老年性瘙痒、面部蝴蝶斑、斑秃等证属风热壅盛，表里俱实者。

【方论选录】

汪昂："此足太阳、阳明表里血气药也。防风、荆芥、薄荷、麻黄轻浮升散，解表散寒，使风热从汗出而散之于上；大黄、芒硝破结通幽。栀子、滑石降火利水，使风热从便出而泄之于下。风淫于内，肺胃受邪，桔梗、石膏清肺泻胃。风之为患，肝木受之，川芎、归、芍和血补肝。黄芩清中上之火，连翘散气聚血凝，甘草缓峻而和中（重用甘草、滑石，亦犹六一利水泻火之意），白术健脾而燥湿。上下分消，表里交治，而能散泻之中，犹寓温养之意，所以汗不伤表，下不伤里也。"（《医方集解·表里之剂》）

【医案举例】

治一酒患者，头痛、身热、恶寒，状类伤寒。诊其脉，两手俱洪大，三两日不圊。余以防风通圣散约一两，用水一中碗，生姜二十余片，葱须根二十茎，豆豉一大撮，同煎三五沸，去滓，稍热，分作二服。先服一服多半。须臾，以钗股探引咽中，吐出宿酒，酒之香味尚然，约一两杓，头上汗出如洗。次服少半，立愈。《内经》曰：火郁发之。发为汗之，令其疏散也。（《儒门事亲》卷2）

按：酒客内热，大便不解，又有头痛、身热、恶寒等表证，脉来洪大，乃邪正俱实。故子和投以防风通圣散表里双解，合葱豉汤增强解表发汗之功，服后邪有出路，向上向外，从吐从汗而解。先贤治法果然不同凡响。

【方歌】

防风通圣大黄硝，荆芥麻黄栀芍翘，

甘桔芎归膏滑石，薄荷芩术力偏饶。

表里交攻阳热盛，外科疡毒总能消。

葛根黄芩黄连汤

《伤寒论》

【组成】 葛根半斤（24g） 甘草炙，二两（6g） 黄芩三两（9g） 黄连三两（9g）

【用法】 上四味，以水八升，先煮葛根，减二升，内诸药，煮取二升，去滓，分温再服。（现代用法：水煎服。）

【功用】 解表清里。

【主治】 表证未解，邪热入里之协热下利证。身热下利，胸脘烦热，口中作渴，喘而汗出，舌红苔黄，脉数或促。

【证治机理】 外感表证，邪在太阳，理应解表，如误用攻下，以致表邪内陷阳明，遂致"协热下利"。此时表邪未解，里热已炽，表里俱热，故身热、胸脘烦热、口中作渴、舌红苔黄、脉数或促；热迫阳明则下利；肺与大肠相表里，里热上蒸于肺则喘，外蒸于肌表则汗出。治当外解肌表之邪，内清肠胃之热。

【方解】 方中重用葛根为君，以其甘辛而平，入脾胃经，既能解肌发表以散热，又可升发脾胃清阳而止利，汪昂云其："为治脾胃虚弱泄泻之圣药"（《医方集解·表里之剂》）。臣以黄芩、黄连清热燥湿，厚肠止利。使以甘草甘缓和中，调和诸药。四药合用，外疏内清，表里同治，而以清里为主，解表为辅，乃三表七里之治。原方用法，先煎葛根，后纳诸药，柯琴谓其"气轻质重"，先煎而后纳诸药，则"解肌之力优而清中之气锐。"（《伤寒来苏集·伤寒附翼》卷上）务使表解里清，则身热下利自愈。

【运用】

1．本方主治表证未解，邪热入里，协热下利证。临床应用以身热下利，苔黄脉数为辨证要点。

2．腹痛者，加炒白芍以缓急止痛；里急后重者，加木香、槟榔行气而除后重；兼呕吐者，加半夏、生姜降逆止呕。

3．现代常用于急性肠炎、细菌性痢疾、肠伤寒、胃肠型感冒等证属表证未解，里热又甚者。

【方论选录】

汪昂："此足太阳、阳明药也。表证尚在，医反误下，邪入阳明之腑，其汗外越，气上奔则喘，下陷则利。故舍桂枝而用葛根，专治阳明之表，加芩、连以清里热，甘草以调胃气，不治利而利自止，不治喘而喘自止矣。又太阳表里两解之变法也。"（《医方集解·表里之剂》）

【医案举例】

某老翁，初秋突发高热，日泻十余次，中西医共治疗三天无好转，病势危殆，乃约余诊。见其精神恍惚，烦躁气促，遍身灼热有汗，泄下褐色水液而恶臭，腹痛不著，纳呆不吐，溲少而赤，舌质红，苔黄腻，脉弦滑而数。当时按太阳阳明合病，协热下利之表里证论治，而以葛根黄芩黄连汤治之，一剂而瘥。（《名老中医之路·第二辑》）

按：本案高热泄泻，何世英先生根据身热下利，喘而汗出，舌苔黄腻断为太阳阳明合病之协热下利，故投葛根芩连汤而瘥。患者虽是老翁，症情又危重，仍从实证治之。关键在认证正确，用方才能无误。

【方歌】

葛根黄芩黄连汤，甘草四般治二阳，

解表清里兼和胃，喘汗下利保安康。

疏 凿 饮 子

《济生方》

【组成】 泽泻 (12g)　赤小豆炒 (15g)　商陆 (6g)　羌活去芦 (9g)　大腹皮 (15g)
椒目 (9g)　木通 (12g)　秦艽去芦 (9g)　槟榔 (9g)　茯苓皮 (15g) 各等分

【用法】 上㕮咀，每服四钱 (12g)，水一盏半，生姜五片，煎至七分，去滓，温服，不拘时候。（现代用法：水煎服。）

【功用】 泻下逐水，疏风发表。

【主治】 阳水。遍身水肿，喘呼气急，烦躁口渴，二便不利。

【证治机理】 本方所治证候，乃水湿壅盛，泛溢上下、表里的阳水实证。水湿壅盛，泛溢肌肤，故遍身浮肿；水迫于肺，肺气上逆，故喘呼气急；水壅于里，三焦气机闭阻，肺气不降，腑气不通，则二便不利；水壅气结，津液不布，故口渴。根据《素问·汤液醪醴论》"开鬼门，洁净府"；《金匮要略·水气病脉证并治》"诸有水者，腰以下肿，当利小便；腰以上肿，当发汗乃愈"之旨，治宜上下、表里分消，泻下逐水，疏风发表。

【方解】 方中商陆苦寒有毒，其性下行，专于行水，可通利二便，为君药。茯苓皮、木通、泽泻、椒目、赤小豆渗利在里之水湿，为臣药。以上诸药合用，导在里之水湿从二便而出。配以羌活、秦艽、生姜疏风发表，开泄腠理，使在表之水，从肌肤而泄；水湿之邪，最易阻遏气机，故伍以大腹皮、槟榔下气行水，使气化则水湿亦化，共为佐药。诸药合用，上下表里，分消其势，以除其水，犹如夏禹疏凿巴东三峡，以利水势之意，故方以"疏凿"名之。

【运用】

1. 本方用治水湿壅盛，表里俱病的阳水实证。临床应用以遍身水肿，气喘，口渴，二便不利，脉沉实为辨证要点。若脾肾阳虚阴水者忌服。

2. 现代常用于急性肾炎水肿证属水湿壅盛，表里俱实者。

【方论选录】

吴谦等："疏凿饮子治表里俱实，不偏寒热而水湿过盛，遍身水肿，喘胀，便秘者。故以商陆为君，专行诸水。佐羌活、秦艽、腹皮、苓皮、姜皮行在表之水，从皮肤而散；佐槟榔、赤豆、椒目、泽泻、木通行在里之水，从二便而出。上下、内外分消其势，亦犹神禹疏凿江河之意也。"（《医宗金鉴·删补名医方论》卷5）

【方歌】

疏凿槟榔及商陆，苓皮大腹同椒目，
赤豆艽羌泻木通，煎加生姜阳水服。

小 结

和解剂共选正方 11 首，附方 9 首。按功用分为和解少阳、调和肝脾、调和寒热、表里双解四类。

1. 和解少阳 小柴胡汤为和解少阳的代表方，主治伤寒少阳病而致往来寒热、胸胁苦满、默默不欲饮食、心烦喜呕等症。蒿芩清胆汤清胆利湿，和胃化痰，主治湿热郁阻少阳证，症见寒热如疟、寒轻热重、胸胁胀痛、吐酸苦水、舌红苔腻等。截疟七宝饮燥湿祛痰，理气截疟，主治痰湿疟疾，症见寒热往来、数发不止、舌苔白腻、脉弦滑浮大，或食疟，不服水土、山岚瘴气、寒热如疟等。

2．调和肝脾 四逆散有透邪解郁，疏肝理脾之功，主治阳气内郁而致手足不温，以及肝脾不和所致的胁肋脘腹疼痛等症。逍遥散其功疏肝解郁，养血健脾，主治两胁作痛、头痛目眩、神疲食少、月经不调等。痛泻要方补脾柔肝，而以治脾为主，主治脾虚肝脾不和所致的痛泻。

3．调和寒热 半夏泻心汤寒热平调，辛开苦降，散结除痞，主治中气虚弱、寒热互结于中焦而致的痞、呕、利。

4．表里双解 大柴胡汤和解少阳，内泻热结，主治少阳阳明合病，以往来寒热、胸胁苦满、呕不止、心下痞硬或急痛、便秘、苔黄、脉弦数有力为主证。防风通圣散疏风解表，清热通里，主治风热壅盛、表里俱实证，症见憎寒壮热、头目昏眩、目赤睛痛、大便秘结、小便赤涩等。葛根黄芩黄连汤解表清里，主治热利而表证未解，症见身热下利、苔黄脉数等。疏凿饮子泻下逐水，疏风发表，主治阳水，见遍身水肿、烦躁口渴、二便不利。

第四章

清 热 剂

凡以清热药为主组成，具有清热、泻火、凉血、解毒等作用，治疗里热病证的方剂，统称清热剂。属于"八法"中的"清法"。

温、热、火三者同一属性。温盛为热，热极为火，其区别只是程度不同而已，故统称为热。《素问·至真要大论》所载病机十九条，言火者五，言热者四，可知火热为病极为常见。然究其病因，火热证的形成不外内生与外感两端，外感六淫，可转化为里热证；五志过极，脏腑偏胜，亦可化火，导致里热偏盛。临证以身热、恶热、口渴喜冷饮、小便黄赤、舌红苔黄、脉数等为主要症候。

里热证由于热邪所在部位、程度及性质的不同，而有气分血分之异，脏腑偏盛之殊，见证不同，治法方药各异，故本章分为清气分热、清营凉血、气血两清、清热解毒、清脏腑热及清热祛暑、清虚热等七类。

清热剂，是在表证已解，里热炽盛，或里热虽盛但尚未结实的情况下，方可运用。若邪热在表，应当解表；里热已成腑实，则宜攻下；表证未解，热已入里，则宜表里双解；气血俱热，应以清气凉血为宜。总之，运用时应分清主次，区别对待。

应用清热剂须注意以下事项：一是要辨别里热所在部位。若热在气而治血，则必将引邪深入；若热在血而治气，则无济于事。此即叶天士所谓"前后不循缓急之法，虑其动手便错"之理。二是辨别热证真假，勿为假象迷惑，若为真寒假热，不可误用寒凉。三是辨别热证的虚实，要注意屡用清热泻火之剂而热仍不退者，即如王冰所说："寒之不寒，是无水也。"此时当改用甘寒滋阴壮水之法，使阴复则其热自退。四是权衡轻重，量证投药。热盛而药量太轻，无异于杯水车薪；热微而用量太重，势必热去寒生。五是对于热邪炽盛，服清热剂入口即吐者，可于清热剂中少佐温热药，或采用凉药热服法，此即《素问·五常政大论》所说"治热以寒，温而行之"的反佐法。

第一节 清 气 分 热

清气分热剂，具有清热除烦，生津止渴的作用，适用于热在气分，热盛津伤证。临床常见壮热烦渴，大汗不止，脉洪大有力；或热病后期气分余热未清，气阴两伤而见身热汗多，体倦少气，心烦口渴，脉虚数等。常用辛甘大寒之石膏与苦寒质润的知母等为主组方。由于里热炽盛易伤津耗气，故应在清泄里热的同时，适当配伍益气养阴生津的药物，如人参、麦冬等。代表方如白虎汤、竹叶石膏汤等。

白 虎 汤

《伤寒论》

【组成】 石膏碎，一斤（50g） 知母六两（18g） 甘草炙，二两（6g） 粳米六合（9g）

【用法】 上四味，以水一斗，煮米熟汤成，去滓。温服一升，日三服。（现代用法：水煎至米熟汤成，取汤温服。）

【功用】 清热生津。

【主治】 气分热盛证。壮热面赤，烦渴引饮，汗出恶热，脉洪大有力。

【证治机理】 本方所治乃伤寒化热内传阳明之经，入里化热；或温邪传入气分的热盛证。热邪炽盛，故壮热面赤；内热熏蒸，迫津外越，故大汗出；热灼胃津，故烦渴引饮；热邪盛于经脉，故脉洪大有力。气分热盛，但未致阳明腑实，故不宜攻下；热盛津伤，又不能苦寒直折，惟以清热生津法最宜。

【方解】 本方原为治阳明经证之主方，后世温病学家又以此为治气分热盛之代表方剂。方中重用石膏辛甘大寒，主入肺胃气分，善能清阳明气分大热，并能止渴除烦，用为君药。臣以知母苦寒质润，既助石膏清肺胃之热，又滋阴润燥，救已伤之阴津，以止渴除烦。石膏配知母相须为用，清热除烦生津之力尤强，为阳明气分大热之最佳配伍。粳米、炙甘草益胃生津，亦可防止大寒伤中之弊，均为佐药。炙甘草兼以调和诸药为使。四药配伍，共奏清热生津之效。

本方取辛甘寒之石膏与苦寒润之知母相配，君臣相须，使清热生津之力倍增。且寒凉之石膏、知母配伍和中护胃之甘草、粳米，以防寒凉伤胃，使祛邪而不伤正。药虽四味，但清热生津之功显著，实为治疗气分大热之良剂。

【运用】

1．本方为大寒之剂，清热之力强。临床应用以身大热，汗大出，口大渴，脉洪大为辨证要点。若表证未解，无汗，发热，口不渴；或脉浮细或脉沉者；或血虚发热，脉洪不胜重按；或真寒假热等，均不可误投本方。吴鞠通《温病条辨》卷1指出："若其人脉浮弦而细者，不可与也；脉沉者，不可与也；不渴者，不可与也；汗不出者，不可与也。"正是此意。

2．后世以本方为主加减使用颇多，适用范围也逐步扩大。如本方加羚羊角、水牛角用治温热病气血两燔的高热烦渴，神昏谵语，抽搐等症。加柴胡，又增和解之功，兼治寒热往来，热多寒少。加大黄、芒硝，又可泻热攻积，软坚润燥，治高热，口渴，汗出，神昏谵语，大便秘结，小便赤涩者。消渴证而见烦渴引饮，属胃热者，可加天花粉、芦根、麦门冬等，以增强清热生津之力。

3．现代常用于肺炎、流行性乙型脑炎、牙龈炎、急性疱疹性口腔炎、糖尿病、夏季热等证属气分热盛者。

【附方】

1. 白虎加人参汤（《伤寒论》） 知母六两（18g） 石膏碎，绵裹，一斤（50g） 甘草炙，二两（6g） 粳米六合（9g） 人参三两（9g） 上五味，以水一斗，煮米熟汤成，去滓。温服一升，日三服。功用：清热，益气，生津。主治：气分热盛，气津两伤证。汗、吐、下后，里热炽盛，而见四大症者；或白虎汤证见有背微恶寒，或饮不解渴，或脉浮大而芤，以及暑病见有身大热属气津两伤者。

2．白虎加桂枝汤（《金匮要略》）　知母六两（18g）　甘草炙，二两（6g）　石膏一斤（50g）粳米二合（6g）　桂枝去皮，三两（5g）　为粗末，每用五钱，水一盏半，煎至八分，去滓温服，汗出愈。功用：清热，通络，和营卫。主治：温疟。其脉如平，身无寒但热，骨节疼烦，时呕；以及风湿热痹，壮热，气粗烦躁，关节肿痛，口渴，苔白，脉弦数。

3．白虎加苍术汤（《类证活人书》）　知母六两（18g）　甘草炙，二两（6g）　石膏一斤（50g）苍术　粳米各三两（各9g）　如麻豆大，每服五钱，水一盏半，煎至八九分，去滓，取六分清汁，温服。功用：清热祛湿。主治：湿温病。身热胸痞，汗多，舌红苔白腻，以及风湿热痹，身大热，关节肿痛等。

以上三方皆由白虎汤加味而成，均有清气分热之功。其中白虎加人参汤清热与益气生津并用，适用于气分热盛又兼气津两伤之证，所谓壮火可以食气，热盛可以伤津者也。白虎加桂枝汤属清热通络，和营卫之剂，用治温疟，或风湿热痹证。白虎加苍术汤是清热与燥湿并用之方，用治湿温病之身热胸痞，汗多，苔白腻等；亦可用于风湿热痹，身大热，关节肿痛等。

【方论选录】

柯琴：“阳明邪从热化，故不恶寒而恶热，热蒸外越，故热汗自出；热烁胃中，故渴欲饮水；邪盛而实，故脉滑，然犹在经，故兼浮也。盖阳明属胃，外主肌肉，虽有大热而未成实，终非苦寒之味所能治也。石膏辛寒，辛能解肌热，寒能胜胃火，寒性沉降，辛能走外，两擅内外之能，故以为君。知母苦润，苦以泻火，润以滋燥，故以为臣。用甘草、粳米调和于中宫，且能土中泻火，作甘稼穑，寒剂得之缓其寒，苦药得之平其苦，使沉降之性，皆得留连于味也，得二味为佐，庶大寒之品无伤损脾胃之虑也。煮汤入胃，输脾归肺，水精四布，大烦大渴可除矣。”（吴谦等《医宗金鉴·删补名医方论》卷6引）

王子接：“白虎汤，治阳明经表里俱热，与调胃承气汤为对峙，调胃承气导阳明腑中热邪，白虎泄阳明经中热邪。石膏泄阳，知母滋阴，粳米缓阳明之阳，甘草缓阳明之阴。因石膏性重，知母性滑恐其疾趋于下，另设煎法，以米熟汤成，俾辛寒重滑之性得粳米、甘草载之于上，逗留阳明，成清化之功。名曰白虎者，虎为金兽，以明石膏、知母之辛寒，肃清肺金，则阳明之热自解，实则泻子之理也。”（《绛雪园古方选注》卷上）

【医案举例】

郑某，吐血盈碗，孟英脉之，右关洪滑，自汗口渴，稍一动摇，血即上溢，人皆虑其脱，意欲补之。孟英曰：如脱，唯我是问。与白虎汤加西洋参、大黄炭，一剂霍然。（《回春录新诠》）

按：本案患者吐血，脉见洪滑，且自汗口渴，显是阳明热盛之证。胃腑多气多血，邪热干胃，迫血妄行为吐血。血属阴，热耗气，故用白虎汤加西洋参甘凉益气养阴，更妙在加大黄炭，既能涤热下行，又有化瘀止血之用。一剂则病瘥，足见孟英辨证精细，用药丝丝入扣。

【方歌】

白虎膏知甘草粳，气分大热此方清，

热渴汗出脉洪大，加入人参气津生。

竹叶石膏汤

《伤寒论》

【组成】　竹叶二把 (6g)　　石膏一斤 (50g)　　半夏洗，半升 (9g)　　麦门冬去心，一升 (18g)　人参二两 (6g)　　甘草炙，二两 (6g)　　粳米半升 (9g)

【用法】　上七味，以水一斗，煮取六升，去滓，内粳米，煮米熟，汤成去米，温服一升，日三服。（现代用法：水煎服。）

【功用】　清热生津，益气和胃。

【主治】　伤寒、温病、暑病，余热未清，气津两伤证。身热多汗，心胸烦闷，气逆欲呕，口干喜饮，或虚烦不寐，舌红苔少，脉虚数。

【证治机理】　本方证乃热病后期，余热未清，气津两伤，胃气不和所致。热病后期，高热虽除，但余热留恋气分，故见身热多汗、脉数；余热内扰，故心胸烦闷；口干、舌红少苔是阴津不足之兆；气短神疲、脉虚是气虚之征；胃失和降，乃致气逆欲呕。气分余热宜清，气津两伤宜补。治当清热生津，益气和胃。

【方解】　方以石膏清热除烦为君；麦冬养阴生津，兼除暑热为臣；佐以人参益气，半夏苦燥降逆，与人参相伍，则脾升胃降，呕逆自已。方中半夏性燥，然麦冬倍量于斯，则无伤津之虞，此乃仲师善用半夏独具匠心之妙。竹叶清热除烦，为佐。甘草、粳米和中养胃，用为佐使。共奏清热生津，益气和胃之功。其补虚而不恋邪，使热祛烦除，气津两复，胃气和降，诸症可愈。

本方清热与益气生津并用，清而不寒，补而不滞。方从白虎汤衍化而来。白虎汤证为正实邪盛，本证则为热势已衰，余热未清而气津两伤。热既衰且胃气不和，故去苦寒质润的知母，加人参、麦冬益气生津，竹叶除烦，半夏和胃。方中半夏虽温，但配入清热生津药中，则温燥之性去而降逆之用存，且有助于输转津液，使人参、麦冬补而不滞。如此，有石膏、竹叶之清热除烦；人参、麦冬之两补气津；又有半夏、甘草、粳米之和中降逆，固护胃气。合而用之，清热兼和胃，补虚不恋邪，实为一首清补两顾之剂。与白虎汤相比，正如《医宗金鉴·订正仲景全书伤寒论注》所言："以大寒之剂，易为清补之方。"

本方在《伤寒论·辨霍乱病脉证并治》中治"伤寒解后，虚羸少气，气逆欲呕"证。临证凡热病过程中见气津已伤，身热有汗不退，胃失和降等均可使用。对暑温病发热气津已伤者，亦属此宜。

【运用】

1. 本方为治热病后期，余热未清，气津耗伤的常用方。临床应用以身热多汗，气逆欲呕，口干喜饮，舌红苔少，脉虚数为辨证要点。

2. 若胃阴不足，胃火上逆，口舌糜烂，舌红而干者，可加石斛、天花粉等以养阴生津；胃火炽盛，消谷善饥，舌红脉数者，可加天花粉、知母以增强清热生津之功。

◀ ••

3．现代常用于糖尿病、小儿夏季热、中暑、流行性乙型脑炎、肺炎等证属余热未清、气津两伤者。

【方论选录】

汪昂："此手太阴、足阳明药也。竹叶、石膏之辛寒以散余热；人参、甘草、麦冬、粳米之甘平以益肺安胃，补虚生津；半夏之辛温以豁痰止呕，故去热而不损其真，导逆而能益其气也。"（《医方集解·泻火之剂》）

王子接："竹叶石膏汤，分走手足二经，而不悖于理者，以胃居中焦，分行津液于各脏，补胃泻肺，有补母泻子之义也。竹叶、石膏、麦冬泻肺之热，人参、半夏、炙草平胃之逆，复以粳米缓于中，使诸药得成清化之功，是亦白虎、越婢、麦冬三汤变方也。"（《绛雪园古方选注》卷上）

【医案举例】

陈舜廷，患疟，久不愈，其体素亏，医皆束手。孟英视之曰：舌绛无津，微寒溲赤，原属春温化疟，体与病皆不是小柴胡汤之例，过投温散，热炽阴伤，与竹叶石膏汤撤热存津而愈。（《回春录新诠》）

按：本案患者素体亏虚，染患疟疾，医皆束手无策，久治而不效。至孟英诊治，其人舌绛无津，小便短赤，微恶风寒，曾治以小柴胡汤温散之品，反致热盛阴伤。后用竹叶石膏汤清热养阴并进，使气复津回，寒热悉退，诸症亦平，其病向愈。

【方歌】

竹叶石膏汤人参，麦冬半夏甘草临，

再加粳米同煎服，清热益气养阴津。

第二节 清营凉血

清营凉血剂，具有清营透热，凉血散瘀，清热解毒等作用。适用于邪热传营，热入血分诸证。热入营分，身热夜甚，神烦少寐，时有谵语，或斑疹隐隐；热入血分，出血，发斑，如狂，谵语，舌绛起刺。常以清营凉血药，如犀角（水牛角代）、生地等为主组方。其中，由于入营之邪热多由气分传入，且无直接清营之品，故清营热多配用银花、连翘等，以透热转气；热入血分，邪热每多迫血妄行而致出血、发斑，且络伤血溢可致留瘀，或热与血结亦可成瘀，故需配用丹皮、赤芍等凉血散瘀之品，使之止血而不留瘀。代表方如清营汤、犀角地黄汤等。

清 营 汤

《温病条辨》

【组成】 犀角（现用水牛角代）三钱（30～60g）　生地五钱（15g）　元参三钱（9g）　竹叶心一钱（3g）　麦冬三钱（9g）　丹参二钱（6g）　黄连一钱五分（5g）　银花三钱（9g）　连翘连心用，二钱（6g）

【用法】 水八杯，煮取三杯，日三服。（现代用法：水煎服。）

【功用】 清营解毒，透热养阴。

【主治】 邪热入营证。身热夜甚，神烦少寐，时有谵语，目常喜开或喜闭，口渴或不渴，斑疹隐隐，舌绛而干，脉数或细数。

【证治机理】 本方证乃邪热内传营分，耗伤营阴所致。热邪传营，伏于阴分，入夜阳气内归营阴，与热相合，故身热夜甚；营气通于心，热扰心营，故神烦少寐、时有谵语；邪热深入营分，则蒸腾营阴，使营阴上潮于口，故本应口渴而反不渴；若邪热初入营分，气分热邪未尽，灼伤肺胃阴津，则必见身热口渴、苔黄燥；目喜开、闭不一，是为火热欲从外泄，阴阳不相既济所致；斑疹隐隐，乃热伤血络，血不循经，溢出脉外之征；舌绛而干，脉数，亦为热伤营阴之象。遵《素问·至真要大论》"热淫于内，治以咸寒，佐以甘苦"之旨，治宜咸寒清营解毒为主，辅以透热养阴。

【方解】 本方为治疗热邪初入营分证的常用方。故方用苦咸寒之犀角（现用水牛角代）清解营分之热毒，为君药。热伤营阴，又以生地黄凉血滋阴，麦冬清热养阴生津，玄参滋阴降火解毒，三药共用，既可甘寒养阴保津，又可助君药清营凉血解毒，共为臣药。君臣相配，咸寒与甘寒并用，清营热而滋营阴，祛邪扶正兼顾。温邪初入营分，故用银花、连翘清热解毒，轻清透泄，使营分热邪透出气分而解，此即叶氏"入营犹可透热转气"之具体应用；黄连苦寒，清心解毒；竹叶用心，专清心热；丹参清热凉血，并能活血散瘀，可防血与热结，上述五药均为佐药。本方以清营解毒为主，配以养阴生津和"透热转气"之法，使入营之邪透出气分而解，则诸症自愈。

【运用】

1. 本方主治温病邪热传入营分之证。临床应用以身热夜甚，神烦少寐，斑疹隐隐，舌绛而干，脉数为辨证要点。使用本方尤应注意舌诊，原著云："舌白滑者，不可与也。"苔白滑为湿郁之象，禁用本方，以防滋腻而助湿留邪。

2. 若寸脉大，舌干较甚者，可去黄连，以免苦燥伤阴；神昏谵语较重者，可与安宫牛黄丸或紫雪合用；若治热毒壅盛之喉痧重症，本方可加石膏、丹皮、甘草，以加强清热泻火，凉血活血的作用。

3. 现代常用于流行性乙型脑炎、流行性脑脊髓膜炎、败血症、钩端螺旋体病等有营分见证者。

【方论选录】

张秉成："方中犀角、黄连皆入心而清火，犀角有轻灵之性，能解夫疫毒，黄连具苦降之质，可燥乎湿邪，二味为治温之正药。热犯心包，营阴受灼，故以生地、元参滋肾水，麦冬养肺金，而以丹参领之入心，皆得遂其增液救焚之助。连翘、银花、竹叶三味，皆能内彻于心，外通于表，辛凉轻解，自可神安热退，邪自不留耳。"（《成方便读》卷3）

【医案举例】

某男，62岁。因持续发热7日来院就诊，发热鼻塞，体温39℃以上，全身肢体酸痛。检查：X线胸透示右下肺纹理增粗。血检：白细胞7600/mm³，中性85%。肝功能：SGPT68单位。总蛋白7.3g，白蛋白3.3g，球蛋白4.0g，血沉101mm。西医诊断为发热待查、结缔组织病。先予抗生素治疗 3 日，但效果不显，故邀中医会诊。诊见：壮热神昧，入暮尤甚，唇干齿燥，口渴不饮，下肢皮肤散在性红疹，尿黄赤不畅，便闭，舌红绛无苔，脉弦细数。证属热毒炽盛，热烁营血，拟清热透邪，凉血透疹，投清营汤加减：水牛角、生地、板蓝根各30g，丹皮、杏仁、连翘各 10g，金银花、制大黄各 15g，甘草 5g。2 日后高热渐退，下肢红疹趋淡，大便亦行，舌红苔薄，脉弦略数。原方去制大黄加鸡内金 10g。三剂后，热除，红疹已退。再予前方 5 剂，症状消失。后经随访，患者已照常工作。〔浙江中医杂志，1986；(7)：297〕

按：本案热邪已在营分，故见身热嗜睡，入夜热重，风热内窜营血而见红疹隐隐。方中重用水牛角，以清解营血热毒，并配以丹皮增强凉血止血之功；热盛伤营故配生地甘寒养阴；在大剂量清营解毒的基础上加清气分的银花、连翘、板蓝根使邪从营转气而解；肺与大肠相表里，故用杏仁配制大黄，宣肺化痰，通腑泻火。诸药配合，而奏清营解毒，透热养阴之效。

【方歌】

清营汤是鞠通方，热入心包营血伤，

犀角丹玄连地麦，银翘竹叶服之康。

犀角地黄汤（芍药地黄汤）

《小品方》，录自《外台秘要》

【组成】 犀角屑一两（水牛角代，30g） 地黄半斤（24g） 芍药三分（12g） 丹皮一两（6g）

【用法】 上切。以水一斗，煮取四升，去滓，温服一升，一日二三次。（现代用法：水煎服，水牛角镑片先煎，余药后下。）

【功效】 清热解毒，凉血散瘀。

【主治】

1. 热入血分证。身热谵语，斑色紫黑，舌绛起刺，脉细数；或喜忘如狂；或漱水不欲咽，大便色黑易解等。

2. 热伤血络证。斑色紫黑、吐血、衄血、便血、尿血等，舌红绛，脉数。

【证治机理】本方治证由热毒深入血分所致。心主血，又主神明，热入血分，一则热扰心神，致躁扰昏狂；二则热邪迫血妄行，致使血不循经，溢出脉外而发生吐血、衄血、便血、尿血等各部位之出血，离经之血留阻体内又可出现发斑、蓄血。此际不清其热则血不宁，不散其血则瘀不去，正如叶天士所谓"入血就恐耗血动血，直须凉血散血。"（《温热论》）治当清热解毒，凉血散瘀为法。

【方解】 本方为治热入血分证的代表方剂。方中犀角（现用水牛角代）咸寒清热凉血，又能清心解毒，使热清血自宁，制止血溢脉外，从而治疗各种出血之症，又可治神昏谵语，斑疹紫黑，为君药。生地甘苦性寒，凉血滋阴生津，可助犀角清热凉血，解血分之热；又可复已失之阴血，为臣药。丹皮、白芍凉血散瘀，共为佐药。其中白芍苦酸微寒，养血敛阴，且助生地清热凉血，和营泄热，于热盛出血者尤宜；牡丹皮清热凉血，活血散瘀，以达化斑止血而不留瘀之功。四药相配，共成清热解毒，凉血散瘀之剂。

本方凉血与散血并用，使热清血宁而无耗血动血之虑，凉血止血而无冰伏留瘀之弊。

本方后注："喜忘如狂者，加大黄、黄芩"旨在苦寒泄热破瘀，以使瘀热速消。

本方与清营汤均以犀角（现用水牛角代）、生地为主，以治热入营血证。但清营汤是在清热凉血中伍以银花、连翘等轻清宣透之品，寓有"透热转气"之意，适用于邪初入营尚未动血之证；本方配伍赤芍、丹皮泄热散瘀，寓有"凉血散血"之意，用治热入血分而见耗血、动血之证。

【运用】

1．本方为邪热深陷血分之耗血动血证而设。临床应用以各种出血，斑疹紫黑，神昏谵语，身热，舌质深绛为辨证要点。

2．用本方治出血，可酌情配伍止血药。如吐血者加花蕊石、侧柏叶；便血加地榆、槐花；尿血加小蓟、白茅根；若兼肝火而见郁怒，可加柴胡、黄芩、山栀子；若兼心火炽盛而见心烦舌糜，可加黄连、莲子心；若斑疹黑紫，可加大青叶、青黛、紫草；若大便秘结，可加大黄以泄热。

3．现代常用于急性白血病、过敏性紫癜、弥漫性血管内凝血、肝昏迷、尿毒症、败血症等证属血分热盛者。

【方论选录】

吴谦等："吐血之因有三：曰劳伤，曰努伤，曰热伤。劳伤以理损为主，努伤以去瘀为主，热伤以清热为主。热伤阳络则吐衄，热伤阴络则下血。是汤治热伤也，故用犀角清心去火之本，生地凉血以生新血，白芍敛血止血妄行，丹皮破血以逐其瘀。此方虽曰清火，而实滋阴；虽曰止血，而实去瘀。瘀去新生，阴滋火熄，可为探本穷源之法也。"（《医宗金鉴·删补名医方论》卷1）

【医案举例】

郝某，女，8岁。证经一月，身发紫斑，曾在某医院住院治疗，诊为过敏性紫斑，出院后紫斑未见消退，下肢仍有紫褐色成片斑点，面色微黄，有时潮红，自觉口渴，心中作热，舌苔薄白，脉象微数。素蕴痰热，内灼营血，血得热而妄行，外发肌腠，而成紫斑之证，由于血热生风，风热上扰，故头疼而颜面不时潮红，治当清热凉血，宗犀角地黄汤加减。犀角粉1.5g（冲），鲜生地10g，赤芍10g，当归6g，粉丹皮6g，菊花10g，川芎3g，侧柏炭10g，仙鹤草6g，黑山栀5g。（《刘弼臣临床经验辑要·瘀毒类》）

按：此案为血热发斑，证属热扰营血，血热妄行，溢于肌肤，方中犀角地黄汤清热凉血，加侧柏炭、仙鹤草、黑山栀、菊花凉血止血；当归养血，引血归经；斑乃血瘀肌肤，故用赤芍活血消斑，川芎少许行气活血。全方重在凉血以治其本，止血消瘀以消其斑。

【方歌】

犀角地黄芍药丹，血热妄行吐衄斑，

蓄血发狂舌质绛，凉血散瘀病可痊。

第三节 气血两清

气血两清剂,具有清热泻火,凉血解毒之功,适用于热毒炽盛的"气血两燔"证。常见以大热、烦渴为主的气分热盛合并以吐衄、发斑为主的血热妄行及以神昏谵语为主的热毒内陷等症。本类方剂多以石膏、知母为主以清气,犀角(现用水牛角代)、生地黄为主以凉血,以黄芩、黄连、连翘等清热解毒配伍组方。代表方如清瘟败毒饮等。

清瘟败毒饮

《疫疹一得》

【组成】 生石膏大剂六两至八两(180~240g) 中剂二两至四两(60~120g) 小剂八钱至一两二钱(24~36g) 小生地大剂六钱至一两(18~30g) 中剂三钱至五钱(9~15g) 小剂二钱至四钱(6~12g) 乌犀角(现用水牛角代)大剂六钱至八钱(18~24g) 中剂三钱至四钱(9~15g) 小剂二钱至四钱(6g~12g) 真川连大剂四至六钱(12~18g) 中剂二至四钱(6~12g) 小剂一钱至钱半(3~4.5g) 生栀子 桔梗 黄芩 知母 赤芍 玄参 连翘 竹叶 甘草 丹皮(各6g)(以上十味,原书未著用量)

【用法】 先煎石膏数十沸,后下诸药。犀角磨汁和服。(现代用法:先煎石膏、水牛角,后下诸药。)

【功用】 清热泻火,凉血解毒。

【主治】 瘟疫热毒,气血两燔证。大热渴饮,头痛如劈,谵语神昏,口干咽痛,或发斑,或吐血、衄血,或四肢抽搐,或厥逆,脉沉细而数,或沉数,或浮大而数,舌绛唇焦。

【证治机理】 本方是针对瘟疫热毒,充斥内外,气血两燔之证而设。由于热毒化火,火盛伤津,故见大热烦渴、口干咽痛、舌绛唇焦;热毒上攻清窍,内扰神明,乃致头痛如劈、谵语神昏;热迫营血妄行,故有发斑、吐衄;热深厥深,发为肢厥。脉沉细而数者,为火毒深重,郁闭而不外达之象;脉沉数者,为火毒郁闭;脉浮大而数,为火毒蕴蒸。总之,证属温热疫毒,充斥内外,干扰气分、血分乃至气血两燔。治宜清热解毒,凉血泻火,以奏气血两清之功。

【方解】 本方主治瘟疫热毒,气血两燔证。此证病重势急,一般清解之剂,难以奏效。故方中重用石膏配伍知母、甘草,取法白虎汤,意在清热保津,使气分热清,壮热烦渴等症可除。犀角(水牛角代)、生地黄、赤芍、丹皮相配,即犀角地黄汤(芍药地黄汤),是为清热解毒,凉血散瘀而设,使血分热清,则发斑、吐衄、舌绛、神昏等症可解。黄芩、黄连、栀子共用,是仿黄连解毒汤之义,意在清泻三焦火热,使热清毒解。更配玄参滋阴降火解毒,连翘清热散结解毒,竹叶清心除烦,桔梗清利咽喉,载药上行。余霖云:"此皆大寒解毒之剂,故重用石膏,先平甚者,而诸经之火自无不安矣。"(《疫疹一得》卷下)可知本方虽以三方代裁而成,但以白虎汤大清气分邪热为主,辅以凉血救阴、泻火解毒,相辅相成,共奏气血两清,清瘟败毒之功。

【运用】

1．本方为气血两清之剂，乃治瘟疫热毒之主方。临床应用以大热，渴饮，头痛，谵语狂躁，发斑吐衄，舌绛唇焦，脉数为辨证要点。

2．如热毒重，而见斑色紫暗，可加大青叶、紫草以凉血化斑；神昏痉厥者，加羚羊角、郁金等以熄风开窍，也可与紫雪或安宫牛黄丸同用。

3．现代常用于流行性脑脊髓膜炎、流行性乙型脑炎、流行性出血热、败血症、毒血症、尿毒症、肝昏迷、血小板减少性紫癜、急性白血病等证属火热炽盛，气血两燔者。

【附方】

1．神犀丹（《医效秘传》） 犀尖（现用水牛角代）六两（180g） 生地熬膏，一斤（500g） 香豉熬膏，八两（240g） 连翘十两（300g） 黄芩六两（180g） 板蓝根九两（270g） 银花一斤（500g） 金汁十两（300g） 元参七两（210g） 花粉四两（120g） 石菖蒲六两（180g） 紫草四两（120g） 用生地、香豉、金汁捣丸，每丸重三钱（9g），凉开水送下。功用：清热开窍，凉血解毒。主治：温热暑疫，邪入营血，热深毒重，耗液伤阴。高热昏谵，斑疹色紫，口咽糜烂，目赤烦躁，舌紫绛等。

2．化斑汤（《温病条辨》） 石膏一两（30g） 知母四钱（12g） 生甘草三钱（9g） 玄参三钱（9g） 犀角（现用水牛角代）磨冲，二钱（60g） 白粳米一合（9g） 水八杯，煮取三杯，日三服。滓再煮一盅，夜一服。功用：清气凉血。主治：温病热入气血之证。发热烦躁，斑疹色赤，口渴，脉数等。

清瘟败毒饮、神犀丹、化斑汤同具清热凉血之功。清瘟败毒饮用治热毒充斥，气血两燔之证，故用大剂辛寒以清阳明经热，并用泻火、解毒、凉血以使气血两清。神犀丹用治邪入营血，热深毒重之证，故以清热解毒，凉血开窍为主，以使毒解神清。化斑汤是治温病热入气血，发热、发斑之证，该方是以清气凉血为主，但清气凉血解毒之力不及清瘟败毒饮。

【方论选录】

余霖："疫证初起，恶寒发热，头痛如劈，烦躁谵妄，身热肢厥，舌刺唇焦，上呕下泄。六脉沉细而数，即用大剂；沉而数者，用中剂；浮大而数者，用小剂……此十二经泄火之药也。斑疹虽出于胃，亦诸经之火有以助之。重用石膏直入胃经，使其敷布于十二经，退其淫热；佐以黄连、犀角、黄芩泄心、肺火于上焦；丹皮、栀子、赤芍泄肝经之火；连翘、元参解散浮游之火；生地、知母抑阳扶阴，泄其亢甚之火，而救欲绝之水；桔梗、竹叶载药上行；使以甘草和胃也。此皆大寒解毒之剂，故重用石膏，先平甚者，而诸经之火自无不安矣。"（《疫疹一得》卷下）

【方歌】

清瘟败毒连地芩，丹石栀甘竹叶寻，

犀角玄翘知芍桔，清热解毒亦滋阴。

第四节 清热解毒

清热解毒剂，适用于瘟疫、温毒、火毒及疮疡疔毒等证。若三焦火毒炽盛，则见烦热、错语、吐衄、发斑及外科之痈疽疔毒等；若热毒聚于胸膈，则见身热面赤、胸膈烦热、口舌生疮、便秘溲赤等；温毒发于头面，则见头面红肿焮痛、咽喉肿痛、舌苔黄燥等。本类方剂常以黄芩、黄连、山栀、黄柏、连翘、蒲公英、金银花等清热解毒药为主组方。如热聚胸膈，便秘溲赤，可配伍芒硝、大黄通利以导热下行；若风热疫毒发于头面红肿者，可在清热解毒药中配伍辛凉疏散之品，如牛蒡子、薄荷、僵蚕等。代表方如黄连解毒汤、凉膈散、普济消毒饮、仙方活命饮、四妙勇安汤等。

黄连解毒汤

方出《肘后备急方》，名见《外台秘要》引崔氏方

【组成】 黄连三两（9g） 黄柏 黄芩各二两（各6g） 栀子十四枚（9g）

【用法】 水六升，煎取二升，分再服。（现代用法：水煎服。）

【功用】 泻火解毒。

【主治】 三焦火毒证。大热烦躁，口燥咽干，错语不眠；或热病吐血、衄血；或热甚发斑；或身热下利；或湿热黄疸；或外科痈肿疔毒，小便黄赤，舌红苔黄，脉数有力。

【证治机理】 本方证由火毒充斥三焦所致。火热毒盛，充斥三焦，波及上下内外，上扰心神，故大热烦躁、错语不眠；热灼津伤，故口燥咽干；血为热迫，随火上逆，故为吐衄；热伤络脉，血溢肌肤，故发斑；邪热熏蒸外越，则为黄疸；热壅肌肉，气血腐败，故发为痈肿疔毒。本方治症虽多，但其病因则一，均由火毒充斥三焦所致。治宜泻火解毒，苦寒直折。

【方解】 本方为治火热毒盛，充斥三焦的代表方。方中黄连苦寒以清热泻火解毒，尤善泻心及中焦之火，心主火，泻心便是泻其所主，心火一清，则诸经之火自降，故为方中君药。臣以黄芩清泻上焦之火；黄柏清泻下焦之火。更配栀子通泻三焦之火，导热以下行，合为佐使。四味同用，苦寒直折，共奏泻火解毒之功。

【运用】

1. 本方为泻火解毒的基础方剂。临床应用以大热烦躁，口燥咽干，舌红苔黄，脉数有力为辨证要点。本方为大苦大寒之剂，久服或过量服易伤脾胃，非火盛者不宜使用。

2. 若便秘者，可加大黄以泻下实热；吐血、衄血、发斑者，酌加生地、茅根、玄参、丹皮，以清热止血，凉血化斑；发黄者，加茵陈、大黄，以清热祛湿退黄；痈肿疔毒者，加地丁、蒲公英，以加强清热解毒之力。

3. 现代常用于败血症、脓毒血症、痢疾、肺炎等证属火毒炽盛者。

【方论选录】

张秉成："治一切火邪，表里俱热，狂躁烦心，口燥咽干，大热干呕，错语不眠，吐血衄

血，热盛发斑等证。汪讱庵曰：毒者，即火邪之盛也。邪入于阳则狂，心为热所扰则烦，躁则烦之盛也。口燥咽干，火盛津枯。干呕者，热毒上冲也。错语者，热毒其神也。不眠者，热盛而阴不静也。至于吐、衄、发斑等证，热攻入胃，逼血妄行也。此皆六淫火邪充斥上下表里，有实无虚之证，故治法非缓剂可以了事者。黄芩清上焦之火；黄连清中焦之火，黄柏清下焦之火；栀子泻三焦之火，从心肺之分屈曲下行，由小肠、膀胱而出。盖四味皆大苦大寒之药，清其亢甚之火，而救其欲绝之水也，然非实热，不可轻投耳。"（《成方便读》卷3）

吴昆："阳毒，上窍出血者，此方主之。治病必求其本。阳毒上窍出血，则热为本，血为标，能去其热，则血不必治而自归经矣，故用连、芩、栀、柏苦寒解热之物以主之。然惟阳毒实火用之为宜；若阴虚之火，则降多亡阴，苦从火化，而出血益甚，是方在所禁矣。"（《医方考》卷3）

【医案举例】

案一： 戴人路经古宅，逢一妇，病喜笑不止，已半年矣。众医治之，皆无药术矣，求治于戴人。戴人曰，此易治也。以沧盐成块者二两余，用火烧令通赤，放冷研细，以河水一大碗，同煎至三五沸，放温，分三次啜之。以钗探于咽中，吐出热痰五升。次服大剂黄连解毒汤是也，不数日而笑定矣。内经曰，神有余者笑不休。此所谓神者，心火是也。火得风而成焰，故笑之象也。五行之中，唯火有笑矣。（《儒门事亲》卷6）

按： 本案患者病笑而不止，乃因痰热素盛，上扰心神之故。戴人先以盐汤探吐法去其痰，继以黄连解毒汤之大剂苦寒，直折火势，痰去火消，心神自明，其笑即止。法虽无奇，用药平淡，但医者审因论治，用药精良之处，确值后人仔细揣摩。

案二： 一妇人冬月面肿咽痛，口噤难开，脉诊洪数有力；又见房中暖气如烘，此因炉火盛也。以黄连解毒汤加玄参一剂，次日肿消咽利，又用二剂，其疾痊愈。（《外科正宗》卷2）

按： 此案病虽冬发，但脉洪数有力，加之房中暖气如烘，足见咽痛，口噤难开实因火热内蕴，冲逆咽喉所致。陈氏以黄连解毒汤清其亢盛之火，更加玄参一药，既可助黄芩、黄连、栀子、黄柏以泻火解毒，又可养阴生津以防苦燥伤阴。组方法度严谨，用药极具巧思，故一剂病减，三剂病瘥。

【方歌】

黄连解毒汤四味，黄芩黄柏栀子备，

躁狂大热呕不眠，吐衄斑黄均可为。

普济消毒饮（普济消毒饮子）

《东垣试效方》

【组成】 黄芩 黄连各半两（各15g） 人参三钱（9g） 橘红去白 玄参 生甘草各二钱（各6g） 连翘 黍粘子 板蓝根 马勃各一钱（各3g） 白僵蚕炒 升麻各七分（各2g） 柴胡 桔梗各二钱（各6g）

【用法】 上为细末，半用汤调，时时服之；半蜜为丸，嚼化之。（现代用法：水煎服。）

【功用】 清热解毒，疏风散邪。

【主治】 大头瘟。恶寒发热,头面红肿焮痛,目不能开,咽喉不利,舌燥口渴,舌红苔黄,脉浮数有力。

【证治机理】 本方原治"大头天行",为感受风热疫毒之邪,壅于上焦,攻冲头面所致。风热疫毒上攻,气血壅滞,故头面红肿焮痛,目不能开;疫毒郁于肌表,卫阳被郁,正邪相争,故恶寒发热;热毒壅滞咽喉,故咽喉不利;热毒炽盛,津液被灼,故舌燥口渴;舌红苔黄,脉浮数有力,均为风热疫毒之征。病位在上焦头面,故治宜疏散上焦之风热,清解上焦之疫毒。

【方解】 本方原为治"大头天行"(即大头瘟)的主方。方中重用黄连、黄芩清泄心肺热毒,为君药。牛蒡子、连翘、僵蚕辛凉疏散上焦头面风热,为臣药。玄参、马勃、板蓝根,加强本方的清热解毒之力;橘红理气而散壅滞;人参补气,扶正以祛邪;桔梗、甘草清利咽喉,共为佐药。升麻、柴胡疏散风热,升阳散火,使风热疫毒之邪宣散透发,此即"火郁发之"之意,并协助诸药上达头面,共为佐使药。诸药配伍,清疏并用,升降共投,以奏清热解毒,疏风散邪之功。

本方出自《东垣试效方》,方中有人参,但其论述中有薄荷而无人参。后世《普济方》、《医方集解》等均从其论,用薄荷而不用人参。薄荷之用,意在疏散上焦之风热,且清利咽喉。

【运用】

1. 本方主治大头瘟。临床应用以头面红肿焮痛,恶寒发热,舌燥口渴,舌红苔黄,脉浮数有力为辨证要点。本方药味多苦寒辛散,阴虚火旺者禁用。

2. 若热毒不甚,黄芩、黄连用量可减轻;若无表证,可去柴胡、薄荷;若热毒炽盛,可加银花、野菊花;若大便燥结,可加大黄、芒硝。

3. 现代常用于流行性腮腺炎、急性扁桃体炎、头面部丹毒及蜂窝织炎等证属热毒壅盛者。

【方论选录】

李杲:"芩、连苦寒,泻心肺间热以为君;橘红苦辛,玄参苦寒,生甘草甘寒,泻火补气以为臣;连翘、鼠粘子、薄荷苦辛平,板蓝根甘寒,马勃、白僵蚕味苦平,散肿消毒定喘以为佐;新升麻、柴胡苦平,行少阳、阳明二经不得伸;桔梗味辛温为舟楫,不令下行。"(《东垣试效方》卷9)

王子接:"时行疫疠,目赤肿痛胞烂者属湿热;憎寒壮热,头面胀者属风热,此皆邪发于手三阴者也。普济消毒饮本自《局方》,谦甫遵于其师济源,东垣注释见于《准绳》。黄芩、黄连、连翘、玄参泻心肺之热为君;人参、橘红负荷其正,驱逐其邪为臣;升麻、柴胡伸少阳、阳明之正气,桔梗、甘草载引诸药不令下行为佐;牛蒡散风消毒,僵蚕消风散结,板蓝根解天行热毒,马勃消头面毒肿,使药四味,为诸药驱使于上焦,以成消散之功。"(《绛雪园古方选注》卷下)

【医案举例】

刘某,男,5岁。证经二日,恶寒壮热,头面红肿,形如芭斗,眼睛肿合成缝,颜面热蒸冒气,红肿之处,细泡无数,有痒感,心烦不安,口渴欲饮,呼吸不平,小溲黄浑,腑秘未行，苔白质赤，脉象浮数。此为感受时行温毒，上攻头部，发为大头瘟证。病势剧烈，不可玩忽，治以清温解毒，以希速效。薄荷3g，连翘10g，炙僵蚕6g，黄芩5g，黄连2g，玄参6g，研牛蒡子5g，生粉草3g，桔梗3g，板蓝根15g，马勃3g。另：嘱以该药渣煎水熏头面，熏后严禁风吹着凉，睡卧取汗。（《刘弼臣临床经验辑要·时疫类》）

按：此乃风热温毒上攻头面，其证初起二日，故见恶寒发热之表证，风者善行而数变，风热上攻，故头面肿盛。投普济消毒饮疏散风热，清热解毒，药证相应，服之便瘥。取微汗以解表，但切忌大汗，以防重伤其阴。

【方歌】

普济消毒芩连鼠，玄参甘桔蓝根侣，

升柴马勃连翘陈，僵蚕薄荷为末咀，

或加人参及大黄，大头天行力能御。

凉 膈 散

《太平惠民和剂局方》

【组成】 川大黄 朴硝 甘草爁，各二十两（各6g） 山栀子仁 薄荷叶去梗 黄芩各十两（各3g） 连翘二斤半（12g）

【用法】 上粗末，每二钱，水一盏，入竹叶七片，蜜少许，煎至七分，去滓，食后温服。小儿可服半钱，更随岁数加减服之，得利下住服。（现代用法：上药共为末，每服6g，用竹叶3g，水煎，入蜜少许，调服；亦可作汤剂煎服。）

【功用】 泻热通便，清上泄下。

【主治】 上中二焦火热证。烦躁口渴，面热头昏，舌肿目赤，口舌生疮，咽痛鼻衄，或睡卧不宁，谵语狂妄，便秘溲赤，或大便不畅，舌红苔黄，脉滑数。

【证治机理】 本方证由脏腑积热，聚于胸膈所致，故以上、中二焦见症为主。热聚心胸，故见烦躁口渴；火热炎上，故见面热头昏，舌肿目赤，口舌生疮或咽痛鼻衄；火热内扰心神，故见睡卧不宁，谵语狂妄；燥热内结，故见便秘溲赤；舌红苔黄，脉滑数，均为邪热炽盛之象。此时，上有无形之邪热，非清不去；中有有形之积滞，非下不除。故以泻火通便，清上泄下为治。

【方解】 本方为治疗胸膈积热之剂。方中连翘辛凉质轻，清热解毒，祛上焦之热，为君药。配伍黄芩以清胸膈郁热；山栀子通泻三焦，引火下行；大黄、芒硝泻火通便，以荡涤中焦燥热内结，共为臣药。薄荷、竹叶味薄气轻，清疏上焦，以解热于上，兼有"火郁发之"之义；白蜜少许，润燥生津，又缓芒硝、大黄之峻下，共为佐药。甘草调和药性。诸药相伍，共奏泻热通便，清上泄下之功。

全方既有连翘、黄芩、栀子、薄荷、竹叶，疏解清泄胸膈邪热于上；更用调胃承气汤合白蜜，通便导滞，荡热于中，使上焦之热得以清解，中焦之实由下而去。清上与泻下并行，其泻下以助清胸膈郁热，所谓"以泻代清"之法。

【运用】

1. 本方为治疗上中二焦邪热炽盛的常用方。临床应用以烦躁口渴，面赤咽痛，舌红苔黄，脉滑数为辨证要点。虽有通腑之力，但临床运用重在清胸膈邪热炽盛，即使无便秘之症，亦可应用。

2. 若上焦热盛津伤而口渴较甚者，可加天花粉、芦根清热生津；若热盛而口舌糜烂者，可加黄连清热泻火；若咽喉肿痛较甚，可加玄参、山豆根利咽止痛；若兼见吐血者，可加白茅根、侧柏叶凉血止血。

3. 现代常用于急性扁桃体炎、咽炎、口腔炎、急性黄疸型肝炎、胆道感染、皮肤化脓性感染等证属上、中二焦邪热炽盛者。

【方论选录】

张秉成："若火之散漫者，或在里，或在表，皆可清之、散之而愈。如挟有形之物结而不散者，非去其结，则病终不痊。故以大黄、芒硝之荡涤下行者，去其结而逐其热。然恐结邪虽去，尚有浮游之火，散漫上中，故以黄芩、薄荷、竹叶清彻上中之火，连翘解散经络中之余火，栀子自上而下，引火邪屈曲下行。如是则有形无形、上下表里诸邪悉从解散。用甘草、生蜜者，病在膈，甘以缓之也。"（《成方便读》卷3）

【医案举例】

石顽治幼科汪五符，夏月伤食，呕吐发热颅胀，自利黄水，遍体肌肉扪之如刺。六脉模糊，指下寻之似有如无，足胫不温，自认阴寒而服五积散。一服其热愈炽，昏卧不省。第三日自利不止，而时常谵语，至夜尤甚。乃舅叶阳生以为伤暑，而与香薷饮，遂头面汗出如蒸，喘促不宁，足冷下逆。歙医程郊倩以其证大热而脉息模糊，按之殊不可得，以为阳欲脱亡之候，欲猛进人参、附子。云间沈明生以为阴证断无汗出如蒸之理，脉虽虚而证大热，当用人参白虎。争执未决，取证于石顽。诊其六脉虽皆涩弱模糊，而心下按之大痛，舌上灰刺如芒，乃食填中宫，不能鼓运其脉，往往多此，当与凉膈散下之。诸医正欲藉此脱手，听余用药。一下而神思大清，脉息顿起。当知伤食之脉，虽当气口滑盛，若屡伤不已，每致涩数模糊，乃脾不消运之兆也。此证设非下夺而与参、附助其壮热，顷刻立毙。可不详慎，而妄为施治乎！（《张氏医通》卷2）

按：本案夏月伤食致积热内盛，脉虽模糊，似有似无，且具大热，然其辨证重在"心下按之大痛，舌上灰刺如芒"，用凉膈散清上泻下而病愈。若误用参、附温补，反而助热更盛，祸不旋踵矣。

【方歌】

凉膈硝黄栀子翘，黄芩甘草薄荷饶，

竹叶蜜煎疗膈上，中焦燥实服之消。

仙方活命饮（神仙活命饮）

《女科万金方》

【组成】 白芷六分 (2g) 贝母 防风 赤芍药 生归尾 甘草节 皂角刺炒 穿山甲炙 天花粉 乳香 没药各一钱 (各3g) 金银花 陈皮各三钱 (各9g)

【用法】 用酒三碗，煎至一碗半。若上身，食后服；若下身，食前服。再加饮酒三四杯，以助药势，不可更改。（现代用法：水煎服，或水酒各半煎服。）

【功用】 清热解毒，消肿溃坚，活血止痛。

【主治】 痈疡肿毒初起。红肿焮痛，或身热凛寒，苔薄白或黄，脉数有力。

【证治机理】 本方主治疮疡肿毒初起，红肿焮痛，属于阳证者。痈疡肿毒一证，多为热毒内壅，气滞血瘀痰结而成。《灵枢·痈疽》云："营气稽留于经脉之中，则血泣而不行，不行则卫气从之而不通，壅遏而不得行，故热。大热不止，热盛则肉腐，肉腐则为脓，故命曰痈。"《素问·生气通天论》云："营气不从，逆于肉理，乃生痈肿。"热毒壅聚，营气郁滞，气滞血瘀，聚而成形，故局部红肿焮痛；正邪交争，故身热凛寒；正邪俱盛，相搏于经，故脉数而有力。阳证痈疡肿毒初起之治，应以清热解毒为主，辅以理气活血，消肿止痛为法。热毒消解，气行血畅，则痈肿自消。

【方解】 本方为治痈疡肿毒阳证之主方。方中金银花性味甘寒，最善清热解毒，为治疮疡肿毒之要药，故重用为君。唯取清热解毒，则气滞血瘀难消，肿结不散，遂以当归尾、赤芍、乳香、没药、陈皮行气活血通络，消肿止痛，共用为臣。疮疡初起，其邪多羁留于肌肤腠理之间，则用白芷、防风，疏风解毒，又可散结消肿，使热毒得以透解；热毒壅滞，气血不畅，复致液聚成痰，故伍用贝母、天花粉清热化痰，散结排脓，可使脓未成即消；穿山甲、皂角刺通行经络，透脓溃坚，可使脓成即溃，均为佐药。甘草清热解毒，调和诸药；煎药加酒者，借其通瘀而行周身，助药力直达病所，共为佐使。诸药合用，共奏清热解毒，消肿溃坚，活血止痛之功。

综观全方，以清热解毒，活血化瘀，消肿溃坚药为主，配以透表、行气活血、化痰散结之品，具"未成者即散，已成者即溃"（《校注妇人良方》卷24）之功。故罗美称"此疡门开手攻毒之第一方也"（《古今名医方论》卷2）。其较全面地体现了外科阳证疮疡内治消法之基本配伍法则。

本方与普济消毒饮均属清热解毒方剂。但普济消毒饮所治为大头瘟，系肿毒发于头面者，以清热解毒，疏风散邪为法，并佐以升阳散火，发散郁热；本方则通治阳证肿毒，于清热解毒之中，伍以行气活血，散结消肿之品，对痈疮初起更宜。

【运用】

1．本方为治阳证痈疡肿毒的常用方。临床应用以痈疡红肿焮痛，身热凛寒，脉数有力为辨证要点。

2．若热毒重，痈疡红肿甚者，加入连翘、蒲公英、紫花地丁等以加强清热解毒之力；若兼见血热舌绛，可加丹皮、玄参、生地凉血解毒；若兼大便秘结，可加大黄以泻热通便。不善饮酒者可用酒水各半或用清水煎服。此外，还可以根据疮疡肿毒所在部位不同，适当加入引经药，以使药力直达病所。

3．现代常用于多发性疖肿、蜂窝织炎、乳腺炎、化脓性扁桃体炎、脓疱疮等证属阳证、实证者。

【附方】

五味消毒饮（《医宗金鉴》） 金银花三钱（15g） 野菊花 蒲公英 紫花地丁 紫背天葵子各一钱二分（各9g） 加水一盅，煎八分，加无灰酒半盅，再滚二三沸时，热服，被盖出汗为度。功用：清热解毒，消散疔疮。主治：疔疮初起，发热恶寒，疮形如粟，坚硬根深，状如铁钉，以及痈疡疖肿，红肿热痛，舌红，苔黄，脉数。

【方论选录】

罗美："此疡门开手攻毒之第一方也。经云：'营气不从，逆于肉理。'故痈疽之发，未有不从营气之郁滞，因而血结痰滞，蕴祟热毒为患。治之之法，妙在通经之结，行血之滞，佐之以豁痰、理气、解毒。是方穿山甲以攻坚，皂刺必达毒所，白芷、防风、陈皮通经理气而疏其滞，乳香定痛和血，没药破血散结，赤芍、归尾以驱血热而行之，以破其结，佐以贝母、花粉、金银花、甘草，一以豁痰解郁，一以散毒和血，其为溃坚止痛宜矣。"（《古今名医方论》卷2）

王子接："疡科之方最繁，初无深义，难以类选，兹取其通用者绎之。如活命饮，行卫消肿，和营止痛，是其纲领也。《经》言：卫气不从，逆于肉理，乃生痈肿。故用白芷入阳明，通肌肉之闭以透表，陈皮芳香，利脾胃之气以疏经中之滞，防风卑贱性柔，随所引而入，以泄营中之壅遏，角刺性锐，能达毒处，山甲性坚，善走攻坚，花粉、土贝消肿，归尾、赤芍活络，乳香、没药护心昏神，使人不知痛，甘草、银花解热散毒，治肿毒之法毕备矣，故疡科推为首方。"（《绛雪园古方选注》卷下）

【医案举例】

顾圣符幼弟患髭疔，医者先用火针围药，肿胀至目与鼻俱隐入肉，牙关紧急。马铭鞠用患者耳垢、齿垢，刮手足指甲屑，和匀如豆大，放茶匙内，灯火上炙少许，取作丸，令洗净围药，将银簪挑开疔头，抹入，外用绵纸一层，津湿覆之，痛立止。半日肿半消，目可开，次日，服仙方活命饮二剂愈。（《先醒斋医学广笔记》卷3）

按：本案疔疮，误用火针法，反而肿胀日盛，牙关紧急，显然是火上加油，热毒内迫之故。继用仙方活命饮清热解毒疗疮，服药仅二剂而寻愈，药证相符，切中病机，使人一目了然。

【方歌】

仙方活命金银花，防芷归陈草芍加，

贝母天花兼乳没，穿山角刺酒煎佳，

一切痈毒能溃散，溃后忌服用勿差。

四妙勇安汤

《验方新编》

【组成】　金银花　元参各三两（各90g）　当归二两（30g）　甘草一两（15g）

【用法】　水煎服，一连十剂……药味不可减少，减则不效，并忌抓破为要。（现代用法：水煎服。）

【功用】　清热解毒，活血止痛。

【主治】　脱疽，热毒炽盛证。患肢暗红微肿灼热，久则溃烂腐臭，疼痛剧烈，或发热口渴，舌红脉数。

【证治机理】　《灵枢·痈疽》云："发于足指，名脱痈。其状赤黑，死不治；不赤黑，不死。不衰，急斩之，不则死矣。"脱疽一证，病机多端，本方治证，系由热毒内蕴，或过食膏粱厚味，辛辣炙煿，热毒内生，气血瘀阻，阴血亏损，肢末失于濡养所致。热毒内生，血行不畅，瘀滞经脉，故患肢暗红、微肿、灼热、疼痛剧烈；热盛则肉腐，故溃烂腐臭；热毒内扰，伤及津液，故烦热口渴、舌红脉数。治宜清热解毒，活血止痛。

【方解】 本方为治脱疽之热毒炽盛而兼瘀血阻滞证的代表方剂。因热毒蕴结，瘀阻血脉，故方中重用金银花，清热解毒，为君药。玄参泻火解毒，又能养阴散结，与金银花配伍，既清气分邪热，又解血分热毒；当归活血养血止痛，共为臣药。甘草生用，既助金银花泻火解毒，又可调和诸药，为佐使。药虽四味，量大力专，共奏清热解毒，活血止痛之功。

本方服法独特，"一连十剂……药味不可减少"，旨在示人服用本方一则要大剂连服，二则不可缺味。如此，方能获药精力宏之"妙"。

本方与仙方活命饮、五味消毒饮均为治疗阳证疮疡之常用方，皆具清热解毒之功。然仙方活命饮为痈肿初起之要方，尚有疏风活血，软坚散结之功；五味消毒饮独重清热解毒，其力为三方之冠，善消散疔毒；而本方药少量大力专，且须连服，尚兼扶正之意，主治脱疽之热毒炽盛之证者。

【运用】

1. 本方为治疗脱疽之良方。临床应用以患肢暗红微肿灼热，疼痛剧烈，烦热口渴，或溃烂，舌红脉数为辨证要点。

2. 若痛剧者，加乳香、没药化瘀止痛；烦热口渴者，加生地、丹皮、赤芍凉血滋阴；瘀阻显著者，加桃仁、红花活血通络；患肢肿胀明显属湿热重者，加防己、黄柏、海桐皮清热祛湿。

3. 现代常用于血栓闭塞性脉管炎、下肢丹毒，或其他原因引起的血管栓塞等证属热毒炽盛而兼有瘀血者。

【方歌】

四妙勇安金银花，玄参当归甘草加，
清热解毒兼活血，热毒脱疽效堪夸。

第五节　清脏腑热

清脏腑热剂，适用于邪热偏盛于某一脏腑的火热证。本类方剂以脏腑火热证的不同，分别使用相应的清热药组方。如心经热盛，用黄连、栀子、莲子心、木通等以清心泻火；肝胆实火，用龙胆草、夏枯草、青黛等清肝泻火；肺中有热，用黄芩、桑白皮、石膏、知母等清肺泄热；热在脾胃，用石膏、山栀、黄连等以清胃泻热。此外，尚需针对病证兼夹适当配伍，如热盛伤阴，配伍生地黄、麦冬、石斛、阿胶等以养阴生津；壮火食气者，当配人参、黄芪、山药等以补气扶正；兼夹湿热，配泽泻、车前子、木通等以清利湿热；如兼气滞血瘀，配当归、木香、槟榔等以行气和血；如火热内郁，根据"火郁发之"之理，配藿香、防风等以发散郁火。代表方如导赤散、龙胆泻肝汤、泻白散、清胃散、芍药汤、白头翁汤等。

导 赤 散

《小儿药证直诀》

【组成】 生地黄 木通 生甘草梢各等分（各6g）

【用法】 上为末，每服三钱（9g），水一盏，入竹叶同煎至五分，食后温服。（现代用法：水煎服。）

【功用】 清心利水养阴。

【主治】 心经火热证。心胸烦热，口渴面赤，意欲饮冷，以及口舌生疮；或心热移于小肠，小溲赤涩刺痛，舌红，脉数。

【证治机理】 本方治证系心经火热或心热移于小肠所致。心经火热循经上炎，故见心胸烦热、面赤；舌为心之苗，心火上炎，故见口舌生疮；火热内灼，阴津被耗，故见渴欲饮冷；心与小肠相表里，心热移于小肠，故见小便赤涩刺痛；舌红、脉数均为心经火热之象。心经火热而又阴津被耗，故治法不宜苦寒直折，而宜清心与养阴兼顾，利水以导热下行，使蕴热从小便而去。

【方解】 本方为清心利水养阴的代表方剂。方中生地黄甘寒而润，入心、肾经，清热养阴以制心经火热；木通味苦性寒，入心、小肠经，降火利水，二药合用，清心养阴而不恋邪，利水通淋而不伤阴，共为君药。竹叶性味甘淡，清心除烦，淡渗利水，导心经火热下行，为臣药。生甘草梢泻火解毒，可直达茎中而止痛，并能调和诸药，为佐使。四药配伍，共奏清心利水养阴之效。

钱氏但云本证为"心热"，或"心气热"，未明令其虚实之属，依据小儿稚阴稚阳、易寒易热、易虚易实的特点，治实当防其虚，治虚当防其实，故本方清热与养阴之品配伍，利水而不伤阴，清火而不伐胃，养阴而不恋邪，最宜于小儿。《医宗金鉴·删补名医方论》卷4以"水虚火不实"五字括之，较为贴切。

本方在《小儿药证直诀》治"小儿心热"，未言及"心移热于小肠"，至《奇效良方》则扩大其应用范围，用治小便赤涩热痛等。《医宗金鉴·删补名医方论》卷4曰："赤色属心，导赤者，导心经之热从小肠而出……故名导赤散。"

【运用】

1. 本方为治心经火热证之常用方。临床应用以心胸烦热，口舌生疮，小便赤涩，舌红脉数为辨证要点。方中木通苦寒，生地黄阴柔寒凉，故脾虚便溏者慎用。

2. 若心火较盛，可加黄连清心泻火；若小便淋涩痛重，可加白茅根、海金沙、滑石通淋止痛；若尿中见血者，可加旱莲草、小蓟凉血止血。

3. 现代常用于口腔炎、小儿鹅口疮、小儿夜啼、急性肾盂肾炎、急性膀胱炎等证属心经火热或心热移于小肠者。

【附方】

清心莲子饮（《太平惠民和剂局方》） 黄芩 麦门冬去心 地骨皮 车前子 甘草炙，各半两（各9g） 石莲肉去心 白茯苓 黄芪蜜炙 人参各七钱半（各12g） 上锉散，每服三钱（10g），水一盏半，煎取八分，去滓，水中沉冷，空心，食前服。功用：清心火，益气阴，止淋浊。主治：心火偏旺，气阴两虚，湿热下注证。遗精淋浊，血崩带下，遇劳则发；或肾阴不足，口干舌燥，烦躁发热。

【方论选录】

吴谦等："以心与小肠为表里也。然所见口糜舌疮，小便黄赤，茎中作痛，热淋不利等证，皆心移热于小肠之证。故不用黄连直泻其心，而用生地滋肾凉心，木通通利小肠，佐以甘草梢，取易泻最下之热，茎中之痛可除，心经之热可导也。此则水虚火不实者宜之，以利水而不伤阴，泻火而不伐胃。若心经实热，须加黄连、竹叶，甚者更加大黄，亦釜底抽薪之法也。"（《医宗金鉴·删补名医方论》卷4）

吴昆："心热，小便黄赤，此方主之。心与小肠为表里，故心热则小肠亦热，而令便赤。是方也，生地黄可以凉心，甘草梢可以泻热，佐之以木通，则直走小肠、膀胱矣。名曰导赤者，导其丙丁之赤，由溺而泄也。"（《医方考》卷2）

【医案举例】

本县大尹张鼎石公子，生四月无乳，取一名壮妇人乳之，一夜大啼，取医甘大用治之，初所治者，呼为腹痛，用理中汤不效，又呼为伤食，用益黄散，又不效，夜更啼哭，急请予视之，甘语其故，意欲我扶同其言也。心本恶热，药中又犯干姜、丁香。如何不助火而增益其病也。乃请公子看之，尹曰：夜啼四日矣。全曰：夜啼有四，心烦一也。尹曰，伤食乎，腹痛乎。余曰，腹痛则面多青，伤食则面多㿠白。今面多赤，心烦证的也，大用趋出。予用导赤散加麦冬、灯心进一服。次早往问，大用自内出云，昨夜到天明不止，昨夜哭犹甚也。予告之曰，公子病安矣。公子贵体违和，四日夜未乳，昨夜病退思乳，乳母在外，故知往夜之哭，病哭也；昨夜之哭，饥哭也。尹喜曰，怪哉乳母来后，再不复啼矣，病果退矣。（《幼科发挥》卷2）

按：小儿夜啼，有因脾寒，有因心热。本案患者夜啼不安，前医不详辨证，误投温补之剂，邪因补而恋，热遇温益甚，故"夜更啼哭"。然患儿面赤、心烦，显是心热所致，用导赤散清心泻火，更加麦冬一味，益心阴、清心热，配生地黄，有相得益彰之妙。再加灯心以清热，故服药一剂，果见病退儿安。

【方歌】

导赤生地与木通，草梢竹叶四般攻，

口糜淋痛小肠火，引热同归小便中。

龙胆泻肝汤

录自《医方集解》

【组成】 龙胆草酒炒（6g） 黄芩炒（9g） 栀子酒炒（9g） 泽泻（12g） 木通（6g） 车前子（9g） 当归酒洗（3g） 柴胡（6g） 甘草生用（6g） 生地黄酒炒（6g） （原书未著用量）

【用法】 水煎服；亦可制成丸剂，每服6～9g，日2次，温开水送下。

【功效】 清泻肝胆实火，清利肝经湿热。

【主治】

1．肝胆实火上炎证。头痛目赤，胁痛口苦，耳聋，耳肿，舌红苔黄，脉弦数有力。

2．肝经湿热下注证。阴肿，阴痒，阴汗，小便淋浊，妇女带下黄臭等，舌红苔黄腻，脉弦数有力。

【证治机理】　本方证是由肝胆实火上炎，或湿热循经下注所致。足厥阴肝经，布胁肋连目系，上出额，会于巅；足少阳胆经，起于目锐眦，下耳后入耳中，出走耳前。肝胆实火上炎，故见头痛、目赤、口苦、耳聋、耳肿；实火循经至胁肋，故见胁痛；肝脉绕阴器，湿热循经下注，故见阴肿、阴痒、阴汗、小便淋浊、妇女带下等；舌红苔黄腻、脉弦数有力皆为火盛及湿热之象。治宜清泻肝胆实火，清利肝经湿热。

【方解】　本方既清泻肝胆实火，又清利肝经湿热。方用龙胆草大苦大寒，主入肝胆二经，上清肝胆实火，下利肝经湿热，两擅其功，切中病机，《笔花医镜》卷2称之为"凉肝猛将"，故为方中君药。黄芩、栀子性味苦寒泻火，燥湿清热，能清上导下，加强君药泻火除湿之力，用为臣药；湿热壅滞于下，故又用渗利湿热之泽泻、木通、车前子导湿热下行，使邪有出路，亦为臣药。肝主藏血，肝经实火，易耗伤阴血，且方中药物苦燥渗利易于伤阴，故佐以生地黄、当归滋阴养血，使邪去而阴血不伤。肝体阴而用阳，性喜条达而恶抑郁，火热内郁，肝胆之气不舒，方中大剂苦寒降泄之品，亦恐肝胆之气被郁，故又佐入柴胡疏畅肝胆之气，并引诸药入肝胆之经，其与黄芩相配，以增清解肝胆火热之功；其与生地黄、当归相伍，以适肝体阴用阳之性。甘草护胃和中，调和诸药，为使药。综观全方，其用药是清热与渗利、滋养共施，但主之以清，辅之以利，佐之以养，具有泻中有补，降中寓升，祛邪而不伤正，泻火而不伐胃的配伍特点。

【运用】

1．本方为肝胆实火上炎，肝经湿热下注之证而设。临床应用以口苦溺赤，舌红苔黄，脉弦数有力为辨证要点。方中药多苦寒，易伤脾胃，故对脾胃虚寒和阴虚阳亢者，不宜使用。

2．若肝火上冲而见头痛头胀者，加菊花、夏枯草以增强清泻肝胆之火之功；若胁痛偏重者，加郁金、川楝子，以疏肝行气；若见黄疸，加茵陈以利湿退黄；若目赤肿痛，加木贼草、谷精草以清肝明目；若见便秘，加大黄以泻火通便。

3．现代常用于顽固性偏头痛、高血压病、急性结膜炎、角膜溃疡、急性化脓性中耳炎、急性黄疸型肝炎、急性胆囊炎、急性膀胱炎、外阴炎、急性盆腔炎、睾丸炎、带状疱疹等证属肝胆实火、湿热者。

【附方】

1．**泻青丸**（《小儿药证直诀》）　当归去芦头，切，焙，秤　龙脑（即龙胆草）焙，秤　川芎　山栀子仁　川大黄湿纸裹煨　羌活　防风去芦头，切，焙，各等分（各3g）　上为末，炼蜜为丸，如芡实大（1.5g），每服半丸至一丸，煎竹叶汤，同砂糖，温开水化下。功用：清肝泻火。主治：肝经火郁证。目赤肿痛，烦躁易怒，不能安卧，尿赤便秘，脉洪实；以及小儿急惊，热盛抽搐等。

2．**当归龙荟丸**（原名龙脑丸《黄帝素问宣明方论》）　当归焙　龙胆草　大栀子　黄连　黄

柏　黄芩各一两（各30g）　芦荟　青黛　大黄各半两（各15g）　木香一分（0.3g）　麝香半钱，
别研（1.5g）　上为末，炼蜜为丸，如小豆大，小儿如麻子大。生姜汤下，每服二十丸（6g）。
功用：清泻肝胆实火。主治：肝胆实火证。头晕目眩，神志不宁，谵语发狂，或大便秘结，
小便赤涩。

龙胆泻肝汤、泻青丸、当归龙荟丸同为泻肝经实火之剂。然龙胆泻肝汤泻肝胆实火并能
清利湿热，且兼寓滋养阴血之功，用治肝胆实火上炎，湿热下注之证；泻青丸泻肝火并能疏
散肝胆郁火，宜于肝火内郁之证；当归龙荟丸则选大苦大寒之品，着重泻肝胆实火，使火从
二便分消，乃攻滞降泻之剂，用治肝经实火证。

【方论选录】

吴谦等："胁痛口苦，耳聋耳肿，乃胆经之为病也。筋痿阴湿，热痒阴肿，白浊溲血，乃
肝经之为病也。故用龙胆草泻肝胆之火，以柴胡为肝使，以甘草缓肝急，佐以芩、栀、通、
泽、车前辈大利前阴，使诸湿热有所从出也。然皆泻肝之品，若使病尽去，恐肝亦伤矣，故
又加当归、生地补血以养肝，盖肝为藏血之脏，补血即所以补肝也。而妙在泻肝之剂，反作
补肝之药，寓有战胜抚绥之义矣。"（《医宗金鉴·删补名医方论》卷4）

汪昂："此足厥阴、少阳药也。龙胆泻厥阴之热；柴胡平少阳之热；黄芩、栀子清肺与三
焦之热以佐之；泽泻泻肾经之湿；木通、车前泻小肠、膀胱之湿以佐之；然皆苦寒下泻之
药，故用归、地养血而补肝；用甘草以缓中，而不使伤胃为臣使也。"（《医方集解·泻火之
剂》）

【医案举例】

一妇人，善怒，或小腹痞闷，或寒热往来，或小便频数，时下白淫，药久不愈，面青口
苦。余以为积愤不能发散所致，用龙胆泻肝汤而愈。（《妇人良方》卷1）

按：本案患者实因情志不畅，致肝气郁而化火，故善怒且小腹痞闷，经气不舒则寒热交
替，夹湿浊下注而见时下白淫（即白浊之物）。虽药久不愈，疑是不识病机，墨守成法之故。
刻下面青口苦，乃肝经实火之征，故用清肝泻火，清利湿热之龙胆泻肝汤，药到病除。

【方歌】

龙胆泻肝栀芩柴，生地车前泽泻偕，

木通甘草当归合，肝经湿热力能排。

左 金 丸

《丹溪心法》

【组成】　黄连六两（9g）　吴茱萸一两（1.5g）

【用法】　上药为末，水丸或蒸饼为丸，白汤下五十丸。（现代用法：为末，水泛为丸，
每服2～3g，温开水送服；亦可作汤剂。）

【功用】　清肝泻火，降逆止呕。

【主治】　肝火犯胃证。胁肋疼痛，嘈杂吞酸，呕吐口苦，舌红苔黄，脉弦数。

【证治机理】　本方证是由肝郁化火，横逆犯胃，肝胃不和而成。肝脉布于胁肋，肝经自
病，失其条达，故胁肋疼痛；肝郁化火，火逆犯胃，胃失和降，故见嘈杂吞酸、呕吐口苦；

舌红苔黄、脉弦数皆肝郁化火之候。故治宜清肝泻火为主，兼以降逆止呕。

【方解】 本方为肝火犯胃证而设。故方中重用黄连为君，清泄肝火，使肝火得清，自不横逆犯胃；又善清泻胃火，胃火清则气自和，一药两得，对肝火犯胃之证颇为适宜。肝之气郁化火证，纯用苦寒，恐有郁遏伤中之弊，应略施疏解之品以适肝性。故方中少佐辛热之吴茱萸，一则辛散解郁，疏泄肝经郁气，使肝气条达，郁结得开；二则反佐以制黄连之苦寒，使泻火而无凉遏之弊；三则取其下气之用，助黄连和胃降逆；四则可引黄连入肝经。如此一药四用，为佐使。二者配伍辛开苦降，肝胃同治，泻火而不凉遏，温通而不助热，相反相成，肝火得清，胃气得降，则诸证自愈。

本方一名回令丸，《医方集解》又名萸连丸。

左金丸与龙胆泻肝汤，皆用于肝经实火，胁痛口苦等症。但左金丸主要用于肝火犯胃之呕吐吞酸等症，有降逆和胃之功，而无清利湿热作用，且泻火作用较弱；龙胆泻肝汤主要用于肝经实火上攻之目赤耳聋，或湿热下注之淋浊阴痒等症，有清利湿热之功，而无和胃降逆作用，且泻火之力较强。

【运用】

1．本方为治肝火犯胃证的常用方。临床应用以胁痛口苦，呕吐吞酸，舌红苔黄，脉弦数为辨证要点。

2．若吞酸重者，加乌贼骨、煅瓦楞以制酸止痛；胁肋痛较甚者，加川楝子、延胡索以加强行气止痛之功。

3．现代常用于食道炎、浅表性胃炎、胃溃疡等证属肝火犯胃者。

【附方】

戊己丸（《养生必用》，录自《幼幼新书》） 黄连 吴茱萸 白芍药俱锉如豆，同炒赤，各五两（各15g） 上为细末，面糊为丸，如梧桐子大。每服二十丸，浓煎米饮下，空心，日三服。功用：疏肝理脾，清热和胃。主治：肝脾不和证。胃痛吞酸，腹痛泄泻。

左金丸、戊己丸组方均体现苦降辛开的配伍方法。然左金丸黄连六倍于吴茱萸，功能清肝泻火，和胃降逆，主治胁肋疼痛、呕吐吞酸的肝火犯胃证；戊己丸黄连、吴茱萸等量，即清热与开郁并重，加白芍以和中缓急，主治胃痛吞酸、腹痛泄泻的肝脾（胃）不和证。

【方论选录】

胡天锡："左金丸独用黄连为君，从实则泻子之法，以直折其上炎之势，吴茱萸从类相求，引热下行，并以辛燥开其肝郁，惩其扞格，故以为佐，然必本气实而土不虚者，庶可相宜。左金者，木从左而制从金也。"（《医宗金鉴·删补名医方论》卷4引）

王子接："经脉循行，左升右降，药用苦辛肃降，行于升道，故曰左金。吴茱萸入肝散气，降下甚捷，川黄连苦燥胃中之湿，寒胜胃中之热，脏恶热而用热，脏恶寒而用寒，是谓反治，乃损其气以泄降之，七损之法也。当知可以治实，不可以治虚，若勿论虚实而用之，则误矣。"（《绛雪园古方选注》卷中）

【医案举例】

高，咽阻，吞酸，痞胀，食入呕吐。此肝阳犯胃，用苦辛泄降。吴萸 川连 川楝子 杏仁 茯苓 半夏 厚朴。（《临证指南医案》卷4）

按：本案例症状虽未详尽，但从吞酸、食入即吐分析，乃肝阳（即肝火）犯胃所致。方用左金丸加味，苦辛泄降，清肝和胃以制酸消痞。

【方歌】

左金连萸六一丸，肝经火郁吐吞酸，

加入芍药名戊己，热泻热痢服之安。

泻白散（又名泻肺散）

《小儿药证直诀》

【组成】 地骨皮 桑白皮炒，各一两（各9g） 甘草炙，一钱（3g）

【用法】 上锉散，入粳米一撮，水二小盏，煎七分，食前服。[现代用法：共为粗末，每用9g，加粳米一撮，水煎食前服；或作汤剂，入粳米一撮（3g），水煎服。]

【功用】 泻肺清热，止咳平喘。

【主治】 肺热喘咳证。气喘，咳嗽，皮肤蒸热，日晡尤甚，舌红苔黄，脉细数。

【证治机理】 本方证为火热郁伏于肺，肺失肃降之职所致。肺主气，宜清肃下降。火热郁伏于肺，则肺失肃降而为气喘咳嗽；肺合皮毛，肺中火热伏郁，外蒸于皮毛，故皮肤蒸热；伏火郁热伤及阴分，故身热日晡尤甚；舌红苔黄，脉细数乃是火热之征。治宜泻肺清热，止咳平喘。

【方解】 本方为治肺中伏火郁热喘咳证的代表方剂。方中桑白皮甘寒性降，专入肺经，清泻肺热，下气平喘，为君药。地骨皮甘寒入肺，可助君药清降肺中伏火，为臣药。君臣相配，清泻肺中伏火郁热，以复肺气之肃降。粳米、炙甘草养胃和中，"培土生金"以扶肺气，共为佐使。四药配合，共奏泻肺清热，止咳平喘之功。本方清中有润，泻中有补，对小儿"稚阴"之体具有标本兼顾之功。

【运用】

1．本方为治肺热喘咳证而设。临床应用以气喘咳嗽，皮肤蒸热，舌红苔黄，脉细数为辨证要点。若属风寒咳嗽或肺虚咳喘者，不宜使用。

2．肺经热重者，加黄芩、知母等以增强清泄肺热之功；若属燥热咳嗽，可加瓜蒌皮、川贝母等润肺止咳；阴虚潮热者，加银柴胡、鳖甲滋阴退热；热伤阴津、烦热口渴者加花粉、芦根。

3．现代常用于支气管炎、百日咳、小儿麻疹或肺炎后期哮喘或肺气肿合并感染等证属肺中伏火郁热者。

【附方】

1．黄芩泻白散《《伤寒大白》） 黄芩 桑白皮 地骨皮 甘草（各6g）（原书未著用量）功用：清肺泄热。主治：右胁痛胀满甚，咳嗽气逆，汗出，脉沉数。

2．葶苈大枣泻肺汤（《金匮要略》） 葶苈子熬令色黄，捣丸如弹子大（9g） 大枣十二枚（4枚） 上药先以水三升煮枣，取二升，去枣，内葶苈，煮取一升，顿服。功用：泻肺行水，下气平喘。主治：痰涎壅盛，咳喘胸满。

泻白散、黄芩泻白散、葶苈大枣泻肺汤均有泻肺之功。但泻白散泻肺中伏火郁热，主治肺中伏火喘咳证；黄芩泻白散清肺制肝，主治肺热及肝之右胁胀痛；葶苈大枣泻肺汤泻肺中痰水，主治痰涎壅盛之咳喘。

【方论选录】

王子接："肺气本辛，以辛泻之，遂其欲也。遂其欲当谓之补，而仍云泻者，有平肺之功焉。桑皮、甘草其气俱薄，不燥不刚，虽泻而无伤于娇脏。……《经》言：肺苦气上逆，急食苦以泄之。然肺虚气逆，又非大苦大寒如芩、连、栀、柏辈所宜，故复以地骨皮之苦，泄阴火，退虚热，而平肺气。……使以甘草、粳米，缓桑、骨二皮于上，以清肺定喘，非谓肺虚而补之以米也。"（《绛雪园古方选注》卷中）

张山雷："此为肺火郁结，窒塞不降，上气喘急者之良方。桑白、地骨，清泄郁热，润肺之燥，以复其顺降之常。惟内热上扰，燥渴舌绛者为宜。若外感寒邪，抑遏肺气，鼻塞流涕，咳嗽不爽，法宜疏泄外风，开展肺闭者，误用是方，清凉抑降，则更增其壅矣。"（《小儿药证直诀笺正》卷中）

【医案举例】

张氏孙，九岁，咳嗽闷乱，饮水不止，食不能下，或用凉药，月许无效。师曰：此凉药寒胃也。以益胃散补脾土，以泻白散泻肺金而愈。（《明清中医名著丛刊·薛氏医案》）

按：本案患者咳嗽月余。前医按实热论治而用凉药，伤胃伐脾，运化不及故不食。肺为娇脏，不耐苦寒，故咳嗽不止。投以益胃散（生地、麦冬、沙参、玉竹、冰糖）养胃阴，培土生金；泻白散清泄肺中伏热。标本同治，母子兼顾，故药到病除。

【方歌】

泻白桑皮地骨皮，甘草粳米四般宜，

参茯知芩皆可入，肺热喘嗽此方施。

苇 茎 汤

《外台秘要》引自《古今录验方》

【组成】 苇锉，一升（60g）　薏苡仁半升（30g）　桃仁去皮尖、两仁者，五十个（9g）　瓜瓣半升（30g）

【用法】 上吹咀。以水一斗，先煮苇令得五升，去滓，悉内诸药，煮取二升，分二次服。（现代用法：水煎服。）

【功用】 清肺化痰，逐瘀排脓。

【主治】 肺痈之痰热瘀血证。身有微热，咳嗽痰多，甚则咳吐腥臭脓血，胸中隐隐作痛，舌红苔黄腻，脉滑数。

【证治机理】 本方主治之肺痈乃因热毒壅肺，痰瘀互结所致。热壅于肺，则身热；邪热壅肺，气失清肃，肺气上逆，则发为咳嗽；伤及血络，热壅血瘀，久不消散，血败肉腐，则咳吐腥臭脓血；痰热瘀血，互阻胸中，肺络不通，则胸中隐隐作痛；舌红苔黄腻，脉滑数，乃痰热之象。治宜清肺化痰，逐瘀排脓。

【方解】 本方为治肺痈的常用方剂。方以苇茎甘寒轻浮，善清肺热，《本经逢原》卷2谓"专于利窍，善治肺痈，吐脓血臭痰"，为治肺痈要药，用以为君。薏苡仁甘淡微寒，上清肺热以排脓，下利肠胃以渗湿；瓜瓣（冬瓜仁）性味甘凉，清热化痰，利湿排脓，能清上彻下，与苇茎配伍则清肺涤痰排脓，共为臣药。桃仁活血逐瘀，可助消痈，用为佐药。全方药仅四味，结构严谨，药性平和，共奏清肺化痰，逐瘀排脓之功。

方中苇茎一药，现代临床多用芦根，是古今用药习惯不同。瓜瓣一药，《张氏医通》卷13认为"瓜瓣即甜瓜子"，《温热经纬》卷5则云："瓜瓣即冬瓜子"。后世多用冬瓜子，二者功用相近。

【运用】

1．本方为治肺痈之良方，历代医家甚为推崇，不论肺痈之将成或已成皆可应用。临床应用以咳嗽，吐脓血腥臭，胸痛，舌红苔黄，脉滑数为辨证要点。本方药多滑利，并有活血祛瘀作用，孕妇慎用。

2．若肺痈脓未成者，宜加金银花、鱼腥草、连翘等以增加清热解毒之力；若脓已成者，可加桔梗、甘草、贝母等以增强化痰排脓之功。

3．现代常用于肺脓肿、大叶性肺炎、支气管炎、百日咳等证属热毒壅肺，痰瘀互结者。

【附方】

桔梗汤（《金匮要略方论》） 桔梗一两（6g） 甘草二两（12g） 上二味，以水三升，煮取一升，分温再服，则吐脓血也。功用：宣肺止咳，祛痰排脓。主治：肺痈。咳而胸满，振寒，脉数，咽干不渴，时出浊唾腥臭，久久吐脓如米粥者。

本方与苇茎汤均治肺痈，皆有祛痰排脓之功。但苇茎汤清肺热，逐痰瘀之功尤胜，主治不论肺痈将成或已成之热毒壅滞，痰瘀互结之证；而本方善宣肺利咽，主治肺痈咽喉不利者。

【方论选录】

张秉成："肺痈之证，皆由痰血火邪互结胸中，久而成脓所致。桃仁、甜瓜子皆润降之品，一则行其瘀，一则化其浊。苇茎退热而清上；薏苡除湿而下行。方虽平淡，其散结通瘀，化痰除热之力，实无所遗。所以病在上焦，不欲以重浊之药重伤其下也。"（《成方便读》卷4）

徐彬："此治肺痈之阳剂也。盖咳而有微热，是邪在阳分也。烦满则挟湿也，至胸中甲错，是内之形体为病。故甲错独见于胸中，乃胸上之气血两病也。故以苇茎之轻浮而甘寒者，解阳分之气热，桃仁泻血分之结热，薏苡下肺中之湿，瓜瓣清结热而吐其败浊，所谓在上者越之耳。"（《金匮要略论注》卷7）

【医案举例】

己巳年冬月，堂伯兄，四十岁，饮火酒，坐热炕，昼夜不寐，误服枇杷叶、麻黄等利肺药，致伤津液，遂成肺痈，臭不可当，日吐脓二升许。用《千金》苇茎汤合甘桔汤。苇根八两，苦桔梗三两，桃仁一两五钱，薏仁二两，冬瓜仁一两五钱，生甘草一两。煮成两大茶碗，昼夜服完碗半，脓去十之七八；尽剂，脓去八、九。又服半剂，毫无臭味。后以调理脾胃收功。（《吴鞠通医案》卷3）

按：本案例嗜好火酒，以致湿热内蕴，加之身坐热炕，内外相合，热盛灼津成痰，壅实肺络。又误投辛温之麻黄，如抱薪济火，继而成肺痈。治以大剂千金苇茎汤，似有力挽狂澜之用药风格。尤妙在方中加桔梗、甘草以排脓利咽，促使脓痰速去。药证相符，故取效宏捷。

【方歌】

苇茎桃苡冬瓜仁，清肺化痰逐瘀能，

热毒痰瘀致肺痈，脓成未成均可用。

清 胃 散

《脾胃论》

【组成】 真生地黄 当归身各三分（各6g） 牡丹皮半钱（9g） 黄连拣净，六分，如黄连不好，更加二分，如夏月倍之（6g） 升麻一钱（9g）

【用法】 上为细末，都作一服，水一盏半，煎至七分，去渣，稍放冷服之。（现代用法：水煎服。）

【功用】 清胃凉血。

【主治】 胃火牙痛。牙痛牵引头脑，面颊发热，其齿喜冷恶热，或牙宣出血，或牙龈红肿溃烂，或唇舌颊腮肿痛，口气热臭，口干舌燥，舌红苔黄，脉滑数。

【证治机理】 《脾胃论》卷下言此方证的病机为"阳明经中热盛"，足阳明胃经循鼻外入上齿，挟口环唇，下交承浆，循颊车，上耳前，至额颅。胃中热盛，火热循经上攻，故见牙痛牵引头面痛，面颊发热，唇舌颊腮肿痛，其齿喜冷恶热；胃热上冲则口气热臭；胃为多气多血之腑，胃热波及血分，血络受伤，故牙宣出血，甚则牙龈溃烂；口舌干燥，舌红苔黄，脉滑数均为胃热之候。治宜清胃凉血。

【方解】 本方为治胃火牙痛的常用方。方中黄连性味苦寒，直清胃腑之火，为君药。升麻为臣，甘辛微寒，辛而能散，清热解毒。一取其轻清升散透发，可宣达郁遏之火，有"火郁发之"之意；一取其清热解毒，以治胃火牙痛。黄连得升麻，降中寓升，则泻火而无凉遏之弊；升麻得黄连，则散火而无升焰之虞。胃热盛已侵及血分，进而耗伤阴血，故以生地凉血滋阴；丹皮凉血清热，亦皆为臣药。当归养血活血，以助消肿止痛，为佐药。另升麻兼以引经为使。诸药合用，共奏清胃凉血之效，以使上炎之火得降，血分之热得除，于是循经外发诸症，皆可因热毒内彻而解。

《医方集解》载本方有石膏，则清胃之力更强。

【运用】

1．本方为治胃火牙痛的常用方。临床应用以牙痛牵引头痛，口气热臭，舌红苔黄，脉滑数为辨证要点。

2．若肠燥便秘者，加大黄以导热下行；若口渴饮冷者，加石斛、玄参、天花粉以清热生津；若胃火炽盛之牙衄，宜加牛膝以引血热下行。

3．现代常用于三叉神经痛、牙周炎、口腔炎等证属胃火上攻者。

【附方】

泻黄散（《小儿药证直诀》） 藿香叶七钱（5g） 山栀子仁一钱（3g） 石膏五钱（5g） 甘草三两（9g） 防风去芦，切，焙，四两（12g） 上药锉，同蜜、酒微炒香，为细末，每服一至二钱（6g），水一盏，煎至五分，温服清汁，无时。功用：泻脾胃伏火。主治：脾胃伏火证。口疮口臭，烦渴易饥，口燥唇干，舌红脉数，以及脾热弄舌等。

本方与清胃散同有清胃作用。前者泻脾胃伏火，清泻与升发并用，兼顾脾胃，兼以升散解毒，用治脾胃伏火之口疮口臭、脾热弄舌等；后者清胃凉血，用治胃火牙痛、牙宣、颊腮肿痛等。

【方论选录】

汪昂："此足阳明药也。黄连泻心火亦泻脾火，脾为心子而与胃相表里者也。当归和血，生地、丹皮凉血，以养阴而退阳也。石膏泻阳明之大热，升麻升阳明之清阳，清升热降则肿消而痛止矣。"（《医方集解·泻火之剂》）

罗谦甫："方中以生地益阴凉血为君，佐之以丹皮，去蒸而疏其滞。以黄连清热燥湿为臣，佐之以当归，入血而循其经。仍用升麻之辛凉，为本经捷使，引诸药直达血所，则咽喉不清，齿龈肿痛等证，廓然俱清矣。"（《医宗金鉴·删补名医方论》卷 4 引）

【医案举例】

一男子齿痛，胃脉数而有力。以清胃散加石膏、荆（芥）、防（风），二剂而愈。（《续名医类案》卷 17）

按：本案患者牙痛，且胃脉数而有力，显是胃中积热，循经上攻之故。治以清胃散清胃泻火，加石膏以助黄连清热，更加荆芥、防风，则假其味辛之性助升麻散火解毒，寓"火郁发之"之意。方证相符，故服药二剂而愈。

【方歌】

清胃散用升麻连，当归生地牡丹全，

或加石膏平胃热，口疮吐衄与牙宣。

玉 女 煎

《景岳全书》

【组成】　生石膏三至五钱（15～30g）　熟地三至五钱或一两（9～30g）　麦冬二钱（6g）　知母　牛膝各钱半（各 5g）

【用法】　水一盅半，煎七分，温服或冷服。（现代用法：水煎服。）

【功用】　清胃热，滋肾阴。

【主治】　胃热阴虚证。头痛，牙痛，齿松牙衄，烦热干渴，舌红苔黄而干。亦治消渴，消谷善饥等。

【证治机理】　本方证治，原书为"少阴不足，阳明有余"。阳明胃经上行头面，过齿环唇，阳明有余，则胃热循经上攻，故头痛、牙痛；热伤胃经血络，故牙衄；肾主骨，齿为骨之余，热耗阴津，少阴肾水不足，故烦热口渴、牙齿松动；舌红苔黄而干等，乃胃热阴伤之象。所治之消渴，是因胃热炽盛，而见消谷善饥等。总之，本方证为热盛水亏相因为病，但以胃热为主，治宜清胃热，兼滋肾阴。

【方解】　本方为清胃滋阴之剂。方中石膏辛甘大寒，清阳明有余之热为君药。熟地味甘性温，滋补肾水之不足，为臣药。君臣配伍，清胃热而滋肾阴，泻实补虚，虚实兼顾。知母苦寒质润，滋阴清热兼备，既助石膏清阳明有余之热，又助熟地黄滋养肾阴；麦门冬微苦甘寒，滋阴养液，配熟地滋少阴肾水不足，而兼清胃热，共为佐药。牛膝导热引血下行，且能滋补肝肾,用为佐使药。五药合用,清胃与滋肾并进,虚实兼治,但以治实为主,使胃热得清,肾阴得补,共奏清胃热,养肾阴之效。

本方与清胃散同治胃热牙痛,但清胃散重在清胃火,以黄连为君,其性苦寒,配伍升麻,意在升散解毒,兼用生地、丹皮等凉血散瘀之品,功能清胃凉血,主治胃火炽盛的牙痛、牙宣等症。本方以清胃热为主,而兼滋肾阴,故用石膏为君,配伍熟地、知母、麦冬等滋肾阴之品,及牛膝引热下行,属清润兼降之剂,功用清胃热、滋肾阴,主治胃经有热而肾水不足的牙痛及牙宣诸症。

【运用】

1.本方为治胃热阴虚牙痛之常用方。临床应用以牙痛,齿松牙衄,烦热干渴,舌红苔黄而干为辨证要点。脾虚便溏者,不宜使用本方。

2.如火盛者,加山栀子、地骨皮以清热泻火;血分热盛,齿衄出血量多者,去熟地黄,加生地黄、玄参以增强清热凉血之功。

3.现代常用于急慢性口腔炎、牙龈炎、牙周炎、糖尿病等证属胃热阴虚者。

【方论选读】

张秉成:"夫人之真阴充足,水火均平,决不致有火盛之病。若肺肾真阴不足,不能濡润于胃,胃汁干枯,一受火邪,则燎原之势而为似白虎之证矣。方中熟地、牛膝以滋肾水;麦冬以保肺金;知母上益肺阴,下滋肾水,能制阳明独胜之火;石膏甘寒质重,独入阳明,清胃中有余之热。虽然理虽如此,而其中熟地一味,若胃火炽盛者,尤宜酌用之。即虚火一证,亦改用生地为是。在用方者,神而明之,变而通之可也。"(《成方便读》卷3)

【医案举例】

案一:长洲叶某,忽然血涌盈升,身热口渴,速来求治于丰。抵其寓,见几上有参汤一盏,病者即询可服否?丰曰:姑诊其脉,辨其虚实可知。按之洪大而来,舌苔黄而欠润,此暑热内劫阳络之候,即经谓阳络伤,血从上溢是也,当从暑瘵治之,速清暑热以养其阴,参汤勿可服也。遂用玉女煎以生地易熟地,再加滑石、蒌根、杏仁、桑叶,两日连尝四剂,咳血并止,身热亦退矣。(《时病论》卷4)

按:本案患者突发咳血盈升,并见身热、口渴、脉洪大、舌苔黄而欠润,乃因肺受暑热之侵,迫于肺金血络而阴血不宁,血随火升,则上溢为咳血。雷氏临此危急大证,察脉审证,推究病机为暑热内劫阳络之候。法效玉女,随症加减,两日连进四剂,竟使咳血止,身热退。

案二:癸亥十月十三日,李,五十五岁,大凡噎症,由於半百之年,阴衰阳结。古来纷纷议论,各疏所长,俱未定宗……按此症脉沉数有力而渴,面色苍而兼红,甫过五旬,须发皆白,其为平日用心太过,重伤其阴,而又伏火无疑。且用玉女煎法。石膏煅,八钱　麦冬不去心,六钱　牛膝三钱　旋覆花新绛纱包,三钱　大熟地六钱　白粳米一撮　知母二钱　炙甘草三钱　(《吴鞠通医案》卷3)

按:噎食一证,胃虚痰浊之气上逆者居多。本案例年过五旬,须发皆白,且有脉沉数有力,面色苍而兼红,乃肾阴不足,胃热气逆之故。方用玉女煎加旋覆花降逆化痰,实本仲景降逆平冲用药之意。药虽平淡,圆机活法,故临床当详心辨识,结合脉症全面分析,不可拘泥于一方一法。

【方歌】

玉女煎中地膝兼，石膏知母麦冬全，

阴虚胃火牙痛效，去膝地生温热痉。

芍 药 汤

《素问病机气宜保命集》

【组成】 芍药一两（30g） 当归 黄连各半两（各15g） 槟榔 木香 甘草炙，各二钱（各6g） 大黄三钱（9g） 黄芩半两（15g） 官桂二钱半（5g）

【用法】 上吹咀，每服半两（15g），水二盏，煎至一盏，食后温服。（现代用法：水煎服。）

【功用】 清热燥湿，调和气血。

【主治】 湿热痢疾。腹痛，便脓血，赤白相兼，里急后重，肛门灼热，小便短赤，舌苔黄腻，脉弦数。

【证治机理】 本方所治之痢疾，乃湿热壅滞肠中，气血失调所致。湿热伤及大肠，搏结气血，肠道气机壅滞，故见腹痛、里急后重；伤及血分，化为脓血，故下痢赤白相兼；湿热内迫下注，故见肛门灼热、小便短赤；舌苔黄腻、脉弦数等俱为湿热之象。大肠湿热壅滞，气血失调，治宜清热燥湿，调和气血。

【方解】 本方为治湿热痢疾之常用方。方中黄连、黄芩苦寒入肠，苦以燥肠胃之湿，寒以清肠胃之热，二药配伍，以清肠中之湿热，为君药。重用芍药苦酸微寒，养血和营，柔肝缓急，"止下痢腹痛后重"（《本草纲目》卷14），配以当归养血活血，即"行血则便脓自愈"之义；木香、槟榔行气导滞，乃"调气则后重自除"之理。四药相配，调和气血，共为臣药。佐入大黄苦寒，泻热导滞，兼破瘀活血，属"通因通用"之法。方用少量肉桂为佐，取其辛热之性，能入血分，既防黄连、黄芩苦寒伤中与冰伏湿遏，又助当归、芍药以行血。使以甘草调和诸药，与芍药相配更能缓急止痛。诸药合用，共奏清热燥湿，调和气血之效。

本方清热燥湿与攻下积滞合用，柔肝理脾与调气和血并施，标本兼顾，邪正同调。体现了清湿热，导积滞，和肝脾，行气血之治疗湿热痢疾的基本配伍法则。

【运用】

1．本方为治湿热痢疾的常用方。临床应用以痢下赤白，腹痛里急，肛门灼热，苔腻微黄为辨证要点。痢疾初起有表证者，忌用本方。

2．方后有"如血痢则渐加大黄；汗后脓毒加黄柏半两"，可资临床参考。如苔腻脉滑，兼有食滞者，可去甘草，加山楂、神曲、麦芽以消食导滞；若下痢赤多白少，或纯下赤冻者，加丹皮、地榆等凉血止血。

3．现代常用于急性细菌性痢疾、阿米巴痢疾、过敏性结肠炎、急性结肠炎等证属湿热壅滞者。

【附方】

1．黄芩汤（《伤寒论》） 黄芩三两（9g） 芍药二两（6g） 甘草炙，二两（6g） 大枣擘，十二枚（4枚）　上四味，以水一斗，煮取三升，去滓，温服一升，日再，夜一服。功用：清热止利，和中止痛。主治：热泻热痢。身热口苦，腹痛下利，舌红苔黄，脉数。

2．大香连丸（又名香连丸，《太平惠民和剂局方》）　黄连去芦、须，二十两（600g），用茱萸十两（300g）同炒令赤，去茱萸不用　木香不见火，四两八钱八分（130g）　上为细末，醋糊为丸，如梧桐子大。每服二十丸（6～9g），饭饮吞下。功用：清热燥湿，行气化滞。主治：湿热痢疾。下痢，赤白相兼，腹痛，里急后重。

芍药汤、黄芩汤、香连丸均能清热燥湿止痢，同治热痢腹痛。但芍药汤清热燥湿之力较强，兼以调气和血，多用治湿热痢疾，痢下赤白，腹痛里急，肛门灼热者；黄芩汤清热燥湿，和中止痛，清热燥湿之功稍逊，用治热泻、热痢，身热口苦者；香连丸黄连、吴茱萸同炒，意在以清热燥湿为主，加木香行气化滞，用治湿热痢疾，下痢赤白相兼，腹痛，里急后重者。

【方论选录】

张秉成："夫痢之为病，固有寒热之分，然热者多而寒者少，总不离邪滞蕴结，以致肠胃之气不宣，酿为脓血稠黏之属。虽有赤白之分，寒热之别，而初起治法，皆可通因通用。故刘河间有云：行血则便脓自愈，调气则后重自除。二语足为治痢之大法。此方用大黄之荡涤邪滞，木香、槟榔之理气，当归、肉桂之行血；病多因湿热而起，故用芩、连之苦寒，以燥湿清热；用芍药、甘草者，缓其急而和其脾。"（《成方便读》卷1）

汪昂："此足太阴、手足阳明药也。芍药酸寒，泻肝火，敛阴气，和营卫，故以为君；大黄、归尾破积而行血；木香、槟榔通滞而行气；黄芩、黄连燥湿而清热。盖下痢由湿热郁积于肠胃，不得宣通，故大便重急，小便赤涩也。辛以散之，苦以燥之，寒以清之，甘以调之。加肉桂者，假其辛热以为反佐也。"（《医方集解·理血之剂》）

【医案举例】

薛立斋治崔司空，年逾六旬，患痢赤白，里急后重。此湿热壅滞，用芍药汤内加大黄二钱。一剂减半，又剂痊愈。惟急重未止，此脾气下陷，用补中益气送香连丸而愈。（《续名医类案》卷8）

按：本案下痢赤白，里急后重，断为湿热壅滞，气血失调。旋即用芍药汤，且重用大黄，有祛邪务早、务尽之意。故药后取效神速，一剂减半，二剂而安。痢止而后重未除，表明尚有未尽之湿热余邪，加之下痢及前方攻下，虑其年逾六旬体弱，中气受损，故复以补中益气汤送服香连丸而病瘥。示人临证攻邪之时，勿忘扶正。

【方歌】

芍药汤中用大黄，芩连归桂槟草香，

清热燥湿调气血，湿热痢疾宜煎尝。

白 头 翁 汤

《伤寒论》

【组成】　白头翁二两（15g）　黄柏三两（12g）　黄连三两（6g）　秦皮三两（12g）

【用法】　上四味，以水七升，煮取二升，去滓，温服一升。不愈，再服一升。（现代用法：水煎服。）

【功用】 清热解毒，凉血止痢。

【主治】 热毒痢疾。下痢脓血，腹痛，里急后重，肛门灼热，赤多白少，渴欲饮水，舌红苔黄，脉弦数。

【证治机理】 本方治证为热毒深陷血分，下迫大肠所致。热毒壅滞大肠，则腹痛，里急后重；热毒深陷血分，血败肉腐，化为脓血，故下痢脓血，赤多白少；热毒下迫，故肛门灼热；热伤津液，故渴欲饮水；舌红苔黄，脉弦数，皆为邪热内盛之象。治宜清热解毒，凉血止痢。

【方解】 本方为治热毒痢疾的常用方。方中白头翁味苦性寒，能入血分，清热解毒，凉血止痢，为君药。黄连苦寒，清热解毒，燥湿厚肠，为治痢要药；黄柏苦寒，善清下焦湿热。两药共助君药清热解毒，燥湿止痢，为臣药。秦皮苦寒而涩，主入大肠，清热解毒兼能收涩止痢，为佐使药。全方药仅四味，配合有度，共奏清热解毒，凉血止痢之效。

本方与芍药汤同为治痢疾之良方，但前者主治热毒深陷血分之痢疾，症见腹痛、里急后重、下痢脓血、赤多白少、渴欲饮水等；后者主治湿热壅滞肠道，气血不和之痢疾，症见腹痛、便脓血、里急后重、赤白相兼、肛门灼热、小便短赤、舌苔黄腻等。两方功用之别在于白头翁汤为清热解毒兼凉血燥湿止痢，而芍药汤则属清热燥湿与调和气血并用。

【运用】

1．本方为治疗热毒痢疾之常用方。临床应用以下痢脓血，腹痛，里急后重，赤多白少，舌红苔黄，脉弦数为辨证要点。

2．若兼发热恶寒者，加银花、葛根、连翘以透表清热；腹痛、里急后重较甚者，加木香、槟榔、枳壳以调气；下痢脓血多者，加赤芍、丹皮、地榆以凉血止血；夹食滞者，加焦山楂、枳实以消食导滞。

3．现代常用于细菌性痢疾、阿米巴痢疾等证属热毒偏盛者。

【附方】

白头翁加甘草阿胶汤（《金匮要略》） 白头翁二两（15g） 甘草 阿胶各二两（各6g） 秦皮 黄连 黄柏各三两（各9g） 上药六味，以水七升，煮取二升半，内胶令消尽，分温三服。功用：清热解毒，养血和中。主治：产后血虚又患热痢。此方非独产后热痢宜之，凡阴血不足而病热痢者，皆可适用。

本方与白头翁汤均具清热解毒，凉血止痢之功，主治热痢。然白头翁汤属苦寒清燥之剂，而本方加入阿胶、甘草，清燥之中，又寓养血和中之功，遂用于妇人产后或阴血不足而属热痢者。

【方论选录】

汪昂："此足阳明、少阴、厥阴药也。白头翁苦寒，能入阳明血分，而凉血止澼；秦皮苦寒性涩，能凉肝益肾，而固下焦；黄连凉心清肝，黄柏泻火补水，并能燥湿止利而厚肠，取其寒能胜热，苦能坚肾，涩能断下也。"（《医方集解·泻火之剂》）

王子接："白头翁汤，治厥阴热利后重者，太、少二阴下利属寒，惟厥阴下利主热，以厥阴司相火也。故以白头翁凉阳明血分之热，秦皮收厥阴之湿，黄连胜中焦之热，黄柏燥下焦

之湿，四者皆味苦性寒，直入下焦，坚阴止利。"(《绛雪园古方选注》卷上)

【病案举例】

何缙阶令正，素患肝厥，仲夏患感，沈樾亭按温证法治之，内风不致陡动，而大便泄泻，脉细而弦，渴饮痰多，不饥不寐。因邀孟英商之，投：白头翁汤加三甲、石斛、茯苓、竹茹而安。随以峻补善后而痊。(《回春录新诠》)

按：本案素患肝厥，仲夏感受湿热，邪气内迫于肠而见大便泄泻。白头翁汤清热燥湿，厚肠止痢，复加"三甲"益阴潜阳，石斛养阴，茯苓健脾渗湿，竹茹清肝和胃。药证相符，故应手取效。

【方歌】

白头翁汤治热痢，黄连黄柏佐秦皮，

清热解毒并凉血，赤多白少脓血医。

第六节　清 热 祛 暑

清热祛暑剂，适用于夏月感受暑热之病。症见身热烦渴，体倦汗多，脉数等。暑为六淫之一，其致病有明显的季节性特点。《素问·热论》云："先夏至日者为病温，后夏至日者为病暑。"因此，前人有"暑本夏月之热病"之说。其治法基本与温热病相同。但夏月淫雨，气候潮湿，故暑病每多夹湿；暑为阳邪，易耗气伤津，每见气津两伤。对于暑病的治疗，如感暑夹湿，见有身热烦渴，呕恶泄泻，小便不利者，治当清暑热、利小便为法，常用石膏、滑石等清热药配茯苓、泽泻等利湿药为主组成方剂。代表方如六一散、桂苓甘露散等。暑热伤气，津液受灼，身热烦渴，倦怠少气，汗多，脉虚者常以西洋参、西瓜翠衣、麦冬等清暑药与益气养阴药为主组方。代表方如清暑益气汤等。

六一散（又名益元散）

《黄帝素问宣明方论》

【组成】　滑石六两（18g）　甘草一两（3g）

【用法】　上为末，每服三钱，蜜少许，温水调下（无蜜亦可），日三服，欲冷饮者，新汲水调下。解利伤寒，发汗，煎葱豆汤调下。（现代用法：为细末，每服6~18g。包煎，或温开水调下，日2~3服；亦可水煎服。）

【功用】　清暑利湿。

【主治】　暑湿证。身热烦渴，小便不利，或泄泻。

【证治机理】　本方治证乃暑热夹湿所致。暑为阳热之邪，暑气通于心，夏伤于暑者，多见身热心烦；暑热伤津，则见口渴；暑病多夹湿，湿阻于里，膀胱气化不利，故见小便不利；湿邪下注，则见泄泻。治宜清暑利湿。

【方解】　本方为治暑热夹湿之基础方。方中滑石甘淡性寒，质重而滑，既能清解暑热，以治身热烦渴，又能渗湿利小便，使暑热湿邪从小便而泄，以治小便不利或泄泻，用以为君。甘草生用，甘平偏凉，既能清热泻火，又能益气和中，与滑石配伍，可防滑石寒滑伤胃，亦可甘寒生津，使小便利而津液不伤，为佐药。二药合用，清暑利湿，能使暑湿之邪得以清利，则热、渴、淋、泻诸证可愈。正合"治暑之法，清心、利小便最好"（《明医杂著》卷3）之说。

本方药性平和，清热而不留湿，利水而不伤阴，为治疗暑湿证的著名方剂。

本方原名益元散，一名天水散，一名太白散。后人通称六一散，既取"天一生水，地六成之"之义；又说明方药用量比例，以示区别本方加朱砂之益元散。

【运用】

1. 本方主治暑热湿证。临床应用以身热烦渴，小便不利为辨证要点。孕妇慎服。

2. 若暑热较重，可加淡竹叶、西瓜翠衣等清热祛暑之品；伤津而口渴舌红者，可加麦冬、石斛、沙参等养阴生津止渴之品；若心火旺而心烦舌红者，可加竹叶、灯心、黄连等清心泻火除烦之品；气津两伤者，可加西洋参、五味子等益气养阴之品；小便涩痛或有石淋者，可加海金沙、金钱草、鸡内金、白茅根、车前等化石利水通淋之品。

3. 现代常用于膀胱炎、尿道炎、泌尿系结石等证属湿热者。

【附方】

1. **益元散**（《奇效良方》）　滑石六两（180g）　甘草一两（30g）　辰砂三钱（9g）　上为细末。每服二钱（6g），温水送下，灯心汤调服亦可。功用：清暑利湿，镇惊安神。主治：暑湿证。烦渴多汗，心悸怔忡，失眠多梦，小便不利。

2. **碧玉散**（《黄帝素问宣明方论》）　滑石六两（180g）　甘草一两（30g）　青黛（原书未著用量，可用9g）　研为散。每服三钱（9g），开水调下，或水煎服。功用：祛暑利湿，清热解毒。主治：暑湿证兼肝胆郁热，目赤咽痛，或口舌生疮。

3. **鸡苏散**（《黄帝素问宣明方论》）　滑石六两（180g）　甘草一两（30g）　薄荷叶末一分（7.5g）　上为细末。每服三钱（9g），温开水送服。功用：清暑利湿，辛凉解表。主治：暑湿证兼微恶风寒，头痛头胀，咳嗽不爽。

上述三方均能祛暑清热利湿，用治暑湿证。但一兼安神，一兼清肝，一兼解表，各有所长，宜区别使用。

【方论选录】

张秉成："治伤暑感冒，表里俱热，烦躁口渴，小便不通，一切泻痢、淋浊等证属于热者。此解肌行水，而为却暑之剂也。滑石气清能解肌，质重能清降，寒能胜热，滑能通窍，淡能利水；加甘草者，和其中，以缓滑石之寒滑，庶滑石之功得以彻表彻里，使邪去而正不伤，故能治如上诸证耳。"（《成方便读》卷3）

汪昂："此足太阳、手太阴药也。滑石气轻能解肌，质重能清降，寒能泻热，滑能通窍，淡能行水，使肺气降而下通膀胱，故能祛暑住泻，止烦渴而行小便也；加甘草者，和其中气，又以缓滑石之寒滑也。"（《医方集解·清暑之剂》）

【病案举例】

案一：陈子佩治一人，八月间发热谵语不食，又不大便。诸医皆以为伤寒，始而表，继而下，俱不应。延至五十余日，投以人参，热稍减，参少则又复热。于是益疑其虚也，峻补之，然不食不便如故。诊之，六脉平和，绝无死状。谓伤寒无五十日不便不食，而不死之理。闻病者夏月治丧，往来奔走，必是中暑无疑。误以伤寒治之，又投以人参补剂，暑得补而愈不解，故至此耳。当与六一散以凉水调服，病者欲之，虽多不妨。服已即睡，睡醒即便，便后思食，数日而愈。(《续名医类案》卷4)

按：病起于夏月，中暑伤神。暑湿胶结不解，三焦气化不利，故发热久久不退，上下不通。得参热减，为暑热伤气故也，然不治暑湿，终非其治。投六一散方使"热散则三焦宁而表里和，湿去则阑门通而阴阳利。"(《本草纲目》卷9)

案二：一孺子，泄泻月余，身热燥渴，嗜饮凉水，强与饮食，即恶心呕吐，多方调治不愈。投六一散加山药，一剂，燥渴与泄泻即愈其半。又服一剂，能进饮食，诸病皆愈。(《医学衷中参西录》上册)

按：六一散加山药，即张锡纯之加味天水散，"治暑日泄泻不止，肌肤烧热，心中燥渴，小便不利，或兼喘促。小儿尤多此证，用此方更佳"，(《医学衷中参西录》上册)可参。

【方歌】
六一散用滑石草，清暑利湿有功效，
益元碧玉与鸡苏，砂黛薄荷加之好。

桂苓甘露散（一名桂苓白术散）

《黄帝素问宣明方论》

【组成】　茯苓去皮，一两（15g）　　甘草炙，二两（6g）　　白术半两（9g）　　泽泻一两（15g）桂半两去皮，（3g）　　石膏二两（30g）　　寒水石二两（30g）　　滑石四两（30g）　　猪苓半两（15g）（一方不用猪苓）

【用法】　上为末，每服三钱（9g），温汤调下，新汲水亦得，生姜汤尤良。小儿每服一钱（3g）。（现代用法：水煎服。）

【功用】　清暑解热，化气利湿。

【主治】　暑湿证。发热头痛，烦渴引饮，小便不利，以及霍乱吐泻。

【证治机理】　本方治证，由暑热夹湿所致。暑热伤人，故见发热头痛；热盛伤津，故见烦渴引饮；湿盛于里，阻滞气机，水湿内停，不能宣行水道，故见小便不利；暑湿俱盛，内伤脾胃，升降失司，清浊相干，则为霍乱吐泻之证。治宜清解暑热与化气利小便之法。

【方解】　本方即六一散合五苓散（见祛湿剂）再加石膏、寒水石而成。方中重用滑石清解暑热之邪，并能利水渗湿，为君药。配伍大寒质重的石膏、寒水石清解暑热，为臣药。猪苓、茯苓、泽泻以利水祛湿；白术健脾而运化水湿；肉桂助下焦膀胱气化以行水湿，且防大寒之剂寒凉碍湿之弊，以上五味共为佐药。甘草调和诸药，且防"三石"寒遏重坠之性，用为佐使。诸药相配，共奏清暑解热，化气利湿之功。

本方与六一散同为清暑利湿之剂，均可治疗暑湿为病。但六一散药少力轻，宜于暑湿轻证；本方是六一散合五苓散、甘露饮（石膏、寒水石、甘草《普济方》卷395）而成，药重力宏，兼能化气利水，宜于暑湿俱盛，证情较重者。

【运用】

1．本方清暑利湿之力较强。临床应用以发热头痛，烦渴引饮，小便不利为辨证要点。

2．若暑热较轻，可减石膏、寒水石的用量，或以西瓜翠衣、芦根、竹叶代之；若水湿中阻，呕恶腹胀者，可加藿香、佩兰以芳香化湿。

3．现代常用于夏季急性胃肠炎、霍乱、中暑等证属暑湿为患者。

【方论选录】

张秉成："夫暑湿一证，有伤于表者，有伤于里者。在表者，邪留经络，当因其轻而扬之；在里者，邪留脏腑，非用重剂清热利湿，终归无济。石膏、寒水石大寒质重，直清肺胃之热；滑石寒能清热，滑能利窍，外开肌表，内达州都；猪苓、茯苓、泽泻导湿于下，从小便而出。然湿为阴邪，无阳则不能化，虽利湿而湿亦不能尽除，故用肉桂之辛热，以散阴邪。加白术扶土和中，安内攘外。此方用三石以清上焦，五苓以利下焦，甘草以和上下，亦治暑之大法耳。"（《成方便读》卷3）

吴昆："夏月引饮过多，小便不利，湿热为患者，此方主之。三石所以清六腑之热，五苓所以利三焦之湿。河间此方，诚治湿热之简捷者。"（《医方考》卷1）

【医案举例】

案一： 戊午春，攻襄阳回，住夏曹州界。有蒙古百户昔良海，因食酒肉饮湩乳，得霍乱吐泻，从朝至午，精神昏愦，以困急来求予视之。脉得浮数，按之无力，所伤之物已出矣。即以新汲水半碗，调桂苓白术散，徐徐服之，稍安。又于墙阴撅地一穴，约二尺许，贮以新汲水，在内搅动，待一时澄定，名曰地浆，用清者一斛，再调服之，渐渐气调，吐利遂止，至夜安眠，翌日微燥渴，欲以钱氏白术散时时服之，良愈。（《卫生宝鉴》卷16）

按： 本案患者因嗜食肥甘厚味，致湿热内蕴。至春天雨湿偏多之季，内外相合而成霍乱吐泻。治取桂苓白术散（桂苓甘露散），更以地浆水调服。考地浆水，味甘性寒，《本草纲目》谓其"疗霍乱及中暍"。故再服而吐利自止。

案二： 某，新秋陡患洞泻如注，即浑身汗出如洗，恹恹一息。孟英往勘，脉来沉细，身不发热，俨似虚寒之证。惟苔色黄腻，小溲全无。乃湿热病也。与桂苓甘露饮加厚朴，投匕而瘳。（《回春录新诠》）

按： 本案洞泻如注，汗出如洗，酷似暴脱危急之证。然舌苔黄腻，却是湿热所致。迫于大肠故泻，郁蒸肌肤则汗。用桂苓甘露散清暑泄热，化气利湿，再加厚朴之行气燥湿，令热去湿化，气机顺畅，故投药即效。王氏辨证精准，方药揆度有法，后人恐难企及。

【方歌】

桂苓甘露猪苓膏，术泽寒水滑石草，

清暑化气又利湿，暑湿俱盛重证疗。

清暑益气汤

《温热经纬》

【组成】 西洋参 (5g)　 石斛 (15g)　 麦冬 (9g)　 黄连 (3g)　 竹叶 (6g)　 荷梗 (15g)　 知母 (6g)　 甘草 (3g)　 粳米 (15g)　 西瓜翠衣 (30g)（原书未著用量）

【用法】 水煎服。

【功用】 清暑益气，养阴生津。

【主治】 暑热气津两伤证。身热汗多，口渴心烦，小便短赤，体倦少气，精神不振，脉虚数。

【证治机理】 本方治证，乃暑热耗伤气津所致。暑为阳邪，其性炎热，易升易散。暑热伤人，则见身热；暑性升散，致使腠理开泄，则见汗多；暑热扰心则心烦；耗伤津液，则口渴、小便短赤；暑热伤气，气随津脱，则体倦少气、精神不振、脉虚数。暑热盛而气津两伤，若单用益气生津，则暑邪不除，若只清暑热则又气津难复，唯清热解暑与养阴生津并用，方能奏效。正如王士雄所云："暑伤气阴，以清暑热而益元气，无不应手取效。"（《温热经纬》卷4）

【方解】 本方为暑热气津两伤证而设。方中西洋参甘苦性凉，益气生津，养阴清热；西瓜翠衣甘凉，清热解暑，生津止渴，共为君药。荷梗助西瓜翠衣清热解暑；石斛、麦冬甘寒质润，助西洋参养阴生津，且石斛兼能清热，麦冬兼能清心除烦，共为臣药。黄连苦寒泻火，以助清热祛暑之力；知母苦寒质润，泻火滋阴；竹叶甘淡，清热除烦，均为佐药。甘草、粳米益胃和中，用为佐使药。诸药合用，具有清暑益气，养阴生津之功，使暑热得清，气津得复，诸症自除。

本方配伍以大量甘凉濡润之品，稍佐苦寒清泄，清热解暑与益气生津兼顾，则清热而不伤阴，补虚而不恋邪。

【运用】

1. 本方所治为暑热气津两伤证。临床应用以身热汗多，口渴心烦，体倦少气，小便短赤，脉虚数为辨证要点。

2. 若暑热较重，可加石膏以清热解暑；暑热夹湿，苔白腻者，去阴柔之麦冬、石斛、知母，加藿香、六一散等，以增强祛湿之功；黄连味苦质燥，若暑热不盛者可去之。

3. 现代常用于小儿夏季热证属气津不足者。

【附方】

清暑益气汤（《内外伤辨惑论》） 黄芪汗少者减五分 苍术泔浸去皮，以上各一钱五分（各4.5g）升麻一钱（3g） 人参去芦 白术 橘皮 神曲炒 泽泻各五分（各2g） 甘草炙 黄柏酒浸 当归身 麦门冬去心 青皮去白 葛根各三分（各2g） 五味子九个（2g） 水煎服。功用：清暑益气，除湿健脾。主治：平素气虚，又受暑湿。身热头痛，口渴自汗，四肢困倦，不思饮食，胸满身重，大便溏薄，小便短赤，苔腻，脉虚。

以上两方同名，均有清暑益气之功，主治暑病兼气虚之证。但《温热经纬》之清暑益气汤除清暑益气外，重在养阴生津，宜于暑热伤津耗气之证；《内外伤辨惑论》之清暑益气汤清暑生津之力逊，重在健脾燥湿，用治元气本虚，伤于暑湿之证。

【方歌】

王氏清暑益气汤，善治中暑气阴伤，

洋参冬斛荷瓜翠，连竹知母甘粳襄。

第七节 清 虚 热

清虚热剂，适用于热病后期，邪热未尽，阴液已伤，热留阴分，症见暮热早凉、舌红少苔、脉细数；或由肝肾阴虚，虚火内扰，以致骨蒸潮热、盗汗面赤或久热不退的虚热证。故此类方剂常用清透伏热的药物，如青蒿、秦艽、银柴胡与滋阴清热之品配伍成方。代表方如青蒿鳖甲汤等。

青蒿鳖甲汤

《温病条辨》

【组成】 青蒿二钱 (6g) 鳖甲五钱 (15g) 细生地四钱 (12g) 知母二钱 (6g) 丹皮三钱 (9g)

【用法】 水五杯，煮取二杯，日再服。（现代用法：水煎服。）

【功用】 养阴透热。

【主治】 热病后期，邪伏阴分证。夜热早凉，热退无汗，舌红苔少，脉细数。

【证治机理】 本方治证为温病后期，邪热未尽，深伏阴分，阴液已伤所致。人体卫阳之气，日行于表，而夜入于里。阴分本有伏热，阳气入阴则助长邪热，两阳相加，阴不制阳，故入夜身热；卫气晨行于表，阳出于阴，则热退身凉；温病后期，阴液已伤，加之邪热深伏阴分，则阴津益耗，无以作汗，故见热退无汗；舌红少苔，脉象细数皆为阴虚有热之候。此阴虚邪伏之证，若纯用滋阴，则滋腻恋邪；若单用苦寒，则又有化燥伤阴之弊。故治宜养阴与透邪兼顾。

【方解】 本方为清虚热的代表方。方中鳖甲咸寒，直入阴分，滋阴退热，入络搜邪；青蒿苦辛而寒，其气芳香，清热透络，引邪外出。两药相配，滋阴清热，内清外透，使阴分伏热宣泄而解，共为君药。即如吴瑭自释："此方有先入后出之妙，青蒿不能直入阴分，有鳖甲领之入也；鳖甲不能独出阳分，有青蒿领之出也。"（《温病条辨》卷 3）生地甘寒，滋阴凉血；知母苦寒质润，滋阴降火；共助鳖甲以养阴退虚热，为臣药。丹皮辛苦性凉，泄血中伏火，为佐药。诸药合用，共奏养阴透热之功。

本方清养兼备，邪正兼顾，清中有透，使养阴而不恋邪，祛邪而不伤正，阴复邪去而热退。

【运用】

1. 本方主治温病后期，邪伏阴分证。临床应用以夜热早凉，热退无汗，舌红苔少，脉细数为辨证要点。阴虚欲作动风者不宜用。

2. 若暮热早凉，汗解渴饮，可去生地，加天花粉以清热生津止渴；兼肺阴虚，加沙参、麦冬滋阴润肺；如小儿夏季热，加白薇、荷梗祛暑退热。

3. 现代常用于原因不明的发热、各种传染病恢复期低热、慢性肾盂肾炎、肾结核等证属阴虚内热，低热不退者。

【方论选录】

吴鞠通:"夜行阴分而热,日行阳分而凉,邪气深伏阴分可知;热退无汗,邪不出表而仍归阴分,更可知矣,故曰热自阴分而来,非上中焦之阳热也。邪气深伏阴分,混处气血之中,不能纯用养阴,又非壮火,更不得任用苦燥。故以鳖甲蠕动之物,入肝经至阴之分,既能养阴,又能入络搜邪;以青蒿芳香透络,从少阳领邪外出;细生地清阴络之热,丹皮泻血中之伏火;知母者,知病之母也,佐鳖甲、青蒿而成搜剔之功焉。再此方有先入后出之妙,青蒿不能直入阴分,有鳖甲领之入也;鳖甲不能独出阳分,有青蒿领之出也。"(《温病条辨》卷3)

【医案举例】

王十八,夜热早凉,热退无汗,其热从阴而来,故能食、形瘦、脉数左盛。两月不解,治在血分。

生鳖甲 青蒿 细生地 知母 丹皮 淡竹叶(《叶天士医案大全》)

按:患者所患诸症两月不解,系由邪气深伏阴分所致。热伏阴分,则夜热早凉,热退无汗;热能消谷,故能食;邪热伤及气血,则形瘦。叶氏用鳖甲等五味养阴透热,加淡竹叶清心。全方治在阴分,据此推之,《温病条辨》青蒿鳖甲汤似由该处方衍化而来。

【方歌】

青蒿鳖甲知地丹,热自阴来仔细辨,

夜热早凉无汗出,养阴透热服之安。

清 骨 散

《证治准绳》

【组成】 银柴胡一钱五分 (5g) 胡黄连 秦艽 鳖甲醋炙 地骨皮 青蒿 知母各一钱 (各3g) 甘草五分 (2g)

【用法】 水二盅,煎八分,食远服。(现代用法:水煎服。)

【功用】 清虚热,退骨蒸。

【主治】 肝肾阴虚,虚火内扰证。骨蒸潮热,或低热日久不退,形体消瘦,唇红颧赤,困倦盗汗,或口渴心烦,舌红少苔,脉细数等。

【证治机理】 本方治证由肝肾阴虚,虚火内扰所致。阴虚生内热,虚热蕴蒸,发为骨蒸潮热、心烦口渴;虚火上炎,则唇红颧赤;虚火迫津外泄,故夜寐汗出;真阴亏损,不能充养肌肤,日久遂致形体消瘦;舌红少苔,脉象细数均为阴虚内热之候。治以清虚热为主。

【方解】 本方为治骨蒸潮热证之常用方。方中银柴胡味甘苦性微寒,直入阴分而清热凉血,善退虚劳骨蒸而无苦燥伤阴之弊,为君药。知母滋阴泻火以退虚热,胡黄连入血分而清虚热,地骨皮凉血而退有汗之骨蒸,三药清阴分之虚热,以助银柴胡退骨蒸劳热,共为臣药。秦艽辛散透热,青蒿清透伏热,二者辛散清透与咸寒滋阴之鳖甲为伍,则可透解阴分之热,三者共为佐药。使以甘草,调和诸药,并防苦寒药物损伤胃气。本方集大队退热除蒸之品于一方,重在清透伏热以治标,兼顾滋养阴液以治本,共收退热除蒸之效。

【运用】

1．本方针对肝肾阴虚，虚火内扰证而设。临床应用以骨蒸劳热，形瘦盗汗，舌红少苔，脉细数为辨证要点。

2．若血虚甚加当归、芍药、生地，以益阴养血；嗽多者加阿胶、麦冬、五味子，以益阴润肺止咳。

3．现代常用于肺结核、骨结核、淋巴结核、再生障碍性贫血、夏季热等证属肝肾阴虚，虚火内扰者。

【附方】

秦艽鳖甲散（《卫生宝鉴》）　柴胡　鳖甲去裙，酥炙，用九肋者　地骨皮各一两（各9g）　秦艽　知母　当归各半两（各5g）　上六味为粗末，每服五钱（15g），水一盏，青蒿五叶，乌梅一个，煎至七分，去滓，空心，临卧温服。功用：滋阴养血，清热除蒸。主治：风劳病。骨蒸盗汗，肌肉消瘦，唇红颊赤，口干咽燥，午后潮热，困倦，咳嗽，舌红少苔，脉细数。

本方与青蒿鳖甲汤、清骨散同治阴虚发热。其中，青蒿鳖甲汤以青蒿、鳖甲为君，配伍生地、知母，是养阴与透邪并进，治热病伤阴，邪伏阴分证；清骨散以一派清虚热之品组方，治阴虚内热之骨蒸潮热；秦艽鳖甲散重用柴胡、鳖甲、地骨皮，是养阴清热与和解祛风并进，治风劳病之骨蒸盗汗。

【方论选录】

汪昂："此足少阳、厥阴药也，地骨皮、黄连、知母之苦寒，能除阴分之热而平之于内；柴胡、青蒿、秦艽之辛寒，能除肝胆之热而散之于表；鳖阴类而甲属骨，能引诸药入骨而补阴；甘草甘平，能和诸药而退虚热也。"（《医方集解·泻火之剂》）

张秉成："夫骨蒸一证，肌肤按之不热，自觉骨内热势蒸蒸而出，每夜五心烦热，皆由水亏火炽，邪热伏于阴血之中所致。久则阴愈亏热愈盛，热愈盛而阴愈亏，其煎熬之势，不至阴竭不已耳。故每至身体羸瘦，脉形细数，而劳证成矣。然病始于热伏阴中，若不去其热，徒养其阴，则病根不除，无益也。故以银柴、青蒿、秦艽之苦寒直入阴分者，宣热邪而出之于表；胡黄连、鳖甲、地骨、知母苦寒、甘寒之性，从阴分以清伏热于里。用炙甘草者，缓其中而和其内外，使邪去正安之意耳。"（《成方便读》卷3）

【医案举例】

汪吉哉，久疟不愈，医谓元气已虚。杂投温补。渐至肌瘦内燔，口干咳嗽，寐汗溺赤，饮食不甘。孟英视之，曰：此热邪逗留血分也，与秦艽鳖甲散而瘥。（《回春录新诠》）

按：本案患者病疟，日久不愈，且投温补之剂，反伤阴耗液，以致肌肉瘦削，盗汗骨蒸，口干咳嗽，小便赤热，显是阴虚内热而疟邪不解之故。孟英治以秦艽鳖甲散，育阴清热而搜伏邪，其病果愈。

【方歌】

清骨散用银柴胡，胡连秦艽鳖甲辅，

地骨青蒿知母草，骨蒸劳热保无虞。

当归六黄汤

《兰室秘藏》

【组成】 当归 生地黄 黄芩 黄柏 黄连 熟地黄各等分（各6g） 黄芪加一倍（12g）

【用法】 上为粗末，每服五钱（15g），水二盏，煎至一盏，食前服，小儿减半服之。（现代用法：水煎服。）

【功用】 滋阴泻火，固表止汗。

【主治】 阴虚火旺盗汗证。发热盗汗，面赤心烦，口干唇燥，大便干结，小便黄赤，舌红苔黄，脉数。

【证治机理】 本方治证是由阴虚火扰所致。肾阴亏虚不能上济心火，则心火独亢，致虚火伏藏于阴分，寐则卫气行阴，助长阴分伏火，两阳相加，迫使阴液失守而盗汗；虚火上炎，故见面赤心烦；火耗阴津，故见口干唇燥、大便干结、小便黄赤；舌红苔黄、脉数皆内热之象。治宜滋阴泻火，固表止汗。

【方解】 本方为治阴虚火旺盗汗之常用方。方中当归养血增液，血充则心火可制；生地黄、熟地黄入肝肾而滋肾阴。三药合用，使阴血充则水能制火，共为君药。盗汗因于水不济火，火热熏蒸，故臣以黄连清泻心火，合以黄芩、黄柏泻火以除烦，清热以坚阴。六药相伍，热清则火不内扰，阴坚则汗不外泄。汗出过多，导致卫虚不固，故倍用黄芪既益气实卫以固表，又合当归、熟地益气养血，亦为臣药。诸药合用，共奏滋阴泻火，固表止汗之效。

本方养血育阴与泻火除热并进，标本兼顾，使阴固而水能制火，热清则耗阴无由；且益气固表与育阴泻火相配，育阴泻火为本，益气固表为标，以使营阴内守，卫外固密，发热盗汗诸症相应而愈。

【运用】

1．本方主治阴虚火旺之盗汗。临床应用以发热盗汗，面赤心烦，舌红，脉数为辨证要点。本方养阴泻火之力颇强，对于阴虚火旺，中气未伤者适用。若脾胃虚弱，纳减便溏者不宜使用。

2．本方滋阴清热之力较强，且偏于苦燥。若阴虚而实火较轻者，可去黄连、黄芩，加知母，使其泻火而不伤阴；汗出甚者，可加浮小麦、山茱萸增强止汗作用；若阴虚阳亢，潮热颧赤者，加白芍、龟板滋阴潜阳。

3．现代常用于甲状腺功能亢进、结核病、糖尿病等证属阴虚火旺者。

【方论选录】

吴谦等："寤而汗出曰自汗，寐而汗出曰盗汗。阴盛则阳虚不能外固，故自汗。阳盛则阴虚不能中守，故盗汗。若阴阳平和之人，卫气昼则行阳而寤，夜则行阴而寐，阴阳既济，病安从来？惟阴虚有火之人，寐则卫气行阴，阴虚不能济阳，阳火因盛而争于阴，故阴液失守外走而汗出；寤则卫气复行出于表，阴得以静，故汗止矣。用当归以养液，二地以滋阴，令阴液得其养也。用黄芩泻上焦火，黄连泻中焦火，黄柏泻下焦火，令三火得其平也。又于诸寒药中加黄芪，庸者不知，以为赘品，且谓阳盛者不宜，抑知其妙义正在於斯耶！盖阳争于阴，汗出营虚，则卫亦随之而虚。故倍加黄芪者，一以完已虚之表，一以固未定之阴。经

曰：阴平阳秘，精神乃治。此之谓欤！"（《医宗金鉴·删补名医方论》卷1）

季楚重："汗本心之液，其出入关乎肝、肺。荣分开合，肝司之；卫分开合，肺司之。顾营卫各有所虚，则各有所汗，阳虚汗责在卫，阴虚汗责在营。然必相须为用，卫气不固于外，由阴气之不藏，营气失守于中，由阳气之不密。故治盗汗之法有二：一由肝血不足，木不生火，而心亦虚，酸枣仁汤补肝即以补心也；一以肝气有余，木反侮金，而肺亦虚，当归六黄汤治肝以治肺也。是方当归之辛养肝血，黄连之苦清肝火，一补一泄，斯为主治；肝火之动，由水虚无以养，生地凉营分之热，熟地补髓中之阴，黄柏苦能坚肾，是泻南补北之义也；肝木之实，由金虚不能制，黄芪益肺中之气，黄芩清肺中之热，是东实西虚之治也。惟阴虚有火，关尺脉旺者始宜。若阴虚无气，津脱液泄，又当以生脉、六味，固阴阳之根。若用芩、连、柏苦寒伤胃，使金水益虚，木火益旺，有措手不及之虞矣。"（罗美《古今名医方论》卷1引）

【医案举例】

案一：一书生患盗汗，每夜被湿数重，开其帐热气如雾上腾。余以当归六黄汤加减数十剂，略减二三分，未全愈，诊六脉伏沉，乃虚之极也。加人参七分，黄芪加至三倍，复以童便煮附子三分。一服热退，汗止一半，再服而汗证亦愈。（《红炉点雪》卷1）

按：本案例虽未言及舌、脉，但每夜汗出以至被湿，且帐内热气如雾上腾，定是火旺逼津外泄之故。用当归六黄汤加减治之，病减三分。细绎脉象沉伏，乃是阴虚至极之征。于原方内加人参少许，黄芪加至三倍以益气固表止汗。更以童便煮附子益阴济阳，使阴平阳秘，故服之而痊。

案二：一产妇盗汗不止，遂致废寐，神思疲甚，口干引饮。余谓血虚有热，用当归补血汤以代茶；又以当归六黄汤，内黄芩、连、柏炒黑，更倍加大人参、五味子，二剂而愈。（《妇人良方》卷19）

按：本案盗汗、不寐发于产后，当是失血过多，以致血虚生热之故。虚热内生，迫津外泄，故盗汗不止；扰及心神，故夜不能寐，神思不安。用当归补血汤益气养血，当归六黄汤滋阴清热，固表止汗。方纳黄芩、黄连、黄柏炒黑，可避其大苦大寒伤阴之弊，倍用人参益气固表，兼补心气，再加五味子敛其心神，虽未用安神之品，睡寐亦安。实为后学仿效之法。

【方歌】

东垣当归六黄汤，芪柏芩连二地黄，
倍用黄芪为固表，滋阴清热敛汗强。

小　　结

清热剂共选正方25首，附方22首。按功用分为清气分热、清营凉血、气血两清、清热解毒、清脏腑热、清热祛暑和清虚热七类。

1. 清气分热　白虎汤与竹叶石膏汤俱为清气分热的常用方。但前者功用是清热生津，且清气之力较强，主治阳明（气分）热盛，症见壮热汗出、烦渴、脉洪大；后者功用是清热兼以益气养阴，降逆和胃，主治热病后期，气阴两伤，余热未尽，症见身热多汗、心胸烦闷、气逆欲呕等。

2．清营凉血　清营汤、犀角地黄汤同为清营凉血的常用方。但前者功用是清营解表，透热养阴，促其透热转气而解，主治热初传营，症见身热夜甚、时有谵语、神烦少寐、或斑疹隐隐；后者功用是清热解毒，凉血散瘀，主治热入血分，迫血妄行，症见吐衄、发斑等。

3．气血两清　清瘟败毒饮清热泻火，凉血解毒，为气血两清的代表方剂，适用于气血两燔证。

4．清热解毒　黄连解毒汤、凉膈散同有清热解毒作用。黄连解毒汤是清热解毒的基础方，功用以苦寒泻火解毒为主，主治三焦火毒炽盛，症见烦热、错语、吐衄、发斑、痈疽疔毒等；凉膈散是清热解毒的常用方，功用泻火通便，清上泄下，主治上、中二焦热盛，热聚胸膈，症见身热面赤、胸膈烦热、口舌生疮、便秘溲赤等。普济消毒饮与仙方活命饮皆为治疗热毒痈肿的常用方。但前者的功用是疏风散邪，清热解毒，并助以升阳散火，发散郁热，主治风热疫毒发于头面，症见头面红肿焮痛、咽喉不利等；后者于清热解毒中伍以行气活血、散结消肿之品，主治痈疮肿毒初起，脓未成或脓成未溃之证。四妙勇安汤功用清热解毒，活血止痛。主治脱疽之热毒炽盛者，药少量大而力专。

5．清脏腑热　本类方剂主要是针对某一脏腑火热偏盛而设。导赤散功用为清心利水养阴，主治心经与小肠有热，症见心胸烦热、口舌生疮，以及小便淋痛等。龙胆泻肝汤功用是泻肝胆实火，利下焦湿热，主治肝胆实火上攻的头痛、目赤、胁痛、口苦及湿热下注的淋浊、带下、阴肿等。左金丸的功用是清泻肝火，降逆止呕，主治肝火犯胃的呕吐、口苦、嘈杂、吞酸等。苇茎汤的功用是清肺化痰，逐瘀排脓，主治肺痈。泻白散的功用是泻肺清热，止咳平喘，主治肺有伏热的咳喘、日晡热甚等。清胃散与玉女煎同为清胃热，治胃火牙痛的常用方。但前者的功用是清胃凉血，兼以升散解毒，宣达伏火，主治胃火炽盛的牙痛、头痛、牙宣出血、颊腮肿痛等；后者以清胃热为主，而兼滋肾阴，主治胃火旺而肾水不足的烦热、头痛、牙衄等。芍药汤、白头翁汤均是治疗痢疾的常用方。但前者是调和气血与清热燥湿并用，主治湿热痢疾，症见痢下赤白、里急后重等；后者功擅清热解毒，凉血止痢，主治热毒血痢、赤多白少、里急后重等。

6．清热祛暑　六一散与桂苓甘露散同具清暑利湿之功，均可治疗暑湿为病。但六一散药少力薄，只宜于暑湿轻证；桂苓甘露散清暑利湿之力较大，对暑湿俱盛，病情较重者适宜。清暑益气汤既清解暑热，又益气养阴，主治暑热伤耗气津之证。

7．清虚热　青蒿鳖甲汤、清骨散均有滋阴清热的功用，是治疗阴虚发热的常用方。但前者养阴与透热并重，主治温病后期，阴液已伤，邪伏阴分，症见夜热早凉、热退无汗等；后者以清虚热为主，兼以滋阴透热，主治虚劳发热，症见骨蒸盗汗、唇红颊赤等。当归六黄汤功能滋阴泻火，固表止汗，主治阴虚有火，症见发热、盗汗、面赤、心烦、舌红、脉数等。

第五章

温 里 剂

凡以温热药为主组成，具有温里助阳、散寒通脉作用，用于治疗里寒证的方剂，统称温里剂。本类方剂是根据《素问·至真要大论》"寒者热之"、"治寒以热"的原则立法，属于"八法"中的"温法"。

里寒证的成因，或因素体阳虚，寒从中生；或因外寒直中三阴，深入脏腑；或因过食寒凉，损伤阳气。里寒证大多表现为畏寒肢凉，喜温蜷卧，面色淡白，口淡不渴，小便清长，舌质淡，脉沉迟或缓等。

温里剂在以温里药为主组方的基础上，常配伍甘温益气之品，因寒为阴邪，易伤阳气，故多配补气药物，温补并用，使气旺阳充，阴寒易散。其次，配伍温通血脉之品，因寒主凝滞，易使血脉运行不畅，故某些温里剂配伍温通血脉药物，畅血行，驱寒邪。

温里剂依据寒邪所在部位及病势的轻重缓急不同，分为温中祛寒、回阳救逆、温经散寒三类。

使用温里剂首先须辨认寒热之真假，真热假寒证禁用。其次，温热药物易伤阴血，素体阴虚或失血之人也应慎用。再者，若阴寒太盛，或真寒假热，服药入口即吐者，可反佐少量寒凉药物，或热药冷服，避免格拒。

第一节 温 中 祛 寒

温中祛寒剂，适用于中焦脾胃虚寒证。中焦脾胃虚寒，运化无权，升降失常，常见脘腹冷痛、呕恶下利、不思饮食、肢体倦怠、手足不温、舌淡苔白、脉沉细或沉迟等。本类方剂从温中祛寒立法，并多配伍甘温益气健脾之品。代表方如理中丸、小建中汤、吴茱萸汤等。

理 中 丸

《伤寒论》

【组成】 人参 干姜 甘草炙 白术各三两（各9g）

【用法】 上四味，捣筛，蜜和为丸，如鸡子黄许大。以沸汤数合，和一丸，研碎，温服之。日三四，夜二服。腹中未热，益至三四丸，然不及汤。汤法：以四物依两数切，用水八升，煮取三升，去滓，温服一升，日三服。服汤后，如食顷，饮热粥一升许，微自温，勿发揭衣被。（现代用法：上四药共研细末，炼蜜为丸，每丸重9g，每次1丸，温开水送服，每日2~3次；或作汤剂，水煎服。）

【功用】 温中祛寒，补气健脾。

【主治】

1. 脾胃虚寒证。脘腹疼痛，喜温喜按，恶心呕吐，不欲饮食，大便稀溏，畏寒肢冷，口不渴，舌淡苔白，脉沉细或沉迟无力。

2. 阳虚失血证。便血、衄血或崩漏等，血色暗淡或清稀。

3. 胸痹、小儿慢惊、病后喜唾涎沫、霍乱等属中焦虚寒者。

【证治机理】 理中丸证或因素体脾胃虚弱，或因寒凉伤及脾胃，或因外寒直中中焦所致。中焦虚寒，阳失温煦，寒邪收引凝滞，故脘腹疼痛，喜温喜按；脾胃虚寒，运化失常，升降失司，故不欲饮食、呕吐下利；脾主四肢肌肉，脾阳不足，无以温煦肢体，故畏寒肢冷；口不渴、舌淡苔白、脉沉细或沉迟无力均为虚寒之象。脾气虚寒不仅运化失常，还可变生其他多种病证。如脾主统血，脾气虚寒，无力统摄血液，则病出血；脾主摄津，脾气虚寒，不能摄津，则病涎唾增多；中气虚寒，虚风内动则病慢惊风；若胸阳不振，中焦阴寒之邪上乘，发为胸痹。总之，理中丸适应证表现纷繁复杂，但病机总属中焦脾胃虚寒。治疗当谨遵《内经》"寒者热之"、"虚者补之"之旨，主以温热药物驱其寒，辅以补气药物疗其虚，温补并用，散寒补虚。

【方解】 本方主治中焦脾胃虚寒，故以辛热之干姜为君，温助脾阳，祛散寒邪，扶阳抑阴。《本草思辨录》卷3谓：干姜"为温中土之专药，理中汤用之，正如其本量。"《金匮翼》卷8云："内生之寒，温必以补。"故以甘温之人参为臣，补益脾气。干姜与人参相配，一温一补，温中有补，补中有温，温补并用，正合脾胃虚寒之病机。脾为湿土之脏，喜燥而恶湿，中阳不足，湿浊内生，故佐以苦温性燥之白术，燥湿浊，运脾气。干姜与白术相配，一温一燥，用之可使脾阳强，湿浊化，运化升降复其常。正如《本草求真》卷4所云："（干姜）同白术则能燥湿而补脾"。佐使炙甘草，用量与诸药相等，其义有四：一者助人参、白术补脾益气；二者与干姜相配，辛甘化阳，以增强温阳散寒之力；三者缓急止腹痛；四者调和诸药。综观本方，四药相配，一温一补一燥，温中阳，补脾虚，燥湿浊，合而用之，调理中焦，强健脾胃，故言"理中"。

本方温补并用，以温为主，温中寓补，兼以燥湿。

胸痹、阳虚失血、小儿慢惊、病后涎唾多等病证属中阳不足者，应用本方温中散寒，补气健脾，是治病求本，异病同治之典范。

本方在《金匮要略》中作汤剂，名"人参汤"，理中丸方后亦有"然不及汤"四字。故"理中丸"实有汤、丸两种剂型，汤剂较丸剂作用力强而迅速，临床可视病情之轻重缓急酌定剂型。

【运用】

1. 本方是治疗中焦脾胃虚寒的基础方。临床应用以脘腹疼痛，呕吐下利，畏寒肢冷，舌淡苔白，脉沉细为辨证要点。

2. 若虚寒甚者，加附子、肉桂以增强温阳祛寒之力；呕吐甚者，加生姜、半夏降逆和胃止呕；腹泻甚者，加茯苓健脾渗湿止泻；阳虚失血者，可易干姜为炮姜，加艾叶、灶心土温经止血；胸痹，加薤白、桂枝等振奋胸阳，舒畅气机；小儿慢惊者，加天麻、钩藤等熄风止痉；涎唾多者，可加益智仁、瓦楞子等收敛固涩。

3．现代常用于急、慢性胃肠炎、胃及十二指肠溃疡、胃痉挛、胃下垂、胃扩张、慢性结肠炎等证属脾胃虚寒者。

【附方】

1．附子理中丸（《太平惠民和剂局方》） 附子炮，去皮、脐 人参去芦 干姜炮 甘草炙 白术各三两（各9g） 上为细末，用炼蜜和为丸，每两作一十丸。每服一丸（9g），以水一盏化破，煎至七分，稍热服之，空心食前。功用：温阳祛寒，补气健脾。主治：脾胃沉寒痼冷，或脾肾虚寒证。症见脘腹冷痛，手足厥寒，呕吐泄利，或霍乱吐利转筋等。

2．桂枝人参汤（《伤寒论》） 桂枝别切，四两（12g） 甘草炙，四两（9g） 白术三两（9g） 人参三两（9g） 干姜三两（9g） 上五味，以水九升，先煮四味，取五升，内桂更煮，取三升，去滓，温服一升，日再，夜一服。功用：温阳健脾，解表散寒。主治：脾胃虚寒，复感风寒表邪者。症见恶寒发热，头身疼痛，腹痛，下利便溏，口不渴，舌淡苔白滑，脉浮虚。

附子理中丸、桂枝人参汤均由理中丸加味而成。附子理中丸是在理中丸的基础上加用附子。附子大辛大热，温中散寒之力甚强，且能温肾，适用于脾胃虚寒之重证或脾肾虚寒者。桂枝人参汤是由理中丸（人参汤）加桂枝而成，桂枝重在解表散寒，与人参汤（理中丸）相合，表里同治，适用于脾胃虚寒而外兼风寒表证者。

【方论选录】

张秉成："此脾阳虚而寒邪伤内也。夫脾阳不足，则失其健运之常，因之寒凝湿聚。然必其为太阴寒湿，方可用此方法，否则自利呕痛等证，亦有火邪为患者。故医者当望闻问切四者合参，庶无差之毫厘，谬以千里之失。若表里寒热虚实既分，又当明其病之标本。如以上诸病，虽系寒凝湿聚，皆因脾阳不足而来，则阳衰为本，寒湿为标。是以方中但用参术甘草，大补脾元，加炮姜之温中守而不走者，以复其阳和，自然阳长阴消，正旺邪除耳。"（《成方便读》卷2）

蔡陆仙："理中者，调理中土也，较建中轻而用广。凡太阴自利不渴，寒多而呕，腹痛便溏，脉沉无力，或厥冷拘急，或续吐蛔，及感寒霍乱者，均可治之。方中以干姜为主，为暖胃之要药，佐白术健胃去停饮，人参补中气，甘草以缓急迫，合而用之，为慢性胃肠病之泛恶吐酸肠鸣便溏之专剂。"（《中国医药汇海·方剂部》）

【医案举例】

案一：开庆己未年七月间，裕斋马观文夫人费氏，病气弱急，四肢厥冷，恶寒自汗，不进饮食。一医作伏暑治之，投暑药，一医作虚寒治之，投热药，无效。召仆诊之，六脉虽弱，而关独甚，此中焦寒也。中焦者，脾也。脾胃既寒，非特但有是证，必有腹痛吐泻之证。今四肢厥冷属脾，是脾胃虚冷，无可疑者。答云：未见有腹痛吐泻之证。今用何药治之？仆答云：宜用附子理中汤。未服药，间旋即腹痛而泻。莫不神之，即治此药，一投而瘥。（《续名医类案》卷7）

按：本案发自夏暑季节，一医从暑湿论治，但患者病气弱急，四肢厥冷，恶寒自汗，不进饮食，并非暑病，故药之不效。此为寒证，一医从虚寒论治，投以热药，仍不效，似法当而方药不切。诊其六脉虽弱，而关独甚，关脉属脾胃，当为寒在中焦。夫人旋即现腹痛腹泻，明示病在中焦，寒邪偏盛。故予附子理中汤"一投而瘳"。

案二：林某，女，23岁，学生。急性胃肠炎后喜唾涎沫。患者于一年前因饮食不洁引起吐泻，诊断为"急性胃肠炎"，经治疗痊愈。此后凡吃生冷油腻食物则胃脘隐痛不适，时伴作呕，反胃，嗳气，喜唾涎沫。本次因节日加菜，呕吐腹泻发作，经中西医结合治疗泻呕均止，惟感疲乏头晕纳差，口中唾液特多。此属病后脾胃虚寒，本来投以理中汤即可，但患者煎药不便，故改用附桂理中丸10个，早晚各服1丸。服药第二天即觉唾液明显减少，胃口好转，但口干喜饮，嘱其继续服药，或可改用淡盐水送服。5天后10个药丸服完，症状亦已消除。(《伤寒论方医案选编·温补方》)

按：本案病起饮食不洁，虽经治疗暂且痊愈，但日后每食生冷则胃脘不适，说明脾胃阳气已虚，运化能力减弱。此次节日加菜，饮食过量，吐泻并作，虽经治疗得以控制，但脾胃受损，中气虚寒益甚。脾胃虚寒，无力摄纳津液，故口多涎沫。脾胃虚弱，无力运化，故乏力纳差。综观此证，当属中焦脾胃虚寒。治当温中散寒，补气健脾，方选理中丸，增用附子、肉桂加强温中散寒之力。

【方歌】

理中丸主理中乡，甘草人参术干姜，

呕利腹痛阴寒盛，或加附子总扶阳。

小 建 中 汤

《伤寒论》

【组成】 桂枝去皮，三两（9g）　甘草炙，二两（6g）　大枣擘，十二枚（6枚）　芍药六两（18g）　生姜切，三两（9g）　胶饴一升（30g）

【用法】 上六味，以水七升，煮取三升，去滓，内饴，更上微火消解。温服一升，日三服。（现代用法：水煎取汁，兑入饴糖，文火加热熔化，分两次温服。）

【功用】 温中补虚，和里缓急止痛。

【主治】 中焦虚寒，肝脾失调，阴阳不和证。脘腹拘急疼痛，时轻时重，喜温喜按，神疲乏力；或心中悸动，虚烦不宁；或四肢酸楚，手足烦热，咽干口燥，舌淡苔白，脉细弦。

【证治机理】 本方病证因中焦虚寒，肝脾失调，阴阳不和所致。中焦虚寒，阳气失于温煦，肝木侮犯脾土，肝脾失和，故脘腹拘急疼痛、时轻时重、喜温喜按；中焦虚寒，化源匮乏，阴阳俱虚。阳气亏虚，不足以温养精神，故神疲乏力、心中动悸；营阴亏虚，失于濡润，故烦热、口燥咽干；舌淡苔白、脉细弦，亦为气血不足，肝脾失和之象。本方病证临床表现繁杂，但总以脘腹疼痛、喜温喜按为主症；病机涉及诸多方面，但总以中焦虚寒，肝脾失和为首要。治疗当以温补中焦为主，兼以调和肝脾，滋阴和阳，使中气强壮，肝柔脾健，化源充足，诸症自愈。

【方解】 方中重用甘温质润之饴糖，一者温中补虚；一者缓急止痛。一药而两擅其功，故以为君。臣以辛温之桂枝，温助脾阳，祛散虚寒。饴糖与桂枝相伍，辛甘化阳，温中益气，使中气强健，不受肝木之侮。正如张秉承所言："此方因土虚木克起见，故治法必以补脾为先。"（《成方便读》卷2）更臣以酸苦之芍药，其用有三：一者滋养营阴，以补营血之亏虚；二者柔缓肝急止腹痛，与饴糖相伍，酸甘化阴，养阴缓急而止腹痛拘急；三者与桂枝相配，调和营卫，燮理阴阳。佐以生姜，助桂枝温胃散寒；佐以大枣，助饴糖补益脾虚。生姜大枣合用，又可调营卫，和阴阳。佐使炙甘草，一则益气补虚；二则缓急止痛，其与芍药相配"具安脾止痛之神"（《成方便读》卷2）；三则调和诸药。综观本方，饴糖配桂枝，辛甘化阳，温补脾气；饴糖配芍药，酸甘化阴，滋营柔肝。诸药合用，可使脾气强健，肝脾调和，中气建立，阴阳调和，诸症痊愈。正如《金匮要略心典》卷上所云："是方甘与辛合而生阳，酸得甘助而生阴，阴阳相生，中气自立。"本方重在温补中焦，建立中气，故名"建中"。

本方重在甘温，兼用阴柔，温中补虚，柔肝理脾；且辛甘与酸甘并用，滋阴和阳，营卫并调。

本方由桂枝汤倍芍药，重用饴糖而成。然桂枝汤以桂枝为君，具有解肌发表，调和营卫之功，主治外感风寒表虚，营卫不和之证；本方以饴糖为君，意在温中补虚，缓急止痛，益阴和阳，主治中焦虚寒，里急腹痛证。

小建中汤与理中丸同为温中祛寒之剂。但理中丸纯用温补，温中祛寒，补气健脾，主治中焦脾胃虚寒证，腹痛隐隐，兼有脾失运化之呕利；小建中汤以甘温补脾为主，柔肝理脾，调和阴阳，缓急止痛，主治中焦虚寒，肝脾失和，腹痛拘急，兼有阴阳失调之证。

【运用】

1．本方是治疗中焦虚寒，肝脾失和证的常用方剂。临床应用以脘腹拘急疼痛，喜温喜按，舌淡，脉细弦为辨证要点。呕吐严重者不宜使用；中焦胀满明显者，亦应忌用。

2．若中焦虚寒较重者，加蜀椒以增强温中散寒之力；兼有气滞者，加木香行气止痛；便溏者，加白术燥湿健脾止泻；面色萎黄，精神倦怠明显者，加人参、黄芪、当归补养气血。

3．现代常用于胃及十二指肠溃疡、慢性肝炎、慢性胃炎、神经衰弱、再生障碍性贫血、功能性发热等证属中焦虚寒，肝脾失和者。

【附方】

1．**黄芪建中汤**（《金匮要略》）　桂枝去皮，三两（9g）　甘草炙，二两（6g）　大枣擘，十二枚（6枚）　芍药六两（18g）　生姜切，三两（9g）　胶饴一升（30g）　黄芪一两半（5g）　煎服法同小建中汤。功用：温中补气，和里缓急。主治：小建中汤证而气虚明显者。脘腹拘急疼痛，喜温喜按，形体羸瘦，面色无华，心悸气短，自汗盗汗等。

2．**当归建中汤**（《千金翼方》）　当归四两（12g）　桂心三两（9g）　甘草炙，二两（6g）　芍药六两（18g）　生姜三两（9g）　大枣擘，12枚（6枚）　上六味㕮咀，以水一斗，煮取三升，分为三服，一日令尽。若大虚，加饴糖六两（18g）作汤成，内之于火上暖，令饴糖消。功用：温补气血，缓急止痛。主治：产后虚羸不足，腹中疗痛不已，吸吸少气，或小腹拘急挛痛引腰背，不能饮食者。

3．**大建中汤**（《金匮要略》）　蜀椒去汗，二合（6g）　干姜四两（12g）　人参二两（6g）　上三味，以水四升，煮取二升，去滓，内胶饴一升（30g），微火煮取一升半，分温再服，如一炊顷，可饮粥二升，后更服，当一日食糜，温覆之。功用：温中补虚，降逆止痛。主治：中阳虚衰，阴寒内盛之脘腹疼痛。心胸中大寒痛，呕不能食，腹中寒，上冲皮起出见有头足，上下痛而不可触近，舌苔白滑，脉沉紧。

　　小建中汤、黄芪建中汤、当归建中汤、大建中汤均是温中补虚,缓急止痛之方。其中黄芪建中汤是在小建中汤的基础上加用黄芪,与小建中汤相比,甘温益气作用更强,适用于小建中汤证而气虚明显者。当归建中汤是在小建中汤基础上加用当归,补血和血止痛作用较强,适用于产后虚羸不足,腹中痛者,或小建中汤证而血虚明显者。小建中汤虽阴阳并补,但以温阳为主,而大建中汤纯用辛热甘温之品,补虚散寒之力远较小建中汤为峻,并兼有降逆止呕作用,主治中焦阳虚,阴寒内盛之腹痛呕逆。

　　【方论选录】

　　许宏:"建中者,建其脾也,脾欲缓,急食甘以缓之,建中之味甘也。阳脉涩,阴脉弦者,为中虚内寒也。心中悸者为气虚,烦者为血虚,故用胶饴为君,甘草、大枣为臣,以甘佐甘缓之也。白芍药之酸,能收敛脾气而益其中,故用之为佐。桂枝、生姜之辛,以散余邪而益其气也。"(《金镜内台方议》卷4)

　　尤怡:"中者,脾胃也,营卫生成于水谷,而水谷转输于脾胃,故中气立,则营卫流行而不失其和。又,中者,四运之轴,而阴阳之机也,故中气立则阴阳相循,如环无端,而不极于偏。是方甘与辛合而生阳,酸得甘助而生阴,阴阳相生,中气自立。是故求阴阳之和者,必于中气;求中气之立者,必以建中也。"(《金匮要略心典》卷上)

　　【医案举例】

　　案一:王右,腹痛,喜按,痛时自觉有寒气自上下迫,脉虚弦,微恶寒,此为肝乘脾,小建中汤主之。

　　川桂枝三钱　大白芍六钱　生草二钱　生姜五片　大枣十二枚　饴糖一两(《经方实验录》卷中)

　　按:本案患者以腹痛喜按为主,且证属虚寒。微恶寒,痛时自觉有寒气自上下迫,为中阳不足,寒从内生。脉象虚弦,虚为不足,弦则属肝,足见该证乃属脾胃虚寒,肝木乘虚克伐脾土,肝脾失和。故以小建中汤温中补虚,柔肝理脾,散寒止痛而取效。

　　案二:慢性腹膜炎。8岁女孩,两月前感觉乏力,易疲劳,常有轻度腹痛,便秘,灌肠仍不易排出。小便易排出,食欲略差,腹部微胀满,有抵抗,脐周有压痛。给与小建中汤1个半月,气力增加,气色转佳,腹满亦缓解。(《临床应用汉方处方解说·正篇》)

　　按:本案年幼体弱,病程较久,刻下虽轻度腹痛,便秘,腹部微胀满,有抵抗,脐周有压痛,但结合病史,及对乏力、易疲劳、食欲差等症状分析,此腹痛便秘乃属中气不足,运化无力所致。中气不足,无力运化饮食,故腹痛便秘。取小建中汤,辛甘养阳,酸甘化阴,缓缓建立中气,服药月余,中气强壮,运化复常,气血化生有源,故大便通畅,诸症渐愈。

　　【方歌】

　　小建中汤芍药多,桂姜甘草大枣和,

　　重用饴糖补中脏,虚劳腹痛服之瘥。

吴 茱 萸 汤

《伤寒论》

　　【组成】　吴茱萸洗,一升(9g)　人参三两(9g)　生姜切,六两(18g)　大枣擘,十二枚(4

枚）

【用法】 上四味，以水七升，煮取二升，去滓，温服七合，日三服。（现代用法：水煎服。）

【功用】 温中补虚，降逆止呕。

【主治】

1．胃寒呕吐证。食谷欲呕，或兼胃脘疼痛，吞酸嘈杂，舌淡，脉沉弦而迟。

2．肝寒上逆证。干呕吐涎沫，头痛，巅顶痛甚，舌淡，脉沉弦。

3．肾寒上逆证。呕吐下利，手足厥冷，烦躁欲死，舌淡脉沉细。

【证治机理】 本方主治有三证，证候虽各有殊，病机则同属虚寒，且均涉寒邪上逆犯胃，故可以一方统治。胃气以降为顺，胃受寒邪，失于和降，故见呕吐、不食、食则欲呕；寒主收引，则胃脘冷痛。《素问·举痛论》云："寒气客于肠胃，厥逆上出，故痛而呕也。"肝主疏泄，其经脉"连目系，上出额，与督脉会于巅"。若肝寒上逆，上犯于胃则呕吐涎沫，上扰清阳则头痛，且以巅顶痛著；肾为水火之脏，生命之根，肾经受寒则阳气微，阳气不能达于四末，则手足厥冷；寒邪上逆犯胃则呕，阳虚不能化湿，寒湿下迫则利；阴寒内盛，阳气扰争，故烦躁欲死。阳虚寒盛，其舌色当淡，脉自沉弦而细迟。治当温中补虚，助阳气，降阴寒。

【方解】 方中吴茱萸辛苦性热，入肝肾脾胃经，上可温胃寒，下可暖肝肾，又能降逆止呕，一药而三擅其功，《金镜内台方议》卷8谓"吴茱萸能下三阴之逆气"，故以为君。重用辛温之生姜为臣，生姜乃呕家之圣药，温胃散寒，降逆止呕。吴茱萸与生姜配伍，相须为用，药力甚强，温降并行，针对阴寒、气逆之病机，颇为恰当。费伯雄《医方论》卷3云："吴茱萸辛烈善降，得姜之温通，用以破除阴气有余矣。"佐以甘温之人参，补益中焦脾胃之虚；佐使以甘平之大枣，益气补脾，调和诸药。人参、大枣并用，补益中气，俾脾气健旺，清阳得升，浊阴自降，实乃补虚以助降逆。张璐《伤寒缵论》卷下云："兼人参、姜、枣以助胃中之真阳，共襄祛浊之功，由是清阳得以上升，而浊阴自必下降矣。"综观本方，吴茱萸配生姜温中降逆，人参配大枣补虚扶正，四药相伍，肝肾胃同治，温、降、补并施，共奏温中补虚，降逆止呕之功。

【运用】

1．本方是治疗脾胃虚寒，浊阴上逆的常用方剂。临床应用以恶心呕吐，或巅顶头痛，畏寒肢凉，舌淡苔白滑，脉沉弦细或迟为辨证要点。胃热呕吐，阴虚呕吐，或肝阳上亢之头痛、呕吐禁用。方中吴茱萸有毒，不宜久服。

2．若呕吐较甚者，加半夏、陈皮等以增强和胃止呕之力；头痛较甚者，加川芎、当归、桂枝等和血止痛；肝胃虚寒重者，加干姜、小茴香等温里散寒。

3．现代常用于慢性胃炎、神经性呕吐、神经性头痛、耳源性眩晕等证属脾胃虚寒者。

【附方】

小半夏汤（《金匮要略》） 半夏一升（15g） 生姜半斤（10g） 以水七升，煮取一升半，分温再服。功用：止呕降逆，温胃蠲饮。主治：寒饮呕吐。呕吐清水涎沫，心下痞，口不渴，或伴有头眩，舌质淡，苔白滑，脉弦滑。

　　小半夏汤与吴茱萸汤均能散寒降逆，和胃止呕，治疗恶心呕吐属胃寒气逆者。然小半夏汤温胃止呕，兼化痰饮，善治寒饮呕吐；吴茱萸汤温胃止呕，兼以补虚扶正，善治肝胃虚寒，浊阴上逆之呕吐。

　　【方论选录】

　　许宏："干呕，吐涎沫，头痛，厥阴之寒气上攻也。吐利，手足逆冷者，寒气内甚也；烦躁欲死者，阳气内争也。食谷欲呕者，胃寒不受食也。此以三者之症，共用此方者，以吴茱萸能下三阴之逆气为君，生姜能散气为臣，人参、大枣之甘缓，能和调诸气者也，故用之为佐使，以安其中也。"（《金镜内台方议》卷8）

　　周岩："盖吴茱萸辟厥阴之寒，生姜散阳明之呕逆。生姜治寒，是散而上之；吴茱萸治寒，是辟而下之。吴茱萸汤二物并用，所治皆寒证之重者，故生姜用至六两。胃受肝邪，其虚已甚，故以枣与人参大补其中，非与生姜和营卫也。"（《本草思辨录》卷3）

　　【医案举例】

　　李某，男，59岁，农民。1973年5月4日初诊。患者年近六旬，身体颇健，素有吐清涎史。若逢气候变迁，头痛骤发，而以巅顶为甚。前医投以温药，稍有验。近年来因家事烦劳过度，是以头痛日益增剧，并经常咳嗽，吐痰涎，畏寒恶风，经中西药治疗无效。邀余诊治。症见精神困倦，胃纳欠佳，舌苔滑润，脉象细滑。根据头痛吐涎、畏寒等症状辨证，是阳气不振，浊阴之邪引动肝气上逆所致。治以温中补虚，降逆行痰，主以吴茱萸汤。处方：党参30g　吴茱萸9g　生姜15g　大枣8枚。连服四剂，头痛渐减，吐涎亦少。且小便也略有清长，此乃寒降阳升，脾胃得以运化之机。前方即效，乃再守原方，继进五剂，诸症痊愈。（《伤寒论方医案选编·温补方》）

　　按：患者素有吐清涎病史，若逢气候变迁，头痛骤发，而以巅顶为甚，前医投以温药，略见疗效，提示病证属寒。头痛以巅顶为甚，说明病在厥阴。头痛、吐涎沫，结合畏寒、精神困倦、胃纳欠佳、苔滑、脉象细滑，诊断为肝胃虚寒，浊阴上逆。投与吴茱萸汤，温暖肝胃，散寒降逆。药证相符，故疗效显著。

　　【方歌】

　　吴茱萸汤人参枣，重用生姜温胃好，

　　阳明寒呕少阴利，厥阴头痛皆能保。

第二节　回阳救逆

　　回阳救逆剂，适用于阳气衰微，阴寒内盛，甚或阴盛格阳、戴阳的危重病证。症见四肢厥逆，精神萎靡，恶寒蜷卧，甚或冷汗淋漓，脉微欲绝等。本类方剂从回阳救逆立法，以大辛大热之附子、干姜等为主组方，并常配伍益气固脱之品。代表方剂如四逆汤、回阳救急汤等。

四 逆 汤

《伤寒论》

【组成】 甘草炙，二两（6g）　干姜一两半（9g）　附子生用，去皮，破八片，一枚（15g）

【用法】 上三味，以水三升，煮取一升二合，去滓，分温再服。强人可大附子一枚（20g），干姜三两（12g）。（现代用法：水煎服。）

【功用】 回阳救逆。

【主治】 心肾阳衰之寒厥证。四肢厥逆，神衰欲寐，面色苍白，恶寒蜷卧，腹痛下利，呕吐不渴，甚则冷汗淋漓，舌淡苔白滑，脉微欲绝，以及误汗亡阳者。

【证治机理】 本方主治系寒邪深入少阴所致的阳虚寒厥证。证因心肾阳气衰微，阴寒内盛所致。心为五脏六腑之大主，肾为元阴元阳之所系，心肾阳气衰微，阴寒内盛，乃临床危重之证也。心肾阳气虚衰，失其温煦之职，故四肢厥冷，恶寒蜷卧；阳气衰微，无力鼓动血脉运行，故脉微欲绝；《素问·生气通天论》云："阳气者，精则养神，柔则养筋。"心肾阳衰，神失所养，故神衰欲寐；肾阳衰微，火不暖土，故腹痛吐利。此证心肾阳衰阴盛，病势凶险，治宜大辛大热之品，速回阳气，破散阴寒，以挽垂危之急。

【方解】 本方首选大辛大热之生附子为君，入心脾肾经，温壮元阳，破散阴寒，以救助心肾阳气。《本草求真》卷1云："附子（专入命门），味辛大热，纯阳有毒。其性走而不守，通行十二经，无所不至，为补先天命门真火第一要剂。凡一切沉寒痼冷之症，用此无不奏效。"附子生用药性更为猛烈，能够迅速通达周身内外，是"回阳救逆第一品药。"（《本草经读》卷4）臣以辛热之干姜，入心脾肺经，一者温中焦，散阴寒，以固守后天之本，干姜与生附子相配，既温先天以助后天，又暖后天以养先天，相须为用；二者助阳通脉，干姜与生附子相伍，壮阳气，散阴寒，使阳气复，血脉通，阴寒易散。因此，生附子与干姜并用是回阳救逆的基本配伍。正如《本经疏证》卷10所云："附子以走下，干姜以守中，有姜无附，难收斩将夺旗之功；有附无姜，难收坚壁不动之效。"佐使炙甘草，其用有三：一则助干姜、生附子温阳益气，使回阳救逆之中兼有益气补虚之效；二则缓解干姜、生附子峻烈之性，使其破阴回阳而无暴散虚阳之虞；三则调和药性，并能稽留药力，使药力作用持久。综观本方，大辛大热，药简力专，重在温阳气，散阴寒，能力挽元阳，救人于顷刻之间，使阳复厥回，故名"四逆汤"。

【运用】

1. 本方是回阳救逆的基本方。临床应用以四肢厥冷，神衰欲寐，面色苍白，脉微欲绝为辨证要点。

2. 若服药后出现呕吐格拒者，可将药液置凉后服用。本方纯用辛热之品，中病手足温和即止，不可久服。真热假寒者忌用。

3. 现代常用于心肌梗死、心力衰竭、急性胃肠炎吐泻过多、或某些急证大汗而见休克等证属阳衰阴盛者。

【附方】

1. 通脉四逆汤（《伤寒论》）　甘草炙，二两（6g）　附子生用，去皮，破八片，大者一枚（20g）

干姜三两,强人可四两(9～12g)   上三味,以水三升,煮取一升二合,去滓,分温再服,其脉即出者愈。功用:破阴回阳通脉。主治:少阴病,阴盛格阳证。下利清谷,里寒外热,手足厥逆,脉微欲绝,身反不恶寒,其人面色赤,或腹痛,或干呕,或咽痛,或利止脉不出者。若"吐已下断,汗出而厥,四肢拘急不解,脉微欲绝者",加猪胆汁半合(5ml),名"通脉四逆加猪胆汁汤","分温再服,其脉即来。无猪胆,以羊胆代之。"

2.四逆加人参汤(《伤寒论》)   甘草炙,二两(6g)   附子生用,去皮,破八片,一枚(15g)   干姜一两半(9g)   人参一两(6g)   上四味,以水三升,煮取一升二合,去滓,分温再服。功用:回阳救逆,益气固脱。主治:少阴病,亡阳脱液。四肢厥逆,恶寒蜷卧,脉微而下利,利虽止而余症仍在者。

3.白通汤(《伤寒论》)   葱白四茎   干姜一两(6g)   附子生,去皮,破八片,一枚(15g)   上三味,以水三升,煮取一升,去滓,分温再服。功用:通阳破阴。主治:心肾阳虚,阴寒内盛之戴阳证。手足厥逆,恶寒蜷卧,下利,脉微,面赤等。若"利不止,厥逆无脉,干呕,烦者",加猪胆汁一合(5ml),人尿五合(25ml),名"白通加猪胆汁汤"。

4.参附汤(《正体类要》)   人参四钱(12g)   附子炮,去皮、脐,三钱(9g)   用水煎服,阳气脱陷者,倍用之。功用:益气回阳固脱。主治:元气大伤,阳气暴脱,手足逆冷,头晕气短,汗出脉微者。亦可用于大病虚极欲脱,或产后及月经暴行崩注,或痈疡久溃,血脱亡阳等。

通脉四逆汤、四逆加人参汤、白通汤均为《伤寒论》中治疗少阴病的主要方剂,是在四逆汤的基础上,加减衍化而来,但各有深意,应用时须加以区别。

通脉四逆汤证除"少阴四逆"外,更有"身反不恶寒,其人面色赤,或腹痛,或干呕,或咽痛,或利止脉不出"等,是阴盛格阳,真阳欲脱之危象,所以在四逆汤的基础上加重干姜、附子用量,冀能阳回脉复,故方后注明"分温再服,其脉即出者愈。"若吐下皆止,汗出而厥,四肢拘急不解,脉微欲绝者,是真阴真阳大虚欲脱之危象,故加苦寒之猪胆汁,既防寒邪拒药,又引虚阳复归于阴中,亦是反佐之妙用。方后注明:"无猪胆,以羊胆代之"。

四逆汤证原有下利,若利止而四逆证仍在,是气血大伤之故。所以于四逆汤中加大补元气之人参,益气固脱,使阳气回复,阴血自生。临床凡是四逆汤证而见气短、气促者,均可用四逆加人参汤急救。

白通汤即四逆汤去甘草,减少干姜用量,再加葱白而成。主治阴寒盛于下焦,急需通阳破阴,以防阴盛逼阳,所以用辛温之葱白,合干姜、附子以通阳复脉。因下利甚者,阴液必伤,所以减干姜之燥热,寓有护阴之意。若利不止,厥逆无脉,干呕烦者,是阴寒盛于里,阳气欲上脱,阴气欲下脱之危象,所以急当用大辛大热之剂通阳复脉,并加猪胆汁、人尿滋阴以和阳,是反佐之法。原文"服汤,脉暴出者死,微续者生。"方后亦云"若无胆,亦可用",可知重在人尿。足见本方人尿必用,与通脉四逆汤后入胆汁,皆有深意,须详加领悟。

参附汤为峻补阳气以救暴脱之剂。除上述主治外,凡大病虚极欲脱,产后或月经暴行崩注,或痈疡久溃,血脱亡阳等,均可用本方救治。但一俟阳气来复,病情稳定,便当辨证调治,不可多服,免纯阳之品过剂,反致助火伤阴耗血。

【方论选录】

成无己："四逆者，四肢逆而不温也。四肢者，诸阳之本。阳气不足，阴寒加之，阳气不相顺接，是致手足不温，而成四逆也。此汤申发阳气，却散阴寒，温经暖肌，是以四逆名之。"(《伤寒明理论·药方论》)

许宏："今此四逆汤，乃治病在于里之阴者用也。且下利清谷，脉沉无热，四肢厥逆，脉微，阳气内虚，恶寒脉弱，大吐大下，元气内脱，若此诸证，但是脉息沉迟微涩，虚脱不饮水者，皆属于阴也。必以附子为君，以温经济阳，以干姜为臣，辅甘草为佐为使，以调和二药而散其寒也。"(《金镜内台方议》卷7)

【医案举例】

13岁女孩。因肺炎持续高热数日，用强而有效之注射剂，高热降至37℃，但元气已衰，食欲衰败，口干欲饮，与之则不进，颜面色青，朦胧似睡，时时烦躁，且呻吟，如抽搐哭泣。脉浮细而数，尿频。此为里寒阳虚之重证，故与四逆汤。服后呻吟止，1小时之后，欲食点心，谈笑自如，用1～2剂即痊愈。此患者，可能强以洋药，抑阳气太过之故。(《临床应用汉方处方解说·正篇》)

按：此患者因持续高热而强用降温药物，虽体温降至37℃，但因高热已致元阳大伤，神失所养，故患者朦胧似睡，时时烦躁，颜面色青，皆属心肾阳衰阴盛之象。食欲衰败，表明脾阳亦衰。病属心肾阳衰之证，故急与四逆汤回阳救逆。病证相符，遂服药后一小时，心肾阳气来复，转危为安。

【方歌】

四逆汤中附草姜，阳微阴盛急煎尝，

腹痛吐泻脉欲绝，急投此方可回阳。

回阳救急汤

《伤寒六书》

【组成】 熟附子（9g） 干姜（6g） 人参（6g） 甘草炙（6g） 白术炒（9g） 肉桂（3g） 陈皮（6g） 五味子（3g） 茯苓（9g） 半夏制（9g）（原书未著用量）

【用法】 水二盅，姜三片，煎之，临服入麝香三厘（0.1g）调服。中病以手足温和即止，不得多服。（现代用法：水煎服，麝香冲服。）

【功用】 回阳救逆，益气生脉。

【主治】 寒邪直中三阴，真阳衰微证。四肢厥冷，神衰欲寐，恶寒蜷卧，吐泻腹痛，或身寒战栗，或指甲口唇青紫，或吐涎沫，舌淡苔白，脉沉微，甚或无脉。

【证治机理】 本证因寒邪直中三阴，阴寒内盛，真阳衰微欲脱所致。真阳衰微，阴寒内盛，阳气无力温煦四末，故四肢厥冷，身寒战栗；心肾阳衰，神失所养，故神衰欲寐；脾阳虚衰，运化失常，清阳不升，浊阴不降，故呕吐下利；阳气不足，阴寒内盛，寒性收引凝滞，故腹中疼痛；心肾阳衰，无力鼓动血脉运行，故指甲口唇青紫，脉沉微甚或无脉。治疗急当破散阴寒，回阳救逆，固脱生脉。

【方解】 本方以四逆汤合六君子汤（见补益剂），加肉桂、五味子、麝香、生姜组成。

方中熟附子温里散寒，回阳救逆；干姜，温中散寒，助阳通脉；肉桂辛甘性热，补元阳，通血脉。三药并用，温壮元阳，破散阴寒。熟附子药力虽不及生附子猛烈，但有肉桂相辅，其破阴回阳之力也颇为显著。佐以六君子汤补益脾胃，固护中州。其中人参甘温，大补元气，与附子相配，回阳救逆，益气固脱。更用麝香，通阳开窍，通行十二经脉，以"斩关直入，助参、附、姜、桂以速奏殊功。"(《重订通俗伤寒论·六经方药》)五味子性酸收敛，其用有三：一者收敛虚阳以固脱；二者与人参相合，益气生脉；三者与麝香相合，散中有收，使麝香通阳而无耗散正气之虞。生姜温中散寒，并可解附子、半夏之毒。诸药相合，破散阴寒，回阳救逆，益气固脱。

【运用】

1. 本方是治疗寒邪直中，真阳衰微的常用方剂。临床应用以起病急骤，四肢厥冷，神疲欲寐，下利腹痛，脉微或无脉为辨证要点。方中麝香用量不宜过大，服药后手足温和即止。

2. 若呕吐涎沫，或少腹痛者，可加盐炒吴茱萸等温胃暖肝，下气止呕；若泄泻不止者，可加升麻、黄芪等益气升阳止泻；若呕吐不止者，可加姜汁温胃止呕。

3. 现代常用于急性胃肠炎吐泻过多、休克、心力衰竭等证属亡阳欲脱者。

【附方】

回阳救急汤(《重订通俗伤寒论》)　黑附块三钱 (9g)　紫瑶桂五分 (1.5g)　别直参二钱 (6g)　原麦冬辰砂染，三钱 (9g)　川姜二钱 (6g)　姜半夏一钱 (3g)　湖广术钱半 (5g)　北五味三分 (1g)　炒广皮八分 (3g)　清炙草八分 (3g)　真麝香冲，三厘 (0.1g)　水煎服。功用：回阳救逆，益气生脉。主治：少阴病，下利脉微，甚则利不止，肢厥无脉，干呕心烦者。

本方与《伤寒六书》之回阳救急汤，方名相同，均为回阳救逆之剂，但本方加麦冬，去茯苓。麦冬能养阴，与人参、五味子配伍，乃生脉散(见补益剂)，非但大有益气生脉之功，且有养阴生津之用；与附子、干姜相伍，回阳之中有益阴之意。故对于阳衰而吐泻伤津，脉细欲绝者，服之颇宜。

【方论选录】

汪昂："此足三阴药也。寒中三阴，阴盛则阳微，故以附子、姜、桂辛热之药祛其阴寒，而以六君温补之药助其阳气。五味合人参可以生脉。加麝香者，通其窍也。"(《医方集解·祛寒之剂》)

【方歌】

回阳救急用六君，桂附干姜五味寻，

加麝三厘或胆汁，三阴寒厥建奇勋。

第三节　温 经 散 寒

温经散寒剂，适用于寒邪凝滞经脉所致诸证。本类病证多由阳气虚弱，营血不足，寒邪入侵经脉，血行不畅所致。临床多表现为手足厥寒，或肢体疼痛，或发阴疽等。本类方剂从温经散寒立法，并多配伍养血通脉药物。代表方剂有当归四逆汤、黄芪桂枝五物汤、暖肝煎、阳和汤等。

当归四逆汤

《伤寒论》

【组成】 当归三两（9g） 桂枝去皮，三两（9g） 芍药三两（9g） 细辛三两（3g） 甘草炙，二两（6g） 通草二两（6g） 大枣擘，二十五枚（8枚）

【用法】 上七味，以水八升，煮取三升，去滓。温服一升，日三服。（现代用法：水煎服。）

【功用】 温经散寒，养血通脉。

【主治】 血虚寒厥证。手足厥寒，口不渴，舌淡苔白，脉沉细或细而欲绝；或腰、股、腿、足、肩臂疼痛兼见畏寒肢冷者。

【证治机理】 本方病证乃素体营血虚弱，感受寒邪，寒凝经脉，血行不畅所致。营血虚弱难以充养四末，阳气不足无力温煦四末，故手足厥寒。《金镜内台方议》卷7："阴血内虚，则不能荣于脉；阳气外虚，则不能温于四末，故手足厥寒，脉细欲绝也。"但此手足厥寒，非四逆汤之阳气大衰，阴寒内盛，故仅表现为指趾至腕踝不温，寒凉不过膝肘；阳气虚弱，营血不足，故舌淡苔白，脉沉细；阳虚血弱，寒凝经脉，血行不畅，不通则痛，故可表现为腰、腿、股、足、肩臂疼痛，或肢冷与疼痛并见。治当温经脉，补营血，散寒邪，通血脉。

【方解】 本方是由桂枝汤去生姜，倍大枣，加当归、通草、细辛组成。方中桂枝辛温，温经散寒，温通血脉；细辛辛温走窜，通达表里，温散寒凝。二药并用，温阳气，除寒邪，畅血行，共为君药。当归甘温，养血和血；白芍酸甘，滋养阴血。二药并用，滋补营血之不足，共为臣药。君臣相伍，一则散寒通脉，一则温补营血，使寒邪散，血脉通，阳气旺，营血充，正合阳虚血弱，寒凝血滞之病机。佐入通草，通行经脉。重用大枣，其与甘草相伍，一补中健脾而益气血，二防桂枝、细辛燥烈太过而伤及阴血。七药相合，温、补、通三者并用，温中有补，补中兼行，扶正驱邪，标本兼顾。

《伤寒论》之四逆散、四逆汤、当归四逆汤三方主治证中皆有"四逆"，故皆以"四逆"名之，但病机用药迥异。四逆散之厥逆是外邪传经入里，阳气内郁，不达四末所致，其厥冷仅在肢端，不过肘膝，尚可见身热、脉弦等症。四逆汤之厥逆是阴寒内盛，阳气衰微所致，其厥冷严重，冷过肘膝，并伴有全身阳衰阴盛症状及脉微欲绝等。当归四逆汤之厥逆是阳虚血弱，寒凝经脉，血行不畅所致，该证寒邪在经不在脏，故肢厥程度较四逆汤证为轻，且无阳衰阴盛之候。因此，三方用药、功效也全然不同。正如周扬俊所言："四逆汤全在回阳起见，四逆散全在和解表里起见，当归四逆汤全在养血通脉起见。"（《温热暑疫全书》）

【运用】

1. 本方是治疗阳虚血弱，寒凝经脉的常用方剂。临床应用以手足厥寒，舌淡苔白，脉沉细为辨证要点。感受外邪，阳气郁滞之手足厥逆；或阴寒内盛，真阳衰微之手足厥逆者，非本方所宜。

2．若应用本方治疗腰、股、腿、足、肩臂疼痛，可酌加川断、牛膝、鸡血藤、木瓜等活血祛瘀止痛之品。本方尚可治疗妇女血虚寒凝之经期腹痛，及男子寒疝、睾丸掣痛、牵引少腹冷痛、肢冷脉弦者，临证可酌加乌药、小茴香、高良姜、香附等理气止痛之品。本方亦可用于治疗冻疮，不论初期未溃或已溃者，均可加减运用。

3．现代常用于血栓闭塞性脉管炎、无脉症、雷诺病、小儿麻痹、冻疮、妇女痛经、肩周炎、风湿性关节炎等证属血虚寒凝者。

【方论选录】

许宏："阴血内虚，则不能荣于脉；阳气外虚，则不能温于四末，故手足厥寒，脉细欲绝也。故用当归为君，以补血；以芍药为臣，辅之而养营气；以桂枝、细辛之苦，以散寒温气为佐；以大枣、甘草之甘为使，而益其中，补其不足；以通草之淡，而通行其脉道与厥也。"（《金镜内台方议》卷7）

【医案举例】

案一： 周秋帆茂才内人，怀孕数月，一日周身痛痹，四肢拘挛，肌肤及手指掌皮，数变如蛇蜕之形，惊痛交并，恐成废疾。余诊脉得浮大，按浮为风，大为虚，此营卫不固，血虚风袭之候也。原中风，有中腑、中脏、中经络血脉之分，故见症各著其形。今起居如故，饮食如常，外无六经之形症，内无便溺之阻格，惟苦肢节间病，风中血脉奚疑！处以当归四逆汤，当归重用，佐以一派祛风之味，连进四剂而愈。（《得心集医案》卷1）

按： 此案妇人怀孕数月，猝然发病，周身痛痹，四肢拘挛，脉浮大。妇人有孕在身，血养胎儿，故多营血不足。脉象浮大说明感受外邪，但患者外无寒热之表证，内无吐泻之里证，由此推断，该证为营血亏虚，复感风寒，经脉凝滞，血行不畅所致。正所谓"寒邪在经不在脏"。经脉凝滞，不通则痛，故周身痛痹；寒邪收引，故四肢拘挛；血行不畅，肌肤不得濡养，故肌肤及手指掌皮，数变如蛇蜕之形。处以当归四逆汤，疏散外邪，温养营血，活血通脉。方中尤重用当归，既养血补胎，又活血通脉。

案二： 赵某，男性，30余岁，滦县人。于1946年严冬之际，天降大雪，当时国民党反动派军队以清乡为名，大肆骚扰，当地居民被迫逃亡，流离失所，栖身无处，死亡甚多，赵男奔至渤海滨芦丛中，风雪交加，冻仆于地，爬行数里，僵卧于地而待毙，邻近人发现后，抬回村中，其状极危，结合病情，以其手足厥逆，难以转侧，遂投与仲景当归四逆汤：当归9g，桂枝9g，芍药9g，细辛3g，木通3g，炙草6g，大枣4枚。嘱连服四剂，以厥回体温为度，四剂药后，遍身起大紫泡如核桃，数日后即能转动，月余而大愈。（《岳美中医案集》）

按： 当归四逆汤系仲景为厥阴病"手足厥寒，脉细欲绝"而设，冻僵与厥阴似无关系，但手足厥寒，脉细或无，究其机理，则同为寒邪所干，机能减低或消失，故可异病同治。本方以当归、细辛、木通入桂枝汤中，内能温通血脉，外可解肌散寒，投之于冻伤而寒邪尚未化热之前，即可促进机体自我恢复，又能直驱寒邪从表而出，可谓圆机活法之属。

【方歌】

当归四逆芍桂枝，细辛甘枣通草施，

温经散寒通血脉，血虚寒厥此方宜。

黄芪桂枝五物汤

《金匮要略》

【组成】 黄芪三两 (9g)　芍药三两 (9g)　桂枝三两 (9g)　生姜六两 (18g)　大枣十二枚 (4枚)

【用法】 上五味，以水六升，煮取二升，温服七合，日三服。（现代用法：水煎服。）

【功用】 益气温经，和血通痹。

【主治】 血痹。肌肤麻木不仁，恶风，易汗出，舌淡苔白，脉微涩而紧。

【证治机理】 本方所治之证乃素体气虚，营卫不足，肌表不固，复感风邪，邪滞血脉，血行不畅所致。气虚肌表不固，风邪滞于血脉，营血运行不畅，肌肤不得濡养，故麻木不仁。《诸病源候论·痹候》云："血痹者，由体虚邪入于阴经故也。血为阴，邪入于血而痹，故为血痹也。其状形体如被微风所吹。"卫气虚弱，腠理不固，故易汗出；舌淡苔白，是为气虚；邪滞血脉，血行不畅，故脉涩而紧。本方病证以卫气虚弱，风邪痹阻血脉为主。治当益气温阳以固卫表，疏风和营以通血痹。

【方解】 本方以甘温之黄芪为君，益气固表。臣以辛温之桂枝，一则温助卫阳，疏散风邪；一则温通经脉，以畅血行。黄芪与桂枝相配，温补之中兼以疏散，益气祛邪，使肌表得固，风邪不得入侵；益气之中兼以通脉，使气旺血行，肌肤麻木得除。而且黄芪得桂枝固表而不恋邪，桂枝得黄芪散邪而不伤正。更臣以酸甘之芍药，养血和血，敛阴和营。桂枝与芍药相配，疏散外风，调和营卫；黄芪与芍药相配，气血并补，滋养肌肤。魏念庭云："以黄芪为主，固表补中……，以桂枝治卫升阳……，以芍药入营理血，共成厥美。"（《金匮要略方论本义》）生姜辛温表散，助桂枝以疏散外邪；大枣甘温补虚，助黄芪、芍药益气养血。且生姜、大枣相伍，亦可和营卫，调诸药，故为佐使。诸药配伍，温复卫阳，疏散风寒，通畅血行，祛邪扶正，可使风寒散，阳气复，血痹通，诸症自愈。

本方温补、散邪、通经三者并用，固表不留邪，散邪不伤正。

【运用】

1．本方是治疗血痹的常用方剂。临床应用以肌肤麻木不仁，乏力恶风，脉弱无力为辨证要点。

2．若风邪偏重者，加防风、防己等祛风通络；兼瘀血者，加桃仁、红花、当归、鸡血藤等活血通络；兼肝肾不足者，加杜仲、桑寄生、牛膝等补肝肾，强筋骨。

3．现代常用于中风后遗症、末梢神经炎等证属营卫不足，邪客血脉者。

【方论选录】

魏念庭："黄芪桂枝五物汤，在风痹可治，在血痹亦可治也。以黄芪为主，固表补中，佐以大枣；以桂枝治卫升阳，佐以生姜；以芍药入荣理血，共成厥美。五物而荣卫兼理，且表荣卫，里胃阳亦兼理矣，推之中风于皮肤、肌肉者，亦兼理矣，固不必多求它法也。"（《金匮要略方论本义》卷6）

岳美中："既是血痹，……惟宜以黄芪桂枝五物汤以补卫和营，增强体力，煦煦皮肤，自行祛除病邪。此方以黄芪补卫为主，恢复皮肤组织之功能；以桂、芍和营，帮助营血之生长

为辅；佐大枣和大量生姜，斡旋脾胃之气以发挥药力，用治血痹，故能收效。"（《岳美中医案集》）

【医案举例】

郭某，女性，33岁，北京某厂干部。于1973年6月间，因难产使用产钳，女婴虽取下无恙，但大量出血达1800ml之多，当时昏迷，在流血不止的情况下，产院用冰袋敷镇止血，6个小时，血始止住，极端贫血，血红蛋白3g，一时找不到同型的供血者，只输400ml，以后自觉周身麻痹不遂，医治未效，在弥月内于6月28日即勉强支持来求诊治。患者脉现虚弱小紧，面色㿠白，舌质淡，是产后重型血虚现象，中医诊为"血痹"，以黄芪桂枝五物汤补卫和营以治之。

生黄芪30g 桂枝尖9g 白芍9g 大枣4枚（擘） 生姜18g 水煎温服。服3剂，脉虚小渐去，汗出，周身麻痹已去，惟余左胁及手仍麻，继用玉屏风散加白芍、大枣等调治月余而痊。（《岳美中医案集》）

按：妇人产后失血过多，营血亏虚，抵抗力下降，最易招致外邪入侵。本案风邪乘营血之虚而入，痹阻血脉，血行不畅，故患者自觉周身麻痹不遂。患者面色㿠白，舌质淡，说明营血尚亏；脉虚弱小紧，虚弱为营血亏，紧则说明外邪仍然未解。周身麻痹不遂，结合脉症，乃《金匮要略》之血痹也。故选用黄芪桂枝五物汤，益气养血，和营通脉，兼以疏风。继用玉屏风散等加味以补养气血，恢复正气，至正胜邪去而安。

【方歌】

黄芪桂枝五物汤，芍药姜枣合成方，

益气温经通血脉，血痹不仁功效良。

暖 肝 煎

《景岳全书》

【组成】 当归二三钱（6g） 枸杞子三钱（9g） 茯苓二钱（6g） 小茴香二钱（6g） 肉桂一二钱（3g） 乌药二钱（6g） 沉香一钱或木香亦可（3g）

【用法】 水一盅半，加生姜三五片，煎七分，食远温服。（现代用法：加生姜3片，水煎服。）

【功用】 温补肝肾，散寒行气。

【主治】 肝肾不足，寒凝肝脉证。小腹疼痛，或睾丸冷痛，痛连少腹，或疝气痛，得温痛减，畏寒喜温，口不渴，舌淡苔白，脉沉迟。

【证治机理】 本方病证乃肝肾不足，寒客肝脉，气机郁滞所致。肝经循少腹，绕阴器，"肾……开窍于二阴"（《素问·金匮真言论》）。肝肾阳气不足，易致寒邪客犯，寒凝肝脉，经脉拘急，气机不畅，不通则痛，故睾丸冷痛，或小腹冷痛，得温痛减；肝肾亏虚，阳气不足，故畏寒喜温、舌淡苔白、脉象沉迟。本病以疼痛为主症，以正虚、寒凝、气滞为主要病机，故治疗当以补虚、散寒、行气为主。

【方解】 本方以肉桂辛甘大热，温肝肾，散寒凝，通血脉；小茴香味辛性温，暖肝散寒，行气止痛，二药并用，温肾暖肝，共为君药。以沉香、乌药为臣，沉香辛温，可入肾经，温肾行气。《雷公炮制药性解·木部》云："沉香属阳而性沉，多功于下部，命肾之所由入也，……以下焦虚寒者宜之。"乌药辛热，温肝行气，散寒止痛。君臣四药，相须为用，善走下焦，直入肝肾，一则温暖肝肾而散寒凝，一则调气血而止疼痛。当归甘温，养血和血；枸杞子甘平，补养肝肾。二者合用，重在补益肝肾，与肉桂相伍，则显温补之功，亦为臣药。阳虚阴盛，水湿不化，故佐以甘淡之茯苓，健脾渗湿；生姜温里散寒，共为佐药。诸药配伍，温里，行气，补虚，温补并用以治本，散寒行气以治标。可谓温中寓补，补中寓行，标本兼顾，祛邪扶正。临证当视患者正虚、寒凝、气滞三者的轻重缓急，调整补虚、散寒、行气药物之间的配伍关系。

【运用】

1．本方是治疗肝肾阴寒，气机阻滞之小腹疼痛、疝气痛的常用方剂。临床应用以睾丸或小腹冷痛，畏寒喜温，舌淡苔白，脉沉迟为辨证要点。

2．若寒邪偏甚者，可加吴茱萸、干姜、附子等温里散寒；睾丸痛甚者，可加青皮、橘核疏肝散结止痛；腹痛明显者，可加香附、高良姜行气散寒止痛。

3．现代常用于睾丸炎、精索静脉曲张、腹股沟疝、鞘膜积液、附睾炎等证属肝肾不足，寒凝气滞者。

【方论选录】

秦伯未："本方以温肝为主，兼有行气、散寒、利湿作用，主治小腹疼痛和疝气等证。它的组成以当归、杞子温补肝脏；肉桂、茴香温经散寒；乌药、沉香温通理气；茯苓利湿通阳。凡肝寒气滞，症状偏在下焦者，均可用此加减。"（《谦斋医学讲稿·论肝病》）

【医案举例】

张某，男，20岁，1991年11月10日诊。3个月前游泳时出现阴囊睾丸抽痛，出水后缓解，以后受凉时常发作，未加注意，近日来天气变冷，症状加重，阴囊睾丸抽痛，自觉外阴抽缩，有冷感，得热后缓解，穿厚棉内裤仍不能自制，苦不堪言，舌质暗，脉沉迟。外阴无变化。此乃寒邪侵袭肝肾之脉也。治宜祛寒暖肝。拟暖肝煎加味。

附子10g　干姜10g　肉桂10g　当归10g　枸杞子15g　小茴香15g　乌药10g　沉香10g　茯苓10g　川牛膝6g　艾叶10g　人参6g　甘草6g　连服8剂，症状消失，穿着如常人。［黑龙江中医药，1995；（3）：32］

按：肝脉绕阴器，循股里，睾丸属肾，故外阴病证多从肝肾论治。此案诱因明显，感受外寒，寒凝肝肾二经。寒主收引，气机凝滞，故阴囊睾丸抽痛，自觉外阴抽缩，有冷感，得热后缓解。舌质暗，脉沉迟，说明寒邪为病兼有血行不畅。诊断为肝肾阴寒，正合暖肝煎适应证。方用暖肝煎，去小茴香，加附子、干姜、艾叶以增强温暖肝肾，祛散阴寒，温通血脉之力；加人参、甘草温中补气健脾，以强后天之本；加川牛膝引药下行，并助当归活血。

【方歌】

暖肝煎中杞茯归，茴沉乌药合肉桂，

下焦虚寒疝气痛，温补肝肾此方推。

阳 和 汤

《外科证治全生集》

【组成】　熟地黄一两（30g）　　麻黄五分（2g）　　鹿角胶三钱（9g）　　白芥子炒研，二钱（6g）　肉桂一钱（3g）　生甘草一钱（3g）　炮姜炭五分（2g）

【用法】　水煎服。

【功用】　温阳补血，散寒通滞。

【主治】　阴疽。如贴骨疽、脱疽、流注、痰核、鹤膝风等属血虚寒凝证者。患处漫肿无头，皮色不变，酸痛无热，或伴畏寒肢冷，口中不渴，舌淡苔白，脉沉细或迟细。

【证治机理】　阴疽一证多由素体阳虚，营血不足，寒凝痰滞，痹阻于肌肉筋骨血脉而成。阴寒为病，寒痰凝滞，故局部漫肿、皮色不变、酸痛无热；营血不足，阳气虚弱，故畏寒肢冷；口中不渴、舌淡苔白、脉沉细或迟细均为虚寒之象。本方病证以阳虚血弱为本，寒凝痰滞为标。治疗当温阳气，补营血以治其本；散寒邪，化痰浊，通凝滞以治其标。

【方解】　本方以熟地黄温补营血，补肾填精；鹿角胶补肾助阳，益精血，强筋骨。二药合用，以补阴疽之营血不足，共为君药。臣以辛热之肉桂、姜炭，二药均入血分，温阳气，散寒凝，温经脉，畅血行，合而用之，以除阴疽之阳虚寒凝。君臣相伍，温补并用，以补为主，温阳补血，重治病本。佐以辛温之白芥子，直达皮里膜外，温化寒痰，通络散结。再佐少量麻黄，辛温走肌腠，宣通经络，开散寒凝，与肉桂、姜炭兼施，温散寒凝，从血脉至肌腠，无所不至，引阳气畅行。使以生甘草，解毒而调和诸药。熟地黄、鹿角胶得麻黄、肉桂、姜炭、白芥子之辛通，滋补而不滞邪；麻黄、肉桂、姜炭、白芥子得熟地黄、鹿角胶之补益，温散而不伤血。综观本方，诸药合用，温阳散寒，温补营血，温化寒痰，可使营血得补，寒凝痰滞得除，阳气运行通畅。犹如离照当空，阴霾自散，故名"阳和汤"。

本方具有温阳与补血并用，祛痰与通脉兼施，温补不恋邪，辛散不伤正之特点。

【运用】

1．本方是治疗阴疽的常用方剂。临床应用以患处漫肿无头，皮色不变，酸痛无热为辨证要点。阳证疮疡红肿热痛，或阴虚有热，或疽已溃破者忌用。马培之云："此方治阴症，无出其右，用之得当，应手而愈。乳岩万不可用，阴虚有热及破溃日久者，不可沾唇。"（《外科证治全生集》卷4）

2．方中熟地黄用量宜重，麻黄用量宜轻。若气虚明显者，可加党参、黄芪等甘温补气；阴寒重者，可加附子温阳散寒；肉桂亦可改为桂枝，加强温通血脉，和营通滞作用。

3．现代常用于骨结核、腹膜结核、慢性骨髓炎、骨膜炎、慢性淋巴结炎、类风湿性关节炎、血栓闭塞性脉管炎、肌肉深部脓疡等证属血虚寒凝者。

【附方】

1．小金丹（《外科证治全生集》）　白胶香　草乌　五灵脂　地龙　木鳖各制末，一两五钱（各150g）　没药　归身　乳香各净末，七钱五分（各75g）　麝香三钱（15g）　墨炭一钱二分（12g）　以糯米粉一两二钱，为厚糊，和入诸末，捣千捶为丸，如茨实大。此一料，约为二百五十丸，晒干忌烘，固藏。临用取一丸，布包放平石上，隔布敲细，入杯内，取好酒几匙浸药，用小杯合盖，约浸一二时，以银物加研，热陈酒送服，醉盖取汗。如流注初起，及一应痰核、瘰疬、乳岩、横痃，初起服，消乃止。幼孩不能服煎剂及丸子者，服之甚妙。如流注等证，成功将溃。溃久者，当以十丸作五日早晚服，服则以杜流走，患不增出。但内有五灵脂与人参相反，不可与有参之药同日而服。功用：化痰除湿，祛瘀通络。主治：寒湿痰瘀所致的流注、痰核、瘰疬、乳岩、横痃、贴骨疽、蟮拱头等，初起肤色不变，肿硬作痛者。

原书使用本方，常与阳和汤并进，或交替使用。但此方较阳和汤药力峻猛，惟体实者相宜，正虚者不可用，孕妇忌用。

2. 犀黄丸(《外科证治全生集》)　牛黄三分（15g）　麝香一钱半（5g）　乳香　没药各去油，研极细末，各一两（各30g）　黄米饭一两（30g）　捣烂为丸，忌火烘，晒干，陈酒送下三钱（9g）。患生上部，临卧服；下部，空心服。功用：解毒消痈，化痰散结，活血祛瘀。主治：乳岩、横痃、瘰疬、痰核、流注、肺痈、小肠痈等。

【方论选录】

张秉成："夫痈疽流注之属于阴寒者，人皆知用温散之法矣，然痰凝血滞之证，若正气充足者，自可运行无阻，所谓邪之所凑，其气必虚，故其所虚之处，即受邪之处。病因于血分者，仍必从血而求之。故以熟地大补阴血之药为君。恐草木无情，力难充足，又以鹿角胶有形精血之属，以赞助之。但既虚且寒，又非平补之性可收速效，再以炮姜之温中散寒，能入血分者，引领熟地、鹿胶直入其地，以成其功。白芥子能去皮里膜外之痰，桂枝入营，麻黄达卫，共成解散之助，以宣熟地、鹿角胶之滞。甘草不特协和诸药，且赖其为九土之精英，百毒遇土则化耳。"（《成方便读》卷4）

【医案举例】

王洪绪治姚氏女，年二十九，小产月余，左肩手搭处，先发一毒，周尺有五。半月，背添一毒，上下长一尺三寸，上阔下尖，皆白陷。十日后始延治，势甚笃，连服阳和汤三剂，能起坐，五剂自能便溺，十二剂其续发者全消，先发之搭手亦消。剩疮顶如棋子大，不痛而溃，四日收功。后云背上如负一板，转舒不快，以小金丹十丸，每日三进痊愈。（《续名医类案》卷31）

按：本案发于妇人小产之后。妇人产后多营血亏虚，阳气不足，故易招寒邪入侵，寒凝经脉，血行不畅，痰瘀互阻，血肉腐败，发为阴疽。其女发毒虽在肩背，但不红不痛，顶部色白下陷，是为阴证。病在产后，病程迁延十日方才治疗，邪盛正虚，故用阳和汤温阳补血以扶助正气，散寒通络化痰以驱除邪气。服药十余剂，正气回复，疮痈皆消。惟"背上如负一板，转舒不快"，此痰瘀互阻，经脉欠通畅。因患者正气已渐回复，故治疗以化痰通络驱邪为主，改用小金丹痊愈。

【方歌】

阳和汤法解寒凝，贴骨流注鹤膝风，
熟地鹿胶姜炭桂，麻黄白芥甘草从。

小　结

温里剂共选正方9首，附方13首。根据功用不同，分为温中祛寒、回阳救逆、温经散寒三类。

1．温中祛寒 本类方剂主治中焦虚寒证。其中理中丸温中祛寒，补气健脾，是治疗脾胃虚寒，脘腹疼痛，呕恶下利的代表方剂。小建中汤温中补虚，缓急止痛，是治疗中焦虚寒，肝脾失和，脘腹拘急疼痛的常用方剂。吴茱萸汤以温胃降逆为主，兼补中虚，常用于治疗胃寒呕吐，肝寒上逆之头痛、呕吐以及肾寒上逆之四肢厥冷、呕吐下利、烦躁欲死等。

2．回阳救逆 本类方剂主治阳气衰微，阴寒内盛，亡阳欲脱之危重病证。其中四逆汤是回阳救逆的基础方剂，具有药专力宏之特点，主治阴寒内盛，阳气衰微之四肢厥逆、神衰欲寐、脉微欲绝等证。回阳救急汤与四逆汤主治病证基本相同，但该方在回阳救逆的基础上，兼有益气生脉之效，尤其方中配伍麝香，通阳开窍，通行经脉，主治寒邪直中三阴之证。

3．温经散寒 当归四逆汤温经散寒，养血通脉，是治疗血虚寒凝之手足厥逆或肢体关节疼痛的常用方剂。黄芪桂枝五物汤是治疗血痹的常用方剂。暖肝煎温补、散寒、行气三者兼顾，是肝肾不足，寒凝肝脉之疝气腹痛的常用方剂。阳和汤温阳补血，温通血脉，散寒除痰，主治一切阴疽。

第六章
补 益 剂

　　凡以补益药为主组成，具有补养人体气、血、阴、阳等作用，治疗各种虚损病证的方剂，统称补益剂。本类方剂是根据"虚则补之"、"损者益之"以及"形不足者，温之以气；精不足者，补之以味"的理论立法，属于"八法"中的"补法"。

　　虚损病证的形成，或由先天禀赋不足，或由后天调养失宜（诸如营养不足、劳倦过度、忧思伤神、产后病后失养、失治误治以及外伤仆损等）所致，其临床表现虽有五脏之别，但总不外乎气、血、阴、阳四个字，而气、血、阴、阳之间又密不可分。临床常见的虚证有气虚、血虚、气血两虚、阴虚、阳虚、阴阳两虚、气血阴阳俱虚等，故补益剂亦分为补气、补血、气血双补、补阴、补阳、阴阳并补及气血阴阳并补七类。

　　虚证的治法，通常是气虚者补气，血虚者补血，阴虚者补阴，阳虚者补阳。但气与血相互为用，互相依存，气为血之帅，血为气之母。因此，气虚较重者又应适当补血，使气有所归；血虚较重者亦应适当补气，使气旺血生。《医方考》卷3曾云："有形之血不能自生，生于无形之气故也。"若血虚急证与大失血而致血虚者，尤当着重补气，此即"有形之血不能速生，无形之气所当急固"之理。阴阳亦然，二者互为其根，无阴则阳无以生，无阳则阴无以化。故在补阴方中常佐以温阳之品，补阳方中每配补阴之味。此即张景岳所云："善补阳者，必于阴中求阳，则阳得阴助而生化无穷；善补阴者，必于阳中求阴，则阴得阳升而泉源不竭。"至于五脏之虚，亦以直接补其虚脏为常法。《难经·十四难》中云："损其肺者，益其气"；"损其肾者，益其精。"然五脏之间有其相生之规律，除直接补其虚脏外，亦可采取"虚则补其母"（《难经·六十九难》）的治疗方法，如肺气虚补益脾土，即培土生金法；肝阴虚补益肾水，即滋水荣木法等。

　　人体气血以流通为顺，虚损患者往往气血运行不畅，且补益之药，多有壅滞之弊，故补益剂中，常少佐行气活血之品，以使其补而不滞。

　　应用补益剂，首先应注意辨别虚实真假。张景岳云："至虚之病，反见盛势；大实之病，反有赢状。"真虚假实，误用攻伐，必致虚者更虚；真实假虚，误用补益，必使实者更实。其次，因补益剂多为滋腻之品，易碍胃气，且须多服久服，故在应用时须时时注意脾胃功能，必要时宜酌加健脾和胃，消导化滞之品，以资运化。

第一节　补　气

　　补气剂，适用于脾肺气虚之证。症见倦怠乏力，少气懒言，语声低微，动则气喘，食少便溏，面色萎白，舌淡苔白，脉虚弱等。常用补气药如人参、黄芪、白术等为主组成，代表方如四君子汤、补中益气汤等。

四 君 子 汤

《太平惠民和剂局方》

【组成】 人参去芦 白术 茯苓去皮 (各9g) 甘草炙 (6g) 各等分

【用法】 上为细末，每服二钱 (6g)，水一盏，煎至七分，通口服，不拘时；入盐少许，白汤点亦得。(现代用法：水煎服。)

【功用】 补气健脾。

【主治】 脾胃气虚证。气短乏力，语声低微，面色萎白，食少便溏，舌淡苔白，脉虚缓。

【证治机理】 本方所治之证，乃由禀赋不足，或由饮食劳倦，损伤脾胃之气，使其受纳与运化无力所致。《灵枢·营卫生会》谓"人受气于谷，谷入于胃，以传于肺，五脏六腑皆以受气。"故云脾胃为后天之本，气血生化之源。脾胃虚弱，气血生化不足，故气短乏力、语声低微、面色萎白；胃主受纳，脾主运化，胃气虚弱，则纳谷减少；脾失健运，湿从内生，故大便溏薄；舌质淡、苔薄白、脉虚缓皆为脾胃气虚之象。正如《医方考》卷3所云："夫面色萎白，则望之而知其气虚矣；言语轻微，则闻之而知其气虚矣；四肢无力，则问之而知其气虚矣；脉来虚弱，则切之而知其气虚矣。"其治，自当补益脾胃之气，脾胃健旺，则诸症除矣。

【方解】 本方以人参为君，甘温益气，健补脾胃。脾胃气虚，运化失常，故臣以白术，既助人参补益脾胃之气，更以其苦温之性，健脾燥湿，助脾运化。脾主湿，脾胃既虚，运化无力，则湿浊易于停滞。故佐以补利兼优之茯苓，配白术健运脾气；又以其甘淡之性，渗利湿浊，且使参、术补而不滞。伍用炙甘草者，以其甘温益气，助参、术补中益气之力；更兼调和诸药，而司佐使之职。四药皆为甘温和缓之品，而呈君子中和之气，故以"君子"为名。四药合力，重在健补脾胃之气，兼司运化之职，且渗利湿浊，共成益气健脾之功。

本方与理中丸组成相近，但分属于温里剂与补气剂。二方虽均用人参、白术、炙甘草补益脾胃之气，但理中丸以干姜配人参为主，既补脾胃之虚，又温中祛寒，故呈温中补虚之功，而治脾胃虚寒证；本方则以人参配白术为主，重在健补脾胃之气，兼助运化，而成补气健脾之功，故主治脾胃气虚之证。

【运用】

1. 本方是补气的基础方。临床应用以气短乏力，面色萎白，食少便溏，舌淡苔白，脉虚缓为辨证要点。

2. 若气虚甚者加黄芪，以补气升阳；食少不化，加焦山楂、神曲、麦芽以消化食积；胃气不和者，加枳壳、陈皮，以理气消胀；胃脘痞闷，食欲不振者，加砂仁、白蔻仁以醒脾和胃。

3. 现代常用于慢性胃炎、胃肠神经官能症、胃肠功能减弱、胃及十二指肠溃疡、慢性肝炎等证属脾胃虚弱者。

【附方】

1. **异功散**(《小儿药证直诀》) 人参切，去顶 茯苓去皮 白术 陈皮锉 甘草炒，各等分

（各6g）　　上为细末，每服二钱（6g），水一盏，生姜五片，枣二个，同煎至七分，食前温服，量多少与之。功用：益气健脾，行气化滞。主治：脾胃气虚兼气滞证。胃脘闷滞，不思饮食，大便溏薄，或呕吐、泄泻等。

2. 六君子汤（《医学正传》）　　茯苓一钱（3g）　　甘草一钱（3g）　　人参一钱（3g）　　白术一钱五分（4.5g）　　陈皮一钱（3g）　　半夏一钱五分（4.5g）　　上细切，作一服，加大枣二枚，生姜三片，新汲水煎服。功用：益气健脾，燥湿化痰。主治：脾胃气虚兼痰湿证。食少便溏，胸脘痞闷，呕逆等。

3. 香砂六君子汤（《古今名医方论》）　　人参一钱（3g）　　白术二钱（6g）　　甘草七分（2g）　　茯苓二钱（6g）　　陈皮八分（2.5g）　　半夏一钱（3g）　　砂仁八分（2.5g）　　木香七分（2g）　　上加生姜二钱（6g），水煎服。功用：益气健脾，行气化痰。主治：脾胃气虚，痰阻气滞证。呕吐痞闷，不思饮食，脘腹胀痛，消瘦倦怠，或气虚肿满。

4. 保元汤（《博爱心鉴》）　　人参二三钱（9g）　　黄芪灌脓时酒炒，回浆时蜜炙，二三钱（9g）　　炙甘草一钱（3g）　　肉桂五七分（1.5g）（原书未著用量，今据《景岳全书》补）　　上加生姜一片，水煎，不拘时服。功用：益气温阳。主治：虚损劳怯，元气不足证。倦怠乏力，少气畏寒；以及小儿痘疮，阳虚顶陷，不能发起灌浆者。

以上四方中，前三方均为四君子汤加味而成，皆有益气健脾之功。异功散中加陈皮，功兼行气化滞，适用于脾胃气虚兼气滞证。六君子汤配半夏、陈皮，功兼和胃燥湿，适用于脾气虚兼有痰湿证。香砂六君子汤伍半夏、陈皮、木香、砂仁，功在益气和胃，行气化滞，适用于脾胃气虚，痰阻气滞证。保元汤以补气药为主，配伍少量肉桂以助阳，功能益气温阳，适用于小儿元气不足之证。

【方论选录】

汪昂："此手足太阴、足阳明药也。人参甘温，大补元气，为君。白术苦温，燥脾补气，为臣。茯苓甘淡，渗湿泻热，为佐。甘草甘平，和中益土，为使也。气足脾运，饮食倍进，则余脏受荫，而色泽身强矣。再加陈皮以理气散逆，半夏以燥湿除痰，名曰六君，以其皆中和之品，故曰君子也。"（《医方集解·补养之剂》）

【医案举例】

陈君某某，年轻而酖酒色，因此撄重恙。病由肾虚于下，气亏于上。证见体倦懒言，动则气喘，肌肉消削，神疲骨立，尤其畏寒特甚，虽盛夏犹衣裘，头戴棉帽，逾于稀龄老人，而且夜间盗汗，咳嗽痰多，幸能食安眠。本证肺气既损，而肾元尤亏，由其气短及畏寒知之。……如此阴阳两亏之证，原属难治，惟其人年尚轻，眠食佳，大便如常，脾胃机能犹健，脏腑尚得精微之奉，乃病笃中一线生机，而许其可治者以此。……诊其六脉细微，两尺尤虚，诸证则如前。当为灸足三里、肾俞、关元、气海诸穴，药用四君子汤加黄芪、远志、枸杞等平补，并嘱早晚静坐以养身心，练太极拳而和气血，一切以愉快心志为原则……月余，行动已不甚喘促，大有好转之象。再有拯阴理劳汤、归脾汤、肾气丸、龟鹿二仙胶、左归饮与还少丹（改汤）间服调养，巩固疗效……竟半年获起。（《治验回忆录·虚劳》）

按：此乃虚劳之重证，"病由肾虚于下，气亏于上"所致，且病涉"阴阳两亏"，医者注意到患者脾胃机能犹健，脏腑尚得精微之奉，而先从振奋脾胃生化之机入手，灸足三里诸穴，药用四君子汤加黄芪等平补，同时参以静坐养心，练太极和气血，月余即大有转机，可见补益脾胃之气对治虚劳病是很重要的。后以补肾诸法，参用归脾而起沉疴。医者在案后更强调"虽医药之适宜，实静养之功为多。古谓：虚宜补，劳宜养，而养之一字，尤堪再三玩味，关键在此，岂可忽乎哉！"

【方歌】
四君子汤中和义，参术茯苓甘草比，
益以夏陈名六君，祛痰补益气虚饵，
除却半夏名异功，或加香砂气滞宜。

参苓白术散

《太平惠民和剂局方》

【组成】 莲子肉去皮，一斤（9g）　薏苡仁一斤（9g）　缩砂仁一斤（6g）　桔梗炒令深黄色，一斤（6g）　白扁豆姜汁浸，去皮，微炒，一斤半（12g）　白茯苓二斤（15g）　人参去芦，二斤（15g）　甘草炒，二斤（10g）　白术二斤（15g）　山药二斤（15g）

【用法】 上为细末，每服二钱，枣汤调下，小儿量岁数加减服。（现代用法：散剂，每服6～10g，大枣煎汤送服；汤剂，加大枣3枚，水煎服。）

【功用】 益气健脾，渗湿止泻。

【主治】 脾虚夹湿证。气短乏力，形体消瘦，胸脘痞闷，饮食不化，肠鸣泄泻，面色萎黄，舌质淡苔白腻，脉虚缓。

【证治机理】 本方所治之证，乃由脾胃虚弱，运化失司，湿浊内停所致。脾胃为后天之本，气血生化之源，主肌肉四肢百骸。脾气既虚，则气血生化不足，而见气短乏力、面色萎黄、舌质淡、脉虚缓；肌肉四肢百骸，失其濡养，而见形体消瘦；脾虚失运，湿浊内停，则饮食不化、肠鸣泄泻；湿阻气机而胸脘痞闷。治宜益气健脾，渗湿止泻。

【方解】 方中以人参补益脾胃之气，白术、茯苓健脾渗湿，共为君药。山药补脾益肺，莲子肉健脾涩肠，扁豆健脾化湿，薏苡仁健脾渗湿，均可资健脾止泻之力，共为臣药。佐以缩砂仁芳香醒脾，行气和胃，化湿止泻；桔梗宣利肺气，一者配砂仁调畅气机，治胸脘痞闷；二者开提肺气，以通调水道；三者以其为舟楫之药，载药上行，使全方兼有脾肺双补之功。炙甘草、大枣补脾和中；调和诸药，而为佐使。诸药相合，补脾与利湿并用，而以补脾为主，祛湿止泻；补脾与补肺兼顾，仍以补脾为主，培土生金。故后世亦有称本方为脾肺双补之剂，用于肺脾气虚之久咳证。

本方是由四君子汤加山药、莲肉、白扁豆、薏苡仁、砂仁、桔梗而成。两方均有益气健脾之功。但四君子汤补气健脾之功专，为治脾胃气虚的基础方；本方则补气健脾与祛湿止泻并重，为治脾虚夹湿证的主方，且该方兼能补益肺气，故亦适于肺虚久咳、食少便溏、咳喘少气者。

《古今医鉴》所载参苓白术散，较本方多陈皮一味，适用于脾胃气虚兼有湿阻气滞者。

【运用】

1．本方为健脾止泻常用方剂。临床应用以气短乏力，肠鸣泄泻，舌淡苔腻，脉虚缓为辨证要点。若积滞内停，伤食泄泻，以及协热下利等，均不宜使用本方。

2．若泻利甚者，酌加肉豆蔻，以助止泻之功；兼里寒者，加干姜、肉桂以温中祛寒。

3．现代常用于胃肠功能紊乱、慢性胃炎、慢性结肠炎、慢性肝炎、慢性肾炎、缓解期肺心病、放射病等证属脾虚夹湿者。

【附方】

七味白术散（原名白术散《小儿药证直诀》）　人参二钱五分（6g）　白茯苓　炒白术各五钱（各12g）　甘草一钱（3g）　藿香叶五钱（12g）　木香二钱（6g）　葛根五钱，渴者加至一两（15g）　为粗末，每服三钱（6g），水煎服。功用：健脾益气，和胃生津。主治：脾胃虚弱，清阳不升证。呕吐泄泻，频作不止，烦渴欲饮。

本方与参苓白术散均以四君子汤补气健脾为主，用于脾胃气虚而成泄泻之证。然参苓白术散又伍以山药、莲肉、白扁豆、薏苡仁、砂仁等，其补益脾气，渗湿止泻之功颇佳；而本方配以藿香叶、葛根、木香，尤擅补脾气而升发脾胃清阳之气。

【方论选录】

吴昆："脾胃虚弱，不思饮食者，此方主之。脾胃者，土也。土为万物之母，诸脏腑百骸受气于脾胃而后能强。若脾胃一亏，则众体皆无以受气，日见羸弱矣。故治杂证者，宜以脾胃为主。然脾胃喜甘而恶苦，喜香而恶秽，喜燥而恶湿，喜利而恶滞。是方也，人参、扁豆、甘草，味之甘者也；白术、茯苓、山药、莲肉、薏苡仁，甘而微燥者也；砂仁辛香而燥，可以开胃醒脾；桔梗甘而微苦，甘则性缓，故为诸药之舟楫，苦则喜降，则能通天气于地道矣。"（《医方考》卷4）

【医案举例】

某男，10个月。泻利稀水20余天，日7～8次，色淡不臭，每于食后作泻，面色淡白，两目微陷，神疲倦怠，不思乳食，四肢欠温，舌质淡，苔薄白，指纹淡红。予参苓白术散加减：炒党参、炒白术、淮山药各8g，茯苓6g，吴茱萸2g，陈皮、炮干姜、砂仁、炙甘草各3g，服三剂后，日便四次，呈糊状。四肢转温，仍纳呆少食，原方去炮姜、吴茱萸加炒麦芽、鸡内金各5g，服五剂，大便成形，纳食增加而病愈。〔安徽中医学院学报，1995；(4)：43〕。

按:《幼幼集成》卷3云："夫泄泻之本，无不由于脾胃。"本案患儿因久泻而致脾胃虚寒，中阳不振，脾虚则健运失司，胃虚则不能腐熟水谷，以致水反为湿，谷反为滞，湿滞内停，清浊不分，合污下降而致泄泻。治宜健脾化湿，温中止泻。意用此方健脾和胃以升清，理气行滞而化湿，加炮姜、吴茱萸温运脾阳，脾机运转，升降有度，湿滞得化而病愈。

【方歌】

参苓白术扁豆陈，山药甘莲砂薏仁，
桔梗上浮兼保肺，枣汤调服益脾神。

补中益气汤

《脾胃论》

【组成】 黄芪五分，病甚劳役热甚者一钱（18g）　甘草炙，五分（9g）　人参去芦，三分（9g）　当归身酒焙干或日干，二分（3g）　橘皮不去白，二分或三分（6g）　升麻二分或三分（6g）　柴胡二分或三分（6g）　白术三分（9g）

【用法】 上㕮咀，都作一服，水二盏，煎至一盏，去渣，食远，稍热服。（现代用法：水煎服。）

【功用】 补中益气，升阳举陷。

【主治】

1．脾胃气虚证。饮食减少，体倦肢软，少气懒言，面色㿠白，大便稀薄，脉虚软。

2．气虚下陷证。脱肛，子宫脱垂，久泻，久痢，崩漏，气短乏力，舌淡，脉虚者。

3．气虚发热证。身热，自汗，渴喜热饮，气短乏力，舌淡，脉虚大无力。

【证治机理】 本方原是李东垣为治气虚发热而立，李氏谓其证乃由"脾胃气虚，则下流于肾，阴火得以乘其土位，故脾证始得，则气高而喘，身热而烦，其脉洪大而头痛，或渴不止，其皮肤不任风寒，而生寒热。盖阴火上冲，则气高喘而烦热，为头痛，为渴，而脉洪。……此皆脾胃之气不足所致也。"即病由饥饱劳役，损伤脾胃，中气虚馁，升降失常，清阳下陷，阴火则上乘土位，泛溢于肌腠，故而发热。其热为劳倦内伤所致，故李氏明确指出"惟当以辛甘温之剂，补其中而升其阳，甘寒以泻其火则愈。"至于脾胃气虚证、气虚下陷证，亦皆由饮食劳倦，损伤脾胃所致。本方所治之脾胃气虚证，当与四君子汤证同类，惟其虚之更甚。脾主升清，脾虚则清阳不升，中气下陷，故见脱肛、子宫脱垂及久泻、久痢等症。是方治证虽分三端，然脾气大虚之机乃属异中之同，故补中益气汤补益中气，乃取法之本。中气下陷者，理当升阳举陷；气虚发热者，当遵东垣独创之"甘温除热"之法。

【方解】 方中重用黄芪为君，其性甘温，入脾肺经，而补中气、固表气，且升阳举陷。臣以人参，大补元气；炙甘草补脾和中。君臣相伍，如《医宗金鉴·杂病心法要诀》谓："黄芪补表气，人参补里气，炙草补中气"，有芪外参内草中央之妙用，可大补一身之气。李东垣称此三味为"除湿热烦热之圣药也。"佐以白术补气健脾，助脾运化，以资气血生化之源。其气既虚，营血易亏，故佐用当归以补养营血，且"血为气之宅"，可使所补之气有所依附；陈皮理气和胃，使诸药补而不滞。更加升麻、柴胡为佐使，升阳举陷，与人参、黄芪配伍，可升提下陷之中气。《本草纲目》卷13云："升麻引阳明清气上行，柴胡引少阳清气上行，此乃禀赋虚弱，元气虚馁，及劳役饥饱，生冷内伤，脾胃引经最要药也。"诸药合用，既补益中焦脾胃之气，又升提下陷之气，且全方皆为甘温之药而能治气虚发热证，即所谓"甘温除大热"之法也。全方补气与升提并用，使气虚者补之，气陷者升之，气虚发热者甘温益气而除之，元气内充，清阳得升，则诸证自愈。

本方所治之气虚发热，乃由中气既虚，清阳下陷，郁遏不运，阴火上乘所为。故其热有病程较长、或发有休时、手心热甚于手背等特点，且必兼见中气不足之证。此证应与外感及实火发热者详加辨析。

【运用】

1. 本方为治气虚发热及脾虚气陷的代表方剂。临床应用以中气虚弱，或清阳下陷，或慢性发热，而症见少气乏力、面色㿠白、舌淡、脉虚软无力为辨证要点。阴虚发热则非所宜，热病之发热尤当忌用。

2. 胃气失和，痞闷不舒者加砂仁、白蔻；大便溏泻者加山药、薏仁、茯苓；兼腹胀气滞者酌加木香、枳壳。

3. 现代常用于慢性胃肠炎、消化性溃疡、肝炎、肾炎、疲劳综合征、反复呼吸道感染、低血压或高血压、心律失常、血液病、慢性发热、脏器下垂（胃下垂、肾下垂、子宫脱垂、脱肛等）、重症肌无力、乳糜尿、尿崩症、妇女功能性子宫出血、慢性鼻炎、过敏性鼻炎、放疗与化疗的副作用等证属脾胃气虚或气虚下陷者。

【附方】

1. **升阳益胃汤**（《内外伤辨惑论》）　黄芪二两（30g）　半夏汤洗　人参去芦　甘草炙，各一两（15g）　独活　防风　白芍药　羌活各五钱（各9g）　橘皮四钱（6g）　茯苓　柴胡　泽泻　白术各三钱（各5g）　黄连一钱（1.5g）　上㕮咀，每服三钱至五钱（15g），加生姜五片，大枣二枚，用水三盏，煎至一盏，去滓，早饭后温服。功用：益气升阳，清热除湿。主治：脾胃气虚，湿郁生热证。怠惰嗜卧，四肢不收，肢体重痛，口苦舌干，饮食无味，食不消化，大便不调。

2. **升陷汤**（《医学衷中参西录》）　生黄芪六钱（18g）　知母三钱（9g）　柴胡一钱五分（4.5g）　桔梗一钱五分（4.5g）　升麻一钱（3g）　水煎服。功用：益气升陷。主治：大气下陷证。气短不足以息，或努力呼吸，有似乎喘，或气息将停，危在顷刻，脉沉迟微弱，或叁伍不调。

以上两方与补中益气汤均以补脾益气为主，配用举陷升提之品。其中升阳益胃汤重用黄芪，并配伍柴胡、防风、羌活等升阳除湿，茯苓、泽泻、黄连等除湿清热，适用于脾胃气虚，清气不升，湿郁生热之证；升陷汤重用黄芪配伍升麻、柴胡以升阳举陷，并以知母凉润制黄芪之温，桔梗载药上行，用为向导，主治胸中大气下陷之证。

【方论选录】

柯韵伯："凡脾胃一虚，肺气先绝，故用黄芪护皮毛而开腠理，不令自汗；元气不足，懒言气喘，人参以补之；炙甘草之甘以泻心火而除烦，补脾胃而生气。此三味，除烦热之圣药也。佐白术以健脾；当归以和血；气乱于胸，清浊相干，用陈皮以理之，且以散诸甘药之滞；胃中清气下沉，用升麻、柴胡气之轻而味之薄者，引胃气以上腾，复其本位，便能升浮以行生长之令矣。补中之剂，得发表之品而中自安；益气之剂，赖清气之品而气益倍，此用药有相须之妙也。"（罗美《古今名医方论》卷1引）

【医案举例】

案一：某女，42岁。患者上腹部疼痛，饱胀，有重压感，恶心欲呕，食欲不振，大便秘结五年余。反复发作，时轻时重。近半月因过劳而致上症加重就诊。查体：体弱肢倦，面色少华，舌质淡苔薄白，脉濡缓。上消化道钡餐透视检查，胃充盈欠佳，张力低，蠕动弱，排空迟缓，胃小弯角切迹在嵴连线下3cm。辨证为脾胃虚弱，中气下陷。治以健脾养胃，补气升陷。用补中益气汤加减：黄芪、麦芽、谷芽各30g，党参15g，山药20g，白术、茯苓、半夏、枳壳各 12g，砂仁、陈皮、柴胡各 10g，升麻、炙甘草各 6g。水煎服。服药六剂，自觉症状好转，饮食渐馨。原方加减变化，继服三十二剂，诸症悉除，体力渐复，X 线钡餐检查胃体位置及功能正常。随访一年未复发。〔实用中医药杂志，1998；(8)：20〕

按：本病中医辨证属"胃缓"、"胃下"等范畴。若禀赋不足，素体薄弱，加之饮食不节，劳倦过度，七情不和而损伤脾胃，脾胃虚弱，运化失常，升降失司，中气下陷久之则胃腑下垂。故治以补中益气，升阳举陷为主；佐以醒脾化食，宽中消痞，行气止痛之品。共奏畅达气机，益气健脾，升阳举陷之功。

案二：某患，28 岁。产后 15 天，突发高热，体温达 40℃（腋下），伴恶寒，鼻塞，自以为受寒感冒，服安乃近 1 片，全身汗出，体温降至 37.5℃，下午体温又复升至 39.5℃，汗少，四肢不温，气短懒言，疲倦无力，嗳气恶食，小便淡黄，大便不畅。诊之：舌质淡，苔白，脉虚大，产后多虚，自不待言。此证中气不固，脾失健运，脾阳虚泛越，虚热自生，复兼一派中气虚馁之象。治以补中益气。予黄芪 20g，党参 20g，炙甘草 6g，炒白术 10g，当归 12g，陈皮 10g，柴胡 3g，升麻 5g，焦山楂 10g。日一剂，分三次服，服上方二剂后，热势顿挫，体温 38.5℃（腋下），症状见减，又进二剂，中气得补，胃气因和，热退身安。〔中医杂志，1990；(8)：5〕

按：本证之发热，发于产后 15 日，其气血必虚，此常理也，同时兼见有四肢不温，气短懒言，疲倦无力，恶食，舌质淡，苔白，脉虚大等脾胃气虚之象。古云："中气不固，脾失健运，脾阳虚泛越，虚热自生"，切不可谓"实热则热度高，虚热则热度低"。气虚发热者，热度高者，颇为常见，关键仍在辨证，绝不可凭借热度之高低而定虚实发热。本证以补中益气汤，补益中气，升阳举陷，则虚热自安。另加焦山楂，消食祛瘀，和胃理脾，产后多宜。

【方歌】
补中益气芪术陈，升柴参草当归身，
虚劳内伤功独擅，亦治阳虚外感因。

玉 屏 风 散

《究原方》，录自《医方类聚》

【组成】 防风一两 (15g)　黄芪蜜炙　白术各二两 (各30g)

【用法】 上㕮咀，每三钱重 (9g)，水盏半，枣一枚，煎七分，去滓，食后热服。（现代用法：散剂，每服 6～10g；汤剂，水煎服。）

【功用】 益气固表止汗。

【主治】 表虚自汗。汗出恶风，面色㿠白，舌淡苔薄白，脉浮虚。亦治虚人腠理不固，易于感冒。

【证治机理】《灵枢·本藏》篇云："卫气者，所以温分肉，充肌肤，肥腠理，司开合者也。"今卫气虚弱，不得温分肉，充肌肤，则腠理空疏而恶风；卫气不固，开合失司，营阴不得内守，外泄而为自汗；其面色㿠白，舌质淡，脉浮虚，皆为正气虚乏之象。治宜补益正气，固表止汗。

【方解】 本方以黄芪为君药，其性甘温，既能补中气益肺气，更善实卫气而固表止汗。

臣以白术，益气健脾，助黄芪补气固表之力。二药相须为用，补正气，实卫气，乃培固根本之法。表虚卫气不固，易为风邪所侵，故佐以防风走表而祛风邪，且"黄芪得防风而功愈大"（李杲，引自《本草纲目》卷12），相畏而相激也。三药相伍，固表气，实肌腠，兼疏风邪，补中寓散，散不伤正，补不留邪，共奏固表止汗之功。方名玉屏风者，谓其功用似御风之屏障，有贵重如玉之意。

本方与桂枝汤均治表虚自汗。然桂枝汤所治之自汗，病由外感风寒，营卫不和所致，其云表虚，乃与麻黄汤证之表实相对而言；本方证之自汗，是因卫气虚弱，腠理不固所致。二者均有汗出恶风，但桂枝汤证，当见发热、鼻鸣、身痛等外感表证。

【运用】

1．本方为治表虚自汗之主方。临床应用以汗出恶风，面色㿠白，舌淡脉虚为辨证要点。若外感风邪，营卫失和之自汗，则非所宜。

2．若自汗较甚，宜加煅龙骨、煅牡蛎、五味子等，以收涩止汗。

3．现代常用于感冒、慢性呼吸道疾病、过敏性鼻炎、荨麻疹、汗症等证属表虚易感外邪者。

【方论选录】

吴昆："自汗者，无因而自汗也。常人不自汗者，由卫气固于外，津液不得走泄，所谓阳在外，阴之卫也。卫气一亏，则不足以固津液，而自渗泄矣，此自汗之由也。白术、黄芪，所以益气；然甘者性缓，不能速达于表，故佐之以防风。东垣有言，黄芪得防风而功愈大，乃相畏而相使者也。是自汗也，与伤风自汗不同。伤风自汗，责之邪气实；杂证自汗，责之正气虚。虚实不同，攻补亦异，临证者宜详别之。"（《医方考》卷4）

【方歌】

玉屏风散用防风，黄芪相畏效相成，

白术益气更实卫，表虚自汗服之应。

生 脉 散

《医学启源》

【组成】 人参五分（9g） 麦冬五分（9g） 五味子五粒（6g）

【用法】 长流水煎，不拘时服。（现代用法：水煎服。）

【功用】 益气生津，敛阴止汗。

【主治】

1．温热、暑热，伤气耗阴证。汗多神疲，体倦乏力，气短懒言，咽干口渴，舌干红少苔，脉虚数。

2．久咳肺虚，气阴两虚证。干咳少痰，短气自汗，口干舌燥，脉虚细。

【证治机理】 本方所治之证，一为感受暑热之邪，或温热病后期，伤气耗津，伤气则气短懒言，神疲乏力，自汗出；耗津则咽干口渴，舌干少苔。气虚则脉亦虚，伤阴则多有虚热，故脉来虚而兼数。一为杂病久咳伤肺，肺气虚则气短自汗，咳久而阴分亦伤，故见干咳少痰，口干舌燥；气阴两虚，故脉来虚弱而细，甚则"脉气欲绝。"（《医学启源》卷下）其病虽不一，但均以气阴两虚为病机之同，皆宜补气养阴生津之法治之。

【方解】 方用人参为君药，大补元气，并能止渴生津。臣以麦冬甘寒养阴，清热生津，且润肺止咳。人参、麦冬相伍，其益气养阴之功益著。佐以五味子之酸收，配人参则补固正气，伍麦冬则收敛阴津。三药相合，一补一润一敛，共成益气养阴，生津止渴，敛阴止汗之功。方名"生脉"者，乃补其正气以鼓动血脉，滋其阴津以充养血脉，使气阴两伤，脉气虚弱者，得以复生。故汪讱庵在《医方集解·清暑之剂》中赞曰"人有将死脉绝者，服此能复生之，其功甚大。"

至于久咳肺虚，气阴两伤证，则取本方补益肺气，滋润肺阴，并能敛肺止咳，故可一并治之。

【运用】

1．本方为益气养阴生脉之主方。临床应用以气短，乏力，咽干，舌干红，脉虚数为辨证要点。若阳气衰微，脉来微弱者，则不宜使用。

2．方中人参为补气之要药，气虚重证必用之；若阴虚有热者，宜用西洋参代之。兼血虚者，酌加当归以补血养心；兼有瘀滞者，宜加丹参等活血祛瘀；疼痛者加三七粉、元胡以活血止痛。

3．现代常用于心肌病、心律失常、心肌梗死、心绞痛、休克、肺心病、低血压、糖尿病、克山病、流行性出血热等证属气阴两虚者。

【方论选录】

汪昂："此手太阴、少阴药也。肺主气，肺气旺则四脏之气皆旺，虚故脉绝短气也。人参甘温，大补肺气为君；麦冬止汗，润肺滋水，清心泻热为臣；五味酸温，敛肺生津，收耗散之气为佐。盖心主脉，肺朝百脉。补肺清心，则气充而脉复，故曰生脉也。夏月炎暑，火旺克金，当以保肺为主。清晨服此，能益气而祛暑也。"(《医方集解·清暑之剂》)

【医案举例】

某女，26岁。初孕期间，因恶阻呕吐，恣食辛香之品，心烦呕吐，善叹息，烦躁易惊，坐卧不宁，夜不能眠，口干咽燥，时有干咳，舌红少苔，脉细滑数。方用生脉散加味：西洋参（另炖）6g，麦冬15g，五味子10g，浮小麦、百合各30g，加大枣，日一剂，服六剂后烦躁除，能安睡，再进六剂巩固疗效。〔新中医，1996；(9)：53〕

按：本案证属子烦，因孕而烦，乃火热乘心而致。加之饮食不节，辛温香燥，灼烁阴津，阴虚生内热，虚热扰乱神明，致烦躁不能自制。治宜益气生津，敛阴清热。方用生脉散加味。生脉散滋阴，清热以治其本；百合甘微寒，归心肺经，润肺止咳，清心安神而止虚烦；大枣甘温入脾胃，既可补中又能养血安神；浮小麦味甘微寒能养心除烦热。方中大枣与浮小麦为伍，以治烦躁，但取"甘麦大枣汤"之法。药证相应，服之则效。

【方歌】

生脉麦冬五味参，保肺清心治暑淫，

气少汗多兼口渴，病危脉绝急煎斟。

人参蛤蚧散

《御药院方》

【组成】 蛤蚧一对，全者，以河水浸五宿，逐日换水，浸洗净，去腥气，酥炙香熟（30g）　甘草炒紫，五两（15g）　杏仁炒，去皮尖，五两（15g）　人参　茯苓　贝母　桑白皮　知母各一两（各3g）

【用法】 上为细末，净瓷盒子内盛，每日如茶点服，一料永除。（现代用法：为散剂，每服6g；或为汤剂，水煎服。）

【功用】 补肺益肾，止咳定喘。

【主治】 肺肾气虚，咳嗽喘息。痰稠色黄，胸中烦热，身体羸瘦，或咳吐脓血，或遍身浮肿，脉浮虚。

【证治机理】 本方所治之喘咳，乃由肺肾虚衰，痰热内蕴所致。久病咳喘，肺气必伤，加之肾不纳气，故喘咳俱甚；痰热阻肺，故胸中烦热，咯吐黄痰而黏稠，甚则损伤血络，乃至咳吐脓血。肺为水之上源，肾为主水之脏，肺肾气虚，则水液代谢失常，故亦可见通身浮肿。治宜补益肺肾，清肺化痰，定喘止咳。

【方解】 方用蛤蚧性味咸平，入肺肾二经，重在补肺益肾，定喘止嗽，善治虚劳肺痿，喘嗽咯血；配以人参，大补元气，补益脾肺，共为君药。臣以杏仁利肺气而止咳喘；贝母润肺而止咳化痰。佐以桑白皮泻肺清热，平喘宁嗽；知母清热润肺；茯苓健脾渗湿，以杜生痰之源。且合桑白皮、杏仁，宣利肺气，通调水道，亦可消水肿。方中甘草用至五两炒制，既可配蛤蚧、人参补益肺气；又润肺止咳，兼能调和诸药，故为臣使之用。药用八味，补肺益肾治其本，清肺化痰治其标，正适于久病咳喘，肺肾气虚，兼见痰热内蕴之证。

【运用】

1．本方主治肺肾虚衰兼痰热内蕴之喘咳。临床应用以喘息，咳嗽，痰稠色黄，脉浮虚为辨证要点。若纯属肺肾虚衰，或单为痰热内蕴者皆不宜使用。

2．若兼阴虚者，加麦冬、百合以养阴润肺；咳痰带血者，酌加小蓟、白茅根凉血止血；若为脓血者，宜加芦根、鱼腥草以清肺排脓。

3．现代常用于慢性支气管炎、支气管扩张症、支气管哮喘及肺心病等证属肺肾气虚而兼有痰热者。

【方论选录】

吴昆："是方也，人参益气，蛤蚧补真，杏仁利气，二母清金，桑皮泻喘，若甘草、茯苓，乃调脾而益金之母也。又曰：蛤蚧为血气之属，能排血气之毒，故此方用之调脓理血，亦假其性而伏奇于正也。"（《医方考》卷2）

【方歌】

人参蛤蚧益肺肾，证兼痰热咳与喘，

桑皮贝母茯苓杏，知母甘草同加餐。

第二节 补 血

补血剂，适用于血虚之证。其症见面色无华，头目眩晕，唇爪不荣，心悸，失眠，舌质淡，脉细；或妇女月经不调，量少色淡，或经闭不行等。常用补血药如熟地、当归、白芍、阿胶、龙眼肉等为主组方，代表方如四物汤、归脾汤等。

四 物 汤

《仙授理伤续断秘方》

【组成】 当归去芦，酒浸炒（9g） 川芎（6g） 白芍药（9g） 熟地黄酒蒸（15g）各等分

【用法】 上每服三钱（15g），水盏半，煎至七分，空心热服。（现代用法：水煎服。）

【功用】 补血和血。

【主治】 营血虚滞证。头晕目眩，心悸失眠，月经不调，或经闭不行，脐腹疼痛，面色、唇爪无华，舌淡，脉细弦或细涩。

【证治机理】 本方所主乃营血亏虚，血行不畅之病。营血亏虚，头目失荣，则病眩晕。心主血，藏神，其华在面；肝藏血，藏魂，其华在爪。心肝血虚，则心悸失眠、面色唇甲无华；冲为血海，任主胞胎，皆赖营血充养，营血不足，冲任失司，则月经不调，或经闭不行；营血既虚，运行不畅，而见脐腹疼痛。治宜补血和血。

【方解】 方中熟地为君，甘温滋腻，善能滋补营血。当归为臣，味辛性温，主入血分，力能补血，又补中有行，《本草纲目》卷16谓其"和血"。芍药为佐，味酸性寒，养血敛阴，柔肝和营。川芎辛温走窜，擅能活血行气，祛瘀止痛，配于熟地、白芍、当归之滋补药中，可使补而不滞，亦为佐药。四药合用，熟地、白芍阴柔补血之品（血中血药）与辛甘之当归、川芎（血中气药）相配，动静相宜，重在滋补营血，且补中寓行，使补血而不滞血，行血而不伤血，共成补血调血之功。

《仙授理伤续断秘方》以本方治外伤瘀血作痛，宋《太平惠民和剂局方》用于妇人诸疾。

原方四药各用等分，意在补血调血并行，主治"伤重，肠内有瘀血者"。然后世多以四物汤为补血之剂，重用熟地黄，以增强滋补营血之功；少用川芎，取其活血化瘀，意在补而不滞。《汤头歌诀·理血之剂》中更有"血家百病此方通"之语，意为本方经过适当化裁可用治多种血分病证。如血热改熟地为生地，以清热凉血，且重用为君；血瘀易白芍为赤芍，以增强活血祛瘀之功等。《蒲辅周医疗经验·方药杂谈》云："此方为一切血病通用之方。凡血瘀者，俱改白芍为赤芍；血热者，改熟地为生地。川芎量宜小，大约为当归之半，地黄为当归的二倍。"此则说明四物汤是血分病的基础方剂，关键在于用药与药量的配伍变化。

【运用】

1. 本方原治外伤瘀血作痛，后用治妇人诸疾，今多作补血调血的基础方。临床应用以头晕心悸，面色唇爪无华，舌淡，脉细为辨证要点。

2. 血虚重证可酌加鹿角胶、阿胶等，以增补血之力，或适当加入人参、黄芪等补气之品，以达补气生血之效。

3. 现代常用于妇女月经不调、痛经、经闭、胎位不正、流产、不孕症、附件炎、盆腔炎，及贫血、血管神经痛、荨麻疹、银屑病、视网膜病等证属血虚者。

【附方】

1. 胶艾汤 （又名芎归胶艾汤《金匮要略》） 芎䓖二两（6g） 阿胶二两（6g） 甘草二两（6g） 艾叶三两（9g） 当归三两（9g） 芍药四两（12g） 干地黄六两（15g） 以水五升，清酒三升，合煮，取三升，去滓，内胶令消尽，温服一升，日三服。不瘥更作。功用：养血止血，调经安胎。主治：妇人冲任虚损，血虚有寒证。崩漏下血，月经过多，淋漓不止，产后或流产损伤冲任，下血不绝；或妊娠胞阻，胎漏下血，腹中疼痛。

2. 桃红四物汤（原名加味四物汤《医垒元戎》，录自《玉机微义》） 即四物汤加桃仁（9g） 红花（6g）（原书未著用量） 水煎服。功用：养血活血。主治：血虚兼血瘀证。妇女经期超前，血多有块，色紫稠黏，腹痛等。

3. 圣愈汤（《医宗金鉴》） 熟地七钱五分（20g） 白芍酒拌，七钱五分（15g） 川芎七钱五分（10g） 人参七钱五分（15g） 当归酒洗，五钱（15g） 黄芪炙，五钱（15g） 水煎服。功用：补气养血。主治：气血虚弱，月经先期而至，量多色淡，四肢乏力，体倦神衰。

以上三方虽组成中均含有四物汤。但胶艾汤在先，较四物汤多阿胶、艾叶、甘草，侧重于养血止血，兼以调经安胎，是标本兼顾之方，故既可用于冲任虚损，血虚有寒的月经过多、产后下血不止，又可用治妊娠胎漏下血。桃红四物汤多桃仁、红花，因此偏重于活血化瘀，适用于血瘀所致的月经不调、痛经等。圣愈汤则加用参、芪以补气养血，故适用于气血两虚的月经先期量多等。

【方论选录】

张秉成："夫人之所赖以生者，血与气耳，而医家之所以补偏救弊者，亦惟血与气耳。故一切补气诸方，皆从四君化出；一切补血诸方，又当从此四物而化也。补气者，当求之脾肺；补血者，当求之肝肾。地黄入肾，壮水补阴；白芍入肝，敛阴益血。二味为补血之正药。然血虚多滞，经脉隧道不能滑利通畅，又恐地、芍纯阴之性，无温养流动之机，故必加以当归、川芎，辛香温润，能养血而行血中之气者以流动之。总之，此方乃调理一切血证，是其所长。若纯属阴虚血少，宜静不宜动者，则归、芎之走窜行散，又非所宜也。"（《成方便读》卷1）

【医案举例】

李徐氏，年三十，患大便久下鲜血，医治三载无功，起坐不宁，昏晕床褥，饮食不进，肌肉瘦体，白若枯骨，内兄为之请诊。按之六脉沉微，势在将脱，不可救也。乃勉强作剂，用干熟地一两，当归七钱，酒芍五钱，川芎三钱，黑姜灰、黑侧柏叶、黑马通各五钱，炙草一钱，令进六剂。旬日外不见信息，余意其病必死也。否知两旬，其兄来寓曰：余妹因近日移居，诸事匆匆，是以羁绊，今特请愚来致谢先生，并求补剂。余闻摇首曰：嘻！令妹之寿长也，李氏之福也，我之药力幸遇也，余焉得居功哉？又与补中益气汤，兼服龟鹿地黄丸，而元气大复，明年生子。（《齐氏医案》卷5）

按：本案大便下血已历时三年，现肌肉消瘦、昏眩卧床、面白如枯骨、脉象沉微，实属血虚重证。方以大剂四物汤补血，加侧柏炭、黑马通、黑姜炭止血，使血虚得补，下血得止，其病渐愈。后以补中益气汤补气以生血、摄血，龟鹿地黄丸补益肝肾以固本，则久虚大复。

【方歌】

四物地芍与归芎，血家百病此方通，

补血调血理冲任，加减运用在其中。

当归补血汤

《内外伤辨惑论》

【组成】 黄芪一两（30g） 当归酒洗，二钱（6g）

【用法】 上件㕮咀，以水二盏，煎至一盏，去滓，温服，空心食前。（现代用法：水煎服。）

【功用】 补气生血。

【主治】 血虚发热证。肌热面红，烦渴欲饮，脉洪大而虚，重按无力。亦治妇人经期、产后血虚发热头痛，或疮疡溃后，久不愈合者。

【证治机理】 本方主治之血虚发热，《内外伤辨惑论》卷中谓"此病得之于饥困劳役"，劳倦内伤，血虚气弱，阴不维阳，阳气浮越于外则肌热面赤、脉来洪大，但按之虚软无力。血虚气弱，阴津不足，因气不化津，故烦渴欲饮。本证虽谓血虚，而以虚阳浮越之发热为急，故宜重力挽其浮越阳气，所谓"有形之血不能速生，无形之气所当急固"，故治宜补气生血之法。

【方解】 方中重用黄芪，大补肺脾元气而善能固护肌表为君。正如张秉成所云"盖此时阳气已去里而越表，恐一时固里无及，不得不从卫外以挽留之"，且大补肺脾之气，以资气血生化之源。臣以当归，养血和营。二药相伍，一气一血，一阴一阳，以五倍量之黄芪为主，补正气而摄浮阳，使气旺血生，阳生阴长，虚热自除。

至于妇人经期、产后发热头痛，属血虚发热者，用此方益气补血，其证自解。疮疡溃后，久不愈合者，亦为气血不足，用本方补养气血，托疮生肌，疮自收口愈合。

李东垣特别指出"血虚发热，证象白虎"。二者一虚一实，不可不辨。白虎汤证为外感热病之阳热实证，其身大热面赤，必伴汗大出而恶热，且脉洪大有力，大渴而喜冷饮；当归补血汤证为内伤劳损之虚热证，虽亦身热面赤，但无汗出而不恶热，脉虽洪大而按之无力，其口渴而喜热饮。《内外伤辨惑论》卷中更强调"惟脉不长实为辨耳，误服白虎汤必死。"

本方与补中益气汤均治虚热，补中益气汤证为中气下陷，阴火上乘之气虚发热；本方证为血虚气无所依，虚阳浮越之血虚发热。二者皆可见身热口渴，脉虚大无力，但气虚发热者，尚可见恶寒、面白、自汗，且气短乏力为甚。

【运用】

1. 本方为治血虚发热之主方。临床应用以肌热面红，渴喜热饮，脉大而虚为辨证要点。

阴虚发热及热病发热均当忌用。

2．妇女经期失血过多，或产后血虚，而受外邪之发热头痛，宜加芥穗，或葱白、豆豉，或生姜、大枣等兼以疏风祛邪。

3．现代常用于各种贫血、白细胞减少症、血小板减少性紫癜、放化疗骨髓抑制、缺血性脑病、子宫发育不良性闭经、功能性子宫出血等证属血虚气弱者。

【方论选录】

吴昆："血实则身凉，血虚则身热。或以肌困劳役虚其阴血，则阳独治，故令肌热、目赤、面红、烦渴引饮。此证纯象伤寒白虎汤之证，但脉大而虚，非大而长，为可辨尔！《内经》所谓脉虚血虚是也。当归味厚，为阴中之阴，故能养血；而黄芪则味甘补气者也，今黄芪多于当归数倍，而曰补血汤者，有形之血不能自生，生于无形之气故也。《内经》曰：'阳生阴长'，是之谓尔！"（《医方考》卷3）

【医案举例】

张某，男，30岁，1994年3月7日就诊。3年来反复生口疮，2个月前复发，唇及舌尖各一绿豆大溃疡，渐增大，局部疼痛，说话、饮食障碍。体检：溃疡呈暗红色。精神疲惫，面容憔悴，舌淡，苔白，脉细弱。辨为气血虚弱，脾窍失养。服当归补血汤原方三剂症轻，十二剂疮面消失，继服十五剂痊愈。〔福建中医药，1997；(5)：19〕

按：本病病势缠绵，脾开窍于口，日久脾气受损，气血两虚，疮疡难愈。当归补血汤重用黄芪为君，大补脾肺之气，以资生血之源，生用可托疮生肌。当归补血和营为臣，两药合用补气生血，敛疮收口。

【方歌】

当归补血东垣笺，黄芪一两归二钱，

血虚发热口烦渴，脉大而虚此方煎。

归 脾 汤

《重订严氏济生方》

【组成】　白术　茯神去木　黄芪去芦　龙眼肉　酸枣仁炒，去壳，各一两（各18g）　人参　木香不见火，各半两（各9g）　甘草炙，二钱半（6g）　当归一钱（3g）　远志一钱（3g）（当归、远志从《内科摘要》补入）

【用法】　上㕮咀，每服四钱（12g），水一盏半，加生姜五片，枣子一枚，煎至七分，去滓温服，不拘时候。（现代用法：加生姜5片，大枣1枚，水煎服。）

【功用】　益气补血，健脾养心。

【主治】

1．心脾气血两虚证。心悸怔忡，健忘失眠，气短乏力，食少，面色萎黄，舌淡，苔薄白，脉细弱。

2．脾不统血证。妇女崩漏，月经超前，量多色淡，或淋漓不止，便血，皮下紫癜，舌淡，脉细者。

【证治机理】　本方所治之心脾气血两虚证，多由思虑过度，劳伤心脾所致。心主血而藏神，脾主思而藏意，心脾气血两虚则神无所主，意无所藏，故见心悸怔忡、健忘失眠；脾胃为后天之本，气血生化之源，故脾虚则化源不足，气血衰少，而见气短乏力、面色萎黄、舌质淡、脉弱。诸出血症者，乃因脾虚而不能统血之故。故治宜健脾养心与益气补血兼施之法。

【方解】　方中黄芪甘温，补脾益气；龙眼肉甘平，既补脾气，又养心血，二者共为君药。人参、白术皆为补脾益气之要药，与黄芪相伍，补脾益气之功益著；当归补血养心，酸枣仁宁心安神，二药与龙眼肉相伍，补心血，安神志之力更强，均为臣药。佐以茯神养心安神；远志宁神益智；更佐理气醒脾之木香，与诸补气养血药相伍，可使其补而不滞。炙甘草补益心脾之气，并调和诸药，用为佐使。引用生姜、大枣，调和脾胃，以资化源。诸药配伍，心脾同治，以补脾为主，使脾旺则气血生化有权；气血双补，以补气为重，使气旺而益于生血。如是心脾得补，气血得养，诸病自除。

本方原载于宋·严用和的《济生方》，但无当归、远志。至明·薛己在《内科摘要》中补入此二药，沿用至今。其适应范围随着后世医家的临床实践而不断有所扩充。《济生方》原治思虑过度，劳伤心脾，健忘怔忡之证。元·危亦林在《世医得效方》中增加治疗脾不统血之吐、下血证。明·薛己在《内科摘要》中增补治疗惊悸，盗汗，嗜卧食少，月经不调，赤白带下等。至清《医宗金鉴》则又增治虚劳烦热，时时恍惚……经断复来，痘色灰白陷下等。

本方与补中益气汤均有补脾益气之功，同用人参、黄芪、白术、甘草。但补中益气汤配伍升阳举陷之品，重在补气，且能升阳，主治脾胃气虚，中气下陷及气虚发热等证；本方则配伍养心安神之品，意在补养心脾，益气生血，主治心脾气血两虚之神志不宁及脾不统血之失血证。

【运用】

1．本方为补益心脾之常用方剂。临床应用以气短乏力，心悸失眠，便血或崩漏，舌淡，脉细弱等为辨证要点。若神志不宁属邪热扰心，或诸出血因于血热妄行者，则非本方所宜。

2．用于崩漏下血偏寒者，可加炮姜炭、艾叶炭以温经止血；偏热者酌加生地炭、地榆炭以凉血止血。

3．现代常用于神经官能症、贫血、再生障碍性贫血、冠心病、心律失常、心肌炎、胃及十二指肠溃疡出血、血小板减少性紫癜、功能性子宫出血等证属心脾两虚或脾不统血者。

【方论选录】

罗美："方中龙眼、枣仁、当归，所以补心也；参、芪、术、苓、草，所以补脾也。立斋加入远志，又以肾药之通乎心者补之，是两经兼肾合治矣。而特名归脾，何也？夫心藏神，其用为思；脾藏智，其出为意。是神智思意，火土合德者也。心以经营之久而伤，脾以意虑之郁而伤，则母病必传诸子，子又能令母虚，所必然也。其症则怔忡、忧惕、烦躁之征见于心；饮食倦怠，不能运思，手足无力，耳目昏眊之症见于脾。故脾阳苟不运，心肾必不交。彼黄婆者，若不为之媒合，则已不能摄肾归心，而心阴何所赖以养？此取坎填离者，所以必归之脾也。其药一滋心阴，一养脾阳，取乎健者，以壮子益母；然恐脾郁之久，伤之特甚，故有取木香之辛且散者，以阊气醒脾，使能急通脾气，以上行心阴。脾之所归，正在斯耳！"

（《古今名医方论》卷1）

汪昂："此手少阴、足太阴药也。血不归脾是妄行，参、术、黄芪、甘草之甘温，所以补脾。茯神、远志、枣仁、龙眼之甘温酸苦，所以补心。心者，脾之母也。当归滋阴而养血，木香行气而舒脾，既能行血中之滞，又以助参、芪而补气。气壮则能摄血，血自归经，而诸证悉除矣。"（《医方集解·补养之剂》）

【医案举例】

案一：王某，30岁，已婚，工人。经血淋漓不断，忽多忽少已持续三个月未止。血色淡粉或红，血质稀，近日血量又增多，头晕，腹痛喜按，四肢无力，大便溏薄，每日2～3次，食欲不佳，心悸少寐，舌质淡红，脉象沉细。证属脾虚不摄之崩漏。治宜健脾摄血为法。以人参归脾汤化裁主之：党参10g，白术6g，云茯神10g，黄芪10g，当归10g，侧柏炭10g，棉籽炭10g，龙眼肉10g，阿胶珠10g，枣仁10g，远志10g，炙草3g，生姜3片，红枣5枚。服上方3剂血量减少，诸症减轻，再以前方加莲房炭10g进6剂后出血止，症状消失。继以人参归脾丸善后巩固之。（《当代名医临证精华·崩漏专辑》）

按：脾胃为后天之本，血液生化之源，脾能统血，使血液运行于经脉之中。若脾气虚弱，失其统摄之职，血即溢出脉外，而渐成崩漏。治宜健脾摄血。方中党参、白术、黄芪补气；龙眼肉、当归、枣仁、阿胶珠养血；云茯神、远志安神；侧柏炭、棉籽炭止血；生姜、红枣调和脾胃；炙草调和诸药。法中病机，服后则瘥。

案二：某女，32岁。1993年7月初诊。自述经水淋漓不断，时多时少已半年。此次来月经势如崩，色淡，质清稀，自觉头晕乏力，神疲懒言，面色㿠白，饮食减少，四肢乏力，舌淡红，苔薄白，脉细缓。证属脾不统血，治宜健脾益气，养血止血。方用归脾汤加阿胶。服药四剂后，经血减其大半，余症亦减轻，按上方再进四剂而血止。〔时珍国药研究，1996；（1）：12〕

按：本例究其病因为脾虚气陷所致。脾虚统摄无权，故经来暴下；气血不足，故色淡质清稀；中气不足故气短、神疲；脾阳不振故面白、纳差、乏力；舌、脉亦为脾虚之象。方中参、术、芪补气，固中摄血；当归、阿胶、酸枣仁、龙眼肉养血补血；茯神、远志养心安神；木香理气防补而壅滞；甘草调和诸药。方证相符，故能取效。

【方歌】

归脾汤用术参芪，归草茯神远志随，

酸枣木香龙眼肉，煎加姜枣益心脾。

第三节　气血双补

气血双补剂，适用于气血两虚证。症见面色无华，头晕目眩，心悸怔忡，食少倦怠，气短懒言，舌淡，脉虚无力等。常用补气药如人参、黄芪、白术等与补血药如当归、熟地、白芍、阿胶等共同组成方剂，代表方如八珍汤等。

八 珍 汤

《正体类要》

【组成】 人参　白术　白茯苓　当归　川芎　白芍药　熟地黄各一钱（各10g）　甘草炙，五分（5g）

【用法】 加生姜三片，大枣五枚，水煎服。（现代用法：加生姜3片、大枣5枚，水煎服。）

【功用】 益气补血。

【主治】 气血两虚证。面色萎白或无华，头晕目眩，四肢倦怠，气短懒言，心悸怔忡，饮食减少，舌淡苔薄白，脉细弱或虚大无力。

【证治机理】 本方治证多由素体虚弱，或劳役过度，或病后产后失调，或久病失治，或失血过多所致。气血两亏，不能上荣于头面，故面色萎白或无华、头目眩晕；正气不足，则气短懒言、倦怠乏力、食欲减少；血不养心，则心悸怔忡；舌质淡、脉细弱或虚大无力，皆为气血虚弱之象。治宜双补气血之法。

【方解】 方中人参与熟地黄为君药，人参大补元气，熟地补血滋阴。臣以白术补气健脾，当归补血和血。佐用茯苓健脾渗湿，芍药养血和营，川芎活血行气，以使补而不滞。炙甘草益气和中，调和诸药；煎加姜枣，调和气血，共为佐使。诸药相合，共成益气补血之效。

【运用】

1. 本方是治疗气血两虚之基础方。临床应用以气短乏力，头晕心悸，舌淡，脉细弱为辨证要点。

2. 临证当视气血虚损程度，相应调配君药与用量。气虚偏重，当加大人参、白术用量以之为君药，或酌加黄芪，以增补气之力；血虚偏重，当加大熟地用量以之为君，或加阿胶以增补血之力。若兼气滞者，配以木香、砂仁，行气解郁，且可使补而不滞。

3. 现代常用于神经衰弱、风湿性心脏病、心律失常、血液病、排尿性昏厥、甲状腺功能低下、月经不调、闭经、慢性化脓性骨髓炎等证属气血两虚者。

【附方】

1. **十全大补汤**（《太平惠民和剂局方》）　人参（6g）　肉桂去粗皮，不见火（3g）　川芎（6g）　地黄洗，酒蒸，焙（12g）　茯苓焙（9g）　白术焙（9g）　甘草炙（3g）　黄芪去芦（12g）　川当归洗，去芦（9g）　白芍药（9g）各等分　上一十味，锉为粗末，每服二大钱（9g），水一盏，生姜三片，枣子二个，同煎至七分，不拘时候温服。功用：温补气血。主治：气血不足，饮食减少，久病体虚，脚膝无力，面色萎黄，精神倦怠，以及疮疡不敛，妇女崩漏等。

2. **人参养荣汤**　（原名养荣汤《三因极一病证方论》）　黄芪（12g）　当归（9g）　桂心（3g）　甘草炙（3g）　橘皮　白术　人参各一两（各6g）　白芍药三两（18g）　熟地黄（9g）　五味子　茯苓各三分（各4g）　远志去心，炒，半两（6g）　上为锉散，每服四大钱（12g），水一盏半，姜三片，枣二个，煎至七分，去滓，空腹服。功用：益气补血，养心安神。主治：积劳虚损，气血不足。四肢沉滞，骨肉酸疼，行动喘咳，小便拘急，腰背强痛，心虚惊悸，咽干唇燥，饮食无味，形体瘦削等。

以上两方均由八珍汤加减而成，皆具有益气补血的作用，主治气血两虚病证。其中十全大补汤为八珍汤加黄芪、肉桂，偏于温补气血。人参养荣汤为十全大补汤加远志、五味子，遂增宁心安神之功；且去川芎之辛窜，以静养血分；加陈皮理气，使之补而不滞。

【方论选录】

吴昆："血气俱虚者，此方主之。人之身，气血而已。气者百骸之父，血者百骸之母，不可使其失养者也。是方也，人参、白术、茯苓、甘草，甘温之品也，所以补气；当归、川芎、芍药、地黄，质润之品也，所以补血。气旺则百骸资之以生，血旺则百骸资之以养。形体既充，则百邪不入，故人乐有药饵焉。"（《医方考》卷3）

【医案举例】

案一：某男，56岁。1996年3月12日夜间突发神志模糊，左半身不遂，语言不清，口角流涎。住院治疗西医诊断：脑梗死。西药治疗7天，病情稳定而半身不遂，语言不清，口歪流涎不减。查：体质肥胖，面色萎黄，心悸气短，畏寒肢冷，舌质紫，边有齿痕，苔白腻，口角流涎，纳呆泛呕，左半身肢体屈伸不利，脉细涩无力。证属脾虚痰盛，气血不足，经络瘀阻。治以补益气血，健脾化痰，活血通络之法。方用八珍汤加黄芪、桂枝、陈皮、菖蒲、丹参、红花、牛膝，十五剂水煎服。复诊：面色红润，口角流涎减轻，左侧肢体转温，干呕减轻，舌质胖，紫色减，脉透弦象。遵原方加鸡血藤、秦艽、丹皮。继服五十六余剂而愈。〔黑龙江中医药，1999；(4)：21〕

按：中风的病机不外乎风、火、痰、虚、气、血六种，病性多为本虚标实，恢复期（后遗症）更以气虚血瘀多见。脾为后天之本，气血生化之源，脾虚气血不足，故以八珍汤补气健脾，养血生血；脾虚则运化失职，湿聚成痰，陈皮、菖蒲化痰开窍；气虚则推动血行无力，渐成血瘀，丹参、红花、牛膝活血化瘀，通经活络；黄芪助四君子汤补气，与活血药相伍，亦可益气活血；桂枝温通血脉，配活血药可增强活血化瘀之功。全方补益气血，化痰开窍，活血化瘀相互配合，标本兼治，故可奏效。

案二：某女，25岁。产后弥月矣，突作寒战发热，腰背酸楚，恶露少而复多，腹不痛，口不渴，脉沉细无力，舌质淡而苔白薄腻。辨证：时有主疟治者，有主逐瘀者。予谓脉症如此，恶露虽多而腹不痛，必不是瘀。虽作寒热，而非休作有时，更与疟无涉。且产已弥月，寒热交作，亦非血虚阳浮。据脉审症，盖为产后新虚，血气未复而感寒也。治法：昔傅青主有十全大补之治法，即用之。处方：生晒参9g，黄芪30g，焦白术9g，云苓9g，当归9g，酒芍9g，熟地15g，川芎4.5g，肉桂3g，炙甘草4.5g。急浓煎进药服一剂，寒热大减，精神亦振，略能进食，战抖亦不作矣。又续进药三剂，恶露遂净，病即旋愈。（《中国现代名中医医案精华》第一集）

按：产后月余，突作寒战发热，恶露复多，"时有主疟治者，有主逐瘀者"亦是常理，而医者（张孝纯）认定"恶露虽多而腹不痛，必不是瘀；虽作寒热，而非休作有时，更与疟无涉"，况产已弥月，虽寒热交作，亦非血虚阳浮，患者又口不渴，脉沉细无力，舌质淡而苔白薄腻。据脉审证，其为产后新虚，气血未复而感寒所致，故用十全大补汤，双补气血，兼温里祛寒，一剂则寒热大减，战抖不作，又三剂"病即旋愈"。

202 · 方 剂 学 ·

【方歌】

气血双补八珍汤，四君四物合成方，

煎加姜枣调营卫，气血亏虚服之康。

泰山磐石散

《古今医统大全》

【组成】　人参一钱（3g）　黄芪一钱（3g）　白术五分（2g）　炙甘草五分（2g）　当归一钱（3g）　川芎八分（2g）　白芍药八分（2g）　熟地黄八分（3g）　川续断一钱（3g）　糯米一撮（2g）　黄芩一钱（3g）　砂仁五分（2g）

【用法】　上用水一盅半，煎七分，食远服。但觉有孕，三五日常用一服，四月之后方无虑也。（现代用法：水煎服。）

【功用】　益气健脾，养血安胎。

【主治】　堕胎、滑胎。胎动不安，或屡有堕胎宿疾，面色萎白，倦怠乏力，不思饮食，舌淡苔薄白，脉滑无力。

【证治机理】　妇女妊娠，胎动不安，虽原因纷繁，但以气血虚弱，肝肾不足，最为多见。以其气虚则不能举胎，血虚则不能养胎，肾虚则胎失固护，故屡有滑胎、堕胎者。面色萎白，倦怠乏力，不思饮食，皆属气虚之象；脉滑本为妊娠之脉，然滑而无力，则为气血已虚之征。当此之时，最宜补气血、养肝肾、固护胎元之法。

【方解】　补气血者，八珍汤为主方，但方中之茯苓，乃渗利之品，恐有伤胎气，故去之不用。加黄芪，配人参、白术、炙草增强补气健脾之功，且以其升举之性，举胎防堕。方中四物汤补血即以养肝，因肝藏血，肝血足自能滋养胎元。加续断，补肝肾，续筋骨，调血脉，为安胎之要药，《本草汇言》卷3谓其"补续血脉之药也……所损之胎孕非此不安"。与方中熟地相伍，俱能补肝肾，固冲任，所以能固胎。胎前多火，故加黄芩以清热安胎。方中多用补养之品，须防其滋腻碍胃，阻滞气机，故加砂仁芳香醒脾，理气和胃，并能安胎。再加糯米，补养脾胃而益胎元。综合全方，乃有补益气血，调养肝肾，安固胎元之效。故为气血虚弱，胎元不固，屡有滑胎、堕胎者之常用方剂。

本方亦由八珍汤加减而成，二者同具益气补血之功。但本方加续断补肝肾，益冲任；黄芪益气升阳以固胎元；黄芩、糯米、砂仁清热养胃安胎；且去茯苓之渗利，而为颐养胎元之专剂。

【运用】

1. 本方为补虚安胎之常用方剂。临床应用以体倦乏力，腰酸腹坠，胎动不安，脉滑而无力为辨证要点。

2. 应视气、血、肝、肾虚损之轻重，调剂药量，气虚明显者，重用人参、黄芪；血虚重者，多用熟地；肾虚重者，常加山萸肉、寄生、杜仲等，滋肾养肝。

3. 现代常用于先兆流产、习惯性流产等证属气血两虚者。

【附方】

保产无忧散《傅青主女科》　当归酒洗，钱半（5g）　川芎钱半（5g）　炒黑芥穗八分

（2.5g） 艾叶炒，七分（2g） 面炒枳壳六分（2g） 炙黄芪八分（2.5g） 菟丝子酒炒，钱四分（5g） 羌活五分（1.5g） 厚朴姜炒，七分（2g） 川贝母去心，一钱（3g） 白芍酒炒，钱二分（4g） 甘草五分（1.5g） 姜三片 水煎温服。保胎，每月三五服；临产热服，催生。功用：益气养血，理气安胎，顺产。主治：妊娠胎动，腰疼腹痛，势欲小产，或临产时，交骨不开，横生逆下，或子死腹中。

本方与泰山磐石散均能安胎，治疗堕胎。泰山磐石散补气养血之力强，主治屡有堕胎、滑胎者；本方补气血之力较逊，但有理气顺产之功；主治难产，有未产能安，临产能催之用。

【方论选录】

张景岳："徐东皋曰：妇人凡怀胎二三个月，惯要坠落，名曰小产。此由体弱，气血两虚，脏腑火多，血分受热，以致然也。医家又谓安胎多用艾、附、砂仁；热补尤增祸患，而速其堕矣。殊不知，血气清和，无火煎烁则胎自安而固，气虚则提不住，血热则溢妄行。欲其不堕得乎？香附虽云快气开郁，多用则损正气；砂仁快脾气，多用亦耗真气。况香燥之性，气血两伤，求以安胎，适又损胎而反堕也。今惟泰山磐石散、千金保孕丸二方，能夺化工之妙，百发百效，万无一失，甫故表而出之，以为好生君子共知也。"（《景岳全书》卷61）

【方歌】

泰山磐石八珍全，去苓加芪芩断联，
再益砂仁及糯米，妇人胎动可安全。

第四节 补 阴

补阴剂，适用于阴虚的病证。症见形体消瘦，头晕耳鸣，潮热盗汗，口燥咽干，舌红少苔，脉细数。常用补阴药如熟地、麦冬、沙参、阿胶、龟板等为主组方。代表方如六味地黄丸、大补阴丸、一贯煎、百合固金汤等。

六味地黄丸（原名地黄丸）

《小儿药证直诀》

【组成】 熟地黄炒，八钱（24g） 山萸肉 干山药各四钱（各12g） 泽泻 牡丹皮 白茯苓去皮，各三钱（各9g）

【用法】 上为末，炼蜜为丸，如梧子大，空心温水化下三丸。（现代用法：蜜丸，每服9g，日2～3次；汤剂，水煎服。）

【功用】 滋阴补肾。

【主治】 肾阴虚证。腰膝酸软，头晕目眩，视物昏花，耳鸣耳聋，盗汗，遗精，消渴，骨蒸潮热，手足心热，舌燥咽痛，牙齿动摇，足跟作痛，以及小儿囟门不合，舌红少苔，脉沉细数。

【证治机理】 肾为先天之本，主骨生髓，肾阴亏虚则阴精不足，骨髓不充，故腰膝酸软无力、牙齿动摇、小儿囟门不合；脑为髓之海，肾阴虚则髓海不足，而病头晕目眩、耳鸣耳聋；肾藏精，为封藏之本，阴精亏虚，封藏不固，加之阴不制阳，相火妄动而病遗精盗汗、潮热消渴、手足心热、口燥咽干等。治宜滋补肾阴为主，兼以清降虚火。即王冰所谓"壮水之主，以制阳光。"

【方解】 方中重用熟地黄为君药，填精益髓，滋阴补肾。臣以山茱萸，补养肝肾，并能涩精；山药双补脾肾，既养脾阴，又固肾精。三药相伍滋补肝脾肾三脏，即所谓"三阴并补"，然重用熟地黄为君，故仍以滋补肾阴为主。肾为水脏，又阴虚而火动，故佐以利湿与降火之品。泽泻利湿泄浊，并防熟地黄之滋腻；牡丹皮清泄相火，并制山茱萸之温涩；茯苓健脾渗湿，配山药补脾而助健运。此三药合用，即所谓"三泻"，泄湿浊而降相火。全方六药合用，三补与三泻相伍，而以三补为主，肝脾肾三阴并治，尤以补肾阴为重。用"三泻"利湿降火，在大队滋补药中可使补而不滞。《医方论》卷1曾云："此方非但治肝肾不足，实三阴并治之剂。有熟地之腻补肾水，即有泽泻之宣泄肾浊以济之；有萸肉之温涩肝经，即有丹皮之清泄肝火以佐之；有山药收摄脾经，即有茯苓之淡渗脾湿以和之。药止六味，而大开大合，三阴并治，洵补方之正鹄也。"

本方为宋·钱乙据《金匮要略》所载崔氏八味丸（即肾气丸）减去桂枝、附子而成。《小儿药证直诀笺正》释云："仲阳意中谓小儿阳气甚盛，因去桂附而创立此方，以为幼科补肾专药。"后世遵此为滋补肝肾之圣剂，虽应念仲阳改制之功，仲景收载之绩，但是方之祖，乃崔氏者也。

【运用】

1．本方为治肝肾阴虚之基础方。临床应用以腰膝酸软，头晕目眩，口燥咽干，舌红少苔，脉沉细为辨证要点。脾胃虚寒者忌用。

2．肝肾阴虚重者，可酌加枸杞子、龟板胶；骨蒸潮热盗汗明显者，酌加玄参、龟板、牡蛎，以益阴潜阳。

3．现代常用于肾炎、高血压、糖尿病、前列腺炎、神经衰弱、甲状腺功能亢进、红斑性狼疮、中心性视网膜炎及视神经炎等证属肝肾阴虚者。

【附方】

1．都气丸（《症因脉治》） 即六味地黄丸加五味子二钱（6g） 上为细末，炼蜜为丸，如梧桐子大，每服三钱（9g），空腹服。功用：滋肾纳气。主治：肺肾两虚证。咳嗽气喘，呃逆滑精，腰痛。

2．知柏地黄丸（又名六味地黄丸加黄柏知母方《医方考》） 即六味地黄丸加知母盐炒 黄柏盐炒，各二两（各6g） 上为细末，炼蜜为丸，如梧桐子大，每服二钱（6g），温开水送下。功用：滋阴降火。主治：肝肾阴虚，虚火上炎证。头目昏眩，耳鸣耳聋，虚火牙痛，五心烦热，腰膝酸痛，血淋尿痛，遗精梦泄，骨蒸潮热，盗汗颧红，咽干口燥，舌质红，脉细数。

3．杞菊地黄丸（《麻疹全书》） 即六味地黄丸加枸杞子 菊花各三钱（各9g） 上为细末，炼蜜为丸，如梧桐子大，每服三钱（9g），空腹服。功用：滋肾养肝明目。主治：肝肾阴虚证。两目昏花，视物模糊，或眼睛干涩，迎风流泪等。

4. 麦味地黄丸 （原名八味地黄丸《医部全录》引《体仁汇编》） 即六味地黄丸加麦冬五钱
（15g） 五味子五钱 （15g） 上为细末，炼蜜为丸，如梧桐子大，每服三钱 （9g），空腹时用
白汤送下。功用：滋补肺肾。主治：肺肾阴虚证。虚烦劳热，咳嗽吐血，潮热盗汗。另《寿
世保元》载本方为六味地黄丸加麦冬三两、五味子二两，主治与本方基本相同，名"八仙长
寿丸"。

5. 滋水清肝饮（《西塘感症》） 熟地 山药 萸肉 丹皮 茯苓 泽泻 柴胡 白芍
山栀 枣仁 归身（各6g）（原书未著用量） 功用：滋阴养血，疏肝清热。主治：阴虚肝
郁，胁肋胀痛，胃脘疼痛，咽干口燥，舌红少苔，脉虚弱或细数。

以上五方均由六味地黄丸加味而成，皆有滋阴补肾之功。其中都气丸于补肾阴中兼有纳
气敛肺之功，适于肾不纳气之虚喘证；知柏地黄丸偏于滋阴降火，适用于阴虚火旺、骨蒸潮
热、遗精盗汗之证；杞菊地黄丸偏于养肝明目，适用于肝肾阴虚、两目昏花、视物模糊之
证；麦味地黄丸偏于滋肾敛肺，适用于肺肾阴虚之喘嗽；滋水清肝饮滋阴养血，疏肝清热，
主治阴虚肝郁之胁肋胀痛、胃脘痛等。

【方论选录】
柯韵伯："肾虚不能藏精，坎宫之火无所附而妄行，下无以奉春生之令，上绝肺金之化
源。地黄禀甘寒之性，制熟味更厚，是精不足者补之以味也，用以大滋肾阴，填精补髓，壮
水之主。以泽泻为使，世或恶其泻肾去之，不知一阴一阳者，天地之道；一开一阖者，动静
之机。精者，属癸，阴水也，静而不走，为肾之体；溺者，属壬，阳水也，动而不居，为肾
之用。是以肾主五液，若阴水不守，则真水不足，阳水不流，则邪水逆行。故君地黄以护封
蛰之本，即佐泽泻以疏水道之滞也。然肾虚不补其母，不导其上源，亦无以固封蛰之用。山
药凉补，以培癸水之上源；茯苓淡渗，以导壬水之上源。加以茱萸之酸温，藉以收少阳之
火，以滋厥阴之液；丹皮辛寒，以清少阴之火，还以奉少阳之气也。滋化源，奉生气，天癸
居其所矣。壮水制火，制其一端耳！"（罗美《古今名医方论》卷4引）

【医案举例】
某女，8岁，1988年5月18日初诊。患儿母亲代述，患儿于1987年3月患高热1周，
在当地用中药（药名不详）对症治疗后热退。而后患儿渐瘦，开始脱发，当年10月头发脱
光。当时患儿无明显不适。月前患儿面色憔悴，精神萎靡而来诊。初诊：患儿形体瘦弱，精
神萎靡，面色无华，头皮暗黄无发，肌肤干燥，脉沉细，舌质红，苔燥。体检及血象、尿常
规、肝功能等均无异常改变。拟法滋阴补肾，补血填精，养血润发。药用：熟地30g，山萸
肉20g，茯苓10g，丹皮10g，泽泻10g，当归30g，首乌25g，山药25g，红花10g，丹参20g。
每剂煎3次，合并煎液后浓缩至50ml，早晚分服。复诊，6月11日患儿已连服20剂，精神
振作，面色红活，皮肤濡润，毛发稀疏可见，身体已渐康复。药已对证，病情渐复，续服
10剂巩固疗效。当年春节前患儿复诊，身体健壮，毛发乌黑。〔中医杂志，1995;（4）:241〕

按：患儿于高热后，渐瘦致脱发，精神萎靡，且面色无华，肌肤干燥，脉沉细，显系高
热之后伤及肾阴。肾藏精，其华在发，精血旺盛，则发壮黑润，精血既亏，必发枯至脱，故
用六味地黄丸滋补肾阴而填精益髓；又"发为血之余"，故加当归、首乌，配熟地而滋补营
血，加丹参、红花活血，使补而不滞。

【方歌】

六味地黄益肾肝，茱薯丹泽地苓专，

阴虚火旺加知柏，养肝明目杞菊煎，

若加五味成都气，再入麦冬长寿丸。

左 归 丸

《景岳全书》

【组成】 大怀熟八两（24g） 山药炒，四两（12g） 枸杞四两（12g） 山茱萸肉四两（12g）川牛膝酒洗，蒸熟，三两（9g） 鹿角胶敲碎，炒珠，四两（12g） 龟板胶切碎，炒珠，四两（12g）菟丝子制，四两（12g）

【用法】 上先将熟地蒸烂，杵膏，加炼蜜丸，梧桐子大。每食前用滚汤或淡盐汤送下百余丸。（现代用法：蜜丸，每服9g，日2～3次；亦可水煎服。）

【功用】 滋阴补肾，填精益髓。

【主治】 真阴不足证。头晕目眩，腰酸腿软，遗精滑泄，自汗盗汗，口燥舌干，舌红少苔，脉细。

【证治机理】 真阴不足，肾精亏虚，不能主骨而腰酸腿软；不能生髓，则髓海空虚而头目眩晕；肾精亏虚，且失于封藏，故遗精滑泄、自汗盗汗。口燥舌干、舌光少苔、脉细等，皆为阴精不足之象。治宜补肾滋阴，填精益髓之法。

【方解】 方中重用大熟地滋肾阴，益精髓，以补真阴之不足，为君药。用山茱萸，补养肝肾，固秘精气；山药补脾益阴，滋肾固精；龟板胶滋阴补髓；鹿角胶补益精血，温壮肾阳，配入补阴方中，而有"阳中求阴"之义，皆为臣药。枸杞子补肝肾，益精血；菟丝子补肝肾，助精髓；川牛膝益肝肾，强筋骨，俱为佐药。方中八药，俱为滋补之品，故常称此方为"纯甘补阴"之剂。

左归丸是张介宾由六味地黄丸化裁而成。他认为"补阴不利水，利水不补阴，而补阴之法不宜渗。"遂减去"三泻"之泽泻、茯苓、丹皮，加入枸杞子、龟板胶、牛膝以增滋补肝肾之力。更加入鹿角胶、菟丝子温润之品补阳益阴，阳中求阴。即张介宾所谓"善补阴者，必于阳中求阴，则阴得阳升而泉源不竭。"故本方以纯补无泻，兼阳中求阴为其特点。

本方与六味地黄丸均为滋阴补肾之剂，但六味地黄丸补肾阴之中寓有降相火之品，适用于肾阴虚兼有虚火妄动之证；左归丸纯甘壮水，补而不泻，其滋补肾阴之力较六味地黄丸更胜一筹，适用于真阴不足、精髓亏损之证。故《王旭高医书六种·医方证治汇编歌诀》中云："左归是育阴以涵阳，不是壮水以制火。"

【运用】

1. 本方为治真阴不足之常用方剂。临床应用以头晕目眩，腰酸腿软，舌光少苔，脉细为辨证要点。方中多为阴柔滋腻之品，常服久服，每易滞脾碍胃，故脾虚泄泻及食少脘闷者慎用。

2. 本方滋补真阴力专而效宏，如真阴失守，虚火炎上者可去枸杞子、鹿角胶，加女贞子、玄参以滋阴清热降火；如火烁肺金，干咳少痰者，加麦冬、百合以润肺止咳；如夜热骨蒸加地骨皮以清虚热。

3. 现代常用于慢性肾炎、再生障碍性贫血、神经衰弱、腰肌劳损、功能性子宫出血等证属真阴不足者。

【附方】

左归饮（《景岳全书》） 熟地二三钱，或加至一二两（9~30g） 山药 枸杞各二钱（各6g）炙甘草一钱（3g） 茯苓一钱半（4.5g） 山茱萸一二钱（3~6g），畏酸者少用之 水二盅，煎至七分，食远服。功用：补益肾阴。主治：真阴不足证。腰酸遗泄，盗汗，口燥咽干，口渴欲饮，舌尖红，脉细数。

左归饮与左归丸均为纯补之剂，同治肾阴不足之证。然左归饮以纯甘壮水之品滋阴填精，补力较缓，适宜于肾阴不足较轻之证；左归丸则在滋阴之中又配以血肉有情之味及助阳之品，补力较峻，常用于肾阴亏损较重者。

【方论选录】

徐镛："左归宗钱仲阳六味丸，减去丹皮者，以丹皮过于动汗，阴虚必多自汗、盗汗也；减去茯苓、泽泻者，意在峻补，不宜于淡渗也。方用熟地之补肾为君；山药之补脾，山茱之补肝为臣；配以枸杞补精，川膝补血，菟丝补肾中之气，鹿胶、龟胶补督任之元。虽曰左归，其实三阴并补，水火交济之方也。"（《医学举要》卷5）

【医案举例】

某女，28岁。主诉产后人流4次，阴毛脱落，性欲消失1年余，伴有头晕目眩，耳鸣多梦，咽干口燥，腰膝酸软，溲黄便干，阴道干涩，经来量少，舌质偏红，苔薄，脉细弦略数。方用左归丸加白术、白芍和当归。四十剂后，自觉阴道湿润，并出现性冲动，阴毛始生。遂予二至丸，二月后告愈。〔陕西中医，1997；(9)：409〕

按：席汉综合征属于"虚劳"、"阴痿"范畴，常发于产妇大出血后。此例乃因频繁人流，以致肝血不足，肾精亏损，所辖失养所然。此证属肝肾虚损，精血内亏。左归丸滋阴补肾益精填髓。加白芍、当归，以助滋补阴血之力；白术健脾益气，以资生化之源，补气生血。共奏补肝养血，滋肾填精之功。药证合拍，故能尽收其效。

【方歌】

左归丸用大熟地，枸杞萸肉薯牛膝，

龟鹿二胶菟丝入，补阴填精功效奇。

大补阴丸（原名大补丸）

《丹溪心法》

【组成】 熟地酒蒸 龟板酥炙，各六两（各18g） 黄柏炒褐色 知母酒浸，炒，各四两（各12g）

【用法】 上为末，猪脊髓，蜜丸。服七十丸，空心盐白汤下。（现代用法：蜜丸，每服9g，淡盐汤送服；亦可作汤剂，水煎服。）

【功用】 滋阴降火。

【主治】 阴虚火旺证。骨蒸潮热，盗汗遗精，咳嗽咯血，心烦易怒，足膝疼热或痿软，舌红少苔，尺脉数而有力。

【证治机理】 本方治证是由肝肾阴虚，相火亢盛所致。阴虚则相火无制，阴虚火旺，故骨蒸潮热；迫津外泄，故夜卧盗汗；扰动精室而遗精滑泄；损伤肺络则咳嗽咯血；上扰心肝，则心烦易怒；肝主筋，肾主骨，阴虚有火，故足膝疼热或痿软不用；舌红少苔，尺脉数而有力，皆为阴虚火旺之象。治宜滋补真阴以固其本，降泄相火以清其源。朱丹溪认为："阴常不足，阳常有余，宜常养其阴，阴与阳齐，则水能制火，斯无病矣。"

【方解】 方用熟地滋补真阴，填精益髓；龟板滋阴潜阳，补肾健骨。二药相须，补阴固本，滋水亦可制火，共为君药。相火既动，必资清降，故以黄柏之苦寒降泄，"专泻肾与膀胱之火"（《药品化义》）；知母味苦性寒质润，既能清泄肺、胃、肾三经之火，又能滋三经之阴。知母、黄柏相须为用，善能清降阴虚之火，用以为臣。丸用猪脊髓补髓养阴，蜂蜜补中润燥，共增滋补真阴之效，是为佐药。合而成方，既滋阴，又降火，培本清源，补泻兼施，但龟板、熟地用量略多，以滋阴培本为主，降火清源为辅，故曰"大补阴丸"，实乃补泻并施之方。

六味地黄丸与知柏地黄丸亦属滋阴降火之剂，但二者以滋补肾阴为主，降火之功稍逊，适于阴虚而虚火较轻者；而本方与二者相比，可谓滋阴与降火并重，适于阴虚火旺俱甚，症见骨蒸潮热、心烦易怒、尺脉数而有力者。

【运用】

1. 本方为治阴虚火旺证之主方。临床应用以骨蒸潮热，盗汗遗精，心烦易怒，舌红少苔，尺脉数而有力为辨证要点。若火热属于实证者，则非所宜。脾胃虚弱，食少便溏者，亦不宜使用。

2. 若阴虚较重者，加天门冬、玄参，滋阴并降火；遗精者加金樱子、山萸肉、沙苑子，补肾涩精；盗汗多者，加煅龙骨、煅牡蛎，以潜阳敛汗。

3. 现代常用于甲状腺功能亢进、肺结核、骨结核、糖尿病等证属阴虚火旺者。

【附方】

虎潜丸（《丹溪心法》） 黄柏酒炒，半斤（240g） 龟板酒炙，四两（120g） 知母酒炒，二两（60g） 熟地黄 陈皮 白芍各二两（60g） 锁阳一两半（45g） 虎骨（用狗骨代）炙，一两（30g） 干姜半两（15g）（《医方集解》所载虎潜丸尚多当归、牛膝、羊肉三味） 上为末，酒糊丸或粥丸，一方加金箔一片，一方用生地黄，懒言语者加山药。（现代用法：上为细末，炼蜜为丸，每丸重9g，每次1丸，日服2次，淡盐水或温开水送下；亦可水煎服，用量按原方比例酌减。）功用：滋阴降火，强壮筋骨。主治：肝肾不足，阴虚内热之痿证。腰膝酸软，筋骨痿弱，腿足消瘦，步履乏力，或眩晕，耳鸣，遗精，遗尿，舌红少苔，脉细弱。

本方与大补阴丸均为滋阴降火之剂，同用熟地、龟板、黄柏、知母四药。大补阴丸以猪脊髓、蜂蜜为丸，偏于滋补精血而降虚火；虎潜丸更加锁阳、虎骨、白芍等，则有补肝肾、强筋健骨之功，为治肝肾不足，阴虚内热之痿证的常用方剂。

【方论选录】

吴谦等："朱震亨云：'阴常不足，阳常有余，宜常养其阴，阴与阳齐，则水能制火，斯无病矣。'今时之人，过欲者多，精血既亏，相火必旺，真阴愈竭，孤阳妄行，而痨瘵、潮热、盗汗、骨蒸、咳嗽、咯血、吐血等症悉作。所以世人火旺致此病者十居八九，火衰成此疾者，百无二三……是方能骤补真阴，承制相火，较之六味功效尤捷。盖因此时以六味补水，水不能遽生；以生脉保金，金不免犹燥。惟急以黄柏之苦以坚肾，则能制龙家之火；继以知母之清以凉肺，则能全破伤之金。若不顾其本，即使病去犹恐复来，故又以熟地、龟板大补其阴，是谓培其本、清其源矣。虽有是证，若食少便溏，则为胃虚，不可轻用。"(《医宗金鉴·删补名医方论》卷2)

【医案举例】

刘祖舜，江华码市人。先伤于风，又不戒房室，未几日，身发壮热，汗出，口干燥，烦躁妄言，腹以下灼热不可耐，小便赤疼，曾服白虎汤、竹叶石膏汤多剂，热未稍减，时已半月矣。诊脉数大无力，壮热炙手，阅所服方，皆属清肺胃之药，于证不恰。……原非实热，不宜苦寒折之，而以甘凉滋阴清热为宜。当如王冰所谓"壮水之主，以制阳光"，拟以大补阴丸(改汤)：地黄一两，知母三钱，黄柏二钱，酥龟板两半，加玄参五钱，麦冬，益元散各三钱，煎汤温服。三剂热度减轻，人渐安适，小便由赤转黄，已不疼，药中病机，毋庸更张。又服原方五剂，证候消失，安睡神宁，饮食略进。惟阴分大虚，神气困顿，再踵前意，改服玄麦地黄汤加枸杞、石斛、首乌、滑石等滋阴补肾药，调养百日而复。(《治验回忆录·感后房劳》)

按：本证乃由风邪乘肾气之虚而客下焦，正如《素问·评热病论》所云："邪之所凑，其气必虚"，惟其病久风郁化热，燔灼肾阴，故少腹之热特甚；上中二焦无热，津液尚未大损，故口不渴；热久伤阴，血分亦虚，故脉大而无力。盖其热乃由阴虚而发，即《素问·调经论》"阴虚则内热"之理。治以大补阴丸，滋肾阴，除虚火；加玄参、麦冬增强滋阴清热之力，少佐益元散清热利尿。八剂而"证候消失，安睡神宁，饮食略进。惟阴分大虚，神气困顿"，改服玄麦地黄汤加味，大力滋阴补肾而收功。

【方歌】

大补阴丸熟地黄，龟板知柏合成方，

脊髓蒸熟炼蜜丸，滋阴降火效力强。

一 贯 煎

《续名医类案》

【组成】 北沙参　麦冬　当归身 (各9g)　生地黄 (18g)　枸杞子 (9g)　川楝子一钱半 (4.5g) (原书未著用量)

【用法】 水煎服。

【功用】 滋阴疏肝。

【主治】 肝肾阴虚，肝气郁滞证。胸脘胁痛，吞酸吐苦，咽干口燥，舌红少津，脉细弱或虚弦。亦治疝气瘕聚。

【证治机理】 本方治证是由肝肾阴虚，肝气郁滞所致。肝体阴而用阳，喜条达而恶抑郁，其经脉夹胃布于胸胁。阴血不足，不能濡养肝脉，又兼肝气不舒，气滞不通，故胸脘胁痛；肝气犯胃，则吞酸吐苦；阴虚液耗，津不上承，且有虚火，故咽干口燥、舌红少津；肝气不舒，肝脉郁滞，久则结为疝气瘕聚。治之之法，必大力滋养肝肾阴血，兼事调达肝气，以标本兼顾。

【方解】 方中重用生地黄为君药，滋养肝肾阴血，涵养肝木。臣以枸杞子补养肝肾；当归补血养肝，且补中有行；沙参、麦冬滋养肺胃之阴，养肺阴以清金制木，养胃阴以培土荣木。少佐一味川楝子疏肝泄热，理气止痛，顺其条达之性。综观全方，在大队滋阴药中，少佐疏肝理气之品，使行气而无伤阴之弊，滋阴亦无滞气之害，因而阴血得补，肝气得舒，则诸证自愈。

本方与逍遥散均能疏肝理气，主治肝郁不舒之胁痛。但逍遥散疏肝养血健脾三者并重，主治肝郁兼血虚、脾虚之胁肋疼痛，常兼有头痛目眩、神疲食少等症；本方则重在滋养肝肾之阴，主治阴虚气滞之胁肋疼痛，而见咽干口燥、吞酸吐苦者。

【运用】

1．本方为治阴虚气滞之常用方剂。临床应用以胸脘胁痛，咽干口燥，舌红少津，脉虚弦为辨证要点。方中甘寒滋腻药偏多，若证属停痰积饮，则不宜使用。

2．本方为清代医家魏之琇（又名玉横，别号柳洲）所创制，魏氏在运用此方时提出的一些加减法，可资临证参考。如大便秘结，加蒌仁，肃肺而润肠通便；有虚热或汗，加地骨皮以清虚热；痰多加贝母止咳化痰；舌红而干，阴亏过甚者，加石斛以滋养阴津；胁胀加芍药、甘草以缓急止痛；脚弱，加牛膝、薏苡仁补肾活血并祛湿；不寐，加酸枣仁养心安神；口苦燥，加黄连三至五分，以清热泻火。

3．现代常用于慢性肝炎、慢性胃炎、胃及十二指肠溃疡、肋间神经痛、神经官能症、妊娠高血压综合征、慢性睾丸炎、带状疱疹、多发性口疮、中心性视网膜炎等证属阴虚兼气滞者。

【方论选录】

张山雷："胁肋胀痛，脘腹樞撑，多是肝气不疏，刚木恣肆为病。治标之法，每用香燥破气，轻病得之，往往有效。然燥必伤阴，液愈虚而气愈滞，势必渐发渐剧，而香药、气药不足恃矣。若脉虚舌燥，津液已伤者，则行气之药，尤为鸩毒。柳洲此方，虽是从固本丸、集灵膏二方脱化而来，独加一味川楝，以调肝气之横逆，顺其条达之性，是为涵养肝阴第一良药。凡血液不充，络脉窒滞，肝胆不驯，而变生诸病者，皆可用之。苟无停痰积饮，此方最有奇功……口苦而燥是上焦之郁火，故以川连泄火。连本苦燥，而入于大剂养阴队中，反为润燥之用，非神而明之，何能辨此？方下舌无津液四字，最宜注意，如其舌若浊垢，即非所宜。"（《中风斠诠》卷3）

【医案举例】

林某，女，39 岁。半年前，因其长女突然病故，遂精神抑郁，心悸怔忡，头晕烦躁，夜寐不宁，骨蒸潮热，或悲或喜，反复无常，欠伸频作，时而喃喃自语，时又放声嚎哭，周身疼痛，引及两胁，其痛楚难以名状。查患者，面容憔悴，形体消瘦，神情不能自制，手足心热，舌质偏红，少津，苔少，脉来弦细而弱。……究其病因病证，属脏躁一病无疑，病系肝郁化火，累及中宫，上扰心神，下灼肾阴之候。……选魏柳洲一贯煎为主，滋养肝肾，略参疏利，化裁治之。处方：北沙参 9g，川楝子 9g，粉丹皮 9g，生地黄 6g，当归身 9g，乌梅肉 3g，枸杞子 12g，瓜蒌仁 6g，寸麦冬 9g，炙桑皮 6g，水煎两剂。二诊时，纳增寐安，诸症

悉除，偶觉头晕，拟增疏肝理脾之品，再进两剂，病告痊愈。(《医话医论荟要·谢海洲医话医论》)

按：该病症状繁多，纷纭杂沓，且病势较重。然肝气郁，肝阴亏损实为癥结之所在。《金匮要略》之甘麦大枣汤，专为夫人脏躁而设，意在甘润育阴，补脾养心，滋血柔肝，润肺之体，缓肝之急，但恐其力缓而不能胜任四脏俱累之证，故取其治脏躁之法，而选用魏柳洲之一贯煎为主治方剂，稍事加味，重在滋养肝肾，略参疏利，而兼顾心脾，抑木扶金，一方而诸脏皆宜，故取效甚捷。

【方歌】

一贯煎中用地黄，沙参枸杞麦冬襄，

当归川楝水煎服，阴虚肝郁是妙方。

百合固金汤

《慎斋遗书》

【组成】 熟地 生地 归身各三钱 (各12g) 白芍 甘草各一钱 (各3g) 桔梗 元参各八分 (各3g) 贝母 麦冬 百合各半钱 (各6g)

【用法】 水煎服。

【功用】 滋润肺肾，止咳化痰。

【主治】 肺肾阴亏，虚火上炎证。咳嗽气喘，痰中带血，咽喉燥痛，头晕目眩，午后潮热，舌红少苔，脉细数。

【证治机理】 本方所治乃肺肾阴虚，虚火上炎之证。肺失濡润，火伤血络，故咳嗽气喘、痰中带血；阴精不足，头目失养，故头晕目眩；阴虚则生内热，故午后潮热、骨蒸盗汗；喉为肺系，肾脉夹咽，肺肾阴亏，津液不能上承咽喉，加之虚火上攻，故咽喉燥痛；舌红少苔、脉细数，为阴虚内热之象。治宜滋养肺肾之阴，止咳祛痰之法。

【方解】 方中生熟二地为君，滋补肾阴亦养肺阴，熟地兼能补血，生地兼能凉血。臣以百合、麦冬滋养肺阴并润肺止咳；玄参咸寒，协二地滋肾，且降虚火。君臣相伍，滋肾润肺，金水并补。佐以贝母，清热润肺，化痰止咳；桔梗载药上行，化痰散结，并利咽喉；当归、芍药补血敛肺止咳。佐使以甘草，调和诸药，且与桔梗为伍以利咽。诸药相合，肺肾同治，金水相生，滋阴凉血，降火消痰，为治肺肾阴亏，虚火上炎，咳痰带血证之主要方剂。

【运用】

1. 本方为滋补肺肾，止咳化痰之常用方剂。临床应用以咳嗽气喘，痰中带血，咽喉燥痛，舌红少苔，脉细数为辨证要点。方中甘寒滋腻药偏多，故脾胃虚寒、食少便溏者慎用。

2. 若肺气不降，肾虚不纳，而咳喘甚者，酌加桑皮、五味子以降气止咳，纳气平喘；咳血较重者，去桔梗之升提，加白茅根、白及以凉血止血。

3. 现代常用于慢性支气管炎、支气管扩张咯血、肺结核、小儿久咳、慢性咽炎等证属肺肾阴虚而有虚火者。

【方论选录】

汪昂："此手太阴、足少阴药也（肺肾为子母之脏，故补肺者，多兼滋肾）。金不生水，火炎水干，故以二地助肾滋水退热为君。百合保肺安神，麦冬清热润燥，元参助二地以生水，贝母散肺郁而除痰，归、芍养血兼以平肝（肝火盛则克金），甘、桔清金，成功上部（载诸药而上浮）。皆以甘寒培元清本，不欲以苦寒伤生发之气也。"（《医方集解·补养之剂》）

【医案举例】

何湘元素有痨病，咳嗽吐血，连年未已。其子绍川，初感风寒作咳，未经疏解，即服滋阴清热药，咳更剧，辟辟中仅有些许痰出，久致杂有鲜血，又以为肺热也。进紫菀汤止血润肺，病未少减，驯至神疲肌削，潮热盗汗，渐入虚劳之门。自认是乃父遗传，无可奈何。伊春月客于外祖家，邂逅晤余，恳为诊治。切脉浮而细数，咳逆气短、潮热寝汗等劳证毕具。溯其始源，乃知先日风寒未解，内闭成热，虚火上炎，肺金受损，真阴内亏，火动其血，血随火升，故咳嗽咯血之证起。虽为火热内扰，而前感未清，可自其咳则清涕出与脉浮二者知之。但肺热当清，陈寒宜祛，法当全面兼顾，选用千金麦门冬汤。以麻黄、生姜宣肺祛寒，紫菀、半夏、五味镇咳敛肺，麦冬、桑皮、桔梗、竹茹清热祛痰，甘草调协其中，是一方面扼其要也。药后咳汗均减，夜得少卧，它证则如故。嘱再服前方三剂，汗与潮热俱无，痰少血止，脉不浮而细数，是风邪已去而肺热未清。况咳久肺伤，阴津亦亏，改投滋阴清肺之百合固金汤：生地熟地各三钱，玄参五钱，川贝、桔梗、麦冬、芍药、当归各三钱，甘草二钱，加内金、谷芽以和胃气。四剂而后，各证皆除，惟人尚虚弱，食纳未健，宜进补脾益气之药，处以参苓白术散：党参四钱，莲肉、山药、苡米、白术、扁豆各三钱，陈皮钱半，茯苓二钱，甘草、砂仁、桔梗各一钱，水煎服，早晚吞服六味地黄丸，以滋肾水。历时月余，食欲增进，而面色丰润、神气奕奕矣。（《治验回忆录·咳血》）

按：赵氏诊治此咳血案的高明之处在于：其一，据其切脉细数、咳逆气短、潮热寝汗等，认定"劳证毕具"；其二，据其"咳则清涕出与脉浮"，知"前感未清"；其三，据上证而立法为：肺热当清，陈寒宜祛，全面兼顾。方用千金麦门冬汤，以麻黄、生姜宣肺祛寒，紫菀、半夏、五味镇咳敛肺，麦冬、桑皮、桔梗、竹茹清热祛痰，甘草调中，药用四剂，据"汗与潮热俱无，痰少血止，脉不浮而细数"，认定"风邪已去而肺热未清"，又兼咳久伤肺，阴津亦亏，而改投百合固金汤，滋养肺肾之阴，并清肺凉血，又四剂各症皆除。后虑其人尚虚弱，食纳未健，而投以参苓白术散，培土生金；早晚吞服六味地黄丸，以滋肾水，可谓照顾周全。故历时月余，而收全功。

【方歌】

百合固金二地黄，玄参贝母桔甘藏，
麦冬芍药当归配，喘咳痰血肺家伤。

补肺阿胶汤（原名阿胶散，又名补肺散）

《小儿药证直诀》

【组成】 阿胶麸炒，一两五钱（9g） 黍粘子（牛蒡子）炒香，二钱五分（3g） 甘草炙，二钱五分（1.5g） 马兜铃焙，五钱（6g） 杏仁去皮、尖，炒，七个（6g） 糯米炒，一两（6g）

【用法】 上为细末，每服一二钱（6g），水一盏，煎至六分，食后温服。（现代用法：水煎服。）

【功用】 养阴补肺，清热止血。

【主治】 小儿肺虚有热证。咳嗽气喘，咽喉干燥，咯痰不多，或痰中带血，舌红少苔，脉细数。

【证治机理】 本方原治"小儿肺虚气粗喘促"（《小儿药证直诀》卷下），然肺为娇脏而主气，今小儿稚阴未充，阴虚有热，肺失清肃之权，故咳嗽气喘、咽喉干燥；阴津被灼，则咯痰不多；若久咳损伤肺络，则痰中带血；舌红少苔、脉细数，皆为阴虚有热之象。治宜补养肺阴为主，兼以宁嗽化痰、利咽止血之法。

【方解】 本方为补养肺阴，清肺宁嗽之方。方中阿胶独重，甘平味厚质腻，善能滋阴润燥，兼有养血止血之功，而用为君药。臣以马兜铃性寒清肺，化痰宁嗽。佐以牛蒡子、杏仁，二者皆能宣利肺气，前者解毒利咽，后者止咳平喘。糯米、甘草既能补脾宁肺，而益于小儿稚阴之体，又能调和诸药，兼作佐使之用。诸药相合，滋养肺阴，清肺宁嗽，非专治小儿，成人肺阴不足，阴虚有热，咳喘而见痰血者亦可应用。

本方与百合固金汤均治肺阴不足，痰血嗽咳之证。但百合固金汤偏于滋肾养阴润肺，兼以止咳化痰，主治肺肾阴亏，虚火上炎之咳嗽痰血证；而本方偏于养阴补肺，清热止血，主治肺阴不足之咳喘痰血证。

【运用】

1．本方为润肺清热，化痰宁嗽之方。临床应用以咳嗽气喘，咽喉干燥，舌红少苔，脉细数为辨证要点。外感肺热喘咳，不宜使用本方。

2．若兼肺气不足可加沙参、西洋参，以补肺气而不助热；阴虚重者加麦冬、百合；胸闷痰多，加瓜蒌、贝母；咳甚加冬花、紫菀。

3．现代常用于慢性气管炎、支气管扩张等证属阴虚有热者。

【附方】

月华丸（《医学心悟》） 天冬去心，蒸 麦冬去心，蒸 生地酒洗 熟地九蒸，晒 山药乳蒸 百部蒸 沙参蒸 川贝母去心，蒸 真阿胶各一两（各30g） 茯苓乳蒸 獭肝 广三七各五钱（各15g） 用白菊花去蒂，二两（60g），桑叶经霜者，二两（60g）熬膏，将阿胶化入膏内，和药稍加炼蜜为丸，如弹子大，每服一丸（3～5g），嚼化，日三服。功用：滋阴降火，消痰祛瘀，止咳定喘，保肺平肝。主治：肺肾阴虚，久咳或痰中带血，及劳瘵久嗽。

本方与补肺阿胶汤均治肺阴不足，咳痰带血证。但本方滋补养阴之力较强，且兼补肾，为治肺肾阴虚、劳瘵久嗽之要方；补肺阿胶汤滋补力缓，兼有清肺解毒之功，故适于阴虚不重，而见肺热咳嗽、痰中带血者。

【方论选录】

吴昆："肺虚有火，嗽无津液，咳而哽气者，此方主之。燥者润之，今肺虚自燥，故润以阿胶、杏仁。金郁则泄之，今肺中郁火，故泄以兜铃、粘子。土者，金之母，虚者补其母，故入甘草、糯米以补脾益胃。"（《医方考》卷2）

【方歌】

补肺阿胶马兜铃，鼠粘甘草杏糯停，

肺虚火盛人当服，顺气生津嗽哽宁。

▶ ···

二 至 丸

《医方集解》

【组成】 冬青子（即女贞）冬至日采，不拘多少，阴干，蜜酒拌蒸，过一夜，粗袋擦去皮，晒干为末，瓦瓶收贮。或先熬干，旱莲草膏旋配用　旱莲草夏至日采，不拘多少，捣汁熬膏，和前药为丸　一方加桑椹干为丸，或桑椹熬膏和入。

【用法】 临卧酒服。（现代用法：女贞子不定量，蒸熟阴干，碾细筛净，将旱莲草不拘量水煮三次，取汁煎熬，浓缩成流浸膏，适量加蜂蜜搅匀；或加干桑椹与旱莲草混合煎熬，如上法浓缩成膏，仍适量加蜂蜜搅匀，女贞子粉末拌入和为丸，每丸约重 15g，置玻璃缸中听用。早、晚各服一丸，开水送下。）

【功用】 补肾养肝。

【主治】 肝肾阴虚。口苦咽干，头昏眼花，失眠多梦，腰膝酸软，下肢痿软，遗精，早年发白等。

【证治机理】 本方所主肝肾阴虚证。肾藏精，肝藏血，肝肾阴虚，髓海不得精血之滋荣，则眩晕耳鸣、须发早白；肝主筋，肾主骨，肝肾不足，筋骨不健，则腰膝酸痛、下肢痿软；阴虚而易生内热，故咽干、口苦；上扰心神，则失眠多梦；舌红少苔、脉细数，即为阴虚之征。治宜滋补肝肾之法。

【方解】 方中女贞子，甘苦而凉，善能滋补肝肾之阴，《本草备要·木部》谓其"益肝肾，安五脏，强腰膝，明耳目，乌髭发"；旱莲草甘酸而寒，补养肝肾之阴，又凉血止血。二药性皆平和，补养肝肾，而不滋腻，故成平补肝肾之剂。一方加桑椹干，则增益滋阴补血之力。合而用之，共成滋补肝肾，益阴止血之功。

方名"二至"者，以女贞子冬至日采收为佳，旱莲草夏至日采收为上，故以"二至"名之。

【运用】

1. 本方乃平补肝肾之剂。临床应用以肝肾虚损较轻，腰膝酸软，眩晕耳鸣，须发早白，舌红少苔，脉稍细为辨证要点。

2. 应用中除一方加桑椹子，增益滋阴补血之功外，亦可加枸杞子等，仍不失平补之旨。

3. 现代常用于神经衰弱、妇女月经病等证属肝肾阴虚者。

【方论选录】

汪昂："此足少阴药也，女贞甘平，少阴之精，隆冬不凋，其色青黑，益肝补肾；旱莲甘寒，汁黑入肾补精，故能益下而荣上，强阴而黑发也。"（《医方集解·补养之剂》）

【方歌】

二至女贞与旱莲，桑椹熬膏和成丸，

肝肾阴虚得滋补，强腰乌须医晕眩。

第五节 补 阳

补阳剂，适用于阳虚证。阳虚以肾阳虚为本，故本节主要论述治疗肾阳虚的方剂。肾阳虚见形寒肢冷，腰膝酸软或疼痛，小便清长，或小便不利，尿有余沥，少腹拘急，男子阳痿早泄，女子宫寒不孕，舌淡苔白，脉沉细，尺部尤甚。常用补阳药如附子、肉桂、肉苁蓉、仙灵脾等为主组方。代表方如肾气丸、右归丸等。

肾气丸（又名八味肾气丸、崔氏八味丸）

《金匮要略》

【组成】 干地黄八两（24g） 薯蓣（即山药） 山茱萸各四两（各12g） 泽泻 茯苓 牡丹皮各三两（各9g） 桂枝 附子炮，各一两（各3g）

【用法】 上为细末，炼蜜和丸，如梧桐子大，酒下十五丸，日再服。（现代用法：蜜丸，每服6g，日2次，白酒或淡盐汤送下；汤剂，水煎服。）

【功用】 补肾助阳化气。

【主治】 肾阳气不足证。腰痛脚软，身半以下常有冷感，少腹拘急，小便不利，或小便反多，入夜尤甚，阳痿早泄，舌淡而胖，脉虚弱，尺部沉细；以及痰饮，水肿，消渴，脚气，转胞等。

【证治机理】 本方在《金匮要略》中主治虚劳腰痛、痰饮、消渴、脚气、转胞、小便不利等病证，皆由肾精不足，肾阳虚弱，气化失常所致。虚劳者阴阳精血俱损也，肾为先天之本，主骨藏精，肾中寄命门相火，腰为肾之外府，若肾精不足，失于滋荣，则腰痛而足膝痿软；命门火衰失于温煦，必致半身以下常有冷感，少腹拘急；阳气虚弱，失于蒸化，必致水液代谢失常，故见小便不利，或小便反多。而痰饮、水肿、消渴、脚气、转胞诸证，皆为水液代谢失常之变，而宜温补肾气，助气化以利水。它如阳痿早泄、舌淡而胖、脉象虚弱、尺部沉细，皆为肾精不足，肾之阳气匮乏所致。治宜滋养肾精，温补肾气。

【方解】 方用干地黄（今多用熟地黄）为君，滋补肾阴，益精填髓。《本草经疏》卷6谓"干地黄乃补肾家之要药，益阴血之上品。"臣以山茱萸，补肝肾，涩精气；薯蓣（即山药）健脾气，固肾精。二药与地黄相配，补肾填精之功益著。臣以附子、桂枝，温肾助阳，鼓舞肾气。佐以茯苓健脾益肾，泽泻、丹皮降相火而制虚阳浮动，且茯苓、泽泻均有渗湿泄浊，通调水道之功。与熟地、薯蓣、山萸相伍，则补中有泻，补而不滞。诸药相合，非峻补元阳，乃阴中求阳，微微生火，鼓舞肾气，即"少火生气"之意。

本方原名"崔氏八味丸"。《金匮要略》收载此方，虽不为原创，但功不可没。后世多遵此方为补肾阳之主方，然仲师易名为"肾气丸"，确当慎思之。方中乃以大队补精水之品为主，温补之品，药少量轻，意在以辛热之桂附化其阴精以益肾气。正如柯琴所谓"此肾气丸纳桂、附于滋阴剂中十倍之一，意不在补火，而在微微生火，即生肾气也。故不曰温肾，而名肾气。"（吴谦等《医宗金鉴·删补名医方论》卷2引）

【运用】

1．本方为补肾助阳化气之常用方剂。临床应用以腰膝酸软，腰以下冷，小便失常，舌淡而胖，脉沉无力为辨证要点。若肾阴不足，虚火上炎者，不宜应用。

2．现应用本方，多将干地黄易为熟地黄，桂枝改为肉桂，如此则滋阴温阳作用更佳。若用于肾阳虚衰，阳事痿弱者，宜加淫羊藿、巴戟天、韭子等壮阳起痿之品。

3．现代常用于肾病综合征、慢性肾炎、性功能低下、精少不育、女子不孕、慢性前列腺炎、尿频遗尿、高血压、糖尿病、慢性支气管哮喘等证属肾阳气不足者。

【附方】

加味肾气丸（《济生方》） 附子炮，二个（15g） 白茯苓 泽泻 山茱萸取肉 山药炒 车前子酒蒸 牡丹皮去木，各一两（各30g） 官桂不见火 川牛膝去芦，酒浸 熟地黄各半两（各15g） 上为细末，炼蜜为丸，如梧桐子大，每服七十丸（9g），空心米饮送下。功用：温肾化气，利水消肿。主治：肾（阳）虚水肿。腰重脚肿，小便不利。

本方组成药物似肾气丸加车前子、牛膝而成，但方中熟地等补益之品用量锐减，而附子之量倍增，故君臣有变，功治相殊。其以附子为君，茯苓、泽泻为臣，重在温阳利水，补肾之力较轻。因此，主治阳虚水肿而肾虚不著者。

【方论选录】

柯琴："命门之火，乃水中之阳。夫水体本静，而川流不息者，气之动，火之用也，非指有形者言也。然火少则生气，火壮则食气，故火不可亢，亦不可衰。所云火生土者，即肾家之少火游行其间，以息相吹耳。若命门火衰，少火几于熄矣。欲暖脾胃之阳，必先温命门之火，此肾气丸纳桂、附于滋阴剂中十倍之一，意不在补火，而在微微生火，即生肾气也。故不曰温肾，而名肾气，斯知肾以气为主，肾得气而土自生也。且形不足者，温之以气，则脾胃因虚寒而致病者固痊，即虚火不归其原者，亦纳之而归封蛰之本矣。"（《医宗金鉴·删补名医方论》卷2引）

张山雷："仲师八味，全为肾气不充，不能鼓舞真阳，而小水不利者设法，故以桂、附温煦肾阳，地黄滋养阴液，萸肉收摄耗散，而即丹皮泄导湿热，茯苓、泽泻渗利膀胱，其用山药者，实脾以堤水也。立方大旨，无一味不从利水着想。方名肾气，所重者在一气字。故桂、附极轻，不过借其和煦，吹嘘肾中真阳，使溺道得以畅遂。"（《小儿药证直诀笺正》）

【医案举例】

男性，35岁，工人，居于北京南樱桃园，1958年12月22日来诊。患腹胀大六个月之久，近两周病情增剧，气短，尤其两胁下胀痛为甚，下肢浮肿，大便秘，小便少而黄，手足发冷。经肝功检查，友谊医院诊为"门脉性肝硬变，食道静脉曲张"。中医证属"臌胀"，水血同病，阴邪偏胜，肾阳偏虚。先宜温肾利水为主，佐以活血润肠，方用《金匮》肾气丸加减：生山药30g，云苓25g，油桂10g，丹皮10g，桃杏仁各10g，泽泻10g，炮附子6g，生熟地各10g，猪苓10g，白术10g，首乌10g，麻仁10g。服4剂后，食欲增加，腹胁胀痛减轻，尿量稍有增加，腿肿渐消，腹围由92cm减至87cm，便已通畅，舌无苔，脉弦滑。又与前方附子改川附子6g，熟地18g，加木香3g（后下），三棱10g，莪术10g，以增阴阳双补、软坚化结之功。至1959年1月6日，又服七剂，气短、憋气、腹胀、足肿、胁痛等症大有减轻，尿量增加，饮食增进，下肢浮肿消失，腹围降至 85cm，腹壁静脉曲张明显，左胁下可触及脾大三指，舌无苔，脉弦而有力。此水邪欲退，更宜理肺气以通调水道，前方稍事加减，腹围减至 83cm，此水邪已去大半，又将方调整为：生山药 15g，山萸肉 15g，云苓 30g，泽泻 10g，丹皮 10g，油桂 10g，川附子 10g，熟地 12g，车前子 10g（包煎），炒商陆 30g，红花 6g，桃仁 10g。至 1959 年 2 月 14 日，腹围降至 76cm，腹水不明显，上方加减又服十二剂。腹水消失，除食道造影下段仍有静脉曲张外，余症基本消失，肝功、血象已近正常，而告临床治愈。随予桂附地黄丸与香砂六君子丸善后。（《临床验集·传染与肝病方面》）

按：肝硬变腹水实属难治之病，本例以水血同病、阴邪偏胜、肾阳偏虚为辨证要点，始终以温肾行水为主导。方用金匮肾气丸为主，随证或加理肺行水，或加活血化瘀，最终达到临床治愈，疗效实应嘉许。尤贵在坚持温肾利水法，以金匮肾气丸为主治方剂，贯穿施治全过程，终使顽疾几近治愈。

【方歌】

金匮肾气治肾虚，熟地怀药及山萸，

丹皮苓泽加桂附，引火归原热下趋。

十 补 丸

《济生方》

【组成】 附子炮，去皮、脐 五味子各二两（各 9g） 山茱萸取肉 山药锉，炒 牡丹皮去木 鹿茸去毛，酒蒸 熟地黄酒蒸 肉桂去皮，不见火 白茯苓去皮 泽泻各一两（各 4.5g）

【用法】 上为细末，炼蜜为丸，如梧桐子大，每服七十丸，空心盐酒、盐汤任下。（现代用法：蜜丸每服 6g；或汤剂，水煎服。）

【功用】 补肾阳，益精血。

【主治】 肾阳虚损，精血不足证。面色黧黑，足冷足肿，耳鸣耳聋，肢体羸瘦，足膝软弱，小便不利，腰脊疼痛，或阳痿，遗精，舌淡苔白，脉沉迟，尺脉弱。

【证治机理】 肾为水火之脏，寓有元阴与元阳，若快情纵欲，失志伤肾，导致肾阳虚衰，“虚则生寒，寒则腰背切痛，不能俯仰，足胫酸弱，多恶风寒，手足厥冷”（《济生方》卷 1）。肾主骨生髓，肾阳失于温煦，则肢体羸瘦，足膝软弱，足冷足肿；肾开窍于耳，肾虚则耳鸣耳聋，以及面色黧黑；肾阳不能化气，则小便不利。肾主藏精，失于封蛰，则见阳痿、遗精等；舌淡苔白，脉沉迟尺弱，皆为肾阳不足之征。治宜温肾阳，益精血。

【方解】 本方为温补肾阳之剂，方中以鹿茸、附子为君药，鹿茸味甘咸性温，性禀纯阳，能壮元阳，益精髓，强筋骨，补虚损。《本经逢原》卷 4 谓其“专主伤中劳绝，腰痛，羸瘦，取其补火助阳，生精益髓，强筋健骨，固精摄便”。附子辛甘大热，为命门主药，能峻补肾阳，驱寒逐冷。与鹿茸相伍，温肾助阳而不伤精，鹿茸得附子则温补壮阳之力偏胜。以熟地黄、山萸肉、五味子、山药为臣，补肾填精，使“精化为气”（《素问·阴阳应象大论》），亦寓“阴中求阳”之意；更臣以肉桂温阳益火，引导阳气，且可引火归原，合附子则益火消阴之功倍。佐以茯苓、泽泻，利湿泄浊，使之滋补而不泥滞；牡丹皮降相火，使之助阳而不致偏亢。全方共奏温补肾阳，填精益髓之功。具有温肾壮阳而不伤精，填精补髓而不滋腻之组方特点。

本方由肾气丸化裁而成。非但加入鹿茸、五味子，且更增附子之量，而减"三补"之用。遂易补肾气之方而为补肾阳，益精血之剂。主治肾阳虚损，精血不足之证。

【运用】

1．本方为治肾阳虚损，精血不足的方剂。临床应用以腰脊疼痛，足冷足肿，阳痿，遗精，舌淡，脉沉迟尺弱为辨证要点。

2．阳痿者，可酌加巴戟、淫羊藿以补肾壮阳；遗精者，加补骨脂、煅牡蛎以补肾固精止遗。

3．现代常用于肾病综合征、老年骨质疏松症、精少不育症、性功能减退、贫血等证属肾阳虚损，精血不足者。

【方歌】

十补丸出济生方，肾阳虚损最为良，

六味肉桂合五味，鹿茸附子壮元阳。

右 归 丸

《景岳全书》

【组成】 大怀熟八两（24g）　山药炒，四两（12g）　山茱萸微炒，三两（9g）　枸杞微炒，四两（12g）　菟丝子制，四两（12g）　鹿角胶炒珠，四两（12g）　杜仲姜汤炒，四两（12g）　肉桂二两，渐可加至四两（6g）　当归三两（9g）　制附子自二两，渐可加至五六两（12g）

【用法】 将熟地蒸烂杵膏，余为细末，加炼蜜为丸，如弹子大。每嚼服二三丸，以滚白汤送下。（现代用法：蜜丸，每服9g；汤剂，水煎服。）

【功用】 温补肾阳，填精益髓。

【主治】 肾阳不足，命门火衰证。年老或久病气衰神疲，畏寒肢冷，腰膝软弱，阳痿遗精，或阳衰无子，或饮食减少，大便不实，或小便自遗，舌淡苔白，脉沉而迟。

【证治机理】 本方原"治元阳不足，或先天禀衰，或劳伤过度，以致命门火衰，不能生土，而为脾胃虚寒……总之，真阳不足者，必神疲气怯，或心跳不宁，或四肢不收，或阳衰无子等证。俱宜益火之源，以培右肾之元阳，而神志自强矣。"病由命门火衰，阳气不振，故见气衰神疲、畏寒肢冷、腰膝软弱；火不生土，脾阳不运，故饮食减少、大便不实；肾主封藏，阳虚而精关不固，则为遗精滑泄、阳衰无子、小便自遗。治宜温补命门，填精益髓之法。

【方解】 方中附子、肉桂温壮元阳，鹿角胶温肾阳，益精血，共为君药。熟地黄、山萸肉、枸杞子、山药滋阴益肾，填精补髓，并养肝补脾，共为臣药。正如张介宾所云："善补阳者，必于阴中求阳，则阳得阴助，而生化无穷。"（《类经》卷14）佐以菟丝子、杜仲补肝肾，强腰膝；当归养血补肝，与补肾之品相合共补精血。诸药合用，温壮肾阳，滋补精血。是方补阳药与补阴药相配，则"阳得阴助，生化无穷"，妙在"阴中求阳"；且集诸补药于一方，所谓纯"补"无"泻"之剂，"益火之源，以培右肾之元阳"（《景岳全书·新方八阵》），使元阳得以归原，故名右归。

右归丸系《金匮要略》之肾气丸减去"三泻"（泽泻、丹皮、茯苓），加鹿角胶、菟丝子、杜仲、枸杞子、当归诸补肾益精血之品，组成"纯甘补阳"之剂，则温肾阳，补精血之力较之肾气丸更胜一筹。

【运用】

1．本方为治命门火衰的常用方剂。临床应用以腰膝酸软，畏寒肢冷，神疲乏力为辨证要点。

2．若阳衰气虚者，必加人参以补气而助阳；若阳虚精滑或便溏者，加补骨脂、五味子以温肾涩精止泻；若阳痿不举者，加巴戟、肉苁蓉以助阳起痿。

3．现代常用于肾病综合征、精少不育症、老年性骨质疏松症、性功能减退、贫血、白细胞减少症等证属肾阳虚衰，精血不足者。

【附方】

右归饮（《景岳全书》）　熟地二三钱或加至一二两（9～30g）　山药炒，二钱（6g）　枸杞二钱（6g）　山茱萸一钱（3g）　甘草炙，一二钱（3g）　肉桂一二钱（3～6g）　杜仲姜制，二钱（9g）制附子一二三钱（6～9g）　上以水二盅，煎至七分，食远温服。功用：温补肾阳，填精补血。主治：肾阳不足证。气怯神疲，腹痛腰酸，手足不温，阳痿遗精，大便溏薄，小便频多，舌淡苔薄，脉来虚细者；或阴盛格阳，真寒假热之证。

本方与右归丸均为温补肾阳之方，但右归丸较右归饮组成药物中多出鹿角胶、菟丝子、当归，而不用甘草，故其温补肾阳，填精补血之功当胜一筹。

【方论选录】

徐大椿："肾脏阳衰，火反发越于上，遂成上热下寒之证，故宜引火归原法。熟地补肾脏，萸肉涩精气，山药补脾，当归养血，杜仲强腰膝，菟丝补肾脏，鹿角胶温补精血以壮阳，枸杞子甘滋精髓以填肾也。附子、肉桂补火回阳，专以引火归原，而虚阳无不敛藏于肾命，安有阳衰火发之患哉？此补肾回阳之剂，为阳虚火发之专方。"（《医略六书》卷18）

【医案举例】

某男，67岁，于1991年12月出现左面颊后下方红、肿、疼痛、压痛。经住院碘油造影、CT等检查，最终诊为：米库利奇病。先后用西药抗生素，中药清热解毒、疏风、活血化瘀等法治疗，病情未见减轻。1995年11月就诊。症见两腮部肿胀，钝木不适，可扪及包块，质较软。畏寒，尤以双下肢冷更甚，夜间需热水袋暖脚，腰酸膝软，舌淡红，苔薄白，脉细尺弱。中医辨证为肾阳虚损，少阳经脉凝滞。用右归丸加味。处方：鹿角胶20g，当归20g，熟地20g，山药20g，山萸肉20g，枸杞15g，肉桂15g，附片15g，菟丝子15g，洋参15g，柴胡15g，橘络15g，桂枝15g。连服八剂后，两腮部掣跳、胀、钝木不适感消失，畏寒、下肢冷已缓，腮部肿块及左眼外上方肿块基本消失。随访半年，未见复发。〔中医杂志，1996；（12）：741〕

按：本案据患者临床表现，辨证为肾阳虚损，少阳经脉凝滞。肾阳虚不能温煦，故见畏寒，下肢冷。病发少阳胆经循行之处，命门火衰，经脉失于温煦，气血凝滞，少阳胆经运行不畅，故见肿块、不适等症。治取右归丸加减，以补阳填精，温通经络。方中附子、肉桂、桂枝温阳散寒，熟地、山萸肉、山药、枸杞子、菟丝子补肾益精；鹿角胶、当归，配熟地温补营血；洋参补养气阴；柴胡、橘核、橘络走少阳通络散结。方证相符，故收良效。

【方歌】

右归丸中地附桂，山药茱萸菟丝归，

杜仲鹿胶枸杞子，益火之源此方魁。

第六节 阴阳并补

阴阳并补剂，适用于阴阳两虚的病证。症见头目眩晕，腰膝酸软，阳痿遗精，畏寒肢冷，自汗盗汗，午后潮热等。常用补阴药如熟地、山茱萸、龟板、何首乌、枸杞子和补阳药如附子、肉桂、鹿角胶、巴戟天、肉苁蓉等为主共同组成方剂，并根据阴阳虚损程度，辨明主次，权衡配伍。代表方如地黄饮子、龟鹿二仙胶等。

地 黄 饮 子

《黄帝素问宣明论方》

【组成】 熟干地黄 (18g)　巴戟天去心　山茱萸　石斛　肉苁蓉酒浸，焙（各9g）　附子炮　五味子　官桂　白茯苓　麦门冬去心　菖蒲　远志去心，各等分（各6g）

【用法】 上为末，每服三钱（9g），水一盏半，生姜五片，枣一枚，薄荷同煎至八分，不计时候。（现代用法：加生姜5片、大枣1枚、薄荷2g，水煎服。）

【功用】 滋肾阴，补肾阳，开窍化痰。

【主治】 喑痱。舌强不能言，足废不能用，口干不欲饮，足冷面赤，脉沉细弱。

【证治机理】 本方主治喑痱病。"喑"者，舌强不能言。一因肾脉通于舌本，下元虚惫，肾精不能上荣于舌；二因肾阳不足，失于蒸化，水湿内停，泛而为痰，痰浊阻于心窍。"痱"者，足废不用。缘于肾虚不能主骨，则骨痿不用；阴虚内热，故口干不欲饮；虚火上浮，则面赤；肾阳亏虚，不能温煦于下，故足冷；脉沉细弱，为阴阳两虚可见之脉。是证总属下元虚惫，虚阳上浮，痰浊上泛，阻塞窍道所致。治宜补益下元，滋阴壮阳，兼豁痰开窍之法。

【方解】 方中熟地黄、山茱萸滋补肾阴，填补肾精；肉苁蓉、巴戟天温养肾阳。四药相伍，阴阳并补，益肾填精，共为君药。附子、肉桂，温助真元，摄纳浮阳，引火归原，与君药相伍，以增温补肾阳之力，为臣药。麦冬、五味、石斛滋阴敛液，育阴以配阳，与君臣相伍，以增补肾阴，益肾精之力，亦为臣药。佐入石菖蒲、远志、茯苓交通心肾，开窍化痰。少佐薄荷，借其轻清疏散之性，以助解郁开窍之力；引用生姜、大枣，调阴阳，和气血。诸药合用，滋补肾阴，温养肾阳，交通心肾，化痰开窍。下元既补，痰浊又化，则喑痱可愈矣。综观全方，标本兼顾，上下并治，而以治本治下为主。

《圣济总录》所载之地黄饮，在用法中较本方少"薄荷"，余药及主治基本相同。

【运用】

1. 本方为治肾虚喑痱之主方。临床应用以舌强不语，足废不用为辨证要点。

2．若阳虚偏重者，宜酌减石斛、麦冬；阴虚偏重者，宜酌减肉桂、附子；若兼有气虚者，酌加人参、黄芪以补气；兼血虚者，可加当归、白芍以养血和营。

3．现代常用于冠心病、脑血管意外、脑动脉硬化、中风后遗症、小脑共济失调、脑萎缩、痴呆症、脊髓疾病、月经不调、闭经不孕等证属阴阳俱虚者。

【附方】

还少丹（《医方集解》）　熟地黄二两（100g）　山药　牛膝酒浸　枸杞酒浸，两半（75g）　山萸肉　茯苓乳拌　杜仲姜汁炒，断丝　远志去心　五味子炒　楮实酒蒸　小茴香炒　巴戟天酒浸　肉苁蓉酒浸，各一两（各50g）　石菖蒲五钱（25g）　加枣肉蜜丸（9g），盐汤或酒下。功用：温补脾肾。主治：脾肾虚寒，血气羸乏，不思饮食，发热盗汗，遗精白浊，肌体瘦弱，牙齿浮痛等证。

本方与地黄饮子均为阴阳并补之剂。但还少丹中将附子、肉桂及麦冬、石斛等易为杜仲、小茴香及山药、枸杞子等，故其温补肾阳与滋补肾阴之力均不及地黄饮子。

【方论选录】

张秉成："夫中风一证，有真中，有类中。真中者，真为风邪所中也。类中者，不离阴虚阳虚两条。如肾中真阳虚者，多痰多湿；真阴虚者，多火多热。阳虚者，多暴脱之证；阴虚者，多火盛之证。其神昏不语、击仆偏枯等证，与真中风似是而实非，学者不得不详审而施治也。此方所云少阴气厥不至，气者，阳也，其为肾脏阳虚无疑矣。故方中以熟地、巴戟、山萸、苁蓉之类，大补肾脏之不足，而以桂、附之辛热，协四味以温养真阳。但真阳下虚，必有浮阳上潜，故以石斛、麦冬清之。火载痰升，故以茯苓渗之。然痰火上浮，必多堵塞窍道，菖蒲、远志能交通上下而宣窍辟邪。五味以收其耗散之气，使正有攸归。薄荷以搜其不尽之邪，使风无留着。用姜、枣者，和其营卫，匡正除邪耳。"（《成方便读》卷2）

【医案举例】

某男，56岁。右上肢活动不利半月余，间断性语言不利，吞咽困难10天，失语1天。右上肢肌力Ⅳ级。脉弦细，两尺无力，舌淡红，苔薄白。CT片示：左侧额叶、放射冠区多发性脑梗死。中医诊断：喑痱证。西医诊断：假性球麻痹。方药：地黄饮子加全蝎。一月后症状改善，一年后肢体功能恢复，吞咽正常。〔浙江中医杂志，1996；(3)：109〕

按：此案之假性球麻痹有似喑痱症。虽右上肢活动不利，亦如"痱"；间断性语言不利，吞咽困难，则如"喑"。病仍由肾精不足，髓海空虚，脑失所养；下元虚损，阳失温化，痰浊内生，阻塞清窍；以及肾虚不能主骨，则筋骨痿弱不利，故用地黄饮子，滋肾阴，温肾阳，并开窍化痰，加全蝎搜风通络。坚持长期用药，一年后则病体渐复。

【方歌】

地黄饮子山茱斛，麦味菖蒲远志茯，

苁蓉桂附巴戟天，少入薄荷姜枣服。

龟鹿二仙胶

《医便》

【组成】　鹿角用新鲜麋鹿杀角，解的不用，马鹿角不用，去角脑梢骨二寸绝断，劈开，净用，十斤

（5000g）　龟板去弦，洗净，捶碎，五斤（2500g）　人参十五两（450g）　枸杞子三十两（900g）

【用法】　上二味袋盛，放长流水内浸三日，用铅坛一只，如无铅坛，底下放铅一大片亦可。将角并板放入坛内，用水浸高三五寸，黄蜡三两封口，放大锅内，桑柴火煮七昼夜，煮时坛内一日添热水一次，勿令沸起，锅内一日夜添水五次，候角酥取出，洗，滤净去渣。其渣即鹿角霜、龟板霜也。将清汁另放。外用人参、枸杞子用铜锅以水三十六碗，熬至药面无水，以新布绞取清汁，将渣石臼水槌捣细，用水二十四碗又熬如前；又滤又捣又熬，如此三次，以渣无味为度。将前龟、鹿汁并参、杞汁和入锅内，文火熬至滴水成珠不散，乃成胶也。每服初一钱五分，十日加五分，加至三钱止，空心酒化下。（现代用法：熬胶，初服每日4.5g，渐加至9g。空心以酒少许送服。）

【功用】　滋阴填精，益气壮阳。

【主治】　真元虚损，精血不足证。全身瘦削，阳痿遗精，两目昏花，腰膝酸软，久不孕育。

【证治机理】　本方所主乃真元虚损，阴阳精血俱不足之证。其病或因先天肾精不足，真元亏损；或因后天脾胃亏虚，气血生化不及；或由病后失养，以致阴阳精血俱虚。故见全身瘦削，腰膝酸软，阳痿遗精，两目昏花，久不孕育诸症。治宜培补真元，填精补髓，益气养血，阴阳并补之法。

【方解】　方用鹿角胶甘咸而温，通督脉而补阳，且益精补血；龟板胶甘咸而寒，通任脉而养阴，滋补阴血。二药俱为血肉有情之品，合而用之，能峻补阴阳，填精补髓，滋养阴血，共为君药。配人参大补元气，健补脾胃，以助后天气血生化之源；枸杞子益肝肾，补精血，以助龟、鹿二胶之力，共为臣药。四药相合，壮元阳，填真阴，益精髓，补气血，故又能益寿延年，生精种子。

本方与地黄饮子皆为阴阳并补之剂，同治阴阳两虚之证。但本方为纯补之方，且用鹿角、龟板等血肉有情之品与大补元气之人参相伍，故其填精养血之能，远为地黄饮子所不及；而地黄饮子滋阴温阳及化痰开窍之功亦属本方所不及。

【运用】

1．本方为阴阳并补之剂。临床应用以腰膝酸软，两目昏花，阳痿遗精为辨证要点。

2．素体脾胃虚弱，食少便溏者，当酌配白术、砂仁、鸡内金等健脾助运化之品，以使补而不滞。

3．现代常用于免疫功能低下、内分泌失调、贫血、神经衰弱、更年期综合征、性功能减退、男子精少不育、女子虚损不孕等证属阴阳两虚，气血不足者。

【方论选录】

汪昂："此足少阴药也。龟为介虫之长，得阴气最全；鹿角遇夏至即解，禀纯阳之性，且不两月，长至一二十斤，骨之速生无过于此者，故能峻补气血，两者皆用气血以补气血，所谓补之以其类也。人参大补元气，枸杞滋阴助阳，此血气阴阳交补之剂，气足则精固不遗，血足则视听明了，久服可以益寿，岂第已疾而已哉。"（《医方集解·补养之剂》）

【医案举例】

某女，47岁，工人。长期负累，头晕目眩，肢体乏力，精神倦怠，语音低微，面色无华，月经紊乱，量少淡红，孕育 5 胎。查血常规：RBC 2.56×10^{12}/L，Hb 80g/L。西医诊断为：贫血原因待查；中医诊断为：虚劳病，证属五劳七伤，气血两虚。治疗运用龟鹿二仙膏三个疗程，面色华润，语音洪亮，月经周期及色量均正常。血常规：RBC 4.0×10^{12}/L，Hb 105g/L。〔时珍国医国药，1999；(10)：782〕

按：虚劳病，乃气血阴阳俱虚者也。龟鹿二仙胶为滋阴填精，益气壮阳之方。是病用"二仙"之血肉有情之品，一者通任脉而滋阴潜阳，一者通督脉而补肾温阳。配人参补脾益肺，养胃生津；枸杞子养血，滋补肝肾，益精明目。合而成膏，药峻而剂缓，诚滋养温补之良方也，于虚劳病最为相宜。

【方歌】

龟鹿二仙最守真，补人三宝精气神，

人参枸杞和龟鹿，益寿延年实可珍。

七宝美髯丹

《本草纲目》引《积善堂方》

【组成】　赤、白何首乌米泔水浸三四日，瓷片刮去皮，用淘净黑豆二升，以砂锅木甑，铺豆及首乌，重重铺盖，蒸之。豆熟取出，去豆暴干，换豆再蒸，如此九次，暴干，为末，各一斤（各500g）　赤、白茯苓去皮，研末，以水淘去筋膜及浮者，取沉者捻块，以人乳十碗浸匀，晒干，研末，各一斤（各500g）　牛膝去苗，酒浸一日，同何首乌第七次蒸之，至第九次止，晒干，八两（250g）　当归酒浸，晒，八两（250g）　枸杞子酒浸，晒，八两（250g）　菟丝子酒浸生芽，研烂，晒，八两（250g）补骨脂以黑脂麻炒香，四两（120g）

【用法】　石臼为末，炼蜜和丸弹子大，一百五十丸，每日三丸，侵晨温酒下，午时姜汤下，卧时盐汤下。（现代用法：为蜜丸，每服9g，日2服；淡盐水送服。）

【功用】　补益肝肾，乌发壮骨。

【主治】　肝肾不足证。须发早白，脱发，齿牙动摇，腰膝酸软，梦遗滑精，肾虚不育等。

【证治机理】　本方主治诸证，皆由肝肾不足所致。肝藏血，发为血之余；肾藏精，其华在发，故发之荣枯与肝肾关系最为密切。肾主骨，齿为骨之余，故齿为肾所主。肝肾亏虚，精血匮乏，不能上荣于须发、牙齿，故见须发早白、脱发、牙齿动摇；肝肾不足，筋骨不健，故腰膝酸软；肾失封藏，精关不固而梦遗滑精。治宜养肝补肾。

【方解】　方中重用赤、白何首乌补肝肾，益精血，乌须发，壮筋骨，为君药。赤、白茯苓补脾益气，宁心安神，以人乳制用，其滋补之力尤佳，《随息居饮食谱·水饮类》谓人乳能"补血、充液、填精、化气、生肌、安神、益智"，而为臣药。佐以枸杞子、菟丝子补肝肾，益精血；当归补血养肝；牛膝补肝肾，坚筋骨，活血脉。少佐补骨脂，补肾温阳，并固精止遗，兼有"阳中求阴"之意。诸药相合，补肝肾，益精血，壮筋骨，乌须发，故以"美髯"名之。

是方之证，属肝肾不足，肾精失充，所用之药，虽无峻补阴阳之能，然兼顾肾之阴精阳气，故将此方归于类下。

【运用】

1．本方为平补肝肾，兼顾阴阳之剂。临床应用以须发早白，脱发，腰膝酸软为辨证要点。

2．脾胃虚弱者，酌配山药、白术、砂仁等健脾和胃之品。

3．现代常用于早衰之白发、脱发、神经衰弱、贫血、牙周病、附睾炎、男子不育、病后体虚等证属肝肾不足者。

【方论选录】

汪昂："此足少阴、厥阴药也。何首乌涩精固气，补肝坚肾为君。茯苓交心肾而渗脾湿，牛膝强筋骨而益下焦，当归辛温以养血，枸杞甘寒而补水，菟丝子益三阴而强卫气，补骨脂助命火而暖丹田。此皆固本之药，使荣卫调适，水火相交，则气血太和，而诸疾自已也。"（《医方集解·补养之剂》）

【医案举例】

某女，46岁。于1990年3月23日因月经愆期年余就诊。症见头昏心烦，口干失眠，特别易于激动生气，近半年来尤甚。舌尖红，苔薄少津，脉弦缓，血压偏高。证系肾阴不足，心肝火旺，水不涵木。治当滋肾养肝。方用七宝美髯丹加减：补骨脂5g，菟丝子20g，当归、麦冬、枸杞子、怀牛膝、菊花各10g，首乌、茯苓各15g。服药七帖，诸症均减。〔四川中医，1995；(9)：45〕

按：妇女更年期围绝经期征，于中医辨证属肝肾阴虚，虚火妄动者较为多见。本案之头昏心烦、口干失眠、激动易怒、舌尖红、苔薄少津、脉弦缓，正为肝肾阴虚，水不涵木，心肝火旺之候。治宜滋补肝肾，养阴降火之法。方借七宝美髯丹，善能滋补肝肾，滋养阴血之功而主治之；另加麦冬滋养心肺之阴而清热，菊花平肝清热。

【方歌】

七宝美髯何首乌，菟丝牛膝茯苓俱，

骨脂枸杞当归合，专益肝肾精血虚。

第七节　气血阴阳并补

气血阴阳并补剂，适用于气血阴阳俱虚证。症见气短乏力，神疲食少，心悸失眠，腰膝酸软，头目眩晕，舌淡少苔，脉虚细等。常用补气药如人参、黄芪；补血药如熟地、阿胶；补阳药如肉桂、鹿角胶；补阴药如麦门冬、龟板胶等共同组合成方。代表方如炙甘草汤等。

炙甘草汤（又名复脉汤）

《伤寒论》

【组成】甘草炙，四两（12g）　生姜切，三两（9g）　桂枝去皮，三两（9g）　人参二两（6g）　生地黄一斤（20g）　阿胶二两（6g）　麦门冬去心，半升（10g）　麻仁半升（10g）　大枣擘，三十枚（10枚）

【用法】 上以清酒七升，水八升，先煮八味，取三升，去滓，内胶烊消尽，温服一升，日三服。（现代用法：水酒各半煎服，阿胶烊化。）

【功用】 滋阴养血，益气温阳，复脉定悸。

【主治】

1．阴血不足，阳气虚弱证。脉结代，心动悸，虚羸少气，舌光少苔，或舌干而瘦小者。

2．虚劳肺痿。咳嗽，涎唾多，形瘦短气，虚烦不眠，自汗盗汗，咽干舌燥，大便干结，脉虚数。

【证治机理】 本方在《伤寒论·辨太阳病脉证并治下》中治"伤寒脉结代、心动悸"，是为气血阴阳俱虚之证。阴血两虚，不能充盈血脉，加之阳气俱虚，不能鼓动血脉，故脉来不能自续，而为结代；气血阴阳俱不足，心失所养，故心动悸、虚羸少气。至于虚劳肺痿，亦是气血阴阳皆亏所致，二者均宜补养阴阳气血之法治之。

【方解】 方中重用生地黄为君药，滋阴养血，《别录》卷1云其善能"补五脏内伤不足，通血脉，益气力"。臣以炙甘草益气养心；麦门冬滋养心阴；桂枝温通心阳。与生地黄相伍，可收气血阴阳并补之效。佐以人参补中益气；阿胶滋阴养血；麻仁滋阴润燥；大枣益气养血；生姜辛温，具宣通之性，合桂枝以温通阳气，配大枣益脾胃，滋化源，调阴阳，和气血。诸药配伍，滋阴养血，益气助阳，滋而不腻，温而不燥，刚柔相济，相得益彰。使阴血足而血脉充，阳气旺而心脉通，气血充足，阴阳调和，则悸定脉复，故本方又名"复脉汤"。用法中加酒煎服，以清酒辛热，可温通血脉，以行药势。

虚劳者，阴阳气血诸不足。本方滋阴养血，益气温阳，故可用治阴阳气血俱虚之虚劳肺痿。

本方与归脾汤均治心悸，但归脾汤所主为心脾气血两虚不能荣养心神所致，故见气短乏力、失眠健忘、脉虚无力；本方所主乃为虚劳气血阴阳俱不足，心失所养而致，故见脉结代、心动悸。

本方与生脉散均具气阴并补之功，皆可兼治肺虚之咳。但本方阴阳气血俱补，用于肺痿之咳；而生脉散偏于益气养阴，但其力不及本方，然具敛肺止咳之力，用于肺气阴两虚之久咳。

【运用】

1．本方为治气血阴阳虚损之常用方剂。临床应用以虚羸少气，心动悸，脉结代为辨证要点。

2．若气虚偏重，可加黄芪；血虚偏重，加熟地、当归；阳虚者易桂枝为肉桂，甚者可加鹿角胶、熟附子，以温补阳气。

3．现代常用于心律失常、冠心病、病毒性心肌炎、病态窦房结综合征及甲状腺功能低下等证属阴阳气血俱虚者。

【附方】

加减复脉汤（《温病条辨》） 炙甘草六钱（18g） 干地黄六钱（18g） 生白芍六钱（18g） 麦冬不去心，五钱（15g） 阿胶三钱（9g） 麻仁三钱（9g） 上以水八杯，煮取三杯，分三次服。功用：滋阴养血，生津润燥。主治：温热病后期，邪热久羁，阴液亏虚证。身热面赤，口干舌燥，脉虚大，手足心热甚于足背者。

本方是由炙甘草汤（复脉汤）加减衍化而成。因温病后期，热灼阴伤，故本方去益气温阳之人参、大枣、桂枝、生姜，加养血敛阴之白芍，变阴阳气血并补之剂为滋阴养液之方。

【方论选录】

柯韵伯："仲景于脉弱者，用芍药以滋阴，桂枝以通血，甚则加人参以生脉，未有地黄、麦冬者，岂以伤寒之法，义重扶阳乎？抑阴无骤补之法欤？此以心虚脉代结，用生地为君，麦冬为臣，峻补真阴，开后学滋阴之路。地黄、麦冬味虽甘而气大寒，非发陈蕃莠之品，必得人参、桂枝以通脉，生姜、大枣以和营，阿胶补血，酸枣安神，甘草之缓不使速下，清酒之猛捷于上行，内外调和，悸可宁而脉可复矣。酒七升，水八升，只取三升者，久煮之则气不峻，此虚家用酒之法，且知地黄、麦冬得酒良。"（《古今名医方论》卷 1 引）

【医案举例】

某女，55 岁。患者自 1987 年起，劳动后有阵发性心悸，情绪波动或劳累过度则加重。西医诊断：冠心病、心律不齐。舌质淡红，脉结代。证属心之气血不足，治以益气滋阴，补血复脉。方用炙甘草汤。经服本方十五剂后，症状消失，恢复正常劳动。〔实用中医内科杂志，1995 ;（3）:19〕

按：据其脉症舌象，本例病证属心之阴阳气血皆虚无疑。阴血不足，血脉无以充盈；阳气虚弱，无力鼓动血脉，则脉气不相接续，故脉结代，心动悸。方中重用生地滋阴养血；炙甘草、人参、大枣益心气，补脾气以资气血生化之源；阿胶、麦冬、麻仁滋心阴、养心血、充血脉；桂枝、生姜辛温走散，温心阳、通血脉、全方阴阳气血并补，故可复脉。

【方歌】

炙甘草汤参姜桂，麦冬生地与麻仁，

大枣阿胶加酒服，虚劳肺痿效如神。

补天大造丸

《医学心悟》

【组成】 人参二两（100g） 黄芪蜜炙 白术陈土蒸，各三两（各 150g） 当归酒蒸 枣仁去壳，炒 远志去心，甘草水泡，炒 白芍酒炒 山药乳蒸 茯苓乳蒸，各一两五钱（各 75g） 枸杞子酒蒸 大熟地酒蒸，晒，各四两（各 200g） 河车甘草水洗，一具（1 个） 鹿角熬膏，一斤（500g） 龟板与鹿角同熬膏，八两（400g）

【用法】 以龟鹿胶和药，加炼蜜为丸，每早开水下四钱（12g）。阴虚内热甚者，加丹皮二两（100g）；阳虚内寒者，加肉桂五钱（15g）。（现代用法：蜜丸，每服 9g。）

【功用】 补五脏虚损。

【主治】 气短乏力，食少神疲，心悸失眠，腰膝酸软，头晕目眩等。

【证治机理】 本方在《医学心悟》中为治虚劳之方，虚劳者，乃阴阳气血俱虚也。气虚则气短乏力，血虚则心神失养而心悸、失眠；气血不足，故精神疲惫、头晕目眩、面色无华；真元虚损，精血不足，则腰膝酸软、身体羸瘦。对此虚劳之人，必治宜气血阴阳并补之法，且补不宜峻，当缓缓用之。

【方解】 方中以紫河车为君药,补气养血益精,"主血气羸瘦"(《本草拾遗》),"疗诸虚百损"(《本草蒙筌》卷7),"大补元气,理血分,治神伤梦遗"(《本草再新》)。臣以人参,大补元气;鹿胶温阳补血益精;龟胶滋阴养血;佐以黄芪、白术、山药、茯苓,补气健脾,合人参以助后天生化之源;大熟地、枸杞子,补肾养血,益精填髓;当归、白芍,合熟地以滋阴补血;枣仁、远志宁心安神。诸药相合,补先天,助后天,益精血,养气阴,补而不峻,滋而不腻,虚劳得补,而五脏之虚自痊。

【运用】

1. 本方为补益虚损之常用方剂。临床应用以气短乏力,头晕心悸,腰膝酸软为辨证要点。

2. 原书加减有"阴虚内热甚者,加丹皮二两(6g);阳虚内寒者,加肉桂五钱(3g)";若脾胃虚弱,运化不及者,宜加砂仁、白蔻和胃醒脾,以使补而不滞。

3. 现代常用于贫血、免疫功能低下、神经衰弱、内分泌失调、围绝经期综合征等证属阴阳气血俱虚者。

【方歌】

补天大造治虚劳,参芪术归枣白芍,

龟鹿用胶河车远,枸杞熟地苓山药。

小　　结

补益剂共选正方26首,附方25首,主要用于各种虚损病证。由于虚证有气、血、阴、阳诸虚之不同,所以本章方剂分为补气、补血、气血双补、补阴、补阳、阴阳并补及气血阴阳并补七类。

1. 补气 适用于气虚证。四君子汤为补气健脾的基础方,益气健脾,主治气短乏力,食少便溏之脾胃气虚证。参苓白术散在四君子汤益气健脾的基础上,又增健脾渗湿止泻之功,用于脾胃气虚挟湿证。补中益气汤重在补气升阳,既主治脾胃气虚,气虚发热,又用于脱肛、阴挺等气虚下陷证。玉屏风散以补气固表止汗为功,主治表虚自汗,补中寓散,散不伤正,补不留邪。生脉散益气养阴,生津止渴,敛阴止汗,宜于气阴两伤,脉气虚弱者。人参蛤蚧散补益肺肾,清肺化痰,止咳平喘,用于久病喘咳,肺肾气虚,兼见痰热内蕴者。

2. 补血 适用于血虚证。四物汤为补血调血之基础方,滋补营血,用治一切营血虚滞之证,经适当加减,更可调治"血家百病"。当归补血汤黄芪五倍于当归,意在补气生血,主治劳倦内伤,血虚发热证。归脾汤补益心脾,主治心脾两虚,气血不足,神志不宁及脾不统血之诸证。

3. 气血双补 适于气血两虚证。八珍汤将四君子汤与四物汤组合成一方,既补气又补血,为气血双补之基础方,用治气血双亏诸证。泰山磐石散在气血双补的基础上,加用诸般安胎之药,以成益气健脾、养血安胎之功,主治气血虚弱,胎元失养之胎动不安,甚则堕胎、滑胎之证。

4. 补阴 适用于阴虚证。六味地黄丸三阴并补,而重在补肾;三泻相配,则补而不滞,为滋阴补肾之代表方剂,主治肾阴不足诸证。左归丸在六味地黄丸三补的基础上,增滋补之品，更具填精益髓之功，而成纯甘壮水之剂，用治真阴不足，精髓亏虚者。大补阴丸滋补真阴，清降相火，合成滋阴降火之剂，主治肝肾阴虚，相火亢盛之证。一贯煎于滋补肝肾诸药之中，少佐疏肝理气之品，则滋阴不碍气，行气不伤阴，适于肝肾阴虚，肝气不舒之证。百合固金汤滋补肺肾之阴，且清虚火，化痰止咳，主治肺肾阴亏，虚火上炎之证。补肺阿胶汤滋肺润燥兼养血止血，清肺化痰，临证并非小儿专用，凡肺阴不足，阴虚内热，咳喘而见痰血者皆可用之。二至丸以冬至之女贞子和夏至之旱莲草相须为用，二者药性皆平和，补养肝肾，滋而不腻，而成平补肝肾之剂，用于肝肾阴虚，亏损较轻之证。

5．补阳　适用于阳虚证。肾气丸于滋补肾阴中配入少量温阳以助化气之品，乃取"少火生气"之义，用于肾阳气不足及水液代谢失常之痰饮、消渴、小便不利等证。十补丸补肾填精，使精化为气，并于阴中求阳，使之补而不滞，主治肾阳虚损，精血不足之证。右归丸纯用补肾益精血之品，而成"纯甘补阳"之剂，则温肾阳、补精血之力更胜一筹。

6．阴阳并补　适用于阴阳两虚证。地黄饮子滋补肾阴，温补肾阳，开窍化痰，阴阳并补，上下并治，标本兼顾，故可用于肾虚，痰浊上泛之暗痱证。龟鹿二仙胶补阴阳，配人参益气，填真阴，补精髓，益气血，可作生精种子、延年益寿之用。七宝美髯丹为补益肝肾，乌发壮骨之剂，主治肝肾不足，须发早白之证。

7．气血阴阳并补　适用于气血阴阳俱虚证。炙甘草汤以气血阴阳并补，复脉止悸为功，用于虚劳脉结代，心动悸者。补天大造丸补气养血益精血之品与温阳滋阴补精血相伍，共成阴阳气血并补之效，宜于五脏虚损，气血阴阳俱亏者。

第七章

固 涩 剂

凡以固涩药为主组成，具有收敛固涩的作用，用以治疗气、血、精、津液耗散滑脱之证的方剂，统称固涩剂。本类方依《素问·至真要大论》"散者收之"之论立法，属于"十剂"中的"涩剂"。

《灵枢·本脏篇》曰："人之血气精神者，所以奉生而周于性命者也。"说明气、血、精、津液是维系身体健康的宝贵营养物质。一般情况下，气、血、精、津液既不断被消耗，又不断得到补充，盈亏消长，周而复始。如一旦气、血、精、津液发生耗散滑脱，轻者有碍健康，重者危及生命。治宜收敛固涩之法，以减少或制止气、血、精、津液的耗散滑脱。

气、血、精、津液耗散滑脱之证，由于病因和病变部位的不同，临床常表现为自汗、盗汗、久咳不止、久泻久痢、遗精滑泄、小便失禁，以及崩漏带下等。所以，固涩剂依据其治证的不同，一般分为固表止汗、敛肺止咳、涩肠固脱、涩精止遗、固崩止带五类。

耗散滑脱之证，皆由正气虚损而致。运用时应根据气血、阴阳、精气、津液耗散程度，适当配伍相应的补益药，以标本兼顾。若元气大伤，亡阳欲脱者，又应急用大剂参附之类回阳固脱。

固涩剂适宜于正虚无邪者，凡外邪未去，里实尚存者，均应慎用，以免"闭门留寇"，转生他变。故凡热病汗出、痰饮咳嗽、火扰遗泄、湿热或伤食泻痢、血热或瘀阻崩漏等因实邪所致者，皆非本类方剂所宜。

第一节 固表止汗

固表止汗剂，适用于表虚卫外不固，腠理疏松；或阳不潜藏，营阴不能内守之自汗、盗汗。常用固表止汗药如牡蛎、黄芪、麻黄根等。代表方如牡蛎散等。

牡 蛎 散

《太平惠民和剂局方》

【组成】 黄芪去苗、土 麻黄根洗 牡蛎米泔浸，刷去土，火烧通赤，各一两（各12g）

【用法】 上三味为粗散，每服三钱，水一盏半，小麦百余粒，同煎至八分，去渣，热服，日二服，不拘时候。（现代用法：为粗末，每服9g，用小麦30g，煎水送服药末；亦可加小麦30g，水煎服。）

【功用】 敛阴止汗，益气固表。

【主治】 自汗、盗汗证。常自汗出，夜卧尤甚，心悸惊惕，短气烦倦，脉细弱。

【证治机理】 本方证多由气虚卫外不固所致。《素问·阴阳应象大论》曰："阴在内，阳之守也；阳在外，阴之使也。"《灵枢·本藏》又曰："卫气者，所以温分肉，充皮肤，肥腠理，司开阖者也。"阳气虚弱，卫外不固，营阴不能内守而外泄，故自汗；汗为心之液，卫气夜行于阴，卫外之功衰，故汗出夜卧尤甚；汗为心之液，汗出过多，不仅心阴受损，心气亦耗，心神失养，又见心悸惊惕、短气烦倦；卫外不固，阳不潜藏，阴液不守为主要病机。治宜补气固表，收涩止汗。

【方解】 本方为治自汗、盗汗日久不止之常用方。方中煅牡蛎咸涩微寒，敛阴潜阳，收涩止汗，为君药。黄芪甘而微温，益气实卫，固表止汗，为臣药；与牡蛎相配，标本兼顾，止汗尤著。张秉成曰："此方用黄芪固卫益气，……牡蛎咸寒，潜其虚阳，敛其津液。"（《成方便读》卷4）麻黄根，功专收敛止汗；小麦甘凉，专入心经，养心阴，益心气，退虚热，共为佐使药。四药合用，共奏敛阴止汗，益气固表之功。

《医方集解》将方中小麦易为浮小麦，则止汗之力更强，但养心之力略逊。

本方与玉屏风散均为固表止汗之剂，主治表虚自汗证。然牡蛎散是以固涩药为主，配以补气，重在敛汗固表，善治诸虚日久之自汗、盗汗。玉屏风散是以补气药为主，配合疏风散邪，意在固表止汗，补中有疏，补疏同用，相得益彰，适宜表虚自汗或气虚易感风邪者。

【运用】

1. 本方为治气虚卫外不固，阴液外泄，心阳浮越之自汗、盗汗的常用方。临床应用以汗出，心悸，短气，舌淡，脉细弱为辨证要点。阴虚火旺之盗汗不宜用。

2. 若汗出畏寒肢冷者，加附子、桂枝温阳补虚；气短乏力自汗甚者，加人参、白术补益脾肺，益气固表；盗汗者，重用牡蛎，或加龙骨、糯稻根涩津止汗。

3. 现代常用于病后、产后、术后体弱、肺结核之自汗、盗汗及植物神经功能紊乱、内分泌失调、慢性消耗性疾病等证属气虚卫外不固之多汗、自汗等。

【方论选录】

张秉成："夫自汗、盗汗两端，昔人皆谓自汗属阳虚，盗汗属阴虚立论。然汗为心液，心主血，故在内则为血，在外则为汗。不过自汗、盗汗，虽有阳虚、阴虚之分，而所以致汗者，无不皆由郁蒸之火逼之使然。故人之汗，以天地之雨名之，天地亦必郁蒸而后有雨。但火有在阴、在阳之分，属虚、属实之异。然二证虽有阴阳，其为卫虚不固则一也。此方用黄芪固卫益气，以麻黄根领之达表而止汗。牡蛎咸寒，潜其虚阳，敛其津液。麦为心谷，其麸则凉，用以入心，退其虚热耳。此治卫阳不固，心有虚热之自汗者也。"（《成方便读》卷4）

汪讱庵："此手太阴、少阴药也。陈来章曰：汗为心之液，心有火则汗不止，牡蛎、浮小麦之咸凉，去烦热而止汗；阳为阴之卫，阳气虚则卫不固，黄芪、麻黄根之甘温，走肌表而固卫。"（《医方集解·收涩之剂》）

【医案举例】

舒某，女，3岁。小儿元气未充，素体怯弱，以致腠理不密，卫外不固，而自汗频作，面黄纳呆，苔白脉缓。治当补阳敛汗，宗牡蛎散加味。炙黄芪10g，左牡蛎10g（先煎），浮小麦10g，麻黄根5g，炒白术6g，茯苓6g，大白芍10g，广皮3g，焦三仙各12g，煨姜2片，小红枣3枚。（《刘弼臣临床经验辑要·诸汗类》）

按：治疗自汗，牡蛎散虽为通治之方，但临证时须分表里，进行辨治，更为确切。如自汗恶风，四肢微急，难以屈伸，属于表虚者，宜调和营卫，可用桂枝汤加附子；如里热逼蒸，津液妄泄，出现恶热口渴、脉象洪大者，宜清阳明经热，可用白虎汤；若汗出大便秘结者，又宜荡涤阳明腑实，可用调胃承气汤。

【方歌】

牡蛎散内用黄芪，麻黄根与小麦齐，

益气固表又敛阴，体虚自汗盗汗宜。

第二节　敛 肺 止 咳

敛肺止咳剂，适用于久咳肺虚，气阴耗散之咳嗽、气喘、脉虚数等。常用敛肺止咳药如罂粟壳、五味子、乌梅等，与补气养阴药如人参、阿胶，及化痰止咳药贝母、桔梗等相伍。代表方为九仙散。

九 仙 散

王子昭方，录自《卫生宝鉴》

【组成】　人参　款冬花　桑白皮　桔梗　五味子　阿胶　乌梅各一两（各12g）　贝母半两（6g）　罂粟壳去顶，蜜炒黄，八两（9g）

【用法】　上为末，每服三钱，白汤点服，嗽住止后服。（现代用法：散剂，每服9g，温开水送下；汤剂，水煎服。）

【功用】　敛肺止咳，益气养阴。

【主治】　久咳肺虚证。久咳不已，咳甚则气喘自汗，痰少而粘，脉虚数。

【证治机理】　肺主气，以润而用事，久咳不愈，每致肺气耗散，肺阴亏虚。肺气虚损则不敛，故久咳不已，甚则气喘；肺气虚少则卫外不固，故自汗；肺阴亏虚则虚热内生，炼液成痰，故痰少而粘；肺之气阴两伤，脉道失充，故脉虚数。治宜敛肺止咳，补气养阴，辅以降气化痰之法。

【方解】　本方为治久咳气阴两虚证的常用方。方中罂粟壳味酸性涩，且重用，最善收敛肺气、止咳，为君药。《本草求真》卷2曰："功专敛肺……久嗽气乏，……最宜。"五味子、乌梅酸涩收敛肺气，以助君药敛肺止咳，又养阴润肺；人参益气生津，阿胶滋阴养血，两药合用，补益肺之气阴，共为臣药。款冬花化痰止咳，降气平喘；桑白皮止咳平喘，又可清肺；贝母清热化痰止咳；桔梗宣利肺气，化痰止咳，兼能载药上行入肺，共为佐使药。诸药合用，共奏敛肺止咳，益气养阴之功。

本方敛降之中寓以宣升，以冀调和肺司开合之性，但总以敛降为主，兼以气阴两补。对久咳不愈，气阴两虚，但虚无邪者尤为适宜。

【运用】

1．本方为治久咳肺虚的常用方。临床应用以久咳不愈，喘息自汗，脉虚数为辨证要点。

2．若见神疲乏力等气虚甚者，加黄芪、麦冬，益气养阴；咽干舌燥等阴虚甚者，加百合、沙参养阴润肺。

3．现代常用于慢性支气管炎、肺气肿、肺结核、支气管哮喘、百日咳等证属气阴两虚，久咳不已者。

【方论选录】

陈潮祖："久咳不已导致肺气不敛，法当敛肺；肺气不敛导致肺气虚损，又当补肺，只有补敛同施，才合肺气耗散病情。故方用乌梅、五味子、罂粟壳三味酸涩药物为主，收敛耗散的肺气，人参、阿胶两补肺的气阴，五药专为肺气耗散而设。咳是肺气宣降失调与肺津凝结不布所致，若只补敛而不宣降肺气，止咳化痰，则肺功仍不能复。故配桔梗、桑白皮宣降肺气，冬花、贝母止咳化痰，四药两调津气，专为调理肺脏功能而设。九药合用，成为敛肺与宣肺并用，补肺与泻肺同施的结构，将两类功效对立药物合成一方，反映了矛盾的对立统一，是结构较为复杂的一种配伍形式。"（《中医治法与方剂》）

【方歌】

九仙罂粟乌梅味，参胶桑皮款桔贝，

敛肺止咳益气阴，久咳肺虚效堪慰。

第三节 涩肠固脱

涩肠固脱剂，适用于脾肾虚寒所致泻痢日久，滑脱不禁证。常用涩肠止泻药如罂粟壳、诃子、肉豆蔻、赤石脂、五味子、乌梅、禹余粮等。久痢久泻每因脾肾虚寒，故常配伍干姜、肉桂、吴茱萸等温阳散寒与人参、白术等益气健脾之品。代表方如真人养脏汤、四神丸、桃花汤等。

真人养脏汤（纯阳真人养脏汤）

《太平惠民和剂局方》

【组成】 人参 当归去芦 白术焙，各六钱（各9g） 肉豆蔻面裹，煨，半两（8g） 肉桂去粗皮 甘草炙，各八钱（各12g） 白芍药一两六钱（15g） 木香不见火，一两四钱（3g） 诃子去核，一两二钱（15g） 罂粟壳去蒂、盖，蜜炙，三两六钱（9g）

【用法】 上件锉为粗末，每服二大钱（6g），水一盏半，煎至八分，去滓，食前温服。忌酒、面、生冷、鱼腥、油腻。（现代用法：作汤剂，水煎，饭前温服。）

【功用】 涩肠固脱，温补脾肾。

【主治】 久泻久痢，脾肾虚寒证。大便滑脱不禁，甚或脱肛坠下，腹痛喜温喜按，或下痢赤白，或便脓血，日夜无度，里急后重，倦怠食少，舌淡苔白，脉沉细迟。

【证治机理】 肾阳者，主一身之阳，中阳亦赖肾阳之温煦。若久泻久痢，损伤脾肾，终成脾肾虚寒之证。肾司开阖，为胃之关，司二便，脾肾虚寒，关门不固，故泻痢无度，腹痛喜温喜按；中气不足则滑脱不禁、脱肛坠下；脾虚运化不及，则食少倦怠；舌淡苔白，脉迟细，皆是脾肾虚寒之征。本证虽是脾肾虚寒为本，固摄无权为标，但标重于本，故治当涩肠止痢为主，温补脾肾为辅。

【方解】　本方为治脾肾虚寒，久泻久痢的常用方。方中重用罂粟壳涩肠止痢固脱为君药。《本草纲目》卷23曰："止泻痢，固脱肛。"臣以诃子苦酸温涩，涩肠止泻；肉豆蔻辛温而涩，既可与诃子助君药涩肠止泻，又能温中散寒、行气止痛。君臣合用，以治标之急，所谓"滑者涩之"之法。佐以肉桂温肾暖脾，兼散阴寒；人参、白术益气健脾；当归、白芍补血和血共治其本；木香芳香醒脾，行气导滞，与当归、白芍相伍，调气和血，既止脐腹之痛，又寓"行血则便脓自愈，调气则后重自除"之法。炙甘草配白芍缓急止痛，助人参、白术益气健中，亦可调和诸药，用为佐使。诸药相合，共奏涩肠固脱，温补脾肾之功。

本方敛中有补，标本兼顾，以治标为主；涩中寓行，补而不滞，以收涩为重。诚为治疗虚寒泻痢、滑脱不禁之良方，故费伯雄云其为"于久病正虚者尤宜"（《医方论》卷4）。

【运用】

1．本方为治脾肾虚寒，久泻久痢的常用方。临床应用以大便滑脱不禁，腹痛喜温喜按，食少神疲，舌淡苔白，脉迟细为辨证要点。

2．若手足不温、食少难消等脾肾阳虚较甚者，加附子、干姜温补脾肾；脱肛坠下等中气下陷重者，加黄芪、升麻、柴胡补气健脾，升举阳气。

3．现代常用于慢性痢疾、慢性肠炎、慢性结肠炎、痢疾综合征等证属脾肾虚寒者。

【方论选录】

吴昆："下痢日久，赤白已尽，虚寒脱肛者，此方主之。甘可以补虚，故用人参、白术、甘草；温可以养脏，故用肉桂、豆蔻、木香；酸可以收敛，故用芍药；涩可以固脱，故用粟壳、诃子。是方也，但可以治虚寒气弱之脱肛耳。若大便燥结，努力脱肛者，则属热而非寒矣，此方不中与也；与之则病益甚。"（《医方考》卷2）

汪讱庵："此手足阳明药也。脱肛由于虚寒，故用参、术、甘草以补其虚，肉桂、肉蔻以祛其寒。木香温以调气，当归润以和血，芍药酸以收敛，诃子、粟壳则涩以止脱也。（《医方集解·收涩之剂》）

【医案举例】

某男，62岁，农民，1990年2月10日诊。半年前患过急性菌痢，未获根治，致下痢时发时止，日久不愈，痢物白多赤少，有时白沫白冻，腹痛绵绵，腰酸怕冷。诊见：四肢不温，倦怠少神，舌淡苔白，脉沉细而弱。大便镜检：脓细胞（＋），红细胞（＋），食物残渣（＋＋＋）。证属脾肾阳虚，滑脱不禁。治当温中化湿，温补下元。处方：党参10g，当归10g，白芍10g，干姜10g，木香10g，半夏10g，生苍术10g，炒白术10g，肉桂6g，赤石脂10g，诃子10g，罂粟壳10g，肉豆蔻10g，甘草6g。水煎服，日服一剂，并配合参苓白术丸送服，半月后诸证减退，守原方，改参苓白术丸为香连丸，继服1个月后痊愈。〔贵阳中医学院学报，1994；(4)：13〕

按：真人养脏汤在《太平惠民和剂局方》原书主治中即云："治大人、小儿肠胃虚弱，冷热不调，脏腑受寒，下痢赤白，或便脓血，有如鱼脑，里急后重，脐腹疗痛，日夜无度。"本案所治之证，恰属虚寒痢之脾肾阳虚而日久不愈者，故以真人养脏汤固脱，温补脾胃。并加赤石脂增固涩之力，干姜助温中之功，苍术燥湿运脾，半夏燥湿和胃。合参苓白术丸健脾止泻，以扶正固本，则久痢得止。

【方歌】
真人养脏诃粟壳，肉蔻当归桂木香，
术芍参甘为涩剂，脱肛久痢早煎尝。

四 神 丸

《证治准绳》

【组成】　肉豆蔻二两（6g）　补骨脂四两（12g）　五味子二两（6g）　吴茱萸浸，炒，一两（3g）

【用法】　上为末，生姜八两，红枣一百枚，煮熟取枣肉和末丸，如桐子大，每服五七十丸，空心或食前白汤送下。（现代用法：丸剂，每服6~9g，日2次，用淡盐汤或温开水送服；亦作汤剂，加姜6g、枣10枚，水煎。）

【功用】　温肾暖脾，固肠止泻。

【主治】　脾肾阳虚之肾泄证。五更泄泻，不思饮食，食不消化，或久泄不愈，腹痛喜温，腰酸肢冷，神疲乏力，舌淡苔薄白，脉沉迟无力。

【证治机理】　肾泄，又称五更泄、鸡鸣泻、晨泄。《素问·金匮真言论》云："鸡鸣至平旦，天之阴，阴中之阳也，故人亦应之。"五更之时，阳气萌发之际，因命门火衰，阳气当至不至，阴气极而下行，故为五更泄泻。正如《医方集解·祛寒之剂》所云："久泻皆由肾命火衰，不能专责脾胃。"脾失健运，则不思饮食，食不消化；脾肾阳虚，阴寒凝聚，则腹痛、腰酸肢冷；《素问·生气通天论》曰："阳气者，精则养神"，阳虚不能化精微以养神，则神疲乏力；舌淡苔薄白、脉沉细无力，皆属脾肾阳虚之候。治宜温补脾肾，固肠止泻。

【方解】　本方为治脾肾阳虚之肾泄的常用方。方中重用辛苦性温之补骨脂为君，尤善补命门之火以温暖脾土，是治肾虚泄泻，壮火益土之要药。《本草纲目》卷14曰："治肾泄，通命门，暖丹田，敛精神。"臣以辛温性涩之肉豆蔻温中行气，涩肠止泻，与补骨脂温肾暖脾、涩肠止泻之功相得益彰。佐以吴茱萸温脾肾散阴寒；五味子收敛固涩，助君、臣涩肠止泻；生姜温胃散寒，大枣健脾益胃，二者同调脾胃，以助运化。诸药合用，共奏温肾暖脾，固肠止泻之功。

《医方集解》载本方服法，强调"临卧盐汤下"，并释云："若平旦服之，至夜药力已尽，不能敌一夜之阴寒故也。"可资临床参考。

本方温补与收涩并用，是以温补治本为主，酸涩治标为辅。《普济本事方》载二神丸（肉豆蔻、补骨脂）主治"脾肾虚弱，全不进食"；五味子散（五味子、吴茱萸）专治肾泄。两方合之，温补固涩之功皆著，《绛雪园古方选注》卷中谓："四种之药，治肾泄有神功也"，故冠名"四神"。

本方最早见于《内科摘要》，主治相同，但无用量。

本方与真人养脏汤皆属固涩之剂，具固涩止泻，温补脾肾之功。但本方重用补骨脂为君，意在温肾为主，暖脾涩肠为辅，主治命门火衰，火不暖土之肾泄。真人养脏汤重用罂粟壳意在收敛固涩为主，温补脾肾为辅，主治脾肾虚寒以脾虚为主之久痢久泻。

【运用】

1. 本方为治脾肾阳虚，火不暖土之肾泄的常用方。临床应用以五更泄泻，不思饮食，舌淡苔白，脉沉细为辨证要点。

2. 若肢冷畏寒甚者，加附子、肉桂温阳补肾；泄痢日久气虚下陷者，加黄芪、党参、升麻补气升陷。

3. 现代常用于慢性肠炎、慢性结肠炎、肠道易激综合征、痢疾、肠结核等证属脾肾虚寒者。

【方论选录】

程郊倩："命门无火，不能为中宫腐熟水谷，脏寒在肾，谁复司其闭藏？故木气才萌，不疏泄而亦疏泄，虽是木邪行土，实肾之脾胃虚也。此际补脾不如补肾，补骨脂有温中暖下之能，五味子有酸收固涩之性，吴茱萸散邪补土，肉豆蔻涩滑益脾，暖肾而使气蒸，破滞而使气壮，补肾仍是补脾矣。"（罗美《古今名医方论》卷 4 引）

汪讱庵："此足少阴药也。破故纸辛苦大温，能补相火以通君火，火旺乃能生土，故以为君；肉蔻辛温能行气消食，暖胃固肠；五味咸能补肾，酸能涩精；吴茱辛热除湿燥脾，能入少阴厥阴气分而补火；生姜暖胃，大枣补土，所以防水。盖久泻皆由肾命火衰，不能专责脾胃，故大补下焦元阳，使火旺土强，则能制水而不复妄行矣。"（《医方集解·祛寒之剂》）

【医案举例】

一羽士停食泄泻，自用四苓、黄连、枳实、曲蘗益甚。余曰：此脾肾泄也，当用六君加姜、桂送四神丸。不信，又用沉香化气丸一服，卧床不食，咳则粪出，几至危殆，终践余言而愈。盖化气之剂峻厉猛烈，无经不伤，无脏不损，岂宜轻服。（《内科摘要》卷上）

按：此案证属脾肾阳虚，法当温补脾肾，但反与黄连、枳实、沉香之属，苦寒攻伐，益增其虚，重损其阳，以致病情危殆。用六君、四神温补脾肾，药证合机，其泻则愈。

【方歌】

四神骨脂吴茱萸，肉蔻五味四般须，

大枣百枚姜八两，五更肾泄火衰扶。

桃 花 汤

《伤寒论》

【组成】　赤石脂一半全用，一半筛末，一斤（20g）　干姜一两（12g）　粳米一升（15g）

【用法】　上三味，以水七升，煮米令熟，去滓，温服七合，内赤石脂末方寸匕（5g），日三服。若一服愈，余勿服。（现代用法：水煎服。）

【功用】　温中涩肠止痢。

【主治】　虚寒痢。下痢不止，便脓血，色黯不鲜，日久不愈，腹痛喜温喜按，舌淡苔白，脉迟弱或微细。

【证治机理】　下痢便脓血初起多属实证，日久不愈多属虚证。本证即为久痢不愈之脾肾阳虚，滑脱不禁。脾肾阳虚，阴寒凝滞腹中，故腹痛喜温喜按；气滞血凝，脉络损伤，则下痢脓血；阳虚寒凝，则脓血色黯不鲜；固摄无权，肠道不固，则下痢不止；舌淡苔白，脉迟弱或微细，皆为虚寒。治宜温中散寒，涩肠止痢。

【方解】 本方为治虚寒痢的常用方。方中重用性涩味酸之赤石脂，涩肠止痢为君。《本经逢原》卷1曰："赤石脂功专止血固下。仲景桃花汤治下痢便脓血者，取石脂之重涩，入下焦血分而固脱。"用辛温之干姜温脾暖肾散寒为臣，与赤石脂为伍，是以标本兼顾。粳米甘缓性平，养胃和中为佐。三药合用，共奏温中散寒，涩肠止痢之功。

本方与理中丸、归脾汤均可治脾虚之便血证。然理中丸以温里散寒为主，用于中焦阳虚之证；归脾汤以益气补血为功，用于脾不统血之证；本方以涩肠温中为法，用于脾肾虚寒下利日久便血之证。

【运用】

1．本方为治虚寒痢的常用方。临床应用以久痢不愈，便脓血，色黯不鲜，腹痛喜温喜按，舌淡苔白，脉迟弱为辨证要点。

2．若脾肾阳虚甚时，加附子、肉桂增强温暖脾肾之力；气血虚弱明显时，加党参、黄芪、当归、白芍补养气血。

3．现代常用于慢性阿米巴痢疾、慢性结肠炎、胃及十二指肠球部溃疡合并出血、功能性子宫出血等证属脾肾阳虚，滑脱不禁者。

【方论选录】

方有执："腹痛，寒伤胃也。小便不利，下利不止者，胃伤而土不能制水也。便脓血者，下焦滑脱也。石脂之涩，固肠虚之滑脱；干姜之辛，散胃虚之里寒；粳米甘平，和中而益胃。故三物者，所以为少阴下利便脓血之主治也。"（《伤寒论条辨》卷5）

谢观："此治少阴直中寒证之法，少阴经虚寒，至肠内亦虚寒，不能固血而外泄，故以石脂涩之，干姜温之，粳米补之，虚甚者，虽参亦可加入，明其并无热滞，与白头翁及葛根芩连之证截然不同也。"（《中国医学大辞典》）

【医案举例】

某，脉微细，肢厥，下痢无度。吴茱萸汤但能止痛，仍不进食。此阳败阴浊，腑气欲绝，用桃花汤，赤石脂、干姜、白粳米。（《临证指南医案》卷7）

按：证以下痢无度为主，见有脉微细，四肢厥冷，可知属虚寒之证。医以吴茱萸汤治之不效，吴茱萸汤以吴茱萸、生姜为君臣，是以温中降逆为主，故服后但能止腹痛，对下痢无益。桃花汤则以赤石脂、干姜为君臣，是以固涩为主，意在固涩滑脱，本案下痢无度，非固涩之剂难以取效，故投之立应。

【方歌】

桃花汤中赤石脂，干姜粳米三般施，

虚寒下痢便脓血，温涩止痢服之宜。

第四节 涩 精 止 遗

涩精止遗剂，适用于肾失封藏，精关不固之遗精滑泄，或肾虚不摄，膀胱失约之尿频、遗尿等。常用固精止遗药如沙苑蒺藜、桑螵蛸、龙骨、牡蛎、芡实、莲须等为主组方。遗精、滑泄、遗尿亦与心肾不交有密切关联，故常配伍补肾、安神之品，如茯神、远志等。代表方为金锁固精丸、桑螵蛸散、缩泉丸等。

金锁固精丸
《医方集解》

【组成】 沙苑蒺藜炒　芡实蒸　莲须各二两（各12g）　　龙骨酥炙　牡蛎盐水煮一日一夜，煅粉，各一两（各6g）

【用法】 莲子粉糊为丸，盐汤下。（现代用法：丸剂，每日2~3次，每次9g，淡盐汤或开水送下；亦可加莲子肉6g，水煎服。）

【功用】 补肾涩精。

【主治】 肾虚不固之遗精。遗精滑泄，腰痛耳鸣，神疲乏力，舌淡苔白，脉细弱。

【证治机理】 遗精滑泄，常与心、肾、肝、脾密切相关，尤其与肾虚精关不固最为密切。《素问·六节藏象论》曰："肾者主蛰，封藏之本，精之处也。"肾虚则封藏失职，精关不固，则遗精滑泄；腰为肾之府，耳为肾之窍，肾虚精亏故腰痛耳鸣；肾虚气弱则神疲乏力，舌淡苔白，脉细弱。治宜补肾涩精。

【方解】 本方为肾虚不固之遗精、滑泄而设。方中用甘温入肾的沙苑蒺藜补肾固精为君药。《本经逢原》卷2云其"益肾，治腰痛，为泄精虚劳要药，最能固精。"臣以莲须固肾涩精，芡实、莲子益肾涩精，补脾养心，莲子并能交通心肾，三药共助君药以增强补肾涩精之力。佐以煅龙骨、煅牡蛎之收敛固涩，助君臣涩精止遗。诸药合用，共奏涩精补肾之功。

本方集多味补肾涩精之品于一方，重在涩精止遗治其标，兼以补肾治其本。因其能秘肾气，固精关，效如"金锁"，故名金锁固精丸。

【运用】

1. 本方为治肾虚不固所致遗精滑泄的常用方。临床应用以遗精滑泄，腰痛乏力，或耳鸣，舌淡苔白，脉细弱为辨证要点。

2. 若遗精、滑泄不禁者，加桑螵蛸、金樱子、覆盆子补肾固精；腰膝冷痛，小便清长或频数者加附子、菟丝子、补骨脂温阳补肾；梦遗频作者加远志、茯神、酸枣仁交通心肾，安神定志。

3. 现代常用于性神经功能衰弱、慢性前列腺炎、精囊炎、乳糜尿、重症肌无力等证属肾虚不固者。

【附方】

水陆二仙丹（《洪氏集验方》）　芡实　金樱子各等分（各12g）　　取鸡头（即芡实），去外皮，取实，连壳杂捣令碎，晒干为末。复取糖樱子去外刺、并其中子，洗净，捣碎，入甑中蒸令熟，却用所蒸汤淋三两过，取所淋糖樱汁入银铫慢火熬成稀膏，用以和鸡头末，丸如梧桐子大，每服盐汤下五十丸（9g）。功用：补肾涩精。主治：男子遗精白浊，小便频数，女子带下，纯属肾虚不摄者。

芡实、金樱子，一生于水，一生于山，故以"水陆"名之。本方与金锁固精丸均有补肾涩精作用，但本方补涩之力，不及金锁固精丸，故《医方论》卷4云其"亦能涩精固气，但力量甚薄，尚需加味"。

【方论选录】

张秉成："夫遗精一证，不过分其有火、无火，虚实两端而已。其有梦者，责相火之强，当清心肝之火，病自可已；无梦者，全属肾虚不固，又当专用补涩，以固其脱。既属虚滑之证，则无火可清，无瘀可导，故以潼沙苑补摄肾精，益其不足；牡蛎固下潜阳，龙骨安魂平木，二味皆有'涩可固脱'之能。芡实益脾而止浊，莲肉入肾以交心。复用其须者，专赖其止涩之功，而为治虚滑遗精者设也。"（《成方便读》卷4）

【医案举例】

张某，男，35岁。证经四日，滑精频频，精神萎靡不振，头晕腰酸而痛，小便频数，恶寒肢厥，舌苔薄白质淡，脉象沉细而弱。经投龙牡，乌贼，芡实，山药等固涩之品无效。经云："肾者主蛰，封藏之本，精之处也"，精藏于肾，肾阳虚损，下元不足，精关不固滑精频频，精气不充，髓海空虚，故头晕腰酸，治当温补下元，佐以固精，宗金锁固精丸加减。肉桂2g，菟丝子10g，熟地10g，益智仁10g，桑螵蛸10g，天台乌10g，生龙牡各15g（先煎），沙苑蒺藜10g，莲子10g，菖蒲10g，芡实10g，杭白芍10g。（《刘弼臣临床经验辑要·内科类》）

按：精藏于肾，而主于心，精生于气，而役于神，神动于中，精驰于外，故治疗滑精，必须益气安神，盖补精必先安神，安神必益其气，单纯固精，往往获效不显。此案肾虚滑精，初投固涩不效，转投温补下元，佐以固精，三剂而愈，可资佐证。

【方歌】

金锁固精芡莲须，龙骨牡蛎沙蒺藜，
莲粉糊丸盐汤下，补肾涩精止滑遗。

桑 螵 蛸 散

《本草衍义》

【组成】 桑螵蛸 远志 菖蒲 龙骨 人参 茯神 当归 龟甲酥炙，以上各一两（各10g）

【用法】 上为末，夜卧人参汤调下二钱。（现代用法：共研细末，每服6g，睡前人参汤调下；或作汤剂，睡前服用。）

【功效】 调补心肾，涩精止遗。

【主治】 心肾两虚证。小便频数，或尿如米泔色，或遗尿遗精，心神恍惚，健忘，舌淡苔白，脉细弱。

【证治机理】 肾藏精主水，与膀胱相表里，肾气不摄，则膀胱失约，以致小便频数，或尿如米泔，或遗尿；肾虚精关不固，又致遗精；心主神，心气不足则心神不宁；肾之精气不足，不能上达于心，心神失养，故心神恍惚、健忘；舌淡苔白，脉细弱，亦为心肾不足之象。治宜调补心肾，涩精止遗。

【方解】 本方为治心肾两虚，水火不交之小便频数及遗尿、遗精的常用方。方中桑螵蛸甘咸入肾，补肾涩精止遗尿为君药。《本经逢原》卷4曰："肝肾命门药也，功专收涩，故男子虚损，肾衰阳痿，梦中失精，遗溺白浊，方多用之。"龙骨甘平，涩精止遗，镇心安神；龟甲咸甘性平，滋阴潜阳，补益心肾共为臣药。桑螵蛸得龙骨相助其涩精止遗之力更强，得龟甲相助其补肾益精之功更佳。佐以人参大补元气，当归补养营血。二者合用气血双补。茯神宁心安神，使心气下达于肾；远志安神定志，通肾气上达于心；菖蒲开心窍，益心志。三者相合，则心肾交通，亦为佐药。诸药合用，涩补并行，心肾并养，寓补于涩，标本同治，共奏调补心肾，涩精止遗之功。

原方作散剂，各药用量相等，然在服用时，又以人参汤调服，其量独重，意在增强益气涩精之力。

本方与金锁固精丸均为涩精止遗之方。但金锁固精丸纯用补肾涩精之品组成，专治肾虚精关不固之遗精滑泄；本方则是涩精止遗为主，配伍调补心肾之品，主治心肾两虚之尿频、遗尿、遗精。

【运用】

1．本方治证为心肾两虚，临床应用以尿频或遗尿，遗精，心神恍惚，舌淡苔白，脉细弱为辨证要点。若下焦湿热，或肾阳虚弱，或相火妄动之尿频、遗尿或遗精者忌用。

2．若尿频或遗尿甚者，加乌药、益智仁；遗精频发者，加芡实、煅牡蛎、金樱子等。

3．现代常用于小儿遗尿、神经性尿频、糖尿病、神经衰弱等证属心肾两虚，水火不交者。

【方论选录】

张秉成："夫便数一证，有属火盛于下者，有属下虚不固者。但有火者，其便必短而赤，或涩而痛，自有脉证可据；其不固者，或水火不交，或脾肾气弱，时欲便而不能禁止，老人、小儿多有之。凡小儿睡中遗溺，亦属肾虚而致。桑螵蛸补肾固精，同远志入肾，能通肾气，上达于心。菖蒲开心窍，使君主得受参、归之补，而用茯苓之下行者，降心气下交于肾，如是则心肾自交。龙与龟皆灵物，一则入肝而安其魂，一则入肾而宁其志，以肝司疏泄，肾主闭藏，两脏各守其职，宜乎前证皆瘳也。"(《成方便读》卷4)

汪昂："此足少阴、手足太阴药也。虚则便数，故以螵蛸、龙骨固之（螵蛸补肾，龙骨涩精）；热则便欠，故以当归、龟板滋之；人参补心气，菖蒲开心窍，茯苓能通心气于肾，远志能通肾气于心，并能清心解热；心者，小肠之合也，心补则小肠不虚，心清则小肠不热矣。"(《医方集解·收涩之剂》)

【方歌】

桑螵蛸散用龙龟，参苓菖远及当归，

尿频遗尿精不固，调补心肾定有为。

缩泉丸（原名固真丹）

《魏氏家藏方》

【组成】 天台乌药细锉　益智仁大者，去皮，炒，各等分（各9g）

【用法】 上为末，酒煎山药末为糊，丸桐子大，每服七十丸，盐、酒或米饮下。（现代用法：汤剂，加山药9g，水煎服；加山药糊丸剂，每次6～9g，每日2～3次。）

【功用】 温肾祛寒，缩尿止遗。

【主治】 下元虚寒证。小便频数或遗尿不禁，舌淡，脉沉弱。

【证治机理】 肾气不足则下元虚冷，膀胱虚寒，不能约束，封藏失职，故小便频数，或遗尿不禁，舌淡，脉沉弱亦是虚寒之证。治宜温肾散寒，缩尿止遗。

【方解】 本方为治下元虚寒之小便频数、遗尿的常用方。方中益智仁辛温入肾，温补脾肾，固涩精气，缩泉止遗为君药。乌药辛温，调气散寒，除膀胱肾间冷气，止小便频数，为臣药。与益智仁相伍，使收散有序，涩而不滞。山药甘平补肾健脾，固涩精气，为佐药。三药合用，温中兼补，涩中寓行，使下焦得温而寒去，膀胱气化如常，约束有权，则尿频、遗尿自愈。

本方与桑螵蛸散皆有固涩止遗之功，用治小便频数或遗尿。但本方以益智仁与乌药为伍，重在温肾散寒，适宜于下元虚寒者；桑螵蛸散以桑螵蛸与龟甲、龙骨、茯神等为伍，偏于调补心肾，适宜于心肾两虚者。

【运用】

1．本方为治下元虚寒之小便频数或遗尿的常用方。临床应用以小便频数，或遗尿，舌淡，脉沉弱为辨证要点。

2．若肾阳虚甚者加仙灵脾、山萸肉、鹿角胶等；遗尿不止者，加桑螵蛸、补骨脂等。

3．现代常用于真性及应力性尿失禁、神经性尿频、尿崩症等证属下元虚寒者，亦可用于多涕、流涎等证属肾气不足，固涩无权者。

【方论选录】

吴昆："脬气虚，小便频数，遗尿不止者，此方主之。脬气者，太阳膀胱之气也。膀胱之气，贵于冲和，邪气热之则便涩，邪气实之则不出。正气寒之则遗尿，正气虚之则不禁。是方也，乌药辛温而质重，重者坠下，故能疗肾间之冷气。益智仁辛热而色白，白者入气，故能壮下焦之脬气。脬气复其元，则禁固复其常矣。"（《医方考》卷4）

【方歌】

缩泉丸治小便频，膀胱虚寒遗尿斟，

乌药益智各等分，山药糊丸效更珍。

第五节　固崩止带

固崩止带剂，适用于妇女崩中漏下，或带下日久不止等证。常用固崩止带药如椿根皮、煅龙骨、煅牡蛎、山萸肉、芡实、白果等为主组成方剂。如气虚不固者，宜配伍黄芪、白术等以健脾益气，固涩冲任；阴虚血热、损伤血络者，宜配伍龟板、黄芩、黄柏等以滋阴凉血；若带下因湿浊下注者，宜配伍山药、芡实、车前子等健脾利湿。代表方如固冲汤、固经丸、易黄汤等。

固 冲 汤

《医学衷中参西录》

【组成】 白术炒，一两（30g）　生黄芪六钱（18g）　龙骨煅，捣细，八钱（24g）　牡蛎煅，捣细，八钱（24g）　萸肉去净核，八钱（24g）　生杭芍四钱（12g）　海螵蛸捣细，四钱（12g）　茜草三钱（9g）　棕边炭二钱（6g）　五倍子轧细，药汁送服，五分（1.5g）

【用法】 水煎服。

【功用】 固冲摄血，益气健脾。

【主治】 脾肾虚弱，冲脉不固证。血崩或月经过多，或漏下不止，色淡质稀，面色㿠白，心悸气短，神疲乏力，腰膝酸软，舌淡，脉微弱。

【证治机理】 脾为后天之本，脾气健旺，气血生化有源，则冲脉盛，血海盈；肾为先天之本，肾气健固，封藏有司，则月事来止有期，经量适度。若脾虚而失摄，肾虚失封，则冲脉不固，遂致血崩或月经过多。气血不足，脾肾亏虚，故面色㿠白、心悸气短、神疲乏力、腰膝酸软、舌淡、脉微弱。治宜固摄冲任，益气健脾。

【方解】 本方是为脾肾两虚，冲脉不固，脾失统摄之崩漏而设。张锡纯云："然当其血大下之后，血脱而气亦随之下脱。"（《医学衷中参西录》）故方中重用白术、黄芪补气健脾为君，俟脾气健旺则统摄有权。肝司血海，肾主冲任，故以山茱萸、生白芍补益肝肾，养血敛阴，二者酸收之性，共增君药补涩之力，是为臣药。煅龙骨、煅牡蛎、棕榈炭、五倍子收涩止血；在大队固涩药中，又配海螵蛸、茜草化瘀止血，使血止而无留瘀之弊，以上共为佐药。综合全方，补气固冲以治其本，收涩止血以治其标，共奏固崩止血之效。冲为血海，血崩则冲脉空虚，而本方有益气健脾，固冲摄血之功，故方以"固冲"名之。

【运用】

1．本方为治疗脾肾两虚，冲脉不固之血崩、月经过多的常用方。临床应用以月经量多、色淡质稀、腰膝酸软、舌淡、脉微弱为辨证要点。

2．若出血量多，兼肢冷汗出，脉微欲绝者，加重黄芪用量，或合用参附汤，意在益气回阳。

3．现代常用于功能性子宫出血、产后出血过多等证属脾肾两虚，冲脉不固者。

【方论选录】

冉先德："本方益气健脾，固冲摄血，治冲脉不固，脾气虚衰，不能摄血以致月经过多或血崩者。方中黄芪、白术益气健脾，以摄血；山萸、白芍养肝和营；煅龙牡、海螵蛸、棕榈炭、五倍子收涩止血；茜草活血祛瘀，使血止而无留瘀之弊。"（《历代名医良方注释·妇女类》）

【医案举例】

一妇人，年三十余。陡然下血，两日不止。及愚诊视，已昏愦不语，周身皆凉，其脉微弱而迟。知其气血将脱，而元阳亦脱也。遂急用此汤，去白芍，加野台参八钱，乌附子三钱。一剂血止，周身皆热，精神亦复。仍将白芍加入，再服一剂，以善其后。(《医学衷中参西录》上册)

按：本证因突然下血过多，气血大亏，其病身凉，脉微弱而迟，乃阳随阴亡之象，故用此汤去白芍之寒，加人参、附子益气回阳。血止后加入白芍不仅益肝养血，且防附子之燥伤阴血。意在扼气血元阳将脱之危，达益气回阳止血之目的，法随证变，故有立竿见影之效。

【方歌】

固冲山萸芪术芍，龙牡倍棕茜海螵，

益气健脾固冲脉，崩中漏下总能疗。

固 经 丸

《丹溪心法》

【组成】 黄柏炒，三钱(9g)　黄芩炒，一两(30g)　椿根皮七钱半(20g)　白芍炒，一两(30g)　龟板炙，一两(30g)　香附二钱半(7g)

【用法】 为末，酒糊丸，空心，温酒或白汤下五十丸。(现代用法：丸剂，每次6~9g，每日二次；汤剂，水煎服。)

【功用】 滋阴清热，固经止血。

【主治】 阴虚血热之崩漏。经血过多或过期不止或崩中漏下，血色深红或紫黑稠黏，手足心热，腰膝酸软，舌红，脉弦数。

【证治机理】 《素问·阴阳别论》曰："阴虚阳搏谓之崩。"本方主治之证由阴虚内热所致。肝肾阴虚，相火炽盛，迫血妄行，故经血过多，过期不止，血色深红或紫黑稠黏；阴虚火旺，则手足心热，腰膝酸软。治宜滋阴清热，固经止血。

【方解】 本方为阴虚内热之崩漏而设。方中重用龟板咸甘性平，滋养肝肾，潜阳制火。《丹溪心法》卷1曰："龟甲补阴，乃阴中之至阴也，"《神农本草经》卷1又云其"主漏下赤白"。白芍酸苦微寒，敛阴益血以养肝，与龟板合用，可收肝肾并补之功，共为君药。黄芩清热泻火以止血，《本草纲目》卷13谓其"主崩中下血"；黄柏泻火坚阴，既助黄芩清热，又助龟板降火，共为臣药。椿根皮苦涩而凉，固涩止血；香附辛苦微温，既理气调经，又防寒凉太过而止血留瘀，共为佐药。诸药合用，共奏滋阴清热，固经止血之功。

本方滋补阴血辅以苦寒清泄，意在壮水制火；且苦涩寒凉佐使辛温行散，功在涩而不滞。

本方与固冲汤均有固涩止血之功，可用于治疗月经过多，崩漏下血。但本方系由阴虚火旺，迫血妄行所致，功善滋阴清热，而收涩之功较弱；固冲汤系由脾肾两虚，冲脉不固所致，涩补并用，敛涩之力较强，兼以益气健脾。

【运用】

1. 本方治疗阴虚火旺，冲脉不固之月经过多或崩漏的常用方。临床应用以血色深红或紫黑稠黏，舌红，脉弦数为辨证要点。

2. 若内热不甚者，可减少黄芩、黄柏的用量，或去黄芩；出血日久者，酌加旱莲草、茜草炭、地榆炭等涩血止血。

3. 现代常用于功能性子宫出血、人流术后月经过多、慢性附件炎、盆腔炎等证属阴虚内热者。

【方论选录】

张秉成：“夫崩中一证，有因气虚，血不固而下陷者，有因热盛，血为热逼而妄行者，有因损伤肝脾、冲任之络，而血骤下者，当各因所病而治之。如此方中治火盛而崩者，则以黄芩清上，黄柏清下，龟板之潜阳，芍药之敛阴，椿皮之固脱。用香附者，以顺其气，气顺则血亦顺耳。”(《成方便读》卷4)

【方歌】

固经丸中龟芍君，芩柏椿根香附宁，

阴虚血迫经血多，滋阴清热能固经。

易 黄 汤

《傅青主女科》

【组成】 山药炒，一两（30g）　芡实炒，一两（30g）　黄柏盐水炒，二钱（6g）　车前子酒炒，一钱（3g）　白果碎，十枚（12g）

【用法】 水煎，连服四剂。（现代用法：水煎服。）

【功用】 补益脾肾，清热祛湿，收涩止带。

【主治】 脾肾虚弱，湿热带下。带下黏稠量多，色如浓茶汁，其气臭秽，舌红，苔黄腻。

【证治机理】 傅青主曰：“夫黄带乃任脉之湿热也……热邪存于下焦之间，则津液不能化精，而反化湿也。”(《傅青主女科》卷上) 肾与任脉相通，肾虚有热，损伤任脉，气不化津，津液反化为湿，循经下注；或脾失健运，水湿内停，蕴而生热，流注于下，均可致带下色黄、稠黏量多，其气臭秽等。治宜补益脾肾，清热利湿，收涩止带。

【方解】 本方为脾肾两虚，湿热带下而设。方中重用炒山药、炒芡实，意在补脾益肾，固精止带，《本草求真》卷2曰：“山药之阴，本有过于芡实，而芡实之涩更有甚于山药。” 傅青主又谓二药“专补任脉之虚”(《傅青主女科》卷上)，故对脾肾不足，任脉虚损，湿浊下注之带下颇宜，共为君药。白果甘苦涩，收涩止带，为臣药。黄柏清热燥湿，车前子清热利湿，均为佐药。五药合用，共奏补益脾肾，清热祛湿，收涩止带之功。

本方为补中有涩，涩中寓清，重在补涩，辅以清利。使脾肾得补，湿热得去，则带下自愈。

【运用】

1. 本方主治脾肾两虚，湿热带下证。临床应用以带下色黄，其气臭秽，舌苔黄腻为辨证要点。

2. 若湿重者，加土茯苓、薏苡仁、猪苓以淡渗利湿；热重时加蒲公英、地丁、败酱草以清热解毒；湿热俱甚者，加龙胆草、滑石等以清热祛湿。

3. 现代常用于宫颈炎、宫颈糜烂、阴道炎、慢性盆腔炎等证属脾肾两虚，见有湿热者。

【附方】

清带汤（《医学衷中参西录》） 生山药一两（30g） 生龙骨捣细，六钱（18g） 生牡蛎捣细，六钱（18g） 海螵蛸去净甲捣，四钱（12g） 茜草三钱（9g） 水煎服。功用：滋阴收涩，化瘀止带。主治：妇女赤白带下，绵绵不绝者。

本方与易黄汤皆治带下，均重用山药为君，但易黄汤配伍清热祛湿之黄柏、车前子，主治脾肾两虚，湿热下注之带下色黄者；清带汤配伍龙骨、牡蛎及海螵蛸、茜草固涩与化瘀之品，主治脾肾两虚，赤白带下，绵绵不绝者。

【方论选录】

傅青主："妇人有带下而色黄者，宛如黄茶浓汁，其气腥秽，所谓黄带是也。夫黄带乃任脉之湿热也……惟有热邪存于下焦之间，则津液不能化精而反化湿也……法宜补任脉之虚，而清肾火之炎，则庶几矣。……此方特治黄带方也，凡有带病者，均可治之，而治带下之黄者，功更奇也。盖山药、芡实专补任脉之虚，又能利水，加白果引入任脉之中，更为便捷，所以奏功之速也。至于用黄柏清肾中之火也，肾与任脉相通以相济，解肾中之火，即解任脉之热矣。"（《傅青主女科》卷上）

【方歌】

易黄白果与芡实，车前黄柏加薯蓣，

能消带下稠黏秽，补肾清热又祛湿。

小 结

固涩剂主治气、血、精、津耗散滑脱之证。共选正方11首，附方2首，按功效分为固表止汗、敛肺止咳、涩肠固脱、涩精止遗、固崩止带五类。

1．固表止汗 牡蛎散主以收敛止汗，兼以益气固表，敛阴潜阳，适宜于气虚不固，心阳不潜之自汗、盗汗者。

2．敛肺止咳 九仙散敛肺止咳力强，又能益气养阴化痰，适宜于肺虚气阴两伤之久咳不止，短气自汗等。

3．涩肠固脱 真人养脏汤、四神丸、桃花汤均能止泻固脱，适宜于脾肾虚寒泻痢日久，滑脱不止之证。但真人养脏汤长于健脾，固涩之力较强；四神丸偏于温肾，兼涩肠止泻，主治脾肾阳虚之五更泻；桃花汤是温涩并用，重在涩肠止血，主治虚寒之下痢脓血。

4．涩精止遗 金锁固精丸、桑螵蛸散、缩泉丸皆有涩精止遗之功，适宜于肾虚不固，封藏失司之遗精、遗尿等。但金锁固精丸功专补肾固精，主治肾虚精元不固之遗精、滑泄；桑螵蛸散偏重于调补心肾，补益气血，主治心肾不交，肾虚不摄之遗精、尿频、遗尿；缩泉丸旨在温肾缩尿，适宜于肾气不足，下元虚冷之遗尿、尿频。

5．固崩止带 固冲汤、固经丸均能固经止血，适用于月经过多，或崩漏下血。固冲汤功在益气健脾，固冲摄血，对于脾肾虚弱，冲脉不固之崩漏者为宜；固经丸偏重滋阴清热，对于阴虚内热之崩漏者为宜。易黄汤功在补益脾肾，清热祛湿，固涩止带，对于脾肾两虚，湿热带下者为宜。

第八章

安 神 剂

凡以安神药为主组成，具有安神定志作用，治疗神志不安病证的方剂，统称为安神剂。

神志不安，常表现为心悸怔忡、失眠健忘、烦躁惊狂等。心藏神、肝藏魂、肾藏志，故此类证候的发生主要责之于心、肝、肾三脏之阴阳偏盛偏衰，或其相互间功能失调。其基本病机为外受惊恐，神志不安；或郁怒所伤，肝郁化火，内扰心神；或思虑太过，暗耗阴血，心神失养。其临床表现以惊狂易怒，烦躁不安为主者，多属实证，遵"惊者平之"（《素问·至真要大论》）之旨，宜重镇安神；若临证表现以心悸健忘，虚烦失眠为主者，多属虚证，依"虚则补之"、"损者益之"（《素问·阴阳应象大论》）的治疗大法，治宜补养安神。故本章方剂分为重镇安神与补养安神两类。

安神剂虽有重镇安神与补养安神之分，但火热每多伤阴，阴虚易致阳亢，病机又多虚实夹杂，且互为因果，故组方配伍时，重镇安神与滋养安神又往往配合运用，以顾虚实。另外，导致神志不安的原因很多，病机亦较为复杂。安神剂主要适用于因情志内伤致脏腑偏盛偏衰，以神志不安为主要表现者。至于其他原因，如因火热而狂躁谵语者，治当清热泻火；因痰而癫狂者，则宜祛痰；因瘀而发狂者，又宜活血祛瘀；因阳明腑实而狂乱者，则应攻下；以虚损为主要表现而兼见神志不安者，又重在补益。诸如此类，应与有关章节互参。以求全面掌握，使方证相宜，不至以偏概全。

重镇安神剂多由金石、贝壳类药物组方，易伤胃气，不宜久服。脾胃虚弱者，宜配伍健脾和胃之品。此外，某些安神药，如朱砂等有一定的毒性，久服能引起慢性中毒，亦应注意。

第一节 重镇安神

重镇安神剂，适用于心肝阳亢，热扰心神证。症见心烦神乱，失眠多梦，惊悸怔忡，癫痫等。常用重镇安神药，如朱砂、磁石等为主组方，或配以清心泻火之品，或伍用滋阴养血之品。代表方如朱砂安神丸、桂枝甘草龙骨牡蛎汤、磁朱丸等。

朱砂安神丸

《内外伤辨惑论》

【组成】 朱砂另研，水飞为衣，五钱（1g） 甘草五钱五分（15g） 黄连去须净，酒洗，六钱（15g） 当归去芦，二钱五分（8g） 生地黄一钱五分（6g）

【用法】 上药除朱砂外，四味共为细末，汤浸蒸饼为丸，如黍米大，以朱砂为衣，每服十五丸或二十丸，津唾咽下，或温水、凉水少许送下亦得。（现代用法：上药研末，炼蜜为丸，每次 6～9g，临睡前温开水送服；亦可作汤剂，朱砂研细末冲服。）

【功用】 镇心安神，清热养血。

【主治】 心火亢盛，阴血不足证。心神烦乱，失眠多梦，惊悸怔忡，或胸中懊恼，舌尖红，脉细数。

【证治机理】 "心者，君主之官也，神明出焉。"（《素问·灵兰秘典论》）若五志过极，劳心太过，心火上炎，扰及心神，则心神烦乱，失眠多梦，惊悸怔忡，胸中懊恼；火热亢盛，灼伤阴血，心神失养，则神气失守而诸症益甚；舌尖红，脉细数等均为心火偏亢，阴血不足之征。是证实中夹虚，故治当重镇安神，清心泻火为主，兼以滋阴养血。

【方解】 本方主治为心火亢盛，灼伤阴血，心神失宁之证。方中朱砂甘寒质重，专入心经，寒能胜热，重可镇怯，故长于重镇安神，清泻心火，用为君药。黄连苦寒，助君药清心泻火以除烦热，为臣药。生地黄滋阴清热，当归补养心血，既可补其不足，又能制其亢阳，俱为佐药。甘草用量相对偏重，除调药和中外，意在防朱砂质重碍胃，用为佐使药。本方镇、清并举，泻中兼养，使心火降，阴血充，则心烦失眠，惊悸怔忡自除，故以"安神"名之。

【运用】

1. 本方是治疗心火亢盛，阴血不足而致神志失宁的常用方。临床应用以失眠，惊悸，舌红，脉细数为辨证要点。方中朱砂含硫化汞，不宜多服、久服，以防汞中毒。素体脾胃虚弱者慎用。

2. 若胸中烦热较甚者，可加山栀仁、莲子心以增强清心除烦之力；若兼惊恐者，宜加生龙骨、灵磁石以助镇惊安神之功；若失眠较著者，酌加酸枣仁、柏子仁以加强宁心安神之效。

3. 现代常用于神经衰弱所致的失眠、心悸、健忘及精神忧郁症引起的神志恍惚等证属心火偏亢，阴血不足者。

【附方】

生铁落饮（《医学心悟》） 天冬去心 麦冬去心 贝母各三钱（各 9g） 胆星 橘红 远志肉 石菖蒲 连翘 茯苓 茯神各一钱（各 3g） 元参 钩藤 丹参各一钱五分（各 5g） 辰砂三分（1g） 用生铁落，煎熬三炷线香，取此水煎药。功用：镇心安神，清热涤痰。主治：痰火上扰之癫狂。狂躁不安，喜怒无常，骂詈叫号，不避亲疏，舌红绛，苔黄腻，脉弦数等。

生铁落饮与朱砂安神丸均具有重镇安神之功，用于热扰心神，神志失宁之证。前方以镇心安神药与涤痰清热药配伍，使热清神宁，痰化窍开，适宜于痰热上扰之癫狂；后者以重镇安神药与清心滋养药并投，使心火降，阴血充，适宜于心火上炎，阴血不足之心悸失眠，心神烦乱等证。

【方论选录】

吴昆："是方也，朱砂之重，可使安神。黄连之苦，可使泻火。生地之凉，可使清热。当归之辛，可使养血。乃甘草者，一可以缓其炎炎之焰，一可以养气而生神也。"（《医方考》卷5)

叶仲坚："朱砂具光明之体，赤色通心，重能镇怯，寒能胜热，甘以生津，抑阴火之浮游，以养上焦之元气，为安神之第一品；心苦热，配黄连之苦寒，泻心热也，更佐甘草之甘以泻之；心主血，用当归之甘温，归心血也，更佐地黄之寒以补之。心血足，则肝得所藏而魂自安；心热解，则肺得其职而形自正也。"（罗美《古今名医方论》卷4引）

【医案举例】

一人因心高志大，所谋不遂，怔忡善忘，口淡舌燥，多汗，四肢疲软，发热，小便白浊。诸医以内伤不足，拟进茸、附。公视其脉，虚大而数，曰：此思虑过度，少阴君火行患耳。夫君火以明，相火以位，相火代君火行事也。相火一扰，能为百病，况少阴乎！用补中益气汤、朱砂安神丸，空心则进坎离丸，月逾而愈。（《医学入门》卷1）

按：本案患者因思虑过度耗伤阴血，阴不能制阳，君火亢盛，相火妄动，扰动心神，而见怔忡善忘，故以朱砂安神丸清热养血，镇心安神；同时兼见口淡，四肢疲软，脉虚大等气虚脾弱之象，故又合补中益气汤益气补脾，复中焦之职；再用坎离丸滋阴降火，交通心肾，则火熄神宁而愈。

【方歌】

朱砂安神东垣方，归连甘草合地黄，

怔忡不寐心烦乱，养阴清热可复康。

桂枝甘草龙骨牡蛎汤

《伤寒论》

【组成】 桂枝去皮，一两（9g）　甘草炙，二两（18g）　牡蛎熬，二两（18g）　龙骨二两（18g）

【用法】 上四味，以水五升，煮取二升半，去滓，温服八合，日三服。（现代用法：水煎服。）

【功用】 补益心阳，镇惊安神。

【主治】 心阳不足证。烦躁，心悸不安，神疲乏力，舌淡苔白，脉沉细。

【证治机理】 本方原治太阳病误用火疗、攻下及烧针等法，伤及心阳，神失温养，而致心悸不安，喜得温按，烦躁不宁。是证本为太阳伤寒，治当辛温解表之剂以发其汗，然误以火迫，"火气通于心，神被火迫而不守"（《伤寒贯珠集·太阳篇下》）；又复攻下，其阳益愈；再以温针劫汗，阳随汗泄，心阳失于潜敛，故见斯证；至于神疲乏力，舌淡苔白，脉沉细等亦阳气不足之征。治宜温补阳气，潜敛心阳，镇惊安神。

【方解】 本方治证以烦躁不安为主，故方中以质重沉降之牡蛎、龙骨，潜敛耗泄之心气，镇心安神而除烦躁，同为君药。心阳虚损，心神失养，故臣以辛甘性温之桂枝，温通心阳。炙甘草益气和中，与桂枝相伍辛甘化阳，以助温补心阳之效，甘草又可和中调药，防龙骨、牡蛎质重碍胃，兼有佐使之功。本方药简效专，温通中寓以补养，镇潜中寓以摄敛，使心阳得温，心气得收，心神宁谧，则心烦躁扰诸症可除。

【运用】

1. 本方为治疗心阳不足，神失温养所致心神不宁证之常用方。临床应用以烦躁心悸，舌淡脉沉为辨证要点。

2．若阳虚较甚，形寒肢冷者，加人参、附子以增益气助阳之力；若兼自汗，畏风者，加黄芪益气固表，白芍、生姜以养阴敛营。

3．现代常用于多种原因引起的心律失常（心动过速、心动过缓、过早搏动、病态窦房结综合征等）以及心功能不全、神经官能症之烦躁心悸等证属心阳不足，心神浮越而致者。

【附方】

珍珠母丸（又名真珠丸、真珠母丸《普济本事方》） 真珠母（未钻真珠也）研如粉同碾，三分（20g） 当归洗，去芦，薄切，焙干，后秤 熟干地黄酒洒，九蒸九曝，焙干，各一两半（各20g） 人参去芦 酸枣仁微炒，去皮，研 柏子仁研，各一两（各15g） 犀角（水牛角代）镑为细末 茯神去木 沉香 龙齿各半两（各10g） 上为细末，炼蜜为丸，如梧子大，辰砂为衣，每服四、五十丸（6g），金银薄荷煎汤送下，日午、夜卧服。亦可作汤剂。功用：镇心安神，平肝潜阳，滋阴养血。主治：心肝阳亢，阴血不足之不寐。入夜少寐，时而惊悸，头目眩晕，舌红，脉细弦。

本方与桂枝甘草龙骨牡蛎汤均具有镇心安神作用，治疗心神失宁之证。前方以镇心平肝药配伍养血滋阴药组成，适宜于心肝阳亢，阴血不足而致神志失宁，以惊悸失眠伴有头目眩晕，舌红脉细弦为特征；后方以重镇安神药配伍温补心阳药组成，适宜于心阳不足，神失温养而致神志失宁，以烦躁心悸伴有神疲乏力，舌淡脉沉细为特征。

【方论选录】

邵仙根："火逆、烧针、又复下之，三番误治，阴阳俱已虚竭。烦躁者，惊狂之渐也。心阳内伤，故用桂、甘以复心伤之气；龙、牡以安烦乱之神。"（《伤寒指掌》卷2）

【医案举例】

梁某，男，36岁。1964年6月1日初诊。病因大惊而起，日夜恐惧不安。晚上不敢独宿，即使有人陪伴，亦难安寐而时惊醒；白天不敢独行，即使有人陪伴，也触目多惊而畏缩不前。每逢可怕之事（即使并不可怕的事），即自发呆而身寒肢厥，拘急并引入阴筋，手足心出汗。发作过后，则矢气尿多，饮食减少，舌淡苔白，脉弦。投以桂枝汤去芍药加龙骨牡蛎等（桂枝12g、炙甘草24g、生姜9g、大枣6枚、生龙骨50g、生牡蛎50g、远志9g、桂圆肉100g、小麦100g），连服3剂，夜寐渐安，恐惧感明显减轻，发呆次数大减，可以独自外出行走，不再需人陪伴，但时当夏令，犹穿夹衣，自汗恶风。上方加入生黄芪15g，白芍9g，再进数剂而病获痊愈。（《伤寒论方医案选编·温补方》）

按：本案病起于大惊之后。惊则气乱，神不守舍，心无所主，故日夜恐惧不安，夜寐难安。诊其发时身寒肢厥，舌淡苔白，当属心阳不足，神志失宁之证，故予桂枝甘草龙骨牡蛎汤温补心阳，镇潜安神为主，再加桂圆肉、远志、小麦养心安神，生姜、大枣调和脾胃，药服3剂，即获佳效。二诊见其自汗恶风较著，又加黄芪、白芍以益气固表，敛阴和营。药证相应，数剂而愈。

【方歌】

桂枝甘草龙牡汤，四药相伍合成方，

伤寒误治成烦躁，温养心阳可复康。

磁朱丸（原名神曲丸）

《备急千金要方》

【组成】 磁石二两（60g）　光明砂一两（30g）　神曲四两（120g）

【用法】 三味末之，炼蜜为丸，如梧桐子大，饮服三丸，日三服。（现代用法：上药研末，炼蜜为丸，每服 6g，每日 2 次，温水送服。）

【功用】 重镇安神，交通心肾。

【主治】 心肾不交证。视物昏花，耳鸣耳聋，心悸失眠。亦治癫痫。

【证治机理】 本方原为治疗视物昏花之目疾而拟。目之能视，有赖于五脏六腑精气之濡养。《灵枢·大惑论》曰："五脏六腑之精气，皆上注于目而为之精。"若肾精不足，精气不能上行以荣于目，加之水不济火，心阳偏亢，虚阳上扰，则可致视物昏花；肾开窍于耳，肾精不足则耳鸣耳聋。后世医家又将本方拓展用于肾阴不足，水不济火，心阳偏亢，心肾不交而致的心悸失眠，以及癫痫等疾患。诸疾临床表现虽异，然肾精不足，水火失济之病机则同，故均当以益阴潜阳，交通心肾之法治之。

【方解】 本方治证以水不济火，心肾不交为主要病机，故方中以磁石入肾，益阴潜阳，镇慑心神，为君药。朱砂入心，重镇安神，清心定志，为臣药。君臣相合，能镇慑浮阳，交融水火，使心肾相交，精气得以上输，心火不致上扰，则神志归于安宁，耳目得以聪明。正如王又原所说："盖神水散大，缓则不收，赖镇坠之品疾收而吸引之，……其治耳鸣、耳聋等症，亦以镇坠之功，能制虚阳之上奔耳。"（罗美《古今名医方论》卷 4 引）重用神曲健胃和中，以助石药之运化，并可防其重镇伤胃，为佐药。炼蜜为丸，取其补中益胃，缓和药性。磁石、朱砂还可重镇安神，平肝潜阳，故又可治心肝阳亢，肝风上扰，心神失宁之癫痫，柯琴称本方为"治癫痫之圣剂"。

本方具益阴潜阳，平肝熄风，安神清心，交通心肾，聪耳明目诸多功用，药虽重坠，因配伍大剂神曲，又蜜制为丸，每服少量，故药力和缓，不碍胃气。

本方与朱砂安神丸均取朱砂等重镇安神之品，用治心悸失眠等症。朱砂安神丸配黄连、生地、当归，长于清心泻火，滋阴养血。主治心火亢盛，阴血不足之失眠、心悸；而本方则君以磁石，长于益阴潜阳，交通心肾，主治肾阴不足，心阳偏亢，心肾不交之心悸失眠、耳鸣，甚则癫狂之症。

【运用】

1．本方为重镇安神，交通心肾的常用方。临床应用以心悸失眠，耳鸣耳聋，视物昏花为辨证要点。方中磁石、朱砂均为重坠之品，用量不宜过重，且不宜久服。

2．若神志不清兼头晕目眩、目涩羞明者，可配合六味地黄丸同用，以增滋养肝肾之力；若癫痫痰多者，可加服胆南星、制半夏、天竺黄等以增熄风化痰之效。若兼口渴、舌红等阴虚火旺之象者，宜与知柏地黄丸等滋阴降火之剂配合使用。

3．现代常用于视网膜、视神经、玻璃体、晶状体病变和房水循环障碍以及神经衰弱、高血压病、癫痫等证属肾阴不足，心阳偏亢，心肾不交者。

【方论选录】

王又原："磁石直入肾经，收散失之神，性能引铁吸肺金之气归藏肾水。朱砂体阳而性阴，能纳浮游之火而安神明。水能鉴，火能烛，水火相济，而光华不四射欤？然目受脏腑之精，精资于谷，神曲能消化五谷，则精易成矣。盖神水散大，缓则不收，赖镇坠之品疾收而吸引之，故为急救之剂也。其治耳鸣、耳聋等症，亦以镇坠之功，能制虚阳之上奔耳。"（罗美《古今名医方论》卷4引）

张锡纯："磁朱丸方，乃《千金方》中治目光昏耗，神水宽大之圣方也。李濒湖解曰：磁石入肾，镇养真阴，使肾水不外移。朱砂入心，镇养心血，使邪火不上侵。佐以神曲消化滞气，温养脾胃生发之气……然从前但知眼疾而不知治痫风。至柯韵伯称此方治痫风如神，而愚试之果验。然不若加赭石、半夏之尤为效验也。"（《医学衷中参西录》上册）

【医案举例】

某，卫气行于阳则寤，行于阴则寐。寐少寤多，卫之气偏于阳分，不入于阴，阴虚不能恋阳，阳不下潜。舍补阴别无他法。黑归脾汤加龟板、制半夏、秫米，另服磁朱丸。（《张聿青医案》卷14）

按：本案所治不寐乃因肾阴不足，阴不涵阳，心阳上亢所致，故治疗之法以黑归脾汤加龟板滋补肝肾，益气养血以培本；以磁朱丸重镇潜阳安神以治标，再合半夏秫米汤调和阴阳，令水火既济，阴阳交泰而寐自安。

【方歌】

磁朱丸中有神曲，安神潜阳治目疾，
心悸失眠皆可用，癫狂痫证服之宜。

第二节　补养安神

补养安神剂，适用于阴血不足，心神失养证。症见虚烦不眠，心悸怔忡，健忘多梦等。常以补养安神药如酸枣仁、柏子仁、五味子、茯神、远志、小麦等为主，配伍滋阴养血药如生地、当归、麦冬等组成方剂。代表方如养心汤、酸枣仁汤、甘麦大枣汤等。

天王补心丹

《摄生秘剖》

【组成】　酸枣仁　柏子仁炒　当归身酒洗　天门冬去心　麦门冬去心，各二两（各9g）生地黄酒洗，四两（12g）人参去芦　丹参微炒　玄参　白茯苓去皮　五味子烘　远志去心，炒　桔梗各五钱（各5g）

【用法】　上药为末，炼蜜丸如梧子大，朱砂用三五钱为衣，空心白滚汤下三钱，或圆眼汤俱佳。忌胡荽、大蒜、萝卜、鱼腥、烧酒。（现代用法：上药共为细末，炼蜜为小丸，用朱砂水飞9~15g为衣，每服6~9g，温开水送下，或用桂圆肉煎汤送服；亦可改为汤剂。）

【功用】　滋阴养血，补心安神。

【主治】阴虚血少，神志不安证。心悸怔忡，虚烦失眠，神疲健忘，或梦遗，手足心热，口舌生疮，大便干结，舌红少苔，脉细数。

【证治机理】本方证多由思虑太过，暗耗阴血，使心肾两亏，阴虚血少，虚火内扰所致。《素问·灵兰秘典论》曰："心者，君主之官也，神明出焉。"阴虚血少，心失所养，故心悸失眠、神疲健忘；阴虚生内热，虚火内扰，则手足心热、虚烦、遗精、口舌生疮；舌红少苔，脉细数是阴虚内热之征。治当滋阴清热，养血安神。

【方解】方中重用甘寒之生地黄，滋阴养血，清虚热为君药。天冬、麦冬滋阴清热，酸枣仁、柏子仁养心安神，当归补心血，共助生地滋阴补血，以养心安神，俱为臣药。人参补气，使气旺而阴血自生，以宁心神；五味子酸收敛阴，以养心神；茯苓、远志养心安神，交通心肾；玄参滋阴降火，以制虚火上炎；丹参养心血而活血，可使诸药补而不滞；朱砂镇心安神，兼治其标，共为佐药。桔梗为舟楫，载药上行以使药力上入心经，为使药。本方配伍，滋阴补血，养心安神，标本兼治，重在治本；心肾两顾，重在补心，共奏滋阴养血，补心安神之功。

【运用】

1．本方为滋补心阴的主要方剂。临床应用以心悸失眠，手足心热，舌红少苔，脉细数为辨证要点。方中滋阴药较多，脾胃虚弱、食少便溏者慎用。

2．失眠重者，可酌加龙骨、磁石以重镇安神；心悸怔忡甚者，可酌加龙眼肉、夜交藤以增强养心安神之功；遗精者，可酌加金樱子、煅牡蛎以固肾涩精。

3．现代常用于神经衰弱、冠心病、精神分裂症、甲状腺功能亢进等所致失眠、心悸以及复发性口疮等证属心肾阴虚血少者。

【附方】

1．柏子养心丸（《体仁汇编》） 柏子仁四两（12g） 枸杞子三两（9g） 麦门冬 当归 石菖蒲 茯神各一两（各5g） 玄参 熟地黄各二两（各6g） 甘草五钱（5g） 蜜丸，梧桐子大，每服四五十丸（9g）。功用：养心安神，滋阴补肾。主治：阴血亏虚，心肾失调之精神恍惚，惊悸怔忡，夜寐多梦，健忘盗汗，舌红少苔，脉细而数。

2．孔圣枕中丹（原名孔子大圣知枕中方《备急千金要方》） 龟甲 龙骨 远志 菖蒲各等分治下筛，酒服，方寸匕（3g），日三，常服令人大聪（翼云食后水服）。功用：补肾宁心，益智安神。主治：心肾不交之健忘失眠，心神不安，或头目眩晕，舌红苔薄白，脉细弦。

天王补心丹、柏子养心丸、孔圣枕中丹同治阴血亏虚之虚烦不眠。但天王补心丹以滋阴养血药与补心安神药相配，生地用量独重，且与二冬、玄参为伍，滋阴清热力较强，故主治阴虚内热为主的心神不安；柏子养心丸以补肾滋阴药与养心安神药相伍，用柏子仁与枸杞子，滋阴清热力较逊，故主治心肾两虚而内热较轻者；孔圣枕中丹则以滋阴潜阳、宁神益智之龟板、龙骨与交通心肾之远志、石菖蒲相伍，故主治心肾不交之健忘、失眠等。

【方论选录】

柯韵伯："心者主火，而所以主者神也。神衰则火为患，故补心者必清其火而神始安。补心丹用生地黄为君者，取其下足少阴以滋水主，水盛可以伏火。此非补心之阳，补心之神耳！凡果核之有仁，犹心之有神也。清气无如柏子仁，补血无如酸枣仁，其神存耳！参、苓之甘以补心气，五味之酸以收心气，二冬之寒以清气分之火，心气和而神自归矣。当归之甘以生心血，玄参之咸以补心血，丹参之寒以清血中之火，心血足而神自藏矣；更假桔梗为舟楫，远志为向导，和诸药入心而安神明。以此养生则寿，何有健忘、怔忡、津液干涸、舌上生疮、大便不利之虞哉？"（罗美《古今名医方论》卷4引）

【方歌】

补心丹用柏枣仁，二冬生地当归身，

三参桔梗朱砂味，远志茯苓共养神。

养 心 汤

《仁斋直指方论》

【组成】 黄芪炙 白茯苓 茯神 半夏曲 当归 川芎各半两（各15g） 远志取肉，姜汁淹，焙 辣桂（即肉桂） 柏子仁 酸枣仁浸，去皮，隔纸炒香 北五味子 人参各一分（各8g） 甘草炙，四钱（12g）

【用法】 上粗末，每服三钱，姜五片、大枣二枚，煎，食前服。（现代用法：为丸，每服9g；或加生姜5片、大枣2枚，水煎服。）

【功用】 补益气血，养心安神。

【主治】 气血不足，心神不宁证。神思恍惚，心悸易惊，失眠健忘，舌淡脉细。

【证治机理】 心藏神，赖血以濡之；气生血，赖脾以化之。若忧思过度，劳伤心脾，气血暗耗，心神失养，则可见神思恍惚，心悸易惊，失眠健忘等神志不安之症；舌质淡白，脉来细弱，亦气血不足之象。诸症皆由气血两虚，心神失养而起。治宜养心安神，益气补血。

【方解】 本方是为气血不足，心神失养，神志不安之证而设。方中以黄芪、人参为君，补脾益气。臣以当归补血养心，与黄芪、人参配伍，以培气血不足之本；茯神、茯苓养心安神，以治神志不宁之标。佐以酸枣仁、柏子仁、远志、五味子补心安神定悸，半夏曲和胃消食，配黄芪、人参补脾和中，以资气血生化之源；肉桂引火归原，并可鼓舞气血生长而增本方温养之效；川芎调肝和血，且使诸药补而不滞；煎加生姜、大枣，更增和中益脾，调和气血之功。甘草调和诸药，且与参、芪为伍，以增益气之功，用为佐使。诸药配伍，气血并补，标本兼治，重在养心安神，故以"养心"名方。

本方与归脾汤均治气血不足之心悸、失眠等症。但归脾汤补益心脾气血之功为著，用于心脾气血两虚及脾不统血之证；而本方以宁心安神为要，但治气血不足，心神不宁之神思恍惚，心悸失眠之症。

【运用】

1. 本方为治疗气血不足，心神失养，神志不安证候的代表方。临床应用以神思恍惚，心悸易惊，失眠健忘，舌淡脉细为辨证要点。

2. 若兼心烦口渴，手足心热者，可加生地、麦冬、枸杞子等以增强滋阴养血之力；若善悲欲哭，忧愁抑郁者，可加合欢皮、白芍、郁金等以柔肝解郁。

3. 现代常用于冠心病心绞痛、病毒性心肌炎、各种心律失常所致心悸、怔忡、失眠证属气血不足，心神失养者。

【附方】

定志小丸（《备急千金要方》）　人参　茯苓各三两（各9g）　菖蒲　远志各二两（各6g）　上四味，为末，蜜丸饮服如梧子大七丸（3g），日三服。功用：安神定志，益气补心。主治：心胆虚怯，神情恍惚，心神不安，惊悸健忘，噩梦纷纭，心怵善恐，或发狂眩。

养心汤、定志小丸均有养心安神之功，可治疗心悸失眠健忘等因气血阴精不足之心神失养者。其中养心汤重在益气养血，适宜于气虚血少，心失所养之证；定志小丸重在补气安神，适宜于心胆气虚，易惊善恐之证。

【方论选录】

汪昂："此手少阴药也。人参、黄芪以补心气，川芎、当归以养心血，二茯、远志、柏仁、酸枣以泄心热而宁心神，五味收神气之散越，半夏去扰心之痰涎，甘草补土以培心子，赤桂引药以入心经，润以滋之，温以补之，酸以敛之，香以舒之，则心得其养矣。"（《医方集解·理血之剂》）

【医案举例】

龚子才治一童子，因用心过度，少寐惊悸，怔忡恶寒，先用补中益气汤加茯苓、枣仁、远志，恶寒渐止。又用加味归脾汤，惊悸稍安，再用养心汤而安。（《续名医类案》卷21）

按：本案患者之惊悸少寐为劳心过度，气血不足，心神失养所致，与养心汤所治病证之病因病机相吻合。因患者气虚较甚，故先以补中益气汤益气补中，以充后天之本；再以归脾汤、养心汤补心安神，标本兼治而愈。

【方歌】

养心汤用草芪参，二茯芎归柏子寻，

夏曲远志兼桂味，再加酸枣总宁心。

酸 枣 仁 汤

《金匮要略》

【组成】　酸枣仁二升（15g）　甘草一两（3g）　知母二两（6g）　茯苓二两（6g）　芎䓖（川芎）二两（6g）

【用法】　上五味，以水八升，煮酸枣仁，得六升，内诸药，煮取三升，分温三服。（现代用法：水煎服。）

【功用】　养血安神，清热除烦。

【主治】　肝血不足，虚热内扰证。虚烦失眠，心悸不安，头目眩晕，咽干口燥，舌红，脉弦细。

【证治机理】　肝藏血，血舍魂。若肝血不足，心失所养，魂不守舍，加之虚热内扰，则虚烦不寐，惊悸不安；头目眩晕，咽干口燥，舌红，脉弦细等皆血虚肝旺之征。故治宜养血安神，清热除烦之法。

【方解】　本方是为肝血不足，虚热内扰，神志不宁之证而设。方中重用酸枣仁为君，以其甘酸质润，入心、肝经，养血补肝，宁心安神。茯苓宁心安神；知母滋阴润燥，清热除烦，同为臣药。佐以川芎之辛散，调肝血而疏肝气，与酸枣仁相伍，寓散于收，补中有行，共奏养血调肝之功。甘草和中缓急，调和诸药，为使药。综合全方共奏养血安神，清热除烦之功。

本方与天王补心丹均具滋阴养血安神之功，用治阴血不足，虚热内扰之虚烦失眠证。但天王补心丹重用生地黄，并与二冬、玄参等滋阴清热为伍，主治心肾阴亏血少，虚火内扰之证；而本方重用酸枣仁，与茯苓、川芎为伍，养肝血宁心神，主治肝血不足之证。

【运用】

1．本方是治心肝血虚而致虚烦失眠之常用方。临床应用以虚烦失眠，咽干口燥，舌红，脉弦细为辨证要点。

2．若血虚甚而头目眩晕较著，且面色少华者，加当归、白芍、枸杞子增强养血补肝之功；若虚火较甚而咽干口燥者，酌加麦冬、生地黄以养阴清热；若寐而易惊，可加龙齿、珍珠母以镇惊安神；若兼见盗汗，宜加五味子、煅牡蛎等以敛汗宁心。

3．现代常用于神经衰弱、心脏神经官能症、更年期综合征等证属心肝血虚，虚热内扰者。

【方论选录】

张璐："虚烦者，肝虚而火气乘之也，故特取枣仁以安肝胆为主，略加芎䓖调血以养肝，茯苓、甘草培土以荣木，知母降火以除烦，此平调土木之剂也。"(《张氏医通》卷2)

【医案举例】

某三三，寤不成寐，食不甘味，尫羸，脉细数涩。阴液内耗，厥阳外越，化火化风，燔燥煽动。此属阴损，最不易治。姑与仲景酸枣仁汤。(《临证指南医案》卷6)

按：本案患者症见体虚瘦弱，脉细数而涩，乃阴血内亏，虚热内扰之象，故以酸枣仁汤养血安神，清热除烦。

【方歌】

酸枣仁汤治失眠，川芎知草茯苓煎，

养血除烦清虚热，安然入睡梦乡甜。

甘麦大枣汤

《金匮要略》

【组成】 甘草三两（9g） 小麦一升（15g） 大枣十枚（10枚）

【用法】 上三味，以水六升，煮取三升，温分三服。(现代用法：水煎服。)

【功用】 养心安神，和中缓急。

【主治】 脏躁。精神恍惚，常悲伤欲哭，不能自主，心中烦乱，睡眠不安，甚则言行失常，呵欠频作，舌淡红苔少，脉细略数。

【证治机理】 脏躁多由思虑悲哀过度，耗伤阴血，心肝失养，神魂不安所致，即如《灵枢·本神篇》所谓"心怵惕思虑则伤神"。神不守舍，则精神恍惚，睡眠不安，心中烦乱；肝失所养，气郁不舒，疏泄失常，则悲伤欲哭，不能自主，言行失常；呵欠频作乃阴血不足，阴不配阳，上下相引而致；舌质淡红，脉来细数，亦心肝阴血不足之征。故治宜养心安神，柔肝缓急，益阴除烦，和中补虚。

【方解】 本方是为心阴不足，肝气失和，心神失宁之证而设。《灵枢·五味篇》曰："心病者，宜食麦。"故重用小麦，取其甘凉之性，补心养肝，益阴除烦，宁心安神，为君药。甘草甘平，补养心气，和中缓急，为臣药。大枣甘温质润，益气和中，润燥缓急，为佐药。方中三药配伍，共奏养心安神，和中缓急之功。且用药甘平质润，颇合《素问·脏气法时论》"肝苦急，急食甘以缓之"之旨。

【运用】

1．本方为治脏躁的代表方。临床应用以精神恍惚，悲伤欲哭为辨证要点。

2．若心阴虚较甚而见心烦失眠较甚，且舌红少苔者，可加柏子仁、百合，以增滋阴补血，养心安神之效；若肝血虚甚，兼见头晕目眩，脉弦者，可加酸枣仁、当归、白芍等，以助补养肝血，柔肝缓急之功。

3．现代常用于神经官能症、癔症、抑郁症、更年期综合征等见有脏躁特征而证属心阴不足，肝气失和者。

【方论选录】

王子接："小麦，苦谷也。《经》言心病宜食麦者，以苦补之也。心系急则悲，甘草、大枣甘以缓其急也，缓急则云泻心。然立方之义，苦生甘是生法，而非制法，故仍属补心。"（《绛雪园古方选注》卷下）

【医案举例】

邓某，女，32岁，萍乡人。头昏冒，喜欠伸，精神恍惚，时悲时喜，自哭自笑，默默不欲饮食，心烦失眠，怔忡惊悸，多梦纷纭，喜居暗室，颜面潮红，舌苔薄白，脉象弦滑。子脏血虚，受风化热，虚热相搏，扰乱神明。拟养心缓肝法，宗《金匮》甘麦大枣汤与百合地黄汤加减主之。粉甘草六钱（18g），淮小麦四两（120g），大红枣十枚，炒枣仁五钱（15g），野百合二两（60g），生牡蛎一两（30g），煎服，日服二次。数剂见效，二十剂痊愈。（《蒲园医案·妇儿科》）

按：本案症见精神恍惚，哭笑无常，脏躁诸症俱现，且颜面潮红，乃阴血不足，虚阳偏亢之象。故以甘麦大枣汤加百合养心益阴，枣仁养血安神，生牡蛎镇潜心阳，既助补心安神之功，又增潜阳除烦之效。方证合辙，故收良效。

【方歌】

金匮甘麦大枣汤，妇人脏躁喜悲伤，

精神恍惚常欲哭，养心安神效力彰。

小　结

安神剂共选正方7首，附方5首。按其功用分为重镇安神和补养安神两类。

1．重镇安神 朱砂安神丸、桂枝甘草龙骨牡蛎汤及磁朱丸均有重镇安神之功，皆可治疗惊悸、多梦、不眠等症。其中，朱砂安神丸长于清心泻火，并兼滋阴养血之功，适宜于心火偏亢，灼伤阴血而致之失眠、心悸；桂枝甘草龙骨牡蛎汤偏于温补心阳，镇潜安神，适宜于心阳不足，心神浮越之心悸、烦躁；磁朱丸重在镇心安神，交通心肾，适用于肾水不足，心阳偏亢，心肾不交所致失眠、耳聋、视物昏花等证。

2. 补养安神 天王补心丹、养心汤及酸枣仁汤均有养心安神，滋阴补血之功，可治疗阴血不足，心神失养所致之心悸怔忡、虚烦失眠等。其中天王补心丹滋补心肾，养阴之力优，适宜于心肾阴虚，心神失养之心悸、失眠；养心汤益气补血之功著，适宜于气虚血少，心神失养而致心悸、怔忡之证；酸枣仁汤养血调肝之效佳，兼可清热除烦，适宜于肝血不足，虚热内扰所致虚烦失眠。甘麦大枣汤甘润平补，长于养心调肝，和中缓急，为治疗心阴不足，肝气失和所致脏躁的代表方。

第九章

开 窍 剂

凡以芳香开窍药为主组成，具有开窍醒神功用，用以治疗神昏窍闭之证的方剂，统称开窍剂。

神昏窍闭之证，多由邪气壅盛，蒙蔽心窍所致。按其感邪和临床表现不同，有热闭和寒闭之分。热闭由温邪热毒内陷心包所致，治宜清热开窍，简称凉开；寒闭由寒湿痰浊之邪或秽浊之气蒙蔽心窍所致，治宜温通开窍，简称温开。因此，本类方剂分凉开和温开两类。

应用开窍剂，首先当辨明病症的虚实，即脱证与闭证。若神昏而症见口噤不开，两手握固，脉象有力的闭证，可选用开窍剂；对于遗尿，手撒，口开目合，汗出肢冷，脉微的脱证，即使神昏，也不宜使用本类方剂。其次，还应辨清闭证之属寒属热，而正确运用凉开或温开。对于表证未解，热盛神昏，治宜解表透热为主。若阳明腑实证而见神昏谵语者，治宜寒下。至于阳明腑实而兼邪陷心包，应根据病情的轻重缓急，在治疗上可先予开窍，或先投寒下，或开窍与攻下同用，才能切合病情。再者，开窍之品，大多辛散走窜，只可暂用，宜中病即止。此外，麝香、冰片诸药，有碍胎元，孕妇慎用。开窍剂多制成丸、散剂应用，不宜加热煎煮，以免影响药效。

第一节 凉 开

凉开剂，适用于温邪热毒内陷心包所致的热闭证。症见高热烦躁，神昏谵语，甚或痉、厥等。其他如中风、痰厥以及感触秽恶之气，卒然昏倒，不省人事，而见热象者，亦可选用，常用芳香开窍药如麝香、冰片等配伍清心解毒药，如牛黄、水牛角等组成方剂；代表方如安宫牛黄丸、紫雪、至宝丹等。

安宫牛黄丸（牛黄丸）

《温病条辨》

【组成】 牛黄一两（30g） 郁金一两（30g） 犀角（现用水牛角代）一两（30g） 黄连一两（30g） 朱砂一两（30g） 梅片二钱五分（7.5g） 麝香二钱五分（7.5g） 真珠五钱（15g） 山栀一两（30g） 雄黄一两（30g） 黄芩一两（30g）

【用法】 上为极细末，炼老蜜为丸，每丸一钱（3g），金箔为衣，蜡护。脉虚者人参汤下，脉实者银花、薄荷汤下，每服一丸。大人病重体实者，日再服，甚至日三服；小儿服半丸，不知，再服半丸。（现代用法：口服，1次1丸，小儿3岁以内1次1/4丸，4～6岁一次1/2丸，一日1～3次。昏迷不能口服者，可鼻饲给药。）

【功用】 清热解毒，豁痰开窍。

【主治】 邪热内陷心包证。高热烦躁，神昏谵语，口干舌燥，或舌謇肢厥，舌红或绛，脉数。亦治中风昏迷，小儿惊厥，属邪热内闭者。

【证治机理】 本方证因邪热内陷心包所致。热邪炽盛，内陷心包，扰及神明，故高热烦躁，神昏谵语；里热炽盛，灼津炼液，故多见口干舌燥等津伤之证。张秉成曰："温邪内陷之证，必有黏腻秽浊之气留恋于膈间。"（《成方便读》卷 3）痰浊上蒙清窍，势必加重神昏谵语。舌为心之苗，痰热闭窍，则舌謇不语；热闭心包，热深厥亦深，故可见手足厥冷之热厥。中风痰热昏迷，小儿高热惊厥，亦属热闭之证。治宜清解热毒，豁痰开窍。

【方解】 本方为温热之邪内陷心包，痰热蒙蔽心窍之证而设。方中牛黄味苦性凉，其气清芳，既能清心解毒，又善豁痰开窍，张秉成谓："牛黄芳香，气清之品，轻灵之物，直入心包，辟邪而解秽。"（《成方便读》卷 3）麝香芳香走窜，通达十二经，善通全身诸窍，为开窍醒神之要药，《本草纲目》卷 51 言："盖麝香走窜，能通诸窍之不利，开经络之壅遏，若诸风、诸气、诸血、诸痛、惊痫、癥瘕诸病，经络壅闭，孔窍不利者，安得不用为引导以开之、通之耶？"牛黄、麝香配伍，清心开窍芳香辟秽，共为君药。犀角（现用水牛角代）咸寒，能清心凉血解毒；冰片芳香走窜，善通诸窍，兼散郁火；珍珠擅清心肝之热，又能镇惊坠痰共为臣药。佐以黄连、黄芩、栀子三药苦寒清热，泻火解毒；郁金芳香宣达，行气解郁；雄黄劫痰解毒；朱砂镇心安神，兼能凉心；金箔镇心安神，共为佐药。蜂蜜和胃调中，为使药。诸药合用，共奏清心解毒，豁痰开窍之功。

本方清心解毒与芳香开窍之品同用，意在"使邪火随诸香一齐俱散也。"（《温病条辨》卷 1）因本方擅清心包之热邪，又以牛黄为君药，使热邪得清，心神得安，使心主安居于心之宫城，故名"安宫牛黄丸"。

原方后云："脉虚者人参汤下；脉实者银花、薄荷汤下。"前者取人参补气，以助其扶正开窍；后者用银花、薄荷，以助其清热解毒。

【运用】

1．本方为清热开窍的代表方。临床应用以神昏谵语，高热烦躁，舌红或绛，脉数为辨证要点。凡属热邪内陷心包或痰热蒙蔽清窍者，均可运用，但不宜过服、久服。孕妇慎用。

2．邪闭心包，神昏舌短，兼见大便不通者用"安宫牛黄丸二丸，化开，调生大黄末三钱，先服一半，不知再服"，此即牛黄承气汤。

3．现代常用于乙型脑炎、流行性脑脊髓膜炎、病毒性脑炎、脑血管意外、颅脑损伤意识障碍、癫痫、肺性脑病、肝性脑病、中毒性痢疾、尿毒症、败血症等证属痰热内闭者。

【附方】

牛黄清心丸（又名万氏牛黄清心丸、万氏牛黄丸《痘疹世医心法》） 辰砂一钱半（4g） 黄连生，五钱（15g） 黄芩 山栀仁各三钱（各 9g） 郁金二钱（6g） 牛黄二分半（1g） 共研细末，腊雪调面糊丸，如黍米大。每服七八丸（3g），灯心汤下。功用：清热解毒，开窍安神。主治：温热之邪，内陷心包，身热，神昏谵语，烦躁不安以及小儿高热惊厥，中风窍闭属热闭心包者。

本方与安宫牛黄丸同属凉开剂，均有清心开窍的作用，可用于热陷心包之神昏谵语，小儿急惊等证。但本方的清心开窍之力较逊，适用于热闭神昏之轻证。而安宫牛黄丸是牛黄清心丸的加味方，其清热解毒及芳香开窍之功较著，常作为温热之邪内陷心包，痰热蒙蔽清窍重证的急救之品。

【方论选录】

吴瑭："此芳香化秽浊而利诸窍，咸寒保肾水而安心体，苦寒通火腑而泻心用之方也。牛黄得日月之精，通心主之神。犀角主治百毒，邪鬼瘴气。真珠得太阴之精，而通神明，合犀角补水救火。郁金草之香，梅片木之香，雄黄石之香，麝香乃精血之香，合四香以为用，使闭固之邪热温毒深在厥阴之分者，一齐从内透出，而邪秽自消，神明可复也。黄连泻心火，栀子泻心与三焦之火，黄芩泻胆、肺之火，使邪火随诸香一齐俱散也。朱砂补心体，泻心用，合金箔坠痰而镇固，再合真珠、犀角为督战之主帅也。"（《温病条辨》卷1）

【医案举例】

官某，五十岁。辛酉年八月染疫，前医叠次攻下而无效。初起恶寒头痛，四肢酸痛，叠经误治，遂致舌胀满口，不能言语，昏不识人，呼之不应，小便自遗，便闭，旬余大小腹胀，按之板硬，六脉洪大，齿垢紫如干漆，脉症合参，此极重之温疫昏厥也。医者不明病源，发表数次，大耗其液，温补药多，更助其火，火炽液伤，上蒸心脑，下烁肠胃，病之所以酿成坏象也。治当汤丸并进。生石膏研细，八两，真犀角四钱，小川连四钱，黄芩四钱，青连翘三钱，元参一两，鲜生地一两，知母八钱，丹皮三钱，赤芍三钱，焦栀子三钱，生绿豆二两，鲜竹叶五钱，令其先用利便糖衣丸五粒，接服蓖麻油一两，服后约一时许，大便自下，大小腹俱软，速进汤药两剂头煎，调服安宫牛黄丸二颗。次诊：六脉和而略大，齿垢净尽，舌尚干，能言语，惟昏谵未净除，是余热未清，原方减其用量，再进两服，间服安宫牛黄丸一颗，汤药调服。三诊：六脉和平，舌苔退而微干，时有错语，仿增液汤意，令其连进两剂，间用万氏牛黄丸一颗，汤药调下。八日即能坐起，旬余胃健而愈。（《重印全国名医验案类编·传染病案》）

按：本案病染瘟疫，屡因误治，酿成坏象，以致液伤火炽，气血两燔，热陷心包，上蒸心脑，下烁肠胃。治以安宫牛黄丸和清瘟败毒饮加减，且中西并进，以西法通腑，意在釜底抽薪。何廉臣赞其"清娇雄健，卓尔不群，真胆识健全之验案也。"

【方歌】

安宫牛黄开窍方，芩连栀郁朱雄黄，
犀角真珠冰麝箔，热闭心包功用良。

紫　雪

《苏恭方》，录自《外台秘要》

【组成】　黄金百两（3000g）　寒水石三斤（1500g）　石膏三斤（1500g）　磁石三斤（1500g）滑石三斤（1500g）　玄参一斤（500g）　羚羊角屑，五两（150g），　犀角屑（现用水牛角代），五两（150g）　升麻一升（250g）　沉香五两（150g）　青木香五两（150g）　丁子香一两（30g）　甘草炙，八两（240g）

【用法】　上十三味，以水一斛，先煮五种金石药，得四斗，去滓后内八物，煮取一斗五升，去滓，取消石四升（1000g），芒硝亦可，用朴硝精者十斤（5000g）投汁中，微炭上煎，柳木箆搅，勿住手，有七升，投在木盆中，半日欲凝，内研朱砂三两（90g），细研麝香五分（1.5g），内中搅调，寒之二日，成霜雪紫色。患者强壮者一服二分，当利热毒；老弱人或热毒微者，一服一分，以意节之。（现代用法：口服，每次1.5~3g，一日2次。周岁小儿每次0.3g，每增1岁，递增0.3g，每日1次。5岁以上小儿遵医嘱，酌情服用。）

【功用】 清热开窍，熄风止痉。

【主治】 热闭心包热盛动风证。高热烦躁，神昏谵语，痉厥，口渴，唇焦，尿赤便秘，舌红绛，苔干黄，脉数有力或弦数；以及小儿热盛惊厥。

【证治机理】 本方证因热邪炽盛，内陷心包，热盛动风所致。心主神明，为君主之官，若温热之邪，内陷心包，侵扰心神，必然影响神明，导致神志异常，轻者烦躁不安，重则神昏谵语；邪热炽盛，充斥内外，以致高热；热盛伤津，则口渴唇焦，尿赤便秘；热盛扰动肝风，风火相煽，则为痉厥。小儿热盛痉厥，亦为邪热内陷心包，引动肝风而致。治当清热开窍，熄风止痉为法。

【方解】 本方为热邪炽盛，内陷心包，引动肝风之证而设。方中犀角（水牛角代）咸寒，主清心、肝经火热，善透包络之邪热；羚羊角咸寒，长于凉肝熄风，为惊狂抽搐专药；麝香芳香开窍醒神，三药配伍，清热开窍熄风，针对高热、神昏、痉厥而设，共为君药。臣以生石膏、寒水石辛而大寒，清热泻火，除烦止渴；滑石甘淡而寒，清热利窍，引热下行，三石并用，清泄气分大热；黄金重镇，有镇心安神，平肝熄风，解毒之效；硝石、芒硝泻热通便，即原著所谓"服后当利热毒"，正如张寿颐所谓："重用二硝，则通地道，泄热下行，尤为釜底抽薪要诀，凡气火甚盛，有升无降诸证，尤为相宜。"（《阎氏小儿方论笺正》卷下）玄参滋阴清热凉血；升麻清热解毒透邪。佐入青木香、丁香、沉香辛温芳香，行气通窍，与麝香配伍，增强开窍醒神之功；朱砂、磁石重镇安神，朱砂又能清心解毒，磁石又有潜镇肝阳之功。使以甘草调和诸药。综合全方，共奏清热开窍，熄风止痉之效。诚如徐大椿所言："此乃坠热通关之剂，为火壅猝厥之崇方。"（《徐大椿医书全集·杂病证治》卷1）

本方以金石重镇、甘咸寒凉与芳香开窍之品配伍，清热开窍，熄风止痉，而兼护阴液。由于本药呈"霜雪紫色"，且药性大寒犹如"霜雪"，故取"紫雪"之名。

本方原用黄金百两，与诸"石"先煎，虽有重镇之功，但是否必用品，尚待细究深研。或可以金箔及其廉价重镇之物代之。张寿颐诠释本方谓：方中"但犀、羚并用，在今日已是价值昂贵，而益之以黄金煎熬，贵而无裨实用，此乃方士之陋，惟以价重欺人，而不问其有用与否，亦是向来医药之一大弊。"（《阎氏小儿方论笺正》卷下）后人理当遵法明鉴。

【运用】

1. 本方为清热开窍镇痉的主要方剂。临床应用以高热烦躁，神昏谵语，痉厥，便秘，舌红绛苔干黄，脉数有力为辨证要点。脱证、虚证、小儿慢惊，非本方所宜，孕妇忌服。

2. 如伴见气阴两伤者，宜用生脉散煎汤送服本方，或与生脉注射液同用。如热入营血可配用犀角地黄汤。

3. 现代常用于流行性乙型脑炎、流行性脑脊髓膜炎、病毒性脑炎、重症肺炎、猩红热、化脓性感染等疾病的败血症期，肝昏迷及小儿高热痉厥、麻疹等发热性感染性疾病证属热陷心包热盛动风者。

【附方】

小儿回春丹（《敬修堂药说》）　川贝母　陈皮　木香　白豆蔻　枳壳　法半夏　沉香　天竺黄　僵蚕　全蝎　檀香各一两二钱半（各40g）　牛黄　麝香各四钱（各12g）　胆南星二两（60g）　钩藤八两（240g）　大黄二两（60g）　天麻一两二钱半（40g）　甘草八钱七分半（25g）朱砂适量。上药为小丸，每丸重0.09g。口服，周岁以下，每次1丸；1～2岁，每次2丸，每日2～3次。功用：开窍定惊，清热化痰。主治：小儿急惊风，痰热蒙蔽心窍证。发热烦躁，神昏惊厥，或反胃呕吐，夜啼吐乳，痰嗽哮喘，腹痛泄泻。

紫雪与小儿回春丹均能清热开窍，熄风止痉，临证皆以高热烦躁、神昏痉厥、舌红脉实为辨证要点。紫雪清热开窍之力为优，小儿回春丹豁痰止痉之力见长。

【方论选录】

汪昂："此手足少阴、足厥阴、阳明药也。寒水石、石膏、滑石、硝石以泻诸经之火而兼利水为君；磁石、玄参以滋肾水而兼补阴为臣；犀角、羚羊角以清心宁肝，升麻、甘草以升阳解毒，沉香、木香、丁香以温胃调气，麝香以透骨通窍，丹砂、黄金以镇惊安魂，泻心肝之热为佐使。诸药用气，硝独用质者，以其水卤结成，性峻而易消，以泻火而散结也。"（《医方集解·泻火之剂》）

【医案举例】

治暑热痉厥，暑热结聚于里，三焦交阻，上则神呆不语，牙关不开，下则少腹冲气，小溲不利，邪结皆无形之热闭塞，渐有痉厥之状。昨大便既下，而现此象，岂是垢滞，议芳香宣窍，通解在里蕴热。紫雪丹一钱五分，开水化匀三服。（《临证指南医案》卷7）

按：本案为暑热内闭，蔓延三焦所致。"渐有痉厥之状。"叶氏以紫雪治之，药证相应，效如桴鼓。

【方歌】

紫雪犀羚朱朴硝，硝石金寒滑磁膏，

丁沉木麝升玄草，热陷心包痉厥消。

至 宝 丹

《灵苑方》引郑感方，录自《苏沈良方》

【组成】　生乌犀（现用水牛角代）　生玳瑁　琥珀　朱砂　雄黄各一两（各30g）　牛黄一分（0.3g）　龙脑一分（0.3g）　麝香一分（0.3g）　安息香一两半，酒浸，重汤煮令化，滤去滓，约取一两净（30g）　金、银箔各五十片

【用法】　上药丸如皂子大，人参汤下一丸，小儿量减。（现代用法：研末为丸，每丸重3g。每服1丸，一日1次，小儿量减。）

【功用】　清热开窍，化浊解毒。

【主治】　痰热内闭心包证。神昏谵语，身热烦躁，痰盛气粗，舌绛苔黄垢腻，脉滑数。以及中风、中暑、小儿惊厥属于痰热内闭者。

【证治机理】 本方所治各种病证，皆为痰热壅盛，内闭心包所致。心主神明，温热之邪炽盛，灼液为痰，痰热闭阻心包，故神昏谵语，身热烦躁，痰盛气粗；舌绛苔黄垢，脉滑数，均为痰热之征象；而中风、中暑、小儿惊厥，皆可因痰热内闭，而见神昏谵语，痰盛气粗，甚至时作惊厥等证。叶天士谓本方"舌色绛而上有黏腻似苔非苔者，中夹秽浊之气，急加芳香逐之。"（《温热论》）治以清解热毒，芳香开窍，豁痰化浊之品。

【方解】 本方为痰热浊邪内闭心包之证而设。方中犀角（水牛角代）清心凉血解毒；麝香芳香走窜，通达十二经，为芳香开窍之要药，两药相配，清心开窍，共为君药。安息香芳香透窍，直入心经，辟秽化浊；龙脑（即冰片）辛香开窍，清热辟秽，同助麝香芳香开窍；牛黄、玳瑁皆为寒凉之品，玳瑁镇心安神，清热解毒，熄风定惊，《本草纲目》卷45云："玳瑁解毒清热之功同于犀角，古方不用，至宋时至宝丹始用之也。"而牛黄具幽香之性，又善豁痰开窍，二药同助犀角清热凉血解毒，以上四药同为臣药。佐以朱砂重镇安神，清泄心火；琥珀镇惊安神；雄黄豁痰解毒；金箔、银箔镇心安神定惊，与朱砂、琥珀同用，重镇安神之功尤著，同为佐药。诸药相合，共奏清热开窍，化浊解毒之功。

至宝丹与安宫牛黄丸、紫雪皆为凉开的常用方，合称"凉开三宝"。但同中有异，"安宫牛黄丸最凉，紫雪次之，至宝又次之"（《温病条辨》卷1）。其中安宫牛黄丸长于清热解毒，尤宜于邪热偏胜之高热较重者；紫雪长于熄风止痉，尤宜于热盛动风之高热痉厥者；至宝丹中芳香化浊之品较多，长于芳香开窍，化浊避秽，尤宜于痰浊较盛之神昏较重者。

【运用】

1．本方为治痰热内闭心包证的常用急救药方。临床应用以神昏谵语，身热烦躁，痰盛气粗为辨证要点。因方中芳香辛燥之品较多，有耗液劫阴之弊，故阳盛阴虚之神昏谵语者不宜。孕妇慎服。

2．本方原用人参汤送服，以借人参之力扶正祛邪，启复神明，并可防其外脱，但以病情较重，正气虚弱，脉弱体虚者为宜；《局方》另有童子小便合生姜汁三、五滴化服一法，取童便益阴行瘀，姜汁和中祛痰止呕，故以痰热脉实者为宜。

3．现代常用于流行性乙型脑炎、流行性脑脊髓膜炎、脑血管意外、肝昏迷、中毒性痢疾，以及中暑、小儿抽搐等证属痰热内闭心包者。

【方论选录】

徐大椿："诸中卒倒，痰热闭遏，血气不能流利，而神志失养，故寒热交错，神昏不语焉。生犀、玳瑁清心热以存阴，朱砂、琥珀散瘀结以安神；牛黄、雄黄燥湿豁痰，麝香、龙脑通窍开闭；金箔、银箔镇坠心热以安神明也。诸药为末入安息膏丸，取其解热散结，通窍辟邪，为暴仆卒中，痰血闭塞之专方。调化用参汤、用童便、用姜汁，乃扶元、散瘀、降火、开痰之别使也。"（《徐大椿医书全集·杂病证治》卷1）

【医案举例】

张妪，体壮有湿，近长夏阴雨潮湿，著于经络，身痛，自利，发热。仲景云："湿家大忌发散，汗之则变痉厥，脉来小弱而缓，湿邪凝遏阳气，病名湿温，湿中热气横冲心包络，以致神昏，四肢不暖，亦手厥阴见症，非与伤寒同法也。犀角、连翘心、元参、石菖蒲、金银花、野赤豆皮，煎送至宝丹。（《临证指南医案》卷5）

　　按：湿温神昏乃心窍为邪热闭阻所为。治疗以开通为急，宜凉血清心开窍。案中的加减清宫汤以犀角、元参清营养阴，以银花、连翘、竹叶透泄营热，以赤小豆清湿中之热，石菖蒲化湿开窍，煎汤送服至宝丹，共助清心开窍之功。本案被吴瑭借鉴，进一步总结为"湿温邪入心包，神昏肢逆，清宫汤去莲心、麦冬，加银花、赤小豆皮，煎送至宝丹，或紫雪丹亦可。"(《温病条辨》卷1)

【方歌】

至宝朱砂麝息香，雄黄犀角与牛黄，

金银两箔兼龙脑，琥珀还同玳瑁良。

行 军 散

《霍乱论》

【组成】　西牛黄　当门子（麝香）　真珠　梅冰　蓬砂各一钱（各3g）　明雄黄飞净，八钱（24g）　火硝三分（0.9g）　飞金二十页

【用法】　上八味各研极细如粉，再合研匀，瓷瓶密收，以蜡封之，每三、五分，凉开水调下。（现代用法：作散剂，口服，每次0.3～0.9g，一日2～3次。）

【功用】　清热开窍，辟秽解毒。

【主治】　霍乱痧胀及暑秽。吐泻腹痛，烦闷欲绝，头目昏晕，不省人事。并治口疮咽痛，点目祛风热障翳，搐鼻辟时疫之气。

【证治机理】　暑秽与痧胀，常因炎夏感受暑热秽浊之气所致。暑热秽浊之气侵犯中焦，则脾胃受伤，升降失常，清浊相干，故吐泻腹痛，甚则烦闷欲绝；暑热秽浊之气蒙蔽清窍，则头目昏晕，不省人事。治宜清热开窍，辟秽解毒。

【方解】　方中麝香、冰片芳香走窜，透窍开闭，辟秽化浊，并善止痛，其中冰片性凉，兼能清热。牛黄清热解毒，豁痰开窍，共为君药。雄黄用量独重，功擅辟秽解毒；珍珠镇心安神，清热坠痰为臣药。火硝通腑泻热，使暑热秽浊从下而去；硼砂清热化痰；飞金重镇安神，均为佐药。诸药配伍，共成清热开窍，辟秽解毒之剂。外用搐鼻，取其辟秽化浊，可辟时疫之气。方中牛黄、冰片、珍珠、硼砂等具有清热解毒，防腐消翳之功，故又能治目赤翳障，喉肿口疮。

　　《中国药典》(1977年版)载去飞金加姜粉，并减少雄黄在方中用量，使降逆和中之功有所增强。但姜粉辛热，故对风热障翳、热盛咽痛者，不宜使用。

　　本方可防治暑秽时疫，山岚瘴疠，水土不服等，为古代军队行军时的备用药，故名行军散。

【运用】

1. 本方用于暑热秽浊蒙蔽清窍之证。临床应用以吐泻腹痛，头目昏晕，不省人事为辨证要点。方中雄黄有毒，用量约占药物总量的一半以上，故不宜过服、久服。孕妇慎用。

2. 如腹胀较甚，欲泻不得出，可用厚朴三物汤送服，以行气通便；如欲吐泻不得，心腹大痛，可煎檀香、乌药送服，以行气止痛。

3. 现代常用于夏季中暑、食物中毒、急性胃肠炎等证属暑热秽浊蒙蔽清窍者。外用可

治口腔黏膜溃疡、急性扁桃体炎、急性咽炎等证属热毒为患者。

【方论选录】

陈潮祖:"外邪相侵引起三焦津气逆乱,辟秽解毒是其当务之急。牛黄清心化热,安神凉惊,化痰开窍,作用较为全面;雄黄用量特重,能'杀百毒,辟百邪'(甄全),既可解毒,也可化痰,二药功专解毒、豁痰、开窍。麝香、冰片芳香走窜,无所不达,二药能呈利气开窍功效。二黄化痰,脑、麝利气,恰合津气逆乱机制。故浊阴上蒙以致清阳不升而呈眩仆者,有此升清降浊之品而机窍可开;清浊相干而呈霍乱、痧胀者,有此亦可解其秽毒,调其升降。硼砂清热解毒,善化热痰,可以增强解毒化痰力量;硝石善于破滞疗胀,可使秽浊从下而泄,二药允为主药良助。珍珠、飞金,不过清心安神而已。此方突出解毒、化浊、利气三种作用,解毒旨在消除病因,化痰利气旨在调理津气逆乱,利气不用其他药物而用脑、麝,是因二味擅长开窍醒神,可以双关。"(《中医治法与方剂》)

【医案举例】

病者年23岁。夏至以后,奔走于长途赤日之中。前一日自觉头目眩晕,鼻孔灼热,次日即发剧烈之病状,身热自汗,神识昏蒙,不省人事,牙关微紧,状若中风,但无口眼㖞斜等症,脉弦数,舌鲜红无苔。此暑热直中脑经,即日医所谓日射病也。前一日头晕目眩,即次日病发昏厥之端倪。前哲谓直中心包者非。直清脑热为首要,先以诸葛行军散搐鼻取嚏,继以犀、地、紫雪为君,桑、丹、益元引血热下行为臣,佐以银、翘清神识以通灵,使以荷花露消暑气以退热也。处方:犀角尖(磨汁,冲)五分,青连翘(连心)三钱,鲜生地六钱,丹皮二钱,济银花钱半,益元散(鲜荷叶包,刺孔)三钱,霜桑叶二钱,荷花露,分冲一两,紫雪丹药汤调下,五分。一剂即神清,两剂霍然。(《重印全国名医验案类编·上集·中暑案》)

按:此案曰"暑热直中脑经",乃"奔走于长途赤日之中",猝中炎暑而得。方用行军散搐鼻取嚏,既能开窍以醒神,又能辟秽而化浊,有急救之功;再以犀角地黄汤加减合紫雪调下,直清营血之热,一剂知,二剂已。

【方歌】

行军散内冰麝香,珍珠硼砂共牛黄,

雄黄火硝金箔配,暑月痧气吐泻方。

第二节　温　开

温开之剂,适用于寒湿痰浊内闭心窍,或秽浊之邪闭阻气机之寒闭证。症见卒然昏倒,牙关紧闭,神昏不语,苔白脉迟等。多见于中风、中寒、气郁、痰厥等属寒闭证者。常用芳香开窍药如麝香、冰片、苏合香、安息香等为主组方,代表方有苏合香丸、紫金锭等。

苏合香丸（原名吃力伽丸）

《广济方》，录自《外台秘要》

【组成】 吃力迦（即白术）　光明砂研　麝香　诃黎勒皮　香附子中白　沉香重者　青木香　丁子香　安息香　白檀香　荜茇上者　犀角（现用水牛角代）各一两（各30g）　薰陆香　苏合香　龙脑香各半两（各15g）

【用法】 上十五味，捣筛极细，白蜜煎，去沫，和为丸。每朝取井华水，服如梧子四丸（3g），于净器中研破服，老小每碎一丸服之。仍取一丸如弹丸，蜡纸裹，绯袋盛，当心带之。（现代用法：为丸，口服，每次1丸，小儿酌减，一日1～3次，温开水送服。昏迷不能口服者，可鼻饲给药。）

【功用】 温通开窍，行气止痛。

【主治】 寒闭证。突然昏倒，牙关紧闭，不省人事，苔白，脉迟。亦治心腹卒痛，甚则昏厥。中风、中气及感受时行瘴疠之气等，属寒凝气滞之闭证者。

【证治机理】 本方所治诸证，多因寒邪、秽浊或气郁闭阻气机，蒙蔽清窍所致，皆属寒闭之证。阴寒秽浊，郁阻气机，蒙蔽清窍，故突然昏倒，不省人事，牙关紧闭；寒凝气滞，阻滞胸腹，则心腹猝痛，甚则昏厥。寒者宜温，闭者当开，治以温通开窍为主。

【方解】 本方主要为寒邪、秽浊或气郁闭阻清窍之证而设。方中苏合香辛温走窜，通窍辟秽，"能透诸窍脏，辟一切不正之气，凡痰积气厥，必先以此开导，治痰以理气为本也。凡山岚瘴湿之气袭于经络，拘急弛缓不均者，非此不能除"（《本经逢原》卷3）；安息香开窍醒神，辟秽祛痰，行气活血，能"通达布散，彻于上下，去积攻坚，辟恶去秽"（《医林纂要探源》卷3）；麝香开窍辟秽，通络散瘀；冰片通诸窍，辟秽浊，以上四药芳香开窍，启闭醒神，辟秽化浊，共为君药。香附善理气解郁，"乃气病之总司"（《本草纲目》卷14）；木香行气止痛；沉香降气温中；白檀香行气和胃，止痛；薰陆香（乳香）理气活血定痛；丁香温中降逆，止痛；荜茇辛热温中，散寒止痛，诸药芳香辛散温通，散寒止痛，行气解郁，活血化瘀，共助君药辟秽开窍，均为臣药。犀角（水牛角代）清心解毒，朱砂重镇安神，以助醒神之功；白术补气健脾，燥湿化浊；诃子温涩敛气，可防辛散太过，耗气伤正，均为佐药。诸药相合，共奏芳香化浊，温通开窍，行气止痛之功。

本方集诸辛温香散之品于一方，既长于温通开窍，又可辟秽行气止痛，且散收兼顾，散不伤正。

本方在《外台秘要》卷13引《广济方》名吃力伽丸，《苏沈良方》更名为苏合香丸。原方以白术命名，提示开窍行气之方，不忘补气扶正之意。

【运用】

1．本方为温开的代表方。临床应用以突然昏倒，不省人事，牙关紧闭，苔白，脉迟为辨证要点。本方辛香走窜，不可过量服用，并有损胎气，孕妇慎用。脱证、热闭者忌用。

2．中风痰盛者，可用姜汁、竹沥送服；癫痫痰迷心窍者，可用石菖蒲、郁金煎汤送服。

3．现代常用于流行性乙型脑炎、脑血管意外、癫痫、肝昏迷、冠心病心绞痛、心肌梗死等证属寒闭或寒凝气滞者。

【附方】

冠心苏合丸（《中华人民共和国药典》1997年版） 苏合香50g 冰片105g 乳香制，105g 檀香210g 青木香210g 以上五味，除苏合香、冰片外，其余乳香等三味粉碎成细粉，过筛；冰片研细，并与上述粉末配研，过筛，混匀。另取炼蜜适量微温后，加入苏合香，搅匀，再与上述粉末混匀，制成1000丸。含服或嚼碎服，每次1丸，1日1～3次。功用：芳香开窍，行气活血，宽胸止痛。主治：心绞痛、胸闷憋气，属于痰浊气滞血瘀者。

冠心苏合香丸为苏合香丸减味衍化而成，虽仍有开窍行气之功，但其力较逊。

【方论选录】

王子接："苏合香能通十二经络、三百六十五窍，故君之以名其方，与安息香相须，能内通脏腑。龙脑辛散轻浮，走窜经络，与麝香相须，能内入骨髓。犀角入心，沉香入肾，木香入脾，香附入肝，熏陆香入肺。复以丁香入胃者，以胃亦为一脏也。用白术健脾者，欲令诸香留顿于脾，使脾传输于各脏也。诸脏皆用辛香阳药以通之，独心经用朱砂寒以通之者，以心为火脏，不受辛热散气之品，当反佐之，以治其寒阻关窍，乃寒因寒用也。"（《绛雪园古方选注》卷中）

【医案举例】

有一船工之子病伤寒，日久而死，但心窝尚暖，不忍不与药，弃而不救，试与苏合香丸，灌之四丸乃醒，遂瘥。（《苏沈良方》卷5）

按语：本案乃寒邪内闭清窍，虽神昏似死，但心窝尚暖，与苏合香丸灌之而收神志苏醒之效。

【方歌】

苏合香丸麝息香，木丁熏陆荜檀襄，

犀砂术沉诃香附，再加龙脑温开方。

紫金锭（太乙神丹、玉枢丹）

《丹溪心法附余》

【组成】 雄黄一两（30g） 文蛤一名五倍子，捶碎，洗净，焙，三两（90g） 山慈菇去皮，洗净，焙，二两（60g） 红芽大戟去皮，洗净，焙干燥，一两半（45g） 千金子一名续随子，去壳，研，去油取霜，一两（30g） 朱砂五钱（15g） 麝香三钱（9g）

【用法】 上除雄黄、朱砂、千金子、麝香另研外，其余三味为细末，却入前四味再研匀，以糯米糊和剂，杵千余下，作饼子四十个，如钱大，阴干。体实者一饼作二服，体虚者一饼作三服，凡服此丹但得通利一二行，其效尤速；如不要行，以米粥补之。若用涂疮，立消。孕妇不可服。（现代用法：上为细末，糯米糊作锭。外用，醋磨外搽，涂于患处，日3～4次。内服，1～3岁，每次0.3～0.5g；4～7岁，每次0.7～0.9g；8～10岁，每次1.0～1.2g；11～14岁，每次1.3～1.5g；15岁以上每次1.5g，一日2～3次，温开水送服。）

【功用】 化痰开窍，辟秽解毒，消肿止痛。

【主治】 暑令时疫。脘腹胀闷疼痛，恶心呕吐，泄泻，痢疾，舌润，苔厚腻或浊腻，以及痰厥。外敷治疗疮肿毒，虫咬损伤，无名肿毒，以及痄腮、丹毒、喉风等。

【证治机理】 本方所治病证范围较广，主要病机为秽恶痰浊之邪郁阻，气机闭塞，升降失常。夏季暑湿当令，易感秽恶痰浊或疫毒之邪，干于肠胃，运化失司，气机逆乱，升降失常，则脘腹胀痛、恶心呕吐、泄泻、下痢；若秽恶痰浊之邪闭阻气机，蒙蔽清窍，则头昏胸闷，甚则猝然昏仆而为痰厥。至于疔疮丹毒、痄腮、喉风等，多由湿热酿毒而成。治宜化痰开窍，辟秽解毒，消肿止痛。

【方解】 方中山慈菇性味辛寒，有小毒，功能化痰解毒，消肿散结，《本草正义》卷2谓其："能散坚消结，化痰解毒，其力颇峻"；麝香芳香开窍，辟秽解毒，散瘀止痛，共为君药。千金子霜辛温，功能泻下逐水，破血消癥，杀虫攻毒；大戟苦辛，功能泻下逐水，消肿散结，二药皆能以毒攻毒，荡涤肠胃，攻逐痰浊，使邪毒速从下行，用为臣药。五倍子化痰解毒；雄黄辟秽解毒；朱砂重镇安神，均为佐药。诸药配伍，共奏辟秽解毒，化痰开窍之功，并有缓下攻逐邪毒之用。至于疔疮肿毒、痄腮、丹毒、喉风等，以此外敷，可收消肿止痛之功。其辟秽解毒与开窍化痰并用，重在解毒辟秽，兼以化痰开窍。

本方与行军散均用麝香、雄黄等药，皆治感受秽恶之邪的腹满吐泻。但行军散药性偏寒，其清心开窍之力较强，尤宜于暑秽窍闭神昏者。而本方则集峻烈性猛之品，解毒辟秽化痰之力较强，而开窍力弱，尤宜于暑令时疫之邪毒较盛者。

【运用】

1．本方为治暑令时疫的常用成药。临床应用以脘腹胀闷疼痛，呕恶泻痢，舌润，苔厚腻或浊腻为辨证要点。本方集多味有毒之品于一方，性猛峻烈，不宜过服、久服，孕妇、老年体弱者忌服。

2．本方为锭剂，使用时可加药磨服或外敷。时疫或霍乱，上吐下泻，可用生姜汁磨服，以开痰下气；痰盛或癫狂痫证，可用菖蒲煎汤磨服，以化浊开窍。

3．现代常用于急性胃肠炎、中毒性痢疾、食物中毒、流行性脑脊髓膜炎、癫痫、食管癌、贲门癌等证属秽恶痰浊为患者；外用治疗毛囊炎、急性淋巴结炎、急性淋巴管炎、蜂窝织炎、急性乳腺炎、接触性皮炎、药源性静脉炎、带状疱疹等证属邪实毒盛者。

【方论选录】

张秉成："夫时疫一证，为天地疠气所钟，中挟恶毒之气，其中于人也，必乘其虚者而袭之，但易于传染，病状相似，与六淫之邪为病自有不同。人身中气血周流，清而无滞，即六淫外来之邪，尚与之势不两立，焉能与此乖戾不正之气为伍哉！故一受此气，气血顿为拂逆，多见霍乱内闭急暴等证，盛则大吐大泻，正气不守而卒死者有之。是以治法必以猛药开泄，为之拨乱反正。若红灵、苏合、至宝之类，尚嫌缓不济事，故方中以毒攻毒之品，居其大半。山茨菇辛寒有毒，功专泻热散结；千金子辛温有毒，功专行水破血，导滞通肠；大戟辛苦而寒，能通能散，专主逐水行瘀，三者功用相仿，皆能以毒攻毒，辟蛊除邪。然疫毒之邪，散漫不定，恐攻不胜攻，逐不胜逐，故以五倍子酸咸性涩者敛而降之，使之归聚不散，然后三者之力，方可各展其长。但疫毒之来，元气为之骤闭，且恐药饵有所不受，故必用麝香以开其闭。朱砂、雄黄，皆禀土之精气结成，俱能辟恶镇邪，以疫毒既自土中而出，仍以土中之精华解化之，所谓百毒遇土则化，况又假宝气以镇邪乎！"（《成方便读》卷1）

【医案举例】

余寓郡中林家苍，时值盛暑，优人某之母，忽呕吐厥僵，其形如尸，而齿噤不开。已办后事矣。居停之仆总优求救于余。余因近邻往诊，以箸启其齿，咬箸不能出。余曰：此暑邪闭塞诸窍耳！以紫金锭二粒，水磨灌之得下，再服清暑通气之法。明日余泛舟游虎阜，其室临河，一老妪坐窗口榻上，仿佛病重。归访之，是夜黄昏即能言，更服煎剂而痊愈，此等治法，极难极易，而知者绝少。盖邪逆上，诸窍皆闭，非芳香通灵之药，不能即令通达，徒以煎剂灌之，即使中病，亦不能入于经窍。况又误用相反之药，岂能起死回生乎！（《清代名医医话精华》）

按：老妪盛暑，忽发呕吐昏厥，口噤不开，多为暑令时疫，感受秽恶痰浊之邪，气机闭塞所致。服紫金锭解秽开窍，攻逐肠胃秽恶积垢。再服清暑通气煎剂，方收痊愈之功。

【方歌】

紫金锭用山慈菇，麝香五倍雄黄朱，

续随大戟糯米锭，辟秽化浊并解毒。

小　　结

开窍剂适应于神昏窍闭的病证。本章共选正方 6 首，附方 3 首，根据其功用和主治病证，分为凉开和温开两类。

1. 凉开　安宫牛黄丸、紫雪、至宝丹合称"凉开三宝"，由芳香开窍药与清热解毒药为主组成，是凉开剂中的常用代表方剂，均有清热开窍之功，用于热闭心包之证。但临床具体选用，略有区别，安宫牛黄丸长于清热解毒豁痰，适用于热邪盛，内陷心包，神昏谵语之证；至宝丹长于芳香开窍，化浊辟秽，主治痰浊偏盛，热闭神昏之证；紫雪的解毒之功虽不及安宫牛黄丸，开窍之效逊于至宝丹，但长于熄风镇痉，故对热陷心包热盛动风，神昏而有痉厥者，较为合适。行军散功能清热开窍，辟秽解毒，常用于暑秽之证。

2. 温开　苏合香丸是温开剂中的代表方剂，由芳香开窍药配伍行气解郁、辟秽化浊、温中止痛之品组成，主治寒闭之证。因长于行气温中止痛，故对气滞寒凝所致的心腹疼痛，有较好疗效。紫金锭擅长化痰开窍，辟秽解毒，消肿止痛，宜用于暑令时疫，脘腹胀闷疼痛，呕吐泄泻之证；亦可外敷，治疗疔疮痈肿等。

第十章

理 气 剂

凡以理气药为主组成，具有行气或降气的功用，用以治疗气滞或气逆病证的方剂，统称为理气剂。

气为一身之主，升降出入有序，内而脏腑，外而肌腠，周行全身，以维持人体的正常生理活动。《素问·举痛论》曰："百病生于气也"。若因情志失常，或寒温失调，或饮食失节，或劳倦太过等因素，均可使气机升降失常，引起脏腑功能失调，而产生多种疾病。气病概括起来有气虚、气滞、气逆三类。治疗气虚证的方剂已在补益剂中介绍。

本章方剂是为气滞或气逆证候而设，治疗总以调节气机为原则，气滞者多为肝气郁滞或脾胃气滞，治宜行气而调之；气逆者多为胃气上逆或肺气上逆，则当降气以平之。故本章方剂分为行气与降气两类。

使用理气剂首先应辨清病证之虚实，勿犯虚虚实实之戒。若气滞实证，当须行气，误补则其滞愈甚；如气滞虚证，当补其虚，误用破气，更伤其气。理气剂大多辛温香燥，易于耗气伤津，助热生火，使用时当适可而止，慎勿过剂，或适当配伍益气滋润之品以制其偏；若患者属年老体弱或素体气虚阴亏、内热较甚者，则当慎用，或随证配伍相应的药物。此外，理气药物辛散走窜，有动血及动胎之弊，对于有出血倾向的患者或孕妇及妇女适值经期者，亦应慎用。

第一节 行 气

行气剂，具有疏通气机的作用，适用于气机郁滞的病证。临床以脾胃气滞证和肝郁气滞证为多见。脾胃气滞主要表现为脘腹胀满，嗳气吞酸，呕恶食少，大便不调等症，常选用疏理脾胃气机的药如陈皮、厚朴、木香、枳壳、砂仁等为主组方；肝气郁滞主要表现为胸胁或少腹胀痛，或疝气疼痛，或妇女月经不调，或痛经等症，常选用疏肝理气之药如香附、川楝子、乌药、青皮、郁金等为主组方。代表方剂有越鞠丸、瓜蒌薤白白酒汤、枳实消痞丸等。

越鞠丸（芎术丸）

《丹溪心法》

【组成】 苍术 香附 抚芎 神曲 栀子各等分（各6g）

【用法】 上为末，水泛为丸，如绿豆大。（现代用法：丸剂，每服6g；亦可水煎服。）

【功用】 行气解郁。

【主治】 六郁证。胸膈痞闷，脘腹胀痛，嗳腐吞酸，恶心呕吐，饮食不消。

【证治机理】 本方所治六郁证,乃气、血、痰、火、湿、食之郁,但以气郁为主。"气者,人之根本也"(《难经·八难》),气机冲和调达,升降出入有序,则脏腑功能协调。朱震亨认为:"气血冲和,万病不生,一有怫郁,诸病生焉,故人身诸病,多生于郁。"若喜怒无常,忧思过度,寒温不适,饮食不节,则可引起气机失常而致病。气机郁滞,可影响血行而致血瘀,影响津液输布而致湿郁,聚湿成痰,则成痰郁,影响脾胃受纳运化,则致食郁,气滞日久,郁而不解又可生热化火,诸郁随之而起。六郁既生,故见胸膈痞闷,脘腹胀痛,吞酸呕吐,饮食不消等症。由于六郁之中以气郁为主,故本方立意重在行气解郁,使气行则血行,气畅则痰、火、湿、食诸郁随之而消。正如《成方便读》卷2所言:"治郁者必先理气,以气行则郁行,气阻则郁结耳。"

【方解】 本方治气郁为主之六郁证。方中香附行气解郁,以治气郁,黄宫绣谓:"香附专属开郁散气"(《本草求真》卷4),故为方中君药。川芎活血行气,为血中气药,既能治血郁,又可加强君药行气解郁之功;苍术气味芳香雄烈,可以悦脾化湿,以治湿郁。朱丹溪曰:"苍术、抚芎,总解诸郁……凡郁皆在中焦,以苍术、抚芎开提其气以升之"(《丹溪心法》卷3);山栀清热泻火,以治火郁;神曲消食和胃,以治食郁,以上共为臣佐药。诸药配合,则气、血、湿、火、食五郁自解。至于痰郁,或因气滞湿聚而生,或因饮食积滞所致,或因火邪炼津而成,今五郁得解,则痰郁自消,此亦治病求本之意。本方所治虽曰"六郁",不过是示人治郁之大法,临床应根据所治郁证的具体情况而用药。诚如费伯雄所云:"此方注云统治六郁,岂有一时而六郁并集者乎?须知古人立方,不过昭示大法。……相其病在何处,酌量加减,方能得古人之意而不泥古人之方。"

本方组方以五味药治六般郁,贵在治病求本。且方中行气、活血、除湿、清热、消食诸法并举,然重在调理气机。

【运用】

1. 本方为治疗六郁证之代表方。临床应用以胸膈痞闷,脘腹胀痛,饮食不消为辨证要点。方中用药温燥行散,兼阴液不足者慎用。

2. 本方示人以治郁大法,临床使用时可视何郁为重,重用相关药物,并适当加减。若气郁偏重,可重用香附,酌加木香、郁金以加强行气解郁之力;若血郁偏重,可重用川芎,酌加桃仁、红花等以助活血祛瘀;若湿郁偏重,可重用苍术,酌加茯苓、泽泻等以祛湿;若火郁偏重,可重用栀子,酌加黄芩、黄连以清热泻火;若食郁偏重,可重用神曲,酌加山楂、麦芽以消食化滞;若痰郁偏重,酌加半夏、陈皮以化痰行滞。

3. 现代常用于胃肠神经官能症、胃肠功能紊乱、消化性溃疡、慢性胃炎、胆囊炎、胆石症、慢性肝炎、肋间神经痛、妇女痛经、月经不调等证属六郁而以气郁为主者。

【方论选录】

吴昆:"越鞠者,发越鞠郁之谓也。香附理气郁,苍术开湿郁,抚芎调血郁,栀子治火郁,神曲疗食郁。此以理气为主,乃不易之品也。若主湿郁加白芷、茯苓;主热郁,加青黛;主痰郁,加南星、海石、瓜蒌;主血郁,加桃仁、红花;主食郁,加山楂、砂仁。此因病而变通也。如春加防风,夏加苦参,秋冬加吴茱萸,乃《经》所谓升降浮沉则顺之,寒热温凉则逆之耳!"(《医方考》卷4)

【医案举例】

戴氏，隐情曲意不伸，是为心疾，此草木攻病，难以见长。乃七情之郁损。以丹溪越鞠方法。香附、川芎、小川连、茯苓、半夏、橘红、炒查肉、神曲浆丸。(《临证指南医案》卷6)

按：郁证因隐情曲意不伸所致者，叶氏虽言此"为心疾"，但究其原因，乃"七情之郁损"。故"以丹溪越鞠方法"治之，且用其法，不泥其方。可谓"用辛理气，而不破气"。构思灵巧而奏功。

【方歌】

越鞠丸治六般郁，气血痰火湿食因，

芎苍香附兼栀曲，气畅郁舒痛闷伸。

柴胡疏肝散

《医学统旨》，录自《证治准绳》

【组成】 柴胡 陈皮醋炒，各二钱 (各6g) 川芎 香附 芍药 枳壳麸炒，各一钱半 (各9g) 甘草炙，五分 (3g)

【用法】 上作一服，水二盅，煎八分，食前服。(现代用法：水煎服。)

【功用】 疏肝解郁，行气止痛。

【主治】 肝气郁滞证。胁肋疼痛，胸闷喜太息，情志抑郁或易怒，或嗳气，脘腹胀满，脉弦。

【证治机理】 肝主疏泄，喜条达而恶抑郁，其经脉布胁肋，循少腹。若情志不遂，木失条达，则致肝气郁结，而见胁肋疼痛，甚则胸脘腹部胀闷；肝失疏泄，则情志抑郁；久郁不解，肝失柔顺舒畅之性，则情绪急躁易怒；肝气横逆犯胃，胃气失和，故嗳气；脉弦者，亦为肝郁不舒之征。遵"木郁达之"之旨，治当疏肝以解郁，行气而止痛。

【方解】 本方为疏肝解郁之代表方。方中柴胡苦辛微寒，归肝胆经，功擅条达肝气而疏郁结，《药品化义》："柴胡，性轻清，主升散，味微苦，主疏肝"，故为君药。香附微苦辛平，入肝经，长于疏肝理气，并能行气止痛；川芎味辛气温，入肝胆经，能行气活血，开郁止痛，二药共助柴胡疏肝解郁，行气止痛之效，同为臣药。陈皮理气行滞而和胃，醋炒以入肝行气；枳壳行气止痛以疏理肝脾；芍药、甘草养血柔肝，缓急止痛，俱为佐药。甘草兼和药性，又作使药。诸药共奏疏肝解郁，行气止痛之功。

本方以大队辛散疏肝理气药为主，辅以养血柔肝、行气活血、和胃之品。故疏肝之中兼以养肝，理气之中兼以调血，恰适肝体阴用阳之性，且治肝之中兼以和胃，故为疏肝解郁之代表方。

本方由四逆散变化而来，二者均有疏肝理气之功。但四逆散中柴胡、枳实、芍药、甘草四药等量而用，功在调理肝脾；本方则重用柴胡，轻用甘草，枳实易为枳壳，再加香附、陈皮、川芎等药，重在行气疏肝，并能和血止痛，为治疗肝郁气滞诸证之良方。

【运用】

1. 本方为治肝气郁结病证的常用方。临床应用以胁肋胀痛，脉弦为辨证要点。且药性芳香辛燥，易于耗气伤阴，不宜久服。孕妇慎用。

2．若肝郁血滞而胁肋疼痛较甚者，加当归、郁金、元胡等以增强行气活血止痛之力；若肝郁化火，口渴舌红，脉象弦数者，加山栀、胆草、川楝子等以清肝泻火。

3．现代常用于慢性肝炎、慢性胃炎、胆囊炎、肋间神经痛等证属肝郁气滞者。

【附方】

木香顺气散（《证治准绳》引《医学统旨》）　木香　香附　槟榔　青皮醋炒　陈皮　厚朴姜汁炒　苍术米泔浸一宿，炒　枳壳麸炒　砂仁各一钱（各6g）　甘草炙，五分（3g）　为末，水二盅，加生姜三片，煎八分，食前服。功用：顺气开郁，和胃化湿。主治：气郁不舒，胸膈胀闷，呕吐腹痛，或大便不畅者。

本方与柴胡疏肝散均可用于气滞之胸闷腹胀。但柴胡疏肝散为治肝郁胁痛之良方；本方则顺气开郁，兼能和胃化湿，凡肝胃气滞，胸胁脘腹疼痛者皆可选用。

【方论选录】

秦伯未："本方即四逆散加川芎、香附和血理气，治疗胁痛，寒热往来，专以疏肝为目的。……用柴胡、枳壳、香附理气为主，白芍、川芎和血为佐，再用甘草以缓之，系疏肝之正法，可谓善于运用古方。"（《谦斋医学讲稿·论肝病》）

【医案举例】

吴某，女，30岁，萍乡人。一九五四年春杪，半年以来，卧辄腰痛，黎明更剧，晨起即止。脉象弦紧，舌苔薄白。肝木旺于寅卯，肝气郁遏，失于条达，血行障碍故痛。议用条达肝气之法，以柴胡疏肝散加味主之。北柴胡三钱、川芎二钱、白芍二钱、青皮二钱、木蝴蝶三钱、香附二钱、甘草一钱、炒枳壳二钱。水煎服。一剂病减，五剂痊愈。（《蒲园医案》）

按语：本案腰痛治肝，缘因肝木旺于寅卯。故黎明痛剧，晨起即止。此案虽非常法，可供学者思考。

【方歌】

柴胡疏肝芍川芎，枳壳陈皮草香附，
疏肝行气兼活血，胁肋疼痛立能除。

四　磨　汤

《济生方》

【组成】　人参（6g）　槟榔（9g）　沉香（6g）　天台乌药（6g）（原书未著用量）

【用法】　上各浓磨水，和作七分盏，煎三五沸，放温服。（现代用法：水煎服。）

【功用】　行气降逆，宽胸散结。

【主治】　肝气郁结证。胸膈胀闷，上气喘急，心下痞满，不思饮食，苔白脉弦。

【证治机理】　本方治证为七情所伤，肝气郁结所致。肝主疏泄，喜条达而恶抑郁，故情志不遂，或恼怒伤肝等，均可致肝失疏泄，气机不畅，甚而累及他脏。如肝气郁结，横逆胸膈之间，则胸膈胀闷；若上犯于肺，肺气上逆，则上气喘急；若横逆犯胃，胃失和降，则心下痞满，不思饮食；苔白脉弦均为肝郁之征。由此可见，本证肝肺胃同病，气滞与气逆相兼，病之标为肺胃气逆，病之本则为肝郁气滞。乃肝气郁甚而致气逆，治宜行气降逆，宽胸散结。

【方解】　方中乌药辛温香窜，善于疏通气机，即可疏肝气郁滞，又可行脾胃气滞，李时珍称其"能散诸气"(《本草纲目》卷34)，故用为君药。沉香"纯阳而升，体重而沉，味辛走散"(《药品化义》)，功能下气降逆，最宜于气机上逆之证，"与乌药磨服，走散滞气"(《本草衍义》卷13)，为臣药。佐以槟榔辛苦降泄，破气导滞，而消积滞，下气降逆而除胀满。然人以气为本，过于辛散却易戕耗正气，故方中又佐人参益气扶正，使郁滞开而正气不伤。四药配伍，可使郁滞之气畅行，逆上之气平复，共奏行气降逆，宽胸散结之效。

方后所云"或下养正丹尤佳"，养正丹（又名至圣来复丹：灵脂、青皮、硫黄、硝石、陈皮、太阴玄精石），正如王又原释云："其下养正丹者，暖肾药也，本方补肺气养正，温肾气镇摄归根，喘急遄已矣。"(《古今名医方论》卷2引)

本方行气与降气同用，但以行气开郁为主；破气与补气相合，使郁开而不伤正气。诚《本草纲目》卷34曰："治七情郁结，上气喘急用四磨汤者，降中兼升，滞中带补也。"原方各药磨汁再煎的服药方法亦有深意，《古今名医方论》卷2引王又原曰："四品气味俱厚，磨则取其味之全，煎则取其气之达，气味齐到，效如桴鼓矣。"故以"四磨"命名。

本方与柴胡疏肝散均可疏肝解郁，用于肝气郁结，胸膈满闷之证。但柴胡疏肝散，专于疏肝理气，且作用较为和缓，适宜于肝气不舒，胸脘胁肋胀痛者；四磨汤则行气作用较为峻猛，适宜于肝气郁滞兼有气逆，胸膈胀闷，上气喘急者。

【运用】

1．本方为行气降逆，宽胸散结之方。临床应用以胸膈胀闷，上气喘急为辨证要点。

2．若体壮气实而气结较甚，大怒暴厥，心腹胀痛者，可去人参，加木香、枳实以助其行气破结；若兼大便秘结，腹满或痛，脉弦者，可加枳实、大黄以通便导滞。

3．现代常用于支气管哮喘、肺气肿、慢性胃炎等证属气滞兼有气逆之证者。

【附方】

1．五磨饮子(《医便》)　木香　乌角沉香　槟榔　枳实　台乌药各等分（各6g）　上各等分，以白酒磨服。功用：行气降逆，宽胸散结。主治：七情郁结，脘腹胀痛，或走注攻冲，以及暴怒暴死之气厥证。

2．六磨汤(《世医得效方》)　大槟榔　沉香　木香　乌药　枳壳　大黄各等分（各6g）上药于擂盆内各磨半盏，和匀温服。功用：行气降逆，通便导滞。主治：气滞腹胀，胁腹痞满或腹中胀痛，大便秘结，纳食减少，舌苔薄腻，脉弦。

以上两方与四磨汤皆能行气降逆，同治气郁气逆之证。四磨汤降逆散结，佐以益气扶正，治实防虚，邪正兼顾；而五磨饮子乃四磨汤去人参，加木香、枳实而成，全用行气破结之品，较之四磨汤行气散结之功更著，药专力猛，宜于体壮气实，气结较甚之证。六磨汤乃五磨饮子枳壳易枳实加大黄而成，行气降逆，通便导滞，适用于气滞腹胀兼有便秘腹痛者。

【医案举例】

朱男。迭用消导，依旧胸中痞室。夫痞本有虚实之分，故仲景心下痞有用参之剂。今仿四磨饮。潞党参9g，尖槟榔6g，佩兰梗、谷芽、台乌药、沉香曲（后下）、佛手、麸炒枳实各9g。另：服香砂六君子丸或香砂胃苓丸。(《章次公医术经验案》)

按：本案心下痞，经他医予消导之剂，依然如故。先生作实中夹虚论治，仿四磨饮再加益气健脾之法而愈。

【方歌】

四磨饮治七情侵，人参乌药及槟沉，

浓磨煎服调滞气，实者枳壳易人参。

瓜蒌薤白白酒汤

《金匮要略》

【组成】 瓜蒌实捣，一枚（24g） 薤白半升（12g） 白酒七升（适量）

【用法】 上同煮，取二升，分温再服。（现代用法：用酒适量，加水煎服。）

【功用】 通阳散结，行气祛痰。

【主治】 胸痹，胸阳不振，痰气互结证。胸部闷痛，甚至胸痛彻背，喘息咳唾，短气，舌苔白腻，脉沉弦或紧。

【证治机理】 本方主治之胸痹，是由胸阳不振，气滞痰阻所致。因诸阳受气于胸中而转行于背，胸阳不振，津液不能输布，凝聚为痰，痰阻气机，故胸部闷痛甚则胸痛彻背；痰浊阻滞，肺气宣降失常，而见咳唾、喘息、短气诸证；脉沉弦或紧，舌苔白腻皆胸中痰浊结聚之象。是证由于胸阳不振，气滞痰阻所致，故治宜通阳散结，行气祛痰之法。

【方解】 本方为治胸痹的常用方。君以瓜蒌甘寒入肺，善于涤痰散结，理气宽胸，《本草思辨录》卷2云："瓜蒌实之长，在导痰浊下行，故结胸胸痹，非此不治。"薤白辛温，温通滑利，通阳散结，行气止痛，《本草求真》卷4谓其"味辛则散，散则能使在上寒滞立消；味苦则降，降则能使在下寒滞立下；气温则散，散则能使在中寒滞立除；体滑则通，通则能使久痼寒滞立解。……胸痹刺痛可愈"，为方中臣药。二药相配，散胸中阴寒，化上焦痰浊，宣胸中气机，共为治胸痹要药。佐以辛通温散之白酒，以增行气通阳之力，药仅三味，配伍精当，共奏通阳散结，行气祛痰之功，使胸中阳气宣通，痰浊消散，气机宣畅，则胸痹诸证可除。

本方药简力专，行气祛痰与通阳宽胸相合，为治胸痹的基础方。

【运用】

1. 本方为治疗胸阳不振，气滞痰阻胸痹的基础方。临床应用以胸中闷痛，喘息短气，舌苔白腻，脉弦为辨证要点。阳虚气弱之胸痹，不宜单用本方。

2. 若阳虚寒阻，见畏寒肢厥者，酌加干姜、桂枝、附子以助温阳散寒；痰浊较甚，气滞较著，胸满而胀，或兼逆气上冲者，加厚朴、枳实、桂枝以下气除满；胸闷痛甚，舌苔厚腻者，加半夏、菖蒲、厚朴以燥湿化痰；兼血瘀，见舌有瘀斑者，加丹参、赤芍、川芎以活血祛瘀。

3. 现代常用于冠心病心绞痛、非化脓性肋软骨炎、肋间神经痛、慢性支气管炎等证属胸阳不振，痰阻气滞者。

【附方】

1. 瓜蒌薤白半夏汤（《金匮要略》） 瓜蒌实捣，一枚（24g） 薤白三两（9g） 半夏半升

（12g）　白酒一斗（适量）　上同煮，取四升，温服一升，日三服。功用：通阳散结，祛痰宽胸。主治：胸痹而痰浊较甚，胸痛彻背，不能安卧者。

2. 枳实薤白桂枝汤（《金匮要略》）　枳实四枚（12g）　厚朴四两（12g）　薤白半升（9g）桂枝一两（3g）　瓜蒌实捣，一枚（24g）　上以水五升，先煎枳实、厚朴，取二升，去滓，内诸药，煮数沸，分温三服。功用：通阳散结，祛痰下气。主治：胸痹。气结在胸，胸满而痛，甚或气从胁下上逆抢心，舌苔白腻，脉沉弦或紧。

瓜蒌薤白白酒汤、瓜蒌薤白半夏汤与枳实薤白桂枝汤三方均以瓜蒌配伍薤白为基础，皆具通阳散结，行气祛痰之功，治疗胸阳不振，痰阻气滞之胸痹。但瓜蒌薤白白酒汤以通阳散结，行气祛痰为主，适用于胸痹而痰浊气滞较轻者；瓜蒌薤白半夏汤又增半夏，则祛痰散结之力较大，适用于胸痹痰浊较盛，胸痛彻背，不能安卧者；枳实薤白桂枝汤去白酒，又增桂枝、枳实、厚朴三味，善下气降逆，行气除满，适用于胸痹而气结较甚，以胸满而痛，气从胁下上逆抢心为主症者。

【方论选录】

王泰林："薤白滑利通阳，瓜蒌润下通阴，佐以白酒熟谷之气，上行药性，助其通经活络，而痹自开。胸中，阳也，而反痹，则阳不用矣。阳不用则气上下不相顺接，其津液必凝滞而为痰，故喘息咳唾，胸背痛，短气等证见矣。脉紧沉迟为阳虚之验，故主以通阳。"（《王旭高医书六种·退思集类方歌注》）

【方歌】

瓜蒌薤白白酒汤，胸痹胸闷痛难当，

喘息短气时咳唾，难卧再加半夏良。

半夏厚朴汤

《金匮要略》

【组成】　半夏一升（12g）　厚朴三两（9g）　茯苓四两（12g）　生姜五两（15g）　苏叶二两（6g）

【用法】　上五味，以水七升，煮取四升，分四服，日三夜一服。（现代用法：水煎服。）

【功用】　行气散结，降逆化痰。

【主治】　梅核气。咽中如有物阻，咯吐不出，吞咽不下，或咳或呕，舌苔白润或白滑，脉弦缓或弦滑。

【证治机理】　梅核气多由七情郁结，痰气交阻所致。以咽中如有异物，咯之不出，咽之不下为特征。若情志不畅，肝气郁结，肺胃宣降失司，津液不得正常输布，聚而成痰，痰气相搏，结于咽喉，则咽中如有物阻，吐之不出，吞之不下；痰气上逆，肺失宣降，胃失和降，则或见咳嗽，或见呕吐；苔白润或白滑，脉弦缓或弦滑，均为气滞痰凝之征。治当行气与化痰兼顾。

【方解】　本方为治梅核气的常用方。方中以半夏为君，功擅化痰散结，降逆和胃，《珍珠囊》谓其"消胸中痞、膈上痰，除胸寒，和胃气，燥脾湿"。臣以厚朴长于行气开郁，下气除满。半夏之散结降逆，有助于厚朴理气；厚朴之理气燥湿，有助于半夏化痰，一化痰结，一行气滞，两者相配，痰气并治。佐以生姜之辛温散结，降逆消痰，助半夏化痰散结，和胃止呕，并解半夏之毒。茯苓甘淡渗湿健脾，俾湿去脾健，则痰无由生。苏叶为使，一则取其芳香疏散，协厚朴开郁散结，质轻入肺，能引药上行以达病所。诸药辛苦合用，辛以行气散结，苦能燥湿降逆，合而成方，共奏散结行滞，降逆化痰之功。

【运用】

1. 本方为治痰气互结之梅核气的代表方。临床应用以咽中如有物阻，苔白腻，脉弦滑为辨证要点。本方药物多为苦辛温燥之品，故阴虚津亏或火旺者不宜使用。

2. 若气郁较甚者，酌加香附、郁金等以增强行气解郁之功；胁肋疼痛者，酌加川楝子、延胡索以疏肝止痛；咽痛者，酌加玄参、桔梗以利咽；郁而化热，心烦失眠者，酌加黄芩、栀子以清热除烦。

3. 现代常用于癔症、咽异感症、焦虑性神经症、抑郁症、慢性咽喉炎、慢性支气管炎、慢性胃炎、食管痉挛等证属气滞痰阻者。

【方论选录】

吴谦等："咽中如有炙脔，谓咽中有痰涎，如同炙肉，咯之不出，咽之不下者，即今之梅核气病也。此病得于七情郁气，凝涎而生。故用半夏、厚朴、生姜，辛以散结，苦以降逆；茯苓佐半夏，以利饮行涎；紫苏芳香，以宣通郁气，俾气舒涎去，病自愈矣。此证男子亦有，不独妇人也。"（《医宗金鉴·订正仲景全书金匮要略》卷23）

【医案举例】

张奚亭乃眷，喉中梗梗有肉如炙脔，吞之不下，吐之不出，鼻塞头晕，耳常啾啾不安，汗出如雨，心惊胆怯不敢出门，稍见风即遍身疼，小腹时疼，小水淋涩而疼。脉两寸皆短，两关滑大，右关尤搏指，此梅核气症也。以半夏四钱，厚朴一钱，紫苏叶一钱五分，茯苓一钱三分，姜三片。水煎，食后服。每用此汤调理多效。（《赤水玄珠·孙氏医案·三吴治验》）

按：本案喉生梗梗有肉如"炙脔"，即梅核气也。"脉两关滑大"，痰气交结所致无疑。治以半夏厚朴汤，使痰气郁证解除，则诸症皆安。

【方歌】

半夏厚朴与紫苏，茯苓生姜共煎服，

痰凝气滞梅核气，行气散结咽自舒。

枳实消痞丸（失笑丸）

《兰室秘藏》

【组成】　干生姜　炙甘草　麦蘖面　白茯苓　白术各二钱（各6g）　半夏曲　人参各三钱（各9g）　厚朴炙，四钱（12g）　枳实　黄连各五钱（各15g）

【用法】　上为细末，汤浸蒸饼为丸，如梧桐子大，每服五七十丸，白汤送下，食远服。（现代用法：共为细末，水泛小丸或糊丸，每服6～9g，饭后温开水送下，日2次；亦可作汤剂，水煎服。）

【功用】　行气消痞，健脾和胃。

【主治】　脾虚气滞，寒热互结证。心下痞满，不欲饮食，倦怠乏力，舌苔腻而微黄，脉弦。

【证治机理】 本方所治属虚实相兼，寒热错杂热重寒轻之证。脾虚失运，胃纳不振，则不欲饮食，食亦难消。气血生化不足，则倦怠乏力；气机阻滞，寒热互结，则心下痞满，热多寒少，则苔腻而微黄。治当行气健脾，清热温中为法。

【方解】 本方为行气消痞之剂。方中枳实苦辛微寒，行气消痞，《名医别录》卷2谓其："主除胸胁痰癖，逐停水，破结实，消胀满，心下急痞痛……"，故为君。厚朴苦辛而温，下气除满，与枳实相须为用，以增其行气消痞之效，而为臣。黄连苦寒降泄，清热燥湿；半夏曲辛温散结除痞，降逆和胃；干姜味辛而热，温中散寒，三药配伍，辛开苦降，清热温中，则寒热同调，散结除痞。取四君子之人参、白术、茯苓、甘草健脾益气，化湿和中，以复脾运；麦芽消食和胃，以上共为佐药。甘草调药和中，亦兼使药之用。诸药合用，共奏行气消痞，健脾和胃之功。

本方消补兼施，以消为主；温清并用，以清为主，辛开苦降以苦降为主。因枳实用量较重，目的在于消痞，故名"枳实消痞丸"。

本方与半夏泻心汤均可用治虚实相兼，寒热错杂之痞满，皆属寒热同用，辛开苦降，补泻兼施之剂。但本方以行气、清热、苦降为主，宜用于脾虚气滞，实多虚少，热重寒轻者；而半夏泻心汤则无行气之功，寒热同用，兼补气和中，故宜于虚实相兼，寒热并重者。

【运用】

1. 本方为消补兼施，寒热并用的行气良方。临床应用以心下痞满，食少，倦怠，苔腻微黄为辨证要点。

2. 若证偏寒者，宜减黄连之量，而增干姜用量，或再加高良姜温中散寒；气滞明显者，宜加木香、陈皮以行气止痛；饮食不消者，宜加山楂、神曲以消食和胃。

3. 现代常用于慢性胃炎、胃肠神经官能症、消化不良等证属脾虚气滞、寒热互结者。

【附方】

1. 枳术汤（《金匮要略》） 枳实七枚（12g） 白术二两（6g） 以水五升，煮取三升，分三次温服。功用：行气消痞。主治：气滞水停。心下坚，大如盘，边如旋盘。

2. 枳术丸（《内外伤辨惑论》引张洁古方） 白术二两（60g） 枳实麸炒黄色，去穣，一两（30g） 上同为极细末，荷叶裹烧饭为丸，如梧桐子大，每服五十丸（9g），白汤下，无时。功用：健脾消痞。主治：脾虚气滞，饮食停积。胸脘痞满，不思饮食，舌淡苔白，脉弱。

枳实消痞丸、枳术汤、枳术丸三方均为消补兼施之剂。枳实消痞丸是行气消痞药配伍益气健脾、辛开苦降及寒热同调之品，适用于脾虚气滞，寒热互结之心下痞满。枳术汤与枳术丸皆用行气之枳实配伍益气健脾之白术，枳术汤枳实量重于白术，消重于补，适用于气滞水停心下坚满之证；而枳术丸白术量重于枳实，补重于消，且为丸剂，作用更缓，适用于脾虚气滞停食之证。

【方歌】

枳实消痞四君全，麦芽夏曲朴姜连，

蒸饼糊丸消积满，清热破结补虚全。

厚朴温中汤

《内外伤辨惑论》

【组成】 厚朴姜制 橘皮去白,各一两(各15g) 甘草炙 草豆蔻仁 茯苓去皮 木香各五钱(各8g) 干姜七分(2g)

【用法】 上为粗散,每服五钱匕(15g),水二盏,生姜三片,煎至一盏,去滓,温服,食前,忌一切冷物。(现代用法:加生姜3片,水煎服。)

【功用】 行气除满,温中燥湿。

【主治】 脾胃气滞寒湿证。脘腹胀满或疼痛,不思饮食,舌苔白腻,脉沉弦。

【证治机理】 脾胃位于中焦,主受纳、腐熟与运化水谷。若脾胃伤于寒湿,则气机壅滞。寒性凝滞,湿性黏腻,又易阻气机。故令脘腹胀满,甚则不通则痛;胃失受纳,脾失运化,故不思饮食;舌苔白腻,脉沉弦,皆脾胃寒湿,气机不畅所致。治宜行气除满,温中燥湿。

【方解】 本方为治疗脾胃气滞寒湿证的常用方。方中重用苦、辛而温的厚朴,行气消胀为君药。《本草汇言》曰:"凡气滞于中,郁而不散,食积于胃,羁而不行,或湿郁积而不去,湿痰聚而不清,用厚朴之温可以燥湿,辛可以清痰,苦可以下气也"。草豆蔻辛温而燥,能燥湿行气,温中散寒;橘皮、木香行气宽中散寒,共助厚朴行气燥湿,用作臣药。干姜、生姜并用以温中散寒;茯苓、炙甘草健脾渗湿和中,均为佐药。炙甘草兼作使药以调和诸药。全方共奏行气除满,温中燥湿之功。

本方与理中丸在组成上均有干姜、甘草,同具温中散寒之功,皆主中焦寒证。但本方是以行气燥湿为主,主治脾胃气滞寒湿之证;理中丸则温中补虚并重,而无行气之功,主治中焦虚寒证。

【运用】

1．本方为治疗脾胃气滞寒湿证之常用方。临床应用以脘腹胀满或疼痛,舌苔白腻,脉沉弦为辨证要点。药性苦辛温燥,胃阴不足者,不宜使用,以免耗气伤阴。

2．若寒甚腹痛者,宜加良姜、肉桂以增温中散寒止痛之力;兼胃气上逆,而见恶心呕吐者,酌加半夏、砂仁以和胃降逆。

3．现代常用于急慢性胃炎、肠炎、胃溃疡和胃肠功能紊乱等证属脾胃寒湿气滞者。

【附方】

良附丸(《良方集腋》) 高良姜酒洗七次,焙,研 香附子醋洗七次,焙,研如病因寒而得者,用高良姜二钱(6g),香附末一钱(3g);如病因怒而得者,用高良姜一钱(3g),香附末二钱(6g);如病因寒怒兼有者,用高良姜一钱五分(5g),香附末一钱五分(5g),以米饮汤加入生姜汁一匙,盐一撮,为丸。服之立止。功效:行气疏肝,祛寒止痛。主治:气滞寒凝证。胃脘疼痛,胸胁胀闷,畏寒喜温,苔白脉弦以及妇女痛经等。

本方和厚朴温中汤均有行气止痛之功。但厚朴温中汤行气除满,温中燥湿,脾胃并治,适用于脾胃寒湿气滞,见有脘腹胀满疼痛,舌苔白腻者。良附丸行气疏肝,温中祛寒,主治在胃,兼以疏肝,适用于气滞寒凝,胸脘胁痛,畏寒喜热者。

【方论选录】

张秉成："夫寒邪之伤人也，为无形之邪，若无有形之痰、血、食积互结，则亦不过为痞满，为呕吐，即疼痛亦不致拒按也，故以厚朴温中散满者为君；凡人之气，得寒则凝而行迟，故以木香、草蔻之芳香辛烈，入脾脏以行诸气；脾恶湿，故用干姜、陈皮以燥之，茯苓以渗之；脾欲缓，故以甘草缓之。加生姜者，取其温中散逆除呕也。以上诸药，皆入脾胃，不特可以温中，且能散表，用之贵得其宜耳。"（《成方便读》卷2）

【方歌】

厚朴温中陈苓草，干姜生姜一齐熬，

行气燥湿蔻木香，脘腹胀痛服之消。

金 铃 子 散

《太平圣惠方》，录自《袖珍方》

【组成】 金铃子 玄胡索各一两（各9g）

【用法】 上为末，每服二三钱，酒调下，温汤亦可。（现代用法：为末，每服6～9g，酒或开水冲服；亦可水煎服。）

【功用】 疏肝泄热，活血止痛。

【主治】 肝郁化火证。心胸胁肋脘腹诸痛，时发时止，口苦，舌红苔黄，脉弦。

【证治机理】 肝主疏泄而藏血，性喜条达，其经脉布两胁、抵少腹、络阴器。若肝气郁结，气机不利，血行不畅，不通则痛，于是心胸胁肋脘腹疼痛，时发时止；肝郁化火，则口苦，舌红苔黄，脉弦数。治宜疏肝泄热，活血止痛。

【方解】 方中金铃子味苦性寒，入肝、胃、小肠经，疏肝行气，清泄肝火而止痛，为君药。《本草纲目》卷35谓其"导小肠膀胱之热，因引心包相火下行，故心腹痛及疝为要药"。玄胡索苦辛性温，行气活血，擅长止痛，《本草纲目》卷13谓其"能行血之气滞，气中血滞，故专主一身上下诸痛"，为臣佐药。两药合用既能疏肝泄热，又可行气活血止痛。服用酒下，行其药势，用以为使。诚如王子接云："金铃子散，一泄气分之热，一行血分之滞。"

【运用】

1．本方治证乃肝郁化火所致之证。临床应用以胸腹胁肋疼痛兼有口苦，舌红苔黄，脉弦为辨证要点。孕妇慎用。

2．若以胸胁疼痛为主，可酌加郁金、香附等疏肝止痛；若治脘腹胀痛，可酌加木香、厚朴等理气止痛；若治妇女痛经可酌加当归、益母草活血调经止痛；若治少腹疝气痛，可酌加乌药、橘核、荔枝核等行气散结。

3．现代常用于慢性肝炎、慢性胆囊炎及胆石症、慢性胃炎、消化性溃疡、妇女痛经等证属肝郁化火者。

【方论选录】

王子接："金铃子散，一泄气分之热，一行血分之滞。《雷公炮炙论》云：心痛欲死，速觅延胡。洁古复以金铃治热厥心痛。《经》言诸痛皆属于心，而热厥属于肝逆，金铃子非但泄肝，功专导去小肠膀胱之热，引心包相火下行；延胡索和一身上下诸痛。时珍曰：用之中

的，妙不可言，方虽小制，配合存神，却有应手取愈之功，勿以淡而忽之。"(《绛雪园古方选注》卷中)

【方歌】

金铃子散止痛方，玄胡酒调效更强，

疏肝泄热行气血，心腹胸肋痛经良。

天台乌药散（乌药散）

《圣济总录》

【组成】 乌药 木香 茴香微炒 青橘皮汤浸，去白，焙 高良姜炒，各半两（各15g） 槟榔锉，二个（9g） 楝实十个（15g） 巴豆微炒，敲破，同楝实二味用麸一升炒，候麸黑色，拣去巴豆并麸不用，七十粒（12g）

【用法】 上除炒巴豆不用外，捣罗为散。每服一钱匕，食前温酒送下；疼甚，炒生姜、热酒调下。（现代用法：为散，每服3～5g，食前温服；亦可作汤剂。）

【功用】 行气疏肝，散寒止痛。

【主治】 肝经寒凝气滞证。小肠疝气，少腹痛引睾丸，舌淡苔白，脉沉弦。亦治妇女痛经、瘕聚。

【证治机理】 本方主治病证均为寒凝肝脉，气机阻滞所致。足厥阴肝经起于足大趾，经下肢内侧上行，绕阴器，过少腹。寒客肝经，气机郁滞，则可见前阴牵引脐腹疼痛，睾丸肿胀偏坠，发为小肠疝气；肝为血海，厥阴肝经气滞寒凝，于妇女又可经行腹痛，或瘕聚等；气滞寒凝，则苔白，脉来沉弦。《儒门事亲》卷2曰："诸疝皆归肝经。"张景岳亦有"治疝必先治气"(《景岳全书》卷33)之说。故治当行气疏肝，散寒止痛。

【方解】 本方主治肝经寒凝气滞诸症，故方用乌药辛温，入肝经，既疏肝行气，又散寒止痛，为君。青皮疏肝行气，木香理气止痛，共助君药疏肝行气；小茴香暖肝散寒，高良姜散寒止痛，共助君药散寒止痛，四药皆辛温芳香之品，合用以加强乌药行气散寒之功，俱为臣药。槟榔下气导滞，能直达下焦而破坚；川楝子理气止痛，但性苦寒，故与辛热之巴豆同炒，既可制其苦寒之性，又能增其行气散结之力，为方中佐药。诸药配伍，共奏行气疏肝，散寒止痛之功，使气行寒散，肝脉调和，则诸证可愈。

本方是行气疏肝与散寒止痛相合，故徐大椿谓"此温中散滞之剂，为气逆寒滞疝瘕之专方"。(《医略六书·杂病证治》卷24)

【运用】

1. 本方主治气滞寒凝之疝气。临床应用以少腹痛引睾丸，舌淡苔白，脉沉弦为辨证要点。肝肾阴虚或兼有内热者不宜使用。

2. 若睾丸肿胀偏坠者，可酌加荔枝核、橘核以散结止痛；寒甚而喜温畏寒者，可酌加肉桂、吴茱萸等散寒止痛；痛经者，可酌加当归、川芎、香附等活血调经；瘕聚者，可酌加枳实、厚朴破气消瘕。

3. 现代常用于腹股沟斜疝或直疝、睾丸炎、附睾炎、慢性胃炎、胃肠功能紊乱、肠痉挛、痛经等证属寒凝气滞者。

【附方】

橘核丸(《济生方》) 橘核炒 海藻洗 昆布洗 海带洗 川楝子去肉,炒 桃仁麸炒,各一两(各30g) 厚朴去皮,姜汁炒 木通 枳实麸炒 延胡索炒,去皮 桂心不见火 木香不见火 各半两(各15g) 上为细末,酒糊为丸,如梧桐子大。每服70丸(9g),空心盐酒汤任下。功用:行气止痛,软坚散结。主治:癫疝。睾丸肿胀偏坠,或坚硬如石,或痛引脐腹,甚则阴囊肿大,轻者时出黄水,重者成痈溃烂。

本方与天台乌药散均能入肝行气止痛,治疗疝气疼痛。但天台乌药散功专行气散寒,且以行气止痛为佳,适用于寒凝气滞的小肠疝气,以少腹痛引睾丸,偏坠肿胀为特征;本方则兼能活血软坚散结,主治寒湿客于肝脉,肝经气血郁滞之癫疝,以睾丸肿胀硬痛为特征。

【方歌】

天台乌药木茴香,巴豆制楝青槟姜,

行气疏肝止疼痛,寒疝腹痛是良方。

加味乌药汤

《奇效良方》

【组成】 乌药 缩砂 木香 玄胡索各一两 (各6g) 香附炒,去毛,二两 (9g) 甘草一两半 (9g)

【用法】 上细锉。每服七钱 (20g),水一盏半,生姜三片,煎至七分,不拘时温服。(现代用法:水煎服。)

【功用】 行气活血,调经止痛。

【主治】 肝郁气滞之痛经。月经前或月经初行时,少腹胀痛,胀甚于痛,或连胸胁、乳房胀痛,舌淡,苔薄白,脉弦紧。

【证治机理】 痛经之由,多因气血运行不畅所致。若情志不舒,肝气郁滞,气机不畅,则血行失和,经血滞于胞中而作痛;少腹及胸胁、乳房皆为肝经循行部位,若肝气郁结,气行不畅,故见胸胁、乳房、小腹胀痛,且胀甚于痛;脉象弦紧,亦为肝经郁滞血行不畅所致。故治以疏肝行气为主,兼以活血止痛。

【方解】 本方为肝郁气滞之痛经而设。方中重用香附,疏肝理气,调经止痛,为君药。乌药辛散温通,顺气畅中,而善治少腹胀痛;延胡索行气活血,调经止痛,两药同助香附行气活血,调经止痛,共为臣药。木香、砂仁行气调中,消胀止痛,为佐药。引用生姜三片,温胃和中。甘草调和诸药,兼缓急止痛,用为佐使。诸药相合,共奏行气活血,调经止痛之功,使气血畅行,痛经可愈。

本方集辛香温通行气诸药于一方,以疏肝行气为主,兼事活血止痛,疏肝畅中,尤适宜于肝郁气滞而致血行不畅之痛经。

本方与逍遥散均能疏肝解郁,用治妇女经行腹痛或经前乳房胀痛。逍遥散疏肝行气,兼可养血柔肝,健脾助运,宜于肝郁血虚,脾失健运之月经不调或痛经;本方则疏肝行气止痛之力较强,宜于肝郁气滞,血行不畅之痛经。

【运用】

1．本方治疗肝郁气滞之痛经。临床应用以经前少腹胀痛，胀甚于痛为辨证要点。若证属气血不足者，不宜使用本方。

2．若兼血瘀痛甚，经少色暗或夹有血块者，加桃仁、红花以祛瘀止痛；若兼寒甚，少腹喜暖畏冷者，加吴茱萸、小茴香以温经散寒止痛。

3．现代常用于妇人之痛经、闭经、月经后期等证属肝郁气滞，血行不畅者。

【附方】

正气天香散 （刘河间方，录自《医学纲目》） 乌药二两（60g） 香附末，八两（240g） 陈皮苏叶 干姜各一两（各30g） 上为细末，每次三钱（9g），水调服。功用：行气温中，调经止痛。主治：妇人一切气，气上撞心，心胸攻筑，胁肋刺痛，月水不调。

本方与加味乌药汤均可用于治疗痛经。本方行气调经止痛，兼可温中，适宜于寒凝肝脉，气机不畅之痛经；加味乌药汤兼能活血，适用于肝郁气滞，血行不畅之痛经。

【方歌】

加味乌药汤砂仁，香附木香乌草伦，

配入玄胡共六味，经前胀痛效堪珍。

第二节 降 气

降气剂，具有降气平喘或降逆止呕之功，适用于肺胃气机上逆的病证。肺气上逆主要表现为咳喘者，常选用降气平喘药如苏子、桑白皮、杏仁等为主组合成方；胃气上逆主要表现为呃逆、呕吐、嗳气等，常选用降逆和胃药如旋覆花、代赭石、半夏、丁香、柿蒂等为主组合成方。代表方剂如苏子降气汤、定喘汤、旋覆代赭汤等。

苏子降气汤

《太平惠民和剂局方》

【组成】 紫苏子 半夏汤洗七次，各二两半（各9g） 川当归去芦，两半（6g） 甘草鉶，二两（6g） 前胡去芦 厚朴去粗皮，姜汁拌炒，各一两（各6g） 肉桂去皮，一两半（3g）

【用法】 上为细末，每服二大钱（6g），水一盏半，入生姜二片，枣子一个、紫苏五叶，同煎至八分，去滓热服，不拘时候。（现代用法：水煎服。）

【功用】 降气平喘，祛痰止咳。

【主治】 上实下虚之喘咳证。喘咳痰多，短气，胸膈满闷，或腰疼脚软，或肢体浮肿，舌苔白滑或白腻，脉弦滑。

【证治机理】 本方证属痰涎壅肺，肾阳不足之上实下虚之喘咳。上实，是指痰涎上壅于肺而失于肃降；下虚，是指肾阳不足于下而失于纳气。肺主气，司呼吸，痰涎壅阻于肺，肺失宣降，则气机上逆而咳喘；痰涎壅盛，气机不畅而胸膈满闷；腰为肾之府，肾虚则腰疼脚软；肾主纳气，肾不纳气，则喘而气短，动则喘甚；肺失宣降，并肾阳不足，气化不利，水液内停，则肢体浮肿；舌苔白滑或白腻，脉象弦滑等均为痰涎壅盛之征。故其证之痰涎壅盛于肺，为发病之标属上实；肾阳不足于下，为致病之本，称之下虚。治当以降气祛痰，止咳平喘，治上为主，兼顾下元之虚。

【方解】 方中紫苏子辛温而不燥，质润而下降，善于降上逆之肺气，消壅滞之痰涎，为治痰逆喘咳之要药，《本经逢原》卷2谓之"除喘定嗽，消痰顺气之良剂"，故用为君药。半夏辛温而燥，降逆祛痰，为臣药。厚朴辛温苦降，降逆平喘，宽胸除满；前胡辛苦微寒，长于降气祛痰，且具辛散之性，与诸药相伍，则于降逆化痰中兼宣肺气；桂心辛热纯阳，温肾纳气；当归辛甘温润，既能治"咳逆上气"，又可养血补虚以助桂心温补下元，皆为佐药。略加生姜、苏叶宣肺散寒，大枣、甘草和中益气，调和药性，为佐使药。诸药相合，治上顾下，标本兼治，俾气降痰消，则喘咳自平。虽曰上实下虚并治，而以治上实为主，温肾补虚为辅。

本方始载于唐《备急千金要方》，原名"紫苏子汤"。宋·宝庆年间此方加入苏叶，以宣通肺气，且更名为"苏子降气汤"而辑入《太平惠民和剂局方》。《医方集解·理气之剂》载本方，并云："一方无桂，有沉香"，则温肾力减，纳气力增。

【运用】

1．本方是治疗痰涎壅盛，上实下虚喘咳的常用方。临床应用以喘咳短气，胸膈满闷，舌苔白滑或白腻，脉弦滑为辨证要点。肺肾阴虚或肺热痰喘者不宜使用。

2．若喘咳气逆难卧者，酌加葶苈子以增强降气平喘之力；兼有表证者，加麻黄、杏仁等以宣肺平喘，疏散外邪；若肾阳虚较甚者，可加附子、沉香等以助温肾纳气之功。

3．现代常用于慢性支气管炎、肺气肿、支气管哮喘等证属痰涎壅盛者。

【附方】

三子养亲汤（《皆效方》，录自《杂病广要》） 白芥子（9g） 苏子（9g） 莱菔子（9g）（原书未著用量） 上三味各洗净，微炒，击碎。看何证多，则以所主者为君，余次之。每剂不过三钱（9g），用生绢小袋盛之，煮作汤饮，代茶水啜用，不宜煎熬太过。功用：降气快膈，祛痰消食。主治：痰壅气滞。咳嗽喘逆，痰多胸痞，食少难消，舌苔白腻，脉滑等。

本方与苏子降气汤均有降气祛痰平喘作用。但本方重在降气祛痰消食，适用于痰食气阻之喘咳；而苏子降气汤降气之力较强，并兼顾下虚，适用于肺气壅实，上实下虚之喘咳。

【医案举例】

案一：董某，女，52岁。1965年4月20日初诊。咳嗽，喘急，鼻干，痰声如拽锯，彻夜不眠，倚息难卧。病已十余日，最怕油烟刺激，胃不思纳，二便尚调。舌苔淡黄腻，脉滑数。热哮气逆。治以清热化痰、肃肺。拟苏子降气汤加减。方药：炒苏子4.5g，橘红4.5g，炙前胡4.5g，姜川朴4.5g，杏仁9g，炒山栀4.5g，炒枳壳4.5g，葶苈子3g，桑皮6g，桔梗4.5g。水煎服。服药5剂，喘哮大减，安卧如常。（《著名中医学家的学术经验》）

案二：杨某，女，56岁。1964年4月11日初诊。原有哮喘，每冬必犯。昨突然发作，咳喘难卧，喉中水鸡声，胸闷痰白，胃不思纳，也不欲饮，右胁微痛。舌苔白，脉细滑。乃冷哮复发，气逆不降。治以温肺化痰，降气止哮。拟苏子降气汤加减。方药：炒苏子4.5g，橘红4.5g，厚朴4.5g，炙白前4.5g，清夏9g，杏仁9g，白芥子4.5g，射干3g，炙麻黄3g。

水煎服。服药 3 剂，喘嗽已减，哮鸣消失，胸满胁痛均止。白沫痰涎未清，胃纳呆少。苔脉同前。按上方去半夏、麻黄、白芥子，加川贝 6g，蛤粉 9g，桔梗 4.5g。水煎服。服药三剂，缓解如常。(《著名中医学家的学术经验》)

按：苏子降气汤主证的咳喘虽以上实下虚、痰涎壅盛者为宜，但若偏寒、偏热，则须随证加减。上二例医案为山东吴少怀对苏子降气汤的辨证化裁，可资临证参佐。案一，热哮者加用山栀、桑白皮等，以泻肺热；案二，冷哮者伍用麻黄、白芥子等，以蠲肺寒。

【方歌】
苏子降气半夏归，前胡桂朴草姜随，
上实下虚痰嗽喘，或加沉香去肉桂。

定 喘 汤

《摄生众妙方》

【组成】 白果去壳，砸碎，炒黄色，二十一个 (9g)　麻黄三钱 (9g)　苏子二钱 (6g)　甘草一钱 (3g)　款冬花三钱 (9g)　杏仁去皮、尖，一钱五分 (4.5g)　桑皮蜜炙，三钱 (6g)　黄芩微炒，一钱五分 (4.5g)　法制半夏如无，用甘草汤泡七次，去脐用，三钱 (9g)

【用法】 上用水三盅，煎二盅，作二服。每服一盅，不用姜，不拘时候，徐徐服。(现代用法：水煎服。)

【功用】 宣降肺气，清热化痰。

【主治】 痰热内蕴，风寒外束之哮喘。咳喘痰多气急，痰稠色黄，或微恶风寒，舌苔黄腻，脉滑数。

【证治机理】 本方所治哮喘，为素体痰热内蕴，复感风寒所致。痰热久蕴，肺失清肃，复为风寒所遏，使肺气壅闭，不得宣降，气逆于上而发为哮喘，症见咳嗽气急，胸膈胀闷，痰稠色黄等；风寒束表，卫阳被遏，故见微恶风寒；痰热内蕴，故舌苔黄腻，脉来滑数。本方治证以痰热内蕴，肺失宣肃为主要病机，故治宜宣降肺气，清热化痰。

【方解】 方中麻黄辛温，既可疏散风寒以解表，又可开宣肺气而平喘，张山雷曰："惟麻黄轻清上浮，专疏肺郁，宣泄气机，是为治感第一要药。虽曰解表，实为开肺；虽曰散寒，实为泄邪。"(《本草正义》卷 3)白果性味甘苦涩平，为敛肺定喘要药，《本草纲目》卷 30 言其"熟食温肺益气，定喘嗽。"二药配伍，散敛相合，相反相成，既能增强定喘之效，又可使宣肺而不耗气，敛肺而不留邪，共为君药。桑白皮泻肺平喘，黄芩清热化痰，二者合用以消内蕴之痰热，共为臣药。杏仁、苏子、半夏、款冬花降气平喘，化痰止咳，俱为佐药。甘草生用，调药和中，且能止咳，兼为佐使。诸药配伍，外散风寒，内清痰热，降肺气而平哮喘。

本方配伍以宣开与清降并用，发散与收敛兼施，融宣、降、清、收于一方，故定喘止咳之力颇著。王泰林称："此定喘之主方也"(《王旭高医书六种·退思集类方歌注》)。

本方与苏子降气汤均为降气平喘之剂。然本方是用宣肺之麻黄与敛肺之白果相伍，配以清热化痰之品，而成宣降肺气，清热化痰之剂，主治痰热蕴肺，风寒外束之哮喘；而苏子降气汤是以降气消痰之苏子为主，配以下气祛痰药，主治上实下虚而以上实为主之咳喘。

本方与小青龙汤均可治疗外感风寒，内有痰浊之咳喘。但小青龙汤是用麻黄、桂枝配干姜、半夏、细辛，既能解表散寒，又可温化寒饮，适宜于内有寒饮，且表寒较甚之咳喘；本方是以麻黄、白果、杏仁与黄芩、桑白皮配伍，则于宣肺降逆兼解表之中，更能清泄肺热以平喘咳，适用于痰热内蕴而风寒客表之咳喘。

本方与麻黄杏仁甘草石膏汤均可治疗肺热兼外感之咳喘。然麻黄杏仁甘草石膏汤以石膏与麻黄（2:1）共为君，其清宣之力颇强，但无清热化痰之力；而本方则以麻黄与白果为君，并配以桑白皮、黄芩、半夏、苏子等，其敛降之功著，且具清化痰热之能。

【运用】

1．本方用治痰热内蕴，风寒外束之哮喘。临床应用以咳喘气急，痰多色黄，苔黄腻，脉滑数为辨证要点。新感风寒，内无痰热，或哮喘日久，肺肾阴虚或气虚脉弱者，均不宜使用本方。

2．若肺热较甚者，宜合入生石膏、鱼腥草等以增强清肺之效；若无表证者，麻黄用量可减，或用炙麻黄，取其宣肺定喘而不发散；若痰稠难出者，可酌加全瓜蒌、胆南星等以增强清热化痰之力；若胸闷较甚者，可加枳壳、厚朴以理气宽胸。

3．现代常用于支气管哮喘、慢性支气管炎等证属痰热蕴肺，风寒外束者。

【方论选录】

张秉成："夫肺为娇脏，畏热畏寒，其间毫发不容，其性亦以下行为顺，上行为逆。若为风寒外束，则肺气壅闭，失其下行之令，久则郁热内生，于是肺中之津液郁而为痰，哮喘等疾所由来也。然寒不去则郁不开，郁不开则热不解，热不解则痰亦不能遽除，哮咳等疾，何由而止？故必以麻黄、杏仁、生姜开肺疏邪，半夏、白果、苏子化痰降浊，黄芩、桑皮之苦寒，除郁热而降肺，款冬、甘草之甘润，养肺燥而益金。数者相助为理，以成其功。宜乎喘哮痼疾，皆可愈也。"（《成方便读》卷2）

【医案举例】

王某，男，8岁，学生。患儿体胖，从1岁起即发喘咳，每年必发数次，医院诊为哮喘。数日前因感风寒而致喘咳，痰多色白夹黄，质黏难出。经治烧退而喘咳未得控制。咳下又见喉中痰鸣，胸闷憋气，头晕，纳可，二便正常，扁桃体肥大，舌质红，苔薄白腻，脉滑数。证属风寒外束，痰热内蕴。治以宣肺平喘，化痰止咳。药用炙麻黄3g，射干6g，杏仁10g（打碎），苏子6g（打碎），清半夏10g，陈皮6g，茯苓15g，生甘草3g，白果8g（打碎），款冬花10g，紫菀10g，黄芩6g。四剂，水煎服。忌食辛辣油腻，慎避风寒。二诊，药后喘咳吐痰减，余无不适，原方加减连进20余剂，喘咳平息。三个月后又发一次，原方再投数剂而诸症又平。半年后其母来告至今未发。（《颜正华临证验案精选·喘咳》）

按：患儿体胖多痰，素患哮喘，今又感风寒，致使肺失宣肃，引发喘咳痰鸣、胸闷憋气诸症。以定喘汤加减，其表证已解，故少用麻黄且蜜制而主宣肺，加射干下气利咽，紫菀下气止咳。诸药相合，肺得宣降，痰热得清，风寒得解，喘咳痰鸣等症自除。

【方歌】

定喘白果与麻黄，款冬半夏白皮桑，

苏杏黄芩兼甘草，外寒痰热喘哮尝。

旋覆代赭汤

《伤寒论》

【组成】 旋覆花三两（9g）　人参二两（6g）　代赭石一两（3g）　甘草炙，三两（9g）　半夏洗，半升（9g）　生姜五两（15g）　大枣擘，十二枚（4枚）

【用法】 以水一斗，煮取六升，去滓再煎，取三升，温服一升，一日三次。（现代用法：水煎服。）

【功用】 降逆化痰，益气和胃。

【主治】 胃虚痰气逆阻证。心下痞鞕，噫气不除，或反胃呕逆，吐涎沫，舌淡，苔白滑，脉弦而虚。

【证治机理】 本方原治"伤寒发汗，若吐若下，解后，心下痞鞕，噫气不除"之证。伤寒发汗后，又误用吐、下之法攻伐，邪虽去而胃气已伤，不得正常升降转输，致使痰浊留滞，阻于中焦，气机不畅，而心下痞鞕；胃气不得和降反而上逆，故噫气频作，或反胃呕逆，呕吐涎沫；舌苔白滑，舌质淡，脉弦而虚，为中气虚弱，痰浊内阻之征。本方所治以脾胃气虚为本，痰阻气逆为标。虽本虚标实互见，但以痰阻气逆症状为主。胃虚宜补，痰浊宜化，气逆宜降，治当降逆化痰为主，兼以益气和胃之法。

【方解】 方中旋覆花味苦辛咸，性微温，其性主降，功擅下气消痰，降逆止噫，故重用为君，《本经逢原》卷2称"其功在于开结下气，行水消痰，……祛痞坚，……开胃气，止呕逆，除噫气。"臣以代赭石、半夏、生姜，代赭石性味苦寒，其性重坠降逆，长于镇慑肺胃之逆气，《本经逢原》卷1言其："赭石之重，以镇逆气"，意在与旋覆花相伍而加强君药降逆下气，止呕化痰之功，以治气逆呕噫；半夏祛痰散结，降逆和胃；生姜用量独重，一为和胃降逆增其止呕之效，二为宣散水气以助祛痰之功。人参、大枣、炙甘草甘温益气，健脾养胃，以复中虚气弱之本，俱为佐药。炙甘草调和药性，兼作使药。诸药相合，标本兼顾，共奏降逆化痰，益气和胃之功，使胃气复，痰浊消，气逆降，则痞鞕、噫气、呕呃自除。

方中集诸降逆和胃药于一方，降逆下气之功颇著；配伍益气补虚之品，共成标本兼治之剂。

本方与半夏泻心汤均用半夏、人参、甘草、大枣等药，治疗虚实错杂之痞证。但半夏泻心汤以黄芩、黄连之苦寒泄热配伍干姜、半夏之辛温开结为主，温清并用，辛开苦降，故适用于寒热错杂之痞证；本方以旋覆花、代赭石之降逆下气药配伍半夏、生姜之和胃散结药为主，降逆和胃，故适用于胃虚痰阻气逆之痞证。

【运用】

1．本方主治胃虚痰阻，气逆不降之证。临床应用以心下痞硬，噫气频作，呕呃，苔白滑，脉弦虚为辨证要点。方中代赭石性寒沉降，有碍胃气，若胃虚较著者，其用量不可过重。

2．若气逆较著，胃虚不甚者，代赭石可重用，以增强其重镇降逆之功；若痰多苔腻者，可加茯苓、陈皮等以化痰和胃；若腹胀较甚者，可加枳实、厚朴等以行气除满。

3．现代常用于胃神经官能症、慢性胃炎、胃扩张、胃及十二指肠球部溃疡、幽门不全梗阻、神经性呃逆等证属胃虚痰阻气逆者，对于恶性肿瘤化疗的呕吐反应亦可应用。

【医案举例】

予素患噫气，凡体稍不适，其病即至，既响且多，势不可遏。戊子冬，发之最甚，苦不可言。孟英曰："此阳气式微，而浊阴上逆也。"先服理中汤一剂，随以旋覆代赭汤投之，遂愈。嗣后每发，如法服之辄效。后来发亦渐轻，今已不甚发矣。予闻孟英常云："此仲圣妙方，药极平淡，奈世人畏不敢用，殊可陋也。"（《王氏医案》卷2）

按：噫气冬发最甚，为阳气不足，浊阴上逆所致，方用理中汤以扶脾阳，旋覆代赭汤益气降逆和胃，寒去胃和则愈。

【方歌】

旋覆代赭用人参，半夏姜甘大枣临，

重以镇逆咸软痞，痞鞭噫气力能禁。

橘皮竹茹汤

《金匮要略》

【组成】 橘皮二升（12g） 竹茹二升（12g） 大枣三十枚（5枚） 生姜半斤（9g） 甘草五两（6g） 人参一两（3g）

【用法】 以水一斗，煮取三升，温服一升，日三服。（现代用法：水煎服。）

【功用】 降逆止呃，益气清热。

【主治】 胃虚有热之呃逆。呃逆或干呕，虚烦少气，口干，舌红嫩，脉虚数。

【证治机理】 呃逆之证，皆由胃气上逆而致，但有寒热虚实之分。本方所治呃逆乃因病后虚羸，或吐利后中气受伤，耗气劫液，虚热内生，胃失和降，气机上逆而致。胃虚有热，其气上逆，则作呃逆或干呕。兼虚烦少气，口干，舌质红，脉虚数等，亦为胃虚有热之象。胃虚宜补，胃热宜清，气逆宜降，故治宜益气清热，降逆止呃。

【方解】 方中橘皮辛苦而温，行气和胃，竹茹甘而微寒，清热和胃，二药相伍，既能降逆止呃，又可清热和胃，共为君药。生姜和胃止呕，为呕家之圣药，助君药以降逆止呃；人参益气补中，与橘皮相合，则行中有补，同为臣药。甘草、大枣益气补脾养胃，合人参补中以复胃气之虚；又大枣与生姜为伍，调和脾胃，安中气，俱为佐药。甘草调和药性，兼作使药。诸药合用，以甘寒之竹茹与辛温之橘皮相伍，则清而不寒；又以益气养胃与行气和胃相合，则补而不滞，共成降逆止呃，益气清热之功。

【运用】

1. 本方主治胃虚有热，气逆不降之证。临床应用以呃逆或呕吐，舌红嫩为辨证要点。呃逆、呕吐等证属虚寒或实热者，不宜使用本方。

2. 若胃阴不足，口干、舌红少苔者，可加石斛、麦冬等以滋阴养胃；若胃热较甚，口渴欲饮，舌红苔黄者，宜加黄连以清泄胃热；呕逆重而胃虚不甚者，可去人参、甘草、大枣。

3. 现代常用于妊娠呕吐、幽门不全梗阻呕吐、腹部手术后呃逆不止等证属胃虚有热，气机上逆者。

【附方】

1. 新制橘皮竹茹汤(《温病条辨》) 橘皮三钱（9g） 竹茹三钱（9g） 柿蒂七枚（9g） 姜汁三茶匙（冲） 水五杯，煮取二杯，分二次温服，不知，再作服。功用：和胃降逆。主治：阳明湿温，气壅为哕者。

2. 竹茹汤(《普济本事方》引《孙兆方》) 干葛三两（15g） 甘草炙，三分（9g） 半夏姜汁半盏、浆水一升煮耗半，三分（9g） 上粗末。每服五钱（15g），水二盏，生姜三片，竹茹一弹子大，枣一个，同煎至一盏，去滓温服。功用：清热解酒，和胃止呕。主治：胃热呕吐，饮酒过多而呕。

橘皮竹茹汤与上述二方均能清热降逆，止呃止呕，用治胃中有热，胃气上逆之呕呃诸证。但橘皮竹茹汤宜治胃热呃逆而胃气虚弱者；新制橘皮竹茹汤用治胃热呃逆而胃气不虚者；竹茹汤用治饮酒过多之胃热呕吐者。

【方论选录】

吴昆：“呃逆者，由下达上，气逆作声之名也。大病后，则中气皆虚，余邪乘虚入里，邪正相搏，气必上腾，故令呃逆；脉来虚大，虚者正气弱，大者邪热在也。是方也，橘皮平其气，竹茹清其热，甘草和其逆，人参补其虚，生姜正其胃，大枣益其脾。”(《医方考》卷3)

【医案举例】

胃虚气热，干呕不便。橘皮竹茹汤加芦根、粳米。(《柳选四家医案·静香楼医案》)

按：本案胃虚气逆干呕，故以橘皮竹茹汤再加芦根清热止呕，粳米益胃和中而愈。

【方歌】

橘皮竹茹治呕逆，人参甘草枣姜益，

胃虚有热失和降，久病之后更相宜。

丁香柿蒂汤

《症因脉治》

【组成】 丁香（6g） 柿蒂（9g） 人参（3g） 生姜（6g）（原书未著用量）

【用法】 水煎服。

【功用】 降逆止呃，温中益气。

【主治】 胃气虚寒之呃逆。呃逆不已，胸脘痞闷，舌淡苔白，脉沉迟等。

【证治机理】 胃气以降为顺，胃失和降，气机上逆则呃逆、呕吐。本方所治之呃逆为胃气虚寒，胃失和降，气机上逆所致。临床症状除呃逆之外，还可见气逆不顺的胸脘痞闷，以及舌淡苔白，脉沉迟等胃气虚寒之证。证属胃虚有寒。治以温胃益气，降逆止呃。

【方解】 方中丁香辛温芳香，能温中散寒，降逆止呃，为治疗胃寒呃逆之要药；柿蒂苦平，善降胃气，亦为治疗胃气上逆呃逆的要药，两药配伍，诚如《本草求真》卷6云：“（柿蒂）虽与丁香同为止呃之味，然一辛热而一苦平，合用深得寒热兼济之妙”，温胃散寒，降逆止呃之功相得益彰，共为君药。生姜辛温，为呕家之圣药，与丁香、柿蒂合用，则温胃降逆之功尤著，用为臣药。因其胃虚，更配人参甘温益气，补虚养胃为佐药。四药配伍，以降逆和胃为主，兼以温中补虚，寓温补于降逆之中，共奏温中益气，降逆止呃之功，使胃寒散，胃虚复，气逆平，则呃逆止。

本方与旋覆代赭汤、橘皮竹茹汤均有降胃止呕，益气养胃之功，同治胃虚气逆之证，故方中皆用补中益气之人参，和胃止呕之生姜。但旋覆代赭汤重在降逆化痰，主治胃虚痰阻，气逆不降之心下痞硬，反胃呕吐，噫气不除者；橘皮竹茹汤以清热降逆为主，主治胃虚有热之呃逆；本方则以温胃降逆为主，主治胃虚呃逆偏于寒者。

【运用】

1．本方主治胃气虚寒，气逆不降之证。临床应用以呃逆，舌淡，苔白，脉沉迟为辨证要点。

2．若胃寒较甚者，酌加吴茱萸、干姜等以增温中祛寒之力；若胸脘胀满痞闷较甚者，加陈皮、木香等以理气消胀；若兼气滞痰阻者，可加陈皮、半夏以理气化痰；胃气不虚者，可减去人参。

3．现代常用于神经性呃逆、膈肌痉挛等证属胃气虚寒者。

【附方】

丁香散（《中藏经》）　丁香　柿蒂各一钱（各3g）　甘草　良姜各半钱（各1.5g）　上为末。用热汤猛点，乘热一服。功用：降逆止呃，温中散寒。主治：伤寒咳逆、噎、汗，或久病呃逆因于寒者。

本方与丁香柿蒂汤均能降逆止呃，温中散寒。皆可用治胃中有寒，胃气上逆之呃逆。但丁香柿蒂汤配伍人参，故可用治胃寒呃逆而胃气虚弱者；而丁香散不用人参，加用高良姜，用治胃寒呃逆而胃气不虚者。

【方论选录】

张秉成："夫呃逆一证，其声短促，连续不断之象。虽其证有火、有寒皆能所致，然无不皆自胃腑而来者，以胃气下行为顺，上行为逆，或邪搏胃中，则失其下降之令，即上出于口而为呃矣。昔人有谓肾病者，究竟脏气不能上至于口，必因于胃而出也。亦犹咳之一证，虽有五脏之分，然亦总不离于肺也。方中以丁香温胃祛寒，补火生土；柿蒂苦温降气，生姜散逆疏邪，二味皆胃经之药；用人参者，以祛邪必先补正，然后邪退正安，且人参入胃，镇守于中，于是前三味之功，益臻效验耳。"（《成方便读》卷2）

【医案举例】

食伤肠胃，复病呕吐，发呃下利。诊两脉微涩，是阳气欲尽，浊阴冲逆。阅方虽有姜附之理阳，反杂入芪归，呆钝牵制。后方代赭重坠，又混表药，总属不解。今事危至急，舍理阳驱阴无别法。人参、茯苓、丁香、柿蒂、炮附子、干姜、吴萸。（《清代名医医案精华·叶天士医案》）

按：本案呃逆因"食伤肠胃，复病呕吐，发呃下利"，证属"阳气虚衰，浊阴冲逆"。故方予丁香柿蒂汤再加附子、吴茱萸以增助阳祛寒降逆止呕之力，药证相合，诸疾自瘳。

【方歌】

丁香柿蒂人参姜，呃逆因寒中气伤，

温中降逆又益气，胃气虚寒最相当。

小 结

　　理气剂为气滞、气逆的病证而设。本章共选正方 15 首，附方 14 首，按其功效的不同，分为行气与降气两类。

　　1. 行气 本类方剂以行气为主要功效，适用于气机郁滞诸证。越鞠丸行气解郁为主，兼以行血、除湿、化痰、清热、消食，主治气、血、痰、火、食、湿等六郁证。柴胡疏肝散功能疏肝解郁行气，且疏肝之中兼以养肝，理气之中兼以调血，适用于肝气郁滞之胁肋胀痛。四磨汤行气宽胸，兼有降逆作用，适用于肝郁气滞兼有肺胃气逆之证。瓜蒌薤白白酒汤通阳散结，行气祛痰，适用于胸阳不振，痰阻气滞之胸痹。半夏厚朴汤行气散结，降逆化痰，行气与化痰两顾，使气行则郁开，痰化则结散，痰气并治，行中有降，适用于痰气互结于咽喉之梅核气。枳实消痞丸由枳术汤、半夏泻心汤、四君子汤三方加减变化而成，全方之功消重于补，清大于温，具有下气消痞兼益气健脾之功，适用于脾虚气滞，寒热互结之心下痞满属实多虚少，热重寒轻之证。厚朴温中汤重在行气消胀兼以温中化湿，适用于气滞寒湿之脘腹胀满疼痛。金铃子散功擅行气止痛，兼有清肝和活血之功，主治肝郁化火之胸胁疼痛证。天台乌药散、橘核丸均能入肝行气止痛，治疗疝气疼痛。但天台乌药散功专行气散寒，尤以行气止痛之力为胜，适用于寒凝气滞之小肠疝气，以少腹痛引睾丸，偏坠肿胀为特征；橘核丸则以大队行气活血之品配伍软坚散结药而成，功兼活血软坚散结，适用于寒湿滞留厥阴，肝经气血郁结之㿗疝，以睾丸肿胀硬痛为特征。加味乌药汤集辛香温通行气之品于一方，以行气而兼活血，疏肝而兼畅脾为特点，具有活血调经、止痛之功，尤宜于肝气郁滞兼寒之痛经。

　　2. 降气 本类方剂具有降气作用，适用于肺胃气逆诸证。苏子降气汤与定喘汤均有降气祛痰平喘作用，苏子降气汤兼能温补下元，适用于痰涎壅盛于肺，肾阳不足于下的喘咳短气，痰多胸闷之证；定喘汤则兼能清化痰热，适用于风寒外束，痰热内蕴之哮喘咳嗽，痰稠色黄等。旋覆代赭汤化痰降气并益气补中，适用于胃虚痰阻之心下痞硬、噫气不除之证。橘皮竹茹汤、丁香柿蒂汤均和胃降逆，橘皮竹茹汤和胃清热兼益气补虚，适用于胃虚有热之呃逆、干呕等；丁香柿蒂汤降气并温中补虚，适用于胃气虚寒之呃逆不已。

第十一章

理 血 剂

　　凡以理血药为主组成，具有活血化瘀或止血作用，用以治疗瘀血或出血病证的方剂，统称理血剂。属"八法"中"消法"范围。

　　血是营养人体的重要物质。在正常情况下，周流不息地循行于脉中，灌溉五脏六腑，濡养四肢百骸。故《灵枢·营卫生会》云"以奉生身，莫贵于此"；《难经·二十二难》谓"血主濡之"。一旦某种原因致使血行不畅，或血不循经，离经妄行，或亏损不足，均可导致瘀血或出血或血虚之证。血瘀治宜活血祛瘀，出血宜以止血为主，血虚则应补血。有关血虚补血之方已在补益剂中叙述，故本章方剂根据治法不同，分为活血祛瘀与止血两类。

　　使用理血剂时，首先必须审明瘀血或出血的原因，分清标本缓急，做到急则治标，缓则治本，或标本兼顾，攻补兼施。同时，因逐瘀过猛或久用逐瘀，每易耗血伤正，故常辅以养血益气之品，使祛瘀而不伤正；且峻猛逐瘀之剂，只能暂用，不可久服，当中病即止。而使用止血之剂时，应防其止血留瘀之弊，遂可在止血剂中适当佐入活血祛瘀之品，或选用兼有活血祛瘀的止血药，使血止而不留瘀；至于出血而因瘀血内阻，血不循经所致出血者，法当祛瘀为先，因瘀血不去则出血不止。此外，活血祛瘀剂虽能促使血行，但其性破泄，易于动血、伤胎，故凡妇女月经期、月经过多及孕妇均当慎用或忌用。

第一节　活 血 祛 瘀

　　活血祛瘀剂，具有通畅血行，消除瘀血的作用，适用于各种瘀血病证。如瘀热互结之下焦蓄血证；瘀血内停之胸腹诸痛；瘀阻经脉之半身不遂；妇女经闭、痛经或产后恶露不行；以及瘀积包块，外伤瘀肿、痈肿初起等。临床表现以刺痛有定处，舌紫黯，舌上有青紫斑或紫点，身上有肿块，疼痛拒按，按之坚硬，固定不移为特点。常用活血祛瘀药如川芎、桃仁、红花、赤芍、丹参等为主组成方剂。但因气为血帅，气行则血行，故常适当配以理气药，以加强活血祛瘀的作用。此外，还应根据病的寒热虚实，酌配相应的药物。如血瘀偏寒者，配以温经散寒之品，以血得温则行；瘀血化热，病位在下者，配伍荡涤瘀热之药，使瘀血下行，邪有出路；正虚有瘀者，又当与益气养血药同用，则祛邪而不伤正；孕妇有瘀血癥块者，当小量缓图，使瘀去而胎不伤。代表方如桃核承气汤、血府逐瘀汤、补阳还五汤、复元活血汤、温经汤、大黄䗪虫丸等。

桃核承气汤

《伤寒论》

【组成】 桃仁去皮尖，五十个（12g）　大黄四两（12g）　桂枝去皮，二两（6g）　甘草炙，二两（6g）　芒硝二两（6g）

【用法】 上四味，以水七升，煮取二升半，去渣，内芒硝，更上火，微沸，下火，先食，温服五合，日三服，当微利。（现代用法：作汤剂，水煎前四味，芒硝冲服。）

【功用】 逐瘀泻热。

【主治】 下焦蓄血证。少腹急结，小便自利，至夜发热，其人如狂，甚则谵语烦躁。以及血瘀经闭，痛经，脉沉实而涩者。

【证治机理】 本方出自《伤寒论》，原治邪在太阳不解，循经入腑化热，与血相搏结于下焦之蓄血证。瘀热互结于下焦，故少腹急结；热在血分，与气分无涉，膀胱气化未受影响，故小便自利；热在血分，故至夜发热；心主血脉而藏神，瘀热上扰，故心神不宁，甚则其人如狂，谵语烦躁；瘀热内结，正气未虚，故脉象沉实。若妇女瘀结少腹，血行不畅，则为痛经，甚或经闭不行。总之，证属瘀热互结下焦，治当因势利导，破血下瘀泻热以祛除下焦之蓄血。

【方解】 本方又名桃仁承气汤，由调胃承气汤减芒硝之量，加桃仁、桂枝而成。为逐瘀泻热的代表方剂。瘀热互结，故以桃仁苦甘平，活血破瘀；大黄苦寒，下瘀泻热。二者合用，瘀热并治，共为君药。芒硝咸苦寒，泻热软坚，助大黄下瘀泻热；桂枝辛甘温，通行血脉，既助桃仁活血祛瘀，又防硝、黄寒凉凝血之弊，共为臣药。桂枝与芒硝、大黄同用，相反相成，桂枝得硝、黄则温通而不助热；硝、黄得桂枝则寒下又不凉遏。炙甘草护胃安中，并缓诸药峻烈之性，为佐使药。诸药合用，共奏破血下瘀泻热之功。原方"先食，温服"，使药力下行，奏效尤速。服后"当微利"，使蓄血除，瘀热清，邪有出路，诸证自平。

【运用】

1. 本方为治疗瘀热互结，下焦蓄血证的常用方剂。临床应用以少腹急结，小便自利，脉沉实或涩为辨证要点。但因本方为破血下瘀之剂，故孕妇禁用。

2. 后世对本方的运用有所发展，不论何处瘀血证，只要具备瘀热互结这一基本病机，均可加减使用。对于妇人血瘀经闭、痛经以及恶露不下等证，常配四物汤同用。如兼气滞者，酌加香附、乌药、枳实、青皮、木香等以理气止痛；对跌打损伤，瘀血留滞，疼痛不已者，加赤芍、当归尾、红花、苏木、参三七等以活血祛瘀止痛；对于火旺而血瘀于上之吐血、衄血者，可借本方釜底抽薪，引血下行以治之，并可酌加生地、丹皮、栀子等以清热凉血。

3. 现代常用于急性盆腔炎、胎盘滞留、附件炎、肠梗阻、子宫内膜异位症、急性脑出血等证属瘀热互结下焦者。

【附方】

1. **下瘀血汤**《金匮要略》　大黄二两（6g）　桃仁二十枚（9g）　䗪虫熬，去足，二十枚（9g）　上三味末之，炼蜜和为四丸，以酒一升，煎一丸，取八合，顿服之，新血下如豚肝。

功用：泻热逐瘀。主治：瘀血化热，瘀热内结证。产后少腹刺痛拒按，按之有硬块，或见恶露不下，口燥舌干，大便燥结，甚则可见肌肤甲错，舌质紫红而有瘀斑瘀点，苔黄燥，脉沉涩有力。亦治血瘀而致经水不利之证。

2. 代抵当丸（《证治准绳》）　大黄川产如锦纹者，去皮及黑心，四两（12g）　芒硝一两（3g），如欲稳以玄明粉代　桃仁麸炒黄，去皮尖，另研如泥，六十枚（15g）　当归尾　生地黄　穿山甲蛤粉炒，各一两（各3g）　桂枝三钱或五钱（3g）　上为极细末，炼蜜丸如桐子大。蓄血在上焦，丸如芥子大，临卧去枕，仰卧以津咽之，令停留喉下，搜逐膈上，中焦食远，下焦空心，俱桐子大，以百劳水煎汤下之。功用：通瘀破结。主治：蓄血、瘀血、瘀血疼痛等证。

以上两方及桃核承气汤均以大黄、桃仁为主药，有破血下瘀之功用，用治瘀血留滞的病证。但下瘀血汤主治产妇因"干血著于脐下"之腹痛拒按，按之有块，以及血瘀所致经水不利者，故配䗪虫，专以攻下血瘀为用。代抵当丸主治蓄血及瘀血阻滞诸证，方中当归尾、生地黄微有补益之功，呈"欲下血而不损血耳，且引诸药至血分"之意。桃核承气汤适用于瘀热互结下焦所致之少腹急结，至夜发热，经闭等证，故复佐桂枝温通血脉，并使全方凉而不遏。

【方论选录】

柯琴："若太阳病不解，热结膀胱，乃太阳随经之阳热瘀于里，致气留不行，是气先病也。气者血之用，气行则血濡，气结则血蓄，气壅不濡，是血亦病矣。小腹者，膀胱所居也，外邻冲脉，内邻于肝。阳气结而不化，则阴血蓄而不行，故少腹急结。气血交并，则魂魄不藏，故其人如狂。治病必求其本，气留不行，故君大黄之走而不守者，以行其逆气，甘草之甘平者，以调和其正气，血结而不行，故用芒硝之咸以软之；桂枝之辛以散之；桃仁之苦以泄之。气行血濡，则小腹自舒，神气自安矣。此又承气之变剂也。此方治女子月事不调，先期作痛，与经闭不行者最佳。"（《伤寒来苏集·伤寒附翼》卷下）

张锡纯："大黄味苦，气香，性凉，原能开气破血，为攻下之品，然无专入血分之药以引之，则其破血之力仍不专。方中用桃仁者，取其能引大黄之力专入血分以破血也。徐灵胎云：桃花得三月春和之气以生，而花色鲜明似血，故凡血郁、血结之疾，不能自调和畅达者，桃仁能入其中而和之散之。然其生血之功少，而去瘀之功多者何也？盖桃核本非血类，故不能有所补益，若瘀血皆已败之血，非生气不能流通，桃之生气在于仁，而味苦又能开泄，故能逐旧而不伤新也。至方中又用桂枝者，亦因其善引诸药入血分，且能引诸药上行以清上焦血分之热，则神明自安而如狂者可愈也"。（《医学衷中参西录》下册）

【医案举例】

案一：孙文垣治董龙山夫人，年三十五，病便血，日二三下，腹不疼，诸医治三年不效。诊之，左脉沉涩，右脉漏出关外，诊不应病，谓血既久下，且当益其气而升提之，以探其病，乃用补中益气加阿胶、地榆、侧柏叶，服八剂，血不下者半月。偶因劳血复下，再索前药，乃谓之曰：夫人之病，必有瘀血，积于经隧，前药因脉难凭，故以升提兼补兼涩者，以探虚实耳。今得病情，法当下以除其根。董曰：便血三年，虽二三下而月汛不爽，且至五日，如此尚有停蓄耶？曰：以此而知其必有瘀也。经曰：不塞不流，不行不止。今之瘀，实由塞之故也，行则不塞。古人治痢，必先下之，亦此意也。用桃仁承气汤加丹皮、五灵脂、荷叶蒂，水煎夜服之，五更下黑瘀半桶。复索下药，曰：姑以理脾药养之，病根已动。五日再下未晚，至期复用下剂。又去黑瘀如前者半。继以补中益气汤、参苓白术散，调理全愈。（《续名医类案》卷12）

按：便血三载，诸医罔效。孙氏认为乃属虚中兼瘀之证，故遵《内经》"不塞不流、不行不止"之旨。投桃仁承气汤下其瘀血，加丹皮、五灵脂增破血祛瘀之力，荷叶蒂止血中兼升阳。水煎夜服取少阳正旺时服用，防止拒药，寓有反佐之意。更妙逐瘀适可而止，不可一下而尽去，不然恐病去而人也终也。故以补中益气汤、参苓白术散补脾气、升清阳以善后。

案二：黄绍发腰屈不伸，右睾丸牵引肿痛，服补血行气之剂病益日进。余诊脉象，弦涩带沉。询其二便，小便长利，不及临桶，大便则数日未通，知为蓄血无疑。处桃仁承气汤加附子、肉桂、当归、山甲、川楝，下黑粪而愈。（《珍本医书集成·医案杂著类》）

按：本案腰屈不伸，小便清长，大便数日未通，脉弦涩带沉，为下焦蓄血之征。仲景以小便清利与否而别蓄血、蓄水。利者为蓄血，不利兼口渴为蓄水，且以他医补血行气法治之罔效为启发。投本方加当归、炮山甲破血下瘀，肉桂、附子温经散寒。血得寒则凝，得温则行；以川楝子一味行气止痛，且直入厥阴肝经疗睾丸牵引肿痛之兼证。服后果下黑粪而愈，黑粪实乃瘀血也。正如仲景所言，服本方后，"当微利。"

【方歌】

桃仁承气五般施，甘草硝黄并桂枝，

瘀热互结小腹胀，蓄血如狂最相宜。

血府逐瘀汤

《医林改错》

【组成】 桃仁四钱 (12g)　　红花三钱 (9g)　　当归三钱 (9g)　　生地三钱 (9g)　　川芎一钱半 (4.5g)　　赤芍二钱 (6g)　　牛膝三钱 (9g)　　桔梗一钱半 (4.5g)　　柴胡一钱 (3g)　　枳壳二钱 (6g)　　甘草一钱 (3g)

【用法】 水煎服。

【功用】 活血化瘀，行气止痛。

【主治】 胸中血瘀证。胸痛，头痛，日久不愈，痛如针刺而有定处，或呃逆日久不止，或饮水即呛，干呕，或内热瞀闷，或心悸怔忡，失眠多梦，急躁易怒，入暮潮热，唇暗或两目黯黑，舌质黯红或有瘀斑、瘀点，脉涩或弦紧。

【证治机理】 本方主治诸证皆为瘀血内阻胸部，气机郁滞所致。即王清任所称"胸中血府血瘀"之证。胸中为气之所宗，血之所聚，肝经循行之分野。血瘀胸中，气机郁滞，则胸痛，痛如针刺，且有定处；血瘀上焦，清空失养，故头痛；胸中血瘀，影响及胃，胃气上逆，故呃逆干呕，甚则水入即呛；瘀久化热，则内热瞀闷，入暮潮热；瘀热扰心，则心悸怔忡，失眠多梦；瘀滞日久，肝失条达之性，故急躁易怒；至于唇、目、舌、脉所见，皆为瘀血征象。本证病位在胸中，病机重点为血瘀，兼有气滞，治宜活血化瘀，兼以行气止痛。

【方解】 本方为活血祛瘀的代表方剂。方中桃仁破血行滞而润燥，红花活血祛瘀以止痛，共为君药。赤芍、川芎助君药以活血祛瘀；牛膝活血通经，祛瘀止痛，引血下行，共为臣药。生地、当归养血活血，配诸活血药，使祛瘀而不伤阴血；桔梗、枳壳，一升一降，宽胸行气，桔梗并能载药上行；柴胡疏肝解郁，升达清阳，与桔梗、枳壳同用，尤善理气行滞，使气行则血行，以上均为佐药。甘草调和诸药，为使药。

全方活血药与行气药相伍，既行血分瘀滞，又解气分郁结；祛瘀与养血同施，则活血而无耗血之虑，行气又无伤阴之弊。合而用之，使血活瘀化气行，则诸证可愈，为治胸中血瘀证之良方。

【运用】

1．本方广泛用于因胸中瘀血而引起的多种病证。临床应用以胸痛，头痛，痛有定处，舌黯红或有瘀斑，脉涩或弦紧为辨证要点。但由于方中活血祛瘀药较多，故孕妇忌用。

2．若瘀痛入络，可加全蝎、穿山甲、地龙、三棱、莪术等以破血通络止痛；气机郁滞较重，加川楝子、香附、青皮等以疏肝理气止痛；血瘀经闭、痛经者，亦可用本方去桔梗，加香附、益母草、泽兰等以活血调经止痛；胁下有痞块，属血瘀者，可酌加三棱、莪术、郁金、䗪虫、水蛭等以活血破瘀，消癥化滞。

3．现代常用于冠心病心绞痛、风湿性心脏病、胸部挫伤及肋软骨炎之胸痛，以及脑血栓形成、高血压病、高脂血症、血栓闭塞性脉管炎、神经官能症、脑震荡后遗症之头痛、头晕等证属血瘀气滞者。

【附方】

1．通窍活血汤（《医林改错》） 赤芍 川芎各一钱（各3g） 桃仁研泥 红花各三钱（各9g）老葱切碎，三根（6g） 鲜姜切碎，三钱（9g） 红枣去核，七个 麝香绢包，五厘（0.16g） 黄酒半斤（250g） 前七味煎一盅，去渣，将麝香入酒内，再煎二沸，临卧服。功用：活血通窍。主治：瘀阻头面的头痛昏晕，或耳聋，脱发，面色青紫，或酒渣鼻，或白癜风，以及妇女干血痨，小儿疳积见肌肉消瘦，腹大青筋，潮热等。

2．膈下逐瘀汤（《医林改错》） 灵脂炒，二钱（6g） 当归三钱（9g） 川芎二钱（6g） 桃仁研泥，三钱（9g） 丹皮 赤芍 乌药各二钱（各6g） 元胡一钱（3g） 甘草三钱（9g） 香附一钱半（4.5g） 红花三钱（9g） 枳壳一钱半（4.5g） 水煎服。功用：活血祛瘀，行气止痛。主治：膈下瘀血阻滞，形成结块，或小儿痞块；或肚腹疼痛，痛处不移；或卧则腹坠似有物者。

3．少腹逐瘀汤（《医林改错》） 小茴香炒，七粒（1.5g） 干姜炒，二分（3g） 元胡一钱（3g） 没药研，二钱（6g） 当归三钱（9g） 川芎二钱（6g） 官桂一钱（3g） 赤芍二钱（6g） 蒲黄生，三钱（9g） 灵脂炒，二钱（6g） 水煎服。功用：活血祛瘀，温经止痛。主治：少腹瘀血积块疼痛或不痛，或痛而无积块，或少腹胀满，或经期腰酸，少腹作胀，或月经一月见三五次，接连不断，断而又来，其色或紫或黑，或有瘀块，或崩漏兼少腹疼痛等症。

4．身痛逐瘀汤（《医林改错》） 秦艽一钱（3g） 川芎二钱（6g） 桃仁 红花各三钱（各9g） 甘草二钱（6g） 羌活一钱（3g） 没药二钱（6g） 当归三钱（9g） 灵脂炒，二钱（6g） 香附一钱（3g） 牛膝三钱（9g） 地龙去土，二钱（6g） 水煎服。功用：活血行气，祛瘀通络，通痹止痛。主治：气血痹阻经络所致的肩痛、臂痛、腰痛、腿痛，或周身疼痛，经久不愈。

5.癫狂梦醒汤(《医林改错》) 桃仁八钱（24g） 柴胡三钱（9g） 香附二钱（6g） 木通三钱（9g） 赤芍三钱（9g） 半夏二钱（6g） 腹皮三钱（9g） 青皮二钱（6g） 陈皮三钱（9g） 桑皮三钱（9g） 苏子研，四钱（12g） 甘草五钱（15g） 水煎服。功用：活血化瘀，疏肝解郁，理气化痰。主治：癫狂证。见有面色晦滞，舌质紫黯，舌下脉络瘀阻，脉涩者。或表情淡漠，神志呆痴，不思饮食，脉弦滑者。

以上各方皆为王清任创制的活血化瘀名方，除癫狂梦醒汤外，常称"五逐瘀汤"的各方均以川芎，或桃仁、红花、赤芍、当归等为基础药物，具有活血祛瘀止痛作用，主治瘀血所致的病证。其中，血府逐瘀汤中配伍行气宽胸的枳壳、桔梗、柴胡，以及引血下行的牛膝，故宣通胸胁气滞，引血下行之力较好，主治胸中瘀阻之证；通窍活血汤中配伍通阳开窍的麝香、老葱等，故辛香通窍作用较优，主治瘀阻头面之证；膈下逐瘀汤中配伍疏肝理气的香附、乌药、枳壳等，故行气止痛作用较大，主治瘀血阻于膈下，肝郁气滞之两胁及腹部胀痛有积块者；少腹逐瘀汤中配伍温里祛寒之小茴香、官桂、干姜等，故温经止痛作用较强，主治血瘀少腹之痞块、月经不调、痛经等；身痛逐瘀汤中配伍通络宣痹之秦艽、羌活、地龙等，故祛风除湿作用较佳，主治瘀血痹阻于经络所致的肢体痹痛或关节疼痛等证。而癫狂梦醒汤则在大量桃仁之中，配伍疏肝解郁，理气化痰之药，用于治疗瘀阻气滞，肝郁痰结之癫狂证。

【方论选录】

唐宗海："王清任著《医林改错》，论多粗舛，惟治瘀血最长，所立三方，乃治瘀活套方也。一书中惟此汤歌诀'血化下行不作痨'句，颇有见识。凡痨所由成，多是瘀血为害，吾于血症诸门，言之綦详，并采此语以为印证。"（《血证论》卷8）

【医案举例】

范文甫治其兄，咳呛吐血，间息而作，已有月余。脉沉而涩，舌微红，面有滞色，非一派凉药所能了事，以血得凉而路路有瘀，既瘀，未有不吐血者也。如褚澄云：用童便者，百无一死，用凉止者，百无一生。以童便有破血之性也。推此之意，与古法近似。如吐血属身热，热伤络道，迫血妄行，宜当别论。桃仁9g 象贝9g 红花9g 赤芍9g 当归9g 小生地9g 炙甘草3g 柴胡9g 川芎9g 怀牛膝9g 炒枳壳6g 二诊：服前药，咳血渐止，而脉尚沉涩，离经之血以祛净为要，血府逐瘀再服。（《二续名医类案·范文甫专辑》）

按：吐血已月余，逢息而作，然却不循常规止血之法？乃因面带滞色、脉涩，断为血瘀。瘀血阻滞，血行不畅，不循常道，成为离经之血，随咳而出。故投以血府逐瘀汤，去桔梗者，因其性上行，有引血上行之虑是也。

【方歌】

血府当归生地桃，红花枳壳膝芎饶，

柴胡赤芍甘桔梗，血化下行不作痨。

通窍全凭好麝香，桃仁大枣老葱姜，

川芎黄酒赤芍药，表里通经第一方。

膈下逐瘀桃牡丹，赤芍乌药元胡甘，

归芎灵脂红花壳，香附开郁血亦安。

少腹逐瘀芎炮姜，元胡灵脂芍茴香，

蒲黄肉桂当没药，调经种子第一方。

身痛逐瘀膝地龙，香附羌秦草归芎，

黄芪苍柏量加减，要紧五灵桃没红。

补阳还五汤

《医林改错》

【组成】 黄芪生，四两（120g） 归尾二钱（6g） 赤芍一钱半（5g） 地龙去土，一钱（3g） 川芎一钱（3g） 红花一钱（3g） 桃仁一钱（3g）

【用法】 水煎服。

【功用】 补气活血通络。

【主治】 气虚血瘀之中风证。半身不遂，口眼㖞斜，语言謇涩，口角流涎，小便频数或遗尿不禁，舌黯淡，苔白，脉缓无力。

【证治机理】 本方证由正气亏虚，气虚血滞，脉络瘀阻所致。正气亏虚，不能行血，以致脉络瘀阻，筋脉肌肉失养，故见半身不遂，口眼㖞斜。正如《灵枢·刺节真邪》所云："虚邪偏容于身半，其入深，内居荣卫，荣卫稍衰则真气去，邪气独留，发为偏枯。"气虚血瘀，舌体失养，故语言謇涩；气虚失于固摄，故口角流涎，小便频数，遗尿失禁；而舌黯淡，苔白，脉缓无力，为气虚血瘀之证。本证以气虚为本，血瘀为标，即王清任所谓"因虚致瘀"。故非单纯活血化瘀或益气补虚所宜，治当以补气为主，活血通络为辅之法。

【方解】 本方为益气活血的代表方剂。方中重用生黄芪，补益元气，意在气旺则血行，瘀去络通而起废痿，为君药。气虚导致血瘀，形成本虚标实，纯补气则瘀不去。故用当归尾活血祛瘀而不伤血，为臣药。赤芍、川芎、桃仁、红花四味，协同当归尾以活血祛瘀；地龙通经活络，力专善走，周行全身，以行药力，共为佐药。方中重用补气药与诸多活血药相伍，使气旺血行以治本，瘀祛络通以治标，标本兼顾；且补气而不壅滞，活血而不伤正。合而用之，则气旺、瘀消、络通，诸症可愈。

【运用】

1. 本方既是益气活血法的代表方，又是治疗中风后遗症的常用方。临床应用以半身不遂，口眼㖞斜，舌黯淡，苔白，脉缓无力为辨证要点。但使用本方需久服方能有效，愈后还应继续服用，以巩固疗效，防止复发。王氏谓："服此方愈后，药不可断，或隔三五日吃一付，或七八日吃一付。"（《医林改错》卷下）但中风后半身不遂，属阴虚阳亢，痰阻血瘀，舌红苔黄，脉洪大有力者，非本方所宜。

2. 本方生黄芪用量独重，原方为四两（120g），临证可依据病情从30~60g递次增加用量。原方活血祛瘀药用量较轻，临证亦可根据病情适当加大。若半身不遂以上肢为主者，可加桑枝、桂枝以引药上行，温经通络；以下肢为主者，加牛膝、杜仲以引药下行，补益肝肾；日久效果不显著者，加水蛭、虻虫以破瘀通络；语言不利者，加石菖蒲、郁金、远志等以祛风化痰开窍；口眼㖞斜者，可加牵正散以化痰通络；痰多者，加制半夏、天竺黄以化痰；偏寒者，加熟附子以温阳散寒；脾胃虚弱者，加党参、白术以补气健脾。

3．现代常用于脑血管意外后遗症、冠心病、小儿麻痹后遗症以及其他原因引起的偏瘫、截瘫，或单侧上肢或下肢痿软等证属气虚血瘀者。

【方论选录】

张锡纯："至清中叶王勋臣出，对于此证，专以气虚立论，谓人之元气，全体原有十分，有时损去五分，所余五分，虽不能充体，犹可支持全身。而气虚者，经络必虚，有时气从经络虚处透过，并于一边，彼无气之边，即成偏枯。爰立补阳还五汤，方中重用黄芪四两，以竣补气分，此即东垣主气之说也。然王氏书中全未言脉象何如，若遇脉之虚而无力者，用其方原可见效，若其脉象实而有力，其人脑中多患充血，而复用黄芪之温而升补者，以助其血愈上行，必至凶危立见，此固不可不慎也"。(《医学衷中参西录》上册)

【医案举例】

案一：刘，高年体肥，肥人多痰而少气。猝然昏仆，半身不遂，大小便失禁，气出多进少，口角微斜。此乃虚极气并于一偏。其舌大，脉不归部，纯是气虚之象，危候也！当急急扶其气。生黄芪 120g，党参 12g，厚附子 9g，龙骨 9g，归身 9g，川芎 3g，地龙 6g，桃仁 9g，红花 3g。(《二续名医类案·范文甫专辑》)

按：患者年事已高，猝然昏仆，半身不遂，大小便失禁，乃气虚脉络瘀阻之证，故主以补阳还五汤；舌大，脉不归部，为阳气至虚之危候，故加附子、党参大补元气，回阳救逆，龙骨镇敛浮阳，且尤宜于阳气浮越散乱者。

案二：包某，女，64 岁。中风以后，半身不遂，口喎流涎，语言謇涩，尿多不禁，脉缓，宜益气通络。黄芪 30g，地龙 4.5g，炒天虫 9g，当归 9g，川芎 4.5g，山萸肉 6g，桃仁 6g，红花 6g，石菖蒲 6g，赤、白芍各 6g，七剂。复诊，上方服七剂，流涎见少，尿略少，半身稍能活动。原方再续，加钩藤 12g，熟地 12g，十剂后能扶持起立，言语大致清楚，基本痊愈。(《何任医案选·内科杂病类》)

按：患者中风以后，半身不遂，口歪流涎，语言謇涩，尿多失禁，脉缓。乃元气亏虚、脉络瘀阻之证。故施以益气活血通络之法，选用补阳还五汤，加蟅虫活血破瘀，石菖蒲开窍化痰以醒神，山萸肉补益肝肾，收涩止涎。继以熟地补肾以治本，钩藤通络而平肝，使正气充足，络脉通畅，则病渐愈。

【方歌】

补阳还五赤芍芎，归尾通经佐地龙，

四两黄芪为主药，血中瘀滞用桃红。

复元活血汤

《医学发明》

【组成】 柴胡半两 (15g)　　瓜蒌根　当归各三钱 (各 9g)　　红花　甘草　穿山甲炮,各二钱 (各 6g)　　大黄酒浸,一两 (18g)　　桃仁酒浸,去皮尖,研如泥,五十个 (15g)

【用法】 除桃仁外，锉如麻豆大，每服一两，水一盏半，酒半盏，同煎至七分，去滓，大温服之，食前，以利为度，得利痛减，不尽服。（现代用法：共为粗末，每服 30g，加黄酒 30ml，煎服；或加水四分之三，黄酒四分之一同煎，空腹温服；或水煎服。）

【功用】 活血祛瘀，疏肝通络。

【主治】 跌打损伤，瘀血阻滞证。胁肋瘀肿，痛不可忍。

【证治机理】 本方证因跌打损伤，瘀血滞留于胁下，气机阻滞所致。胁下为肝经循行之处，跌打损伤，瘀血停滞，气机阻滞，故胁肋瘀肿疼痛，甚则痛不可忍。其症状可因瘀血部位，量之多少，及时间久暂不同而异，有滞于肌肤，积于胸胁，结于脏腑等，但均为瘀血滞留所致。治当活血祛瘀，兼以疏肝行气通络。

【方解】 方中重用酒制大黄，荡涤留瘀败血，导瘀下行，推陈致新；柴胡疏肝行气，并可引诸药入肝经走两胁，二者合用，一升一降，以攻散胁下之瘀滞，共为君药。桃仁、红花活血祛瘀，消肿止痛；穿山甲破瘀通络，消肿散结，共为臣药。当归补血活血；瓜蒌根"续绝伤"（《神农本草经》卷2），"消扑损瘀血"（《日华子本草》），既能入血分助诸药而消瘀散结，又可清热消肿，共为佐药。甘草缓急止痛，调和诸药，是为使药。大黄、桃仁酒制，及原方加酒煎服，以增强活血通络之力。诸药配伍，破瘀与养血合用，活血破瘀而不伤血，且有瘀祛新生之用。正如张秉成所言："去者去，生者生，痛自舒而元自复矣"（《成方便读》卷2），故名"复元活血汤"。

【运用】

1．本方为治疗跌打损伤，瘀血阻滞证的常用方。临床应用以胁肋瘀肿疼痛为辨证要点。但运用本方，服药后应"以利为度"，若虽"得利痛减"，而病未痊愈，需继续服药者，必须更换方剂或调整原方剂量。孕妇忌用。

2．本方若化裁得当，亦可广泛用于一切跌打损伤。瘀重而痛甚者，加三七或酌加乳香、没药、元胡等增强活血祛瘀，消肿止痛之功；气滞重而痛甚者，可加川芎、香附、郁金、青皮等以增强行气止痛之力。

3．现代常用于肋间神经痛、肋软骨炎、胸胁部挫伤、乳腺增生症等证属瘀血停滞者。

【附方】

七厘散（《同寿录》） 上朱砂水飞净，一钱二分（3.6g） 真麝香一分二厘（0.36g） 梅花冰片一分二厘（0.36g） 净乳香一钱五分（4.5g） 红花一钱五分（4.5g） 明没药一钱五分（4.5g） 瓜儿血竭一两（30g） 粉口儿茶二钱四分（7.2g） 上为极细末，瓷瓶收贮，黄蜡封口，贮久更妙。治外伤，先以药七厘（0.5～1g），烧酒冲服，复用药以烧酒调敷伤处。如金刃伤重，急用此药干掺。功用：散瘀消肿，定痛止血。主治：跌打损伤，筋断骨折之瘀血肿痛，或刀伤出血。并治无名肿毒，烧伤烫伤等。伤轻者不必服，只用敷。

复元活血汤与七厘散均有活血行气，消肿止痛之功，俱治跌打损伤，血瘀气滞之肿痛。但前者长于活血祛瘀，疏肝通络，主治瘀血留于胁下，痛不可忍者；而后者长于活血散瘀，止血生肌，故善治外伤瘀血肿痛，或刀伤出血，为既可外敷，又可内服之剂。

【方论选录】

徐大椿："血瘀内蓄，经络不能通畅，故胁痛，环脐腹胀，便闭焉。大黄荡涤瘀热以通肠，桃仁消破瘀血以润燥，柴胡散清阳之抑遏，蒌根清浊火之内蕴，甲片通经络破结，当归养血脉荣经，红花活血破血，甘草泻火缓中。水煎温服，使瘀行热化，则肠胃廓清而经络通畅，腹胀自退，何胁痛便闭之不廖哉？此破瘀通闭之剂，为瘀热胁痛胀闭之专方。"（《医略

六书》卷23）

张秉成："夫跌打损伤一证，必有瘀血积于两胁间，以肝为藏血之脏，其经行于两胁，故无论何经之伤，治法皆不离于肝。且跌仆一证，其痛皆在腰胁间，尤为明证。故此方以柴胡之专入肝胆者，宣其气道，行其郁结。而以酒浸大黄，使其性不致直下，随柴胡之出表入里，以成搜剔之功。当归能行血中之气，使血各归其经；甲片可逐络中之瘀，使血各从其散。血瘀之处，必有伏阳，故以花粉清之；痛盛之时，气脉必急，故以甘草缓之。桃仁之破瘀，红花之活血。去者去，生者生，痛自舒而元自复矣。"（《成方便读》卷2）

【医案举例】

一男子跌仆，皮肤不破，两胁作胀，发热、口干、自汗，类风症。令先饮童便一瓯，烦渴顿止。随进复元活血汤，倍用柴胡、青皮一剂，胀痛悉愈，再剂而安。《发明经》云：夫从高坠下，恶血流于内，不分十二经络，圣人俱作风中肝经，留于胁下，以中风疗之。血者皆肝之所主，恶血必归于肝，不问何经之伤，必留于胁下，盖肝主血故也。甚痛则必有自汗，但人汗出皆为风症，诸痛皆属于肝木。况败血凝滞，从其所属，入于肝也。从高坠下，逆其所行之血气，非肝而何？以破血行经药治之。（《续名医类案》卷36）

按：跌仆损伤，胁肋疼痛，发热、口干、自汗，乃瘀阻肝经，郁而化热之证，故主以复元活血汤。加童便以益阴清热而祛瘀；重用柴胡，引诸药达病所，且有疏散瘀热之效；加入青皮者，入肝以行气破瘀，气行则血行，瘀消痛止。

【方歌】

复元活血汤柴胡，花粉当归山甲俱，

桃仁红花大黄草，损伤瘀血酒煎去。

温 经 汤

《金匮要略》

【组成】　吴茱萸三两（9g）　当归二两（6g）　芍药二两（6g）　芎䓖二两（6g）　人参二两（6g）　桂枝二两（6g）　阿胶二两（6g）　牡丹皮去心，二两（6g）　生姜二两（6g）　甘草二两（6g）　半夏半升（6g）　麦冬去心，一升（9g）

【用法】　上十二味，以水一斗，煮取三升，分温三服。（现代用法：水煎服，阿胶烊冲。）

【功用】　温经散寒，养血祛瘀。

【主治】　冲任虚寒，瘀血阻滞证。漏下不止，血色黯而有块，淋漓不畅，或月经超前或延后，或逾期不止，或一月再行，或经停不至，而见少腹里急，腹满，傍晚发热，手心烦热，唇口干燥，舌质黯红，脉细而涩。亦治妇人宫冷，久不受孕。

【证治机理】　本方证因冲任虚寒，瘀血阻滞所致。冲为血海，任主胞胎，二脉皆起于胞宫，循行于少腹，与经、产关系密切。冲任虚寒，血凝气滞，故少腹里急，腹满，月经不调，甚或久不受孕；若瘀血阻滞，血不循经，加之冲任不固，则月经先期，或一月再行，甚或崩中漏下；若寒凝血瘀，经脉不畅，则痛经、月经后期，甚或经停不至；瘀血不去，新血不生，不能濡润，故唇口干燥；至于傍晚发热，手心烦热为阴血耗损，虚热内生之象。本方证虽属瘀、寒、虚、热错杂，然以冲任虚寒，瘀血阻滞为主，故非纯用祛瘀之法所宜。治当温经散寒，祛瘀养血，兼清虚热之法。

【方解】 本方为妇科调经的常用方剂。方中吴茱萸、桂枝温经散寒，通行血脉。其中吴茱萸功擅行气止痛，桂枝长于温通血脉，共为君药。当归、川芎活血祛瘀，养血调经；丹皮既助上药活血散瘀，又能清血分之虚热，共为臣药。阿胶甘平，养血止血，滋阴润燥；白芍酸苦微寒，养血敛阴，柔肝止痛；麦冬甘而微寒，养阴清热，三药合用，养血调肝，滋阴润燥，且清虚热，并制吴茱萸、桂枝之温燥。人参、甘草益气健脾，以资生化之源，阳生阴长，气旺血充；半夏、生姜辛开散结，通降胃气，而且与人参、甘草相伍，健脾和胃，以助祛瘀调经；其中生姜又温胃气以助生化，还助吴茱萸、桂枝以温经散寒，以上均为佐药。甘草尚能调和诸药，兼为使药。诸药合用，温经散寒以活血，补养冲任以固本，则瘀血去，新血生，血脉和畅，经候自调。

本方配伍是温经与祛瘀并用，但以温经为主，"血气者，喜温而恶寒，寒则泣不能流，温则消而去之"（《素问·调经论》）；且温补与寒凉并施，但用寒凉为次，则温而不燥，刚柔相济，相反相成；三是调肝与健脾兼顾，但以调肝为先，肝脾同调，冲任充盈，血海能满，则经行复常，共成温养化瘀之剂。

【运用】

1．本方为妇科调经的常用方剂。主要用于冲任虚寒，瘀血阻滞的月经不调、痛经、崩漏、不孕等证。临床应用以月经不调，小腹冷痛，经血夹有瘀块，时有烦热，舌质黯红，脉细涩为辨证要点。但月经不调属实热或无瘀血内阻者禁用。服药期间忌食生冷之品。

2．若小腹冷痛甚者，去丹皮、麦冬，加艾叶炭、小茴香，或桂枝易肉桂，以增强散寒止痛之力；寒凝而气滞者，加香附、乌药以理气止痛；漏下不止而血色淡者，去丹皮，加炮姜、艾炭以调经止血；气虚甚者，加黄芪、白术以益气健脾；傍晚发热甚者，加银柴胡、地骨皮以清虚热。

3．现代常用于功能性子宫出血、慢性盆腔炎、痛经、不孕症等证属冲任虚寒，瘀血阻滞者。

【附方】

1．**温经汤**(《妇人大全良方》) 当归 川芎 桂心 莪术醋炒 牡丹皮 芍药各半两（各3g） 人参 牛膝 甘草各一两（各3g） 水煎服。功用：温经补虚，化瘀止痛。主治：血海虚寒，血气凝滞，月经不调，脐腹作痛，其脉沉紧。

2．**艾附暖宫丸**(《仁斋直指》) 艾叶大叶者，去枝梗，三两（6g） 香附去毛，六两，俱要合时采者，用醋五升，以瓦罐煮一昼夜，捣烂为饼，慢火焙干（12g） 吴茱萸去枝梗，二两（6g） 大川芎雀胎者，二两（6g） 白芍药满酒炒，二两（6g） 黄芪取黄色、白色软者，二两（6g） 续断去芦，一两五钱（5g） 生地黄生用，酒洗焙干，一两（6g） 官桂五钱（5g） 川椒酒洗，三两（6g）为细末，上好米醋打糊为丸，如梧桐子大，每服五七十丸（6g），淡醋汤食远送下。忌恼怒，生冷。功用：暖宫温经，养血活血。主治：妇人子宫虚冷，带下白淫，面色萎黄，四肢疼痛，倦怠无力，饮食减少，经脉不调，肚腹时痛，久无子息。

《金匮要略》温经汤、《妇人大全良方》温经汤、艾附暖宫汤三方皆由当归、川芎等药组成，均有温经补虚，化瘀止痛之功，用于治疗血海虚寒，瘀血阻滞等证 。但《金匮要略》温经汤和艾附暖宫丸组成中又均有吴茱萸、肉桂、当归、芍药、川芎等，温经补虚作用较《良方》温经汤为优。其中艾附暖宫丸还配有香附、艾叶、官桂，故温经祛寒之力较强，《金匮要略》温经汤则又加上人参、阿胶、麦冬，故以养血补虚见长。《良方》温经汤伍用莪术、牛膝，故其以活血祛瘀止痛为主。

【方论选录】

徐彬："药用温经汤者，其证因半产之虚而积冷气结，血乃瘀而不去，故以归、芍、芎调血，吴萸、桂枝以温其血分之气而行其瘀。肺为气主，麦冬、阿胶以补其本。土以统血，参、甘以补其虚，丹皮以去标热。然下利已久，脾气有伤，故以姜、半正脾气。名曰温经汤，治其本也。唯温经，故凡血分虚寒而不调者，皆主之。"（《金匮要略论注》卷22）

蒲辅周："此方乃温经和血，益气生津之法。重点在厥阴、阳明。改汤为丸，对于妇科月经不调、痛经、少腹冷，余用之多年，颇有效。亦治妇人少腹寒久不孕。"（《蒲辅周医疗经验·方药杂谈》）

【医案举例】

翁右，经停九月，胃纳不旺。《经》旨月事不以时者，责之冲任。冲为血海，隶于阳明，阳明者胃也，饮食入胃，化生精血，营出中焦，阳明虚，则不能化生精血，下注冲任，太冲不盛，经从何来。当从二阳发病主治，拟《金匮》温经汤加味。全当归二钱，阿胶珠二钱，紫丹参二钱，赤白芍各一钱五分，川桂枝四分，吴茱萸四分，仙半夏二钱，炙甘草五分，茺蔚子三钱，大川芎八分，粉丹皮一钱五分，生姜二片，红枣二枚。（《丁甘仁临证医集·医案篇》）

按：《素问·上古通天论》曰："女子二七而天癸至，任脉通，太冲脉盛，月事以时下。"冲为血海，任为经脉之海，皆隶于阳明。本案患者经停九月，胃纳不旺，乃冲任虚寒，瘀血阻滞之征，故主以温经汤。又因闭经日久，瘀滞较甚，故加丹参、茺蔚子、赤芍以增活血调经之力。

【方歌】

温经归芍桂萸芎，姜夏丹皮及麦冬，
参草扶脾胶益血，调经重在暖胞宫。

生 化 汤

《傅青主女科》

【组成】 全当归八钱（24g） 川芎三钱（9g） 桃仁去皮尖研，十四粒（6g） 干姜炮黑，五分（2g） 甘草炙，五分（2g）

【用法】 黄酒、童便各半煎服。（现代用法：水煎服，或酌加黄酒同煎。）

【功用】 养血活血，温经止痛。

【主治】 血虚寒凝，瘀血阻滞证。产后恶露不行，小腹冷痛。

【证治机理】 恶露是产后阴道排出的瘀浊败血，为正常现象。但因妇人产后，体虚极易感受寒邪，若寒凝血瘀，则恶露不行，瘀阻胞宫，不通则痛，故小腹疼痛。产后血虚，本当培补；瘀血不去，又当活血，且瘀血不去，则新血不生，故治宜养血活血，去瘀生新，温经止痛。

【方解】 本方为治疗产后瘀血腹痛的代表方剂。方中重用全当归补血活血，化瘀生新，为君药。川芎辛散温通，活血行气，为臣药。少佐桃仁活血祛瘀，炮姜温经散寒，寓《素问·调经论》"寒则泣不能流，温则消而去之"之理，共为佐药。炙甘草和中缓急，调和诸药，用为佐使。原方用黄酒、童便同煎者，乃取其活血化瘀，引败血下行之意。全方配伍得当，寓生新于化瘀之内，使瘀血化新血生，诸症向愈。正如唐容川所云："血瘀能化之，则所以生之也，产后多用"（《血证论》卷7)，故名"生化"。

【运用】

1．本方为妇女产后常用方。临床应用以产后恶露不行，小腹冷痛为辨证要点。但若产后血热而有瘀滞者不宜使用；若恶露过多，出血不止，甚则汗出气短神疲者，当属禁用。

2．恶露已行而腹微痛者，可以桃仁易山楂；若瘀滞较甚，腹痛较剧者，可加蒲黄、五灵脂、延胡索、益母草等以祛瘀止痛；若小腹冷痛甚者，可加肉桂以温经散寒；若气滞明显者，加木香、香附、乌药等以理气止痛。

3．现代常用于产后子宫复旧不良，产后子宫收缩痛，胎盘残留等证属产后血虚寒凝，瘀血内阻者。

【方论选录】

张秉成："治产后恶露不行，腹中疼痛等证。夫产后血气大虚，固当培补，然有败血不去，则新血亦无由而生，故见腹中疼痛等证，又不可不以去瘀为首务也。方中当归养血，甘草补中，川芎理血中之气，桃仁行血中之瘀，炮姜色黑入营，助归、草以生新，佐芎、桃而化旧，生化之妙，神乎其神。用童便者，可以益阴除热，引败血下行故道耳。"（《成方便读》卷4)

徐玉台："产后忌用酸寒，故于四物汤中去白芍。炮姜去血中之寒，凡外受新邪，及内伤积冷咸宜。桃仁去皮尖生用则能和血，留皮尖炒用则能破血，且地黄生熟异功，亦可随证施用。大便难者，加肉苁蓉；若虚甚则加人参，又当从补气生血之例矣。"（《医学举要》卷5)

【医案举例】

案一：许氏，二七，产才三朝，腹痛身热，系恶露留阻，当生化法：当归、川芎、益母草、香附、掌球子、炮姜、炙草，两服愈。（《二续名医类案·肘后偶钞》)

按：妇女新产之后，血常亏虚，若有不慎，寒邪袭之，寒凝血滞，瘀血内阻，则腹痛身热，恶露不行由生，故用生化汤治之。但恐桃仁破血逐瘀之功太猛，而改以活血祛瘀性缓之益母草、掌球子替之，加香附以疏理肝经之气，且又善于调经止痛。

案二：王某，女，成年。流产以后，恶露少，心悸腹痛。方药：当归9g、川芎4.5g、桃仁4.5g、炙甘草4.5g、炮姜3g、丹参6g、茯神12g、玫瑰花三朵，四剂。复诊时症状大减，仍以前方调理。（《何任医案选·妇科病类》)

按：流产也应有恶露自然排出体外，现患者恶露少，心悸腹痛，乃瘀浊败血，留滞胞宫，故主以生化汤。加茯神宁心安神，玫瑰花行气止痛且不伤阴，加丹参既增活血祛瘀之力，又有养血之用，还可宁神定悸。

【方歌】

生化汤宜产后尝，归芎桃草酒炮姜，

恶露不行少腹痛，化瘀温经功效彰。

桂枝茯苓丸

《金匮要略》

【组成】 桂枝 茯苓 牡丹皮去心 桃仁去皮尖，熬 芍药各等分（各6g）

【用法】 上五味，末之，炼蜜和丸，如兔屎大，每日食前服一丸，不知，加至三丸。（现代用法：共为末，炼蜜和丸，每日服 3～5g；亦可作汤剂。）

【功用】 活血化瘀，缓消癥块。

【主治】 瘀阻胞宫证。妇人素有癥块，妊娠漏下不止，或胎动不安，血色紫黑晦暗，腹痛拒按，或经闭腹痛，或产后恶露不尽而腹痛拒按者，舌质紫暗或有瘀点，脉沉涩。

【证治机理】 本方原治妇人素有癥块，致妊娠胎动不安，漏下不止之证，由瘀阻胞宫所致。胞宫宿有癥病，阻遏经脉，以致血溢脉外，故见漏下不止，血色紫黑晦暗；瘀血癥块，停留于胞宫，冲任失调，胎元不固，则胎动不安；瘀血内阻胞宫，血行不畅，不通则痛，故亦可见经闭、产后恶露不尽、腹痛拒按等。癥病痼疾，非一时可去，且祛瘀之药，有碍胎元，逐瘀过猛又易损胎气，故唯有缓消渐散，治宜活血化瘀，缓消癥块之法。

【方解】 本方为瘀阻胞宫的常用方剂。方中桂枝辛甘而温，温通血脉，以行瘀滞，是为君药。桃仁味苦甘平，活血祛瘀，助君药以化瘀消癥，用之为臣。丹皮、芍药味苦而微寒，既可活血散瘀，又能凉血以清退瘀久所化之热，芍药并能缓急止痛；茯苓甘淡平，渗湿祛痰，以助消癥之功，健脾益胃，以扶正气，均为佐药。丸以白蜜，甘缓而润，以缓诸药破泄之力，是以为使。诸药合用，共奏活血化瘀，缓消癥块之功，使瘀化癥消，诸症皆愈。

原方对本方服法规定极为严格，每日服"兔屎大……一丸，不知加至三丸"，可见本方用量极轻，祛瘀之力甚为缓和，用于妇女妊娠而有瘀血癥块者，只能渐消缓散，不可峻攻猛破。若攻之过急，则易伤胎元，临床运用，切当注意。

《妇人良方》引本方更名为夺命丸，用治妇人小产，子死腹中而见"胎上抢心，则闷绝欲死，冷汗自出，喘满不食。"《济阴纲目》将本方改为汤剂，易名为催生汤，用于妇人临产见腹痛、腰痛而胞浆已下时，有催生之功。

【运用】

1. 本方为治疗瘀血留滞胞宫，妇人素有癥块，妊娠胎动不安，漏下不止的常用方剂。临床应用以少腹有癥块，血色紫黑晦暗，腹痛拒按为辨证要点。妇女经行不畅、闭经、痛经以及产后恶露不尽等属瘀阻胞宫者，亦可予本方加减治之。

2. 若瘀血阻滞较甚，加丹参、川芎等以活血祛瘀；若疼痛剧烈者，宜加元胡、没药、乳香等以活血止痛；出血多者，可加茜草、蒲黄等以活血止血；气滞者加香附、陈皮等以理气行滞。

3. 现代常用于子宫肌瘤、子宫内膜异位症、卵巢囊肿、附件炎，慢性盆腔炎等证属瘀血留滞者。

【方论选录】

徐彬:"药用桂枝茯苓汤者,桂枝、芍药,一阳一阴,茯苓、丹皮、一气一血,调其寒温,扶其正气。桃仁以之破恶血消癥癖,而不嫌伤胎血者,所谓有病则病当之也,且癥之初,必因寒,桂能化气而消其本寒;癥之成,必挟湿热为窠囊,苓渗湿气,丹清血热;芍药敛肝血而扶脾,使能统血,则养正即所以去邪耳。然消癥方甚多,一举两得,莫有若此方之巧矣。每服甚少而频,更巧。要知癥不碍胎,其结原微,故以渐磨之。此方去癥之力不独桃仁。癥者,阴气也,遇阳则消,故以桂枝扶阳,而桃仁愈有力矣。其余皆养血之药也。"(《金匮要略论注》卷20)

林礼丰:"血不止者,其癥不去,必害其胎,去其癥即所以安其胎,故曰当下其癥。主以桂枝茯苓丸者,取桂枝通肝阳,芍药滋肝阴,茯苓补心气,丹皮运心血,妙在桃仁监督其间,领诸药直抵于癥痼而攻之,使瘀血去而新血无伤。瘀既去则新血自能养胎,虽不专于养胎,而正所以安胎也。"(《金匮要略浅注补正》)

【医案举例】

案一:渡龙杨右,40岁。宿癥五载,腹形如墩,每经行腹痛,月水滞少,脉象沉迟,两关碍指,舌尖绛赤,五心烦热,此冲任之血不行,以致气机不运,牢结成癥,拟桂枝茯苓丸加土瓜根。二诊,服前丸五料,腹消块缩,昨突复如前,加之烦渴不眠,此乃正虚不能胜邪故也。当攻补兼治,投三阴煎加三棱、莪术、龟板,七贴愈。(《现代医案选》)

按:本案患者腹形如墩,经行腹痛,月水滞少,脉沉迟,乃瘀血内积胞宫;且瘀血不去,久积化热,故五心烦热、舌尖绛赤。故治以桂枝茯苓丸活血化瘀,缓消癥块,加土瓜根苦寒无毒,破血以行瘀,泄热除烦。

案二:陈某,女,成年,已婚。自本年三月底足月初产后,至今四旬恶露未尽,量不多,色淡红,有时有紫色小血块。并从产后起腰酸痛,周身按之痛,下半身尤甚;有时左少腹痛、左腰至大腿上三分之一处有静脉曲张,食欲欠佳,大便溏,小便黄,睡眠尚可,面色不泽,脉上盛下不足,右关弦迟,左关弦大,寸尺俱沉涩,舌质淡红无苔。桂枝、白芍、茯苓、炒丹皮、桃仁、炮姜、大枣。五剂后,恶露已尽,少腹及腰腿痛均消失,食欲好转,二便正常,脉沉弦微数,舌淡无苔,滞已消,宜气血双补,十全大补丸40丸,每日早晚各一,服后如常人。(《蒲辅周医案·妇科治验》)

按:《胎产心法》言恶血不去,则好血难安,相并而下,则日久不止。该脉症所现,显系恶血内存。又食欲不佳、大便溏,有脾胃寒象,故以桂枝茯苓丸去恶血,加炮姜、大枣温补脾胃。然恶露既久,气血必虚,恶血去后,则以补气养血为要,故以十全大补而善后。

【方歌】

金匮桂枝茯苓丸,芍药桃仁和牡丹,

等分为末蜜丸服,活血化瘀癥块散。

失 笑 散

《太平惠民和剂局方》

【组成】 五灵脂酒研,淘去沙土　蒲黄炒香,各等分为末(各6g)

【用法】 先用酽醋调二钱熬成膏，入水一盏，煎七分，食前热服。（现代用法：共为细末，每服 6g，用黄酒或醋冲服；亦可每日用 6~12g，用纱布包煎，作汤剂服。）

【功用】 活血祛瘀，散结止痛。

【主治】 瘀血疼痛证。心腹刺痛，或产后恶露不行，或月经不调，少腹急痛等。

【证治机理】 本方所治诸症，均由瘀血内停，脉络阻滞，血行不畅所致。瘀血内停，脉道阻滞，不通则痛，故见心腹刺痛，或少腹急痛；瘀阻胞宫，脉道阻滞，则月经不调，或产后恶露不行。证以痛为主，因瘀所致，故治宜活血祛瘀止痛。

【方解】 方中五灵脂苦咸甘温，入肝经血分，功擅通利血脉，散瘀止痛；蒲黄甘平，行血消瘀，《本经》卷 1 谓其"消瘀血"，《本草纲目》卷 19 谓其"凉血活血，止心腹诸痛"，炒用并能止血，使之攻而勿伐，二者相须为用，为化瘀散结止痛的常用配伍。调以米醋，或用黄酒冲服，乃取其活血脉，行药力，化瘀血，以加强五灵脂、蒲黄活血止痛之功，且制五灵脂气味之腥臊。诸药合用，药简力专，共奏祛瘀止痛，推陈出新之功，使瘀血除，脉道通畅，则诸症可解。前人运用本方，病者每于不觉中，诸症悉除，不禁欣然而笑，故以"失笑"名之。

【运用】

1．本方是治疗瘀血所致多种疼痛的基础方，尤以肝经血瘀者为宜。临床应用以心腹刺痛，或妇人月经不调，少腹急痛等为辨证要点。本方孕妇禁用，脾胃虚弱及妇女月经期慎用。

2．若瘀血甚者，可酌加当归、赤芍、川芎、桃仁、红花、丹参等以加强活血祛瘀之力；若兼见血虚者，可合四物汤同用，以增养血调经之功；若疼痛较剧者，可加乳香、没药、元胡等以化瘀止痛；兼气滞者，可加香附、川楝子，或配合金铃子散以行气止痛；兼寒者，加炮姜、艾叶、小茴香以温经散寒。

3．现代常用于痛经、冠心病、高脂血症、宫外孕、慢性胃炎等证属瘀血停滞者。

【附方】

活络效灵丹（《医学衷中参西录》） 当归 丹参 生明乳香 生明没药各五钱（各15g） 上药四味作汤服。若为散，一剂分作四次服，温酒送下。功用：活血祛瘀，通络止痛。主治：气血凝滞。心腹疼痛，腿痛臂痛，跌打瘀肿，内外疮疡以及癥瘕积聚等。

本方与失笑散均有活血祛瘀止痛之功，用于血瘀诸证。但活络效灵丹所治诸证皆由血瘀气滞所致，其祛瘀消肿，行气止痛力量较强，为治疗血瘀所致心腹诸痛，癥瘕积聚，以及跌打损伤，瘀血肿痛之有效方剂。

【方论选录】

吴谦等："经云：心主血，脾统血，肝藏血。故产后瘀血停滞，三经皆受其病，以致心腹瘀痛，恶寒发热，神迷眩运，胞膈满闷。凡兹者，由寒凝不消散，气滞不流行，恶露停留，小腹结痛，迷闷欲绝，非纯用甘温破血行血之剂，不能攻逐荡平也。是方用灵脂之甘温走肝，生用则行血，蒲黄辛平入肝，生用则破血；佐酒煎以行其力，庶可直抉厥阴之滞，而有推陈致新之功。甘不伤脾，辛能散瘀，不觉诸证悉除，直可以一笑而置之矣"。（《医宗金鉴·删补名医方论》卷 5）

【医案举例】

案一：立斋治一妇人因经水多，服涩药止之，致腹作痛。以失笑散二服而瘳。五灵脂、蒲黄俱炒等分，每服二三钱，醋一合熬成膏。入水一盏煎七分，食前热服。又用加味逍遥散数剂而经调。(《续名医类案》卷23)

按：本案患者因经水过多，服收敛固涩之药，经水虽止，而腹痛乃生。系因涩药成瘀，瘀血内停，脉络阻滞，血行不畅所致，故投以失笑散活血祛瘀，散结止痛，两剂而愈。再续以逍遥散健脾补血、疏肝理气调经以收全工。

案二：林佩琴治其房叔，胃脘痛，脉细涩，服香砂六君子汤去白术，加煨姜、益智；痛定后，遇劳复发。食盐炒蚕豆，时止时痛。予谓前人以诸豆皆闭气，而蚕豆之香能开脾；盐之咸能走血；痛或时止。知必血分气滞，乃用失笑散一服痛除。(《二续名医类案·类证治裁》)

按：胃脘痛、脉细涩，本属血瘀气滞之机，当投失笑散。然投健脾理气之香砂六君子加减，痛虽暂止而夙根未除。后以盐炒蚕豆既行气又兼活血，但行气活血之力不足，故痛时止。终以失笑散，方才切中病机，一服而痛除。

【方歌】

失笑灵脂与蒲黄，等分为散醋煎尝，

血瘀胸腹时作痛，祛瘀止痛效非常。

丹 参 饮

《时方歌括》

【组成】 丹参一两（30g） 檀香 砂仁各一钱（各6g）

【用法】 水一杯半，煎七分服。（现代用法：水煎服。）

【功用】 活血行气止痛。

【主治】 血瘀气滞证。心胸刺痛，胃脘疼痛，痛有定处，拒按。

【证治机理】 本方证由气血瘀滞，互结于中所致。心胃疼痛，初起气结在经，久病则血滞在络，即叶天士所谓"久病入络"，气滞血瘀，互结于中，不通则痛，故见心胃诸痛。气为血帅，血为气母，血瘀气滞之证，惟宜活血祛瘀，行气止痛之法。

【方解】 方中重用丹参，味苦微寒，活血化瘀止痛而不伤气血为君药。檀香辛温，理气调中，散寒止痛；砂仁辛温，行气温中，化湿健脾，共为臣药。三药合用，使血行气畅，则疼痛自止。本方重用活血化瘀为主，稍佐以行气之品，药味虽简，但配伍得当，气血并治，重在理血，刚柔相济，实为祛瘀行气止痛之良方。

【运用】

1. 本方为治气滞血瘀心胃诸痛之基础方。临床应用以心胃诸痛，兼胸闷脘痞为辨证要点。宜用于心胃痛偏瘀偏热者。

2. 若痛甚，可酌加延胡索、郁金、川楝子、乳香等以增强活血止痛之功；若胀甚者可酌加厚朴、枳壳等以行气化滞；若热盛者可加黄连、黄芩、栀子等以清热泻火。

3. 现代常用于慢性胃炎，胃及十二指肠溃疡、胃神经官能症以及心绞痛等证属血瘀气滞者。

【方论选录】

秦伯未："本方原治气瘀郁结的心胃痛，我用于胁痛入络，影响肠胃，效果亦佳。取其丹参和血，檀香调气，砂仁和中，痛剧者可酌入郁金、乳香。"《谦斋医学讲稿·论肝病》

【医案举例】

戚景如治一女，24岁，胃痛反复发作已逾十年。胃镜检查诊断为慢性浅表性胃炎。服用四磨饮子、理中汤、益胃汤等方药，效果均不明显。疼痛阵发，痛如针刺，终日不知饥饿，心中悸动不已，舌苔薄白，脉小弦。气滞日久，久病入络，瘀凝阳明，则脘痛不已，法当治瘀，丹参饮加味：丹参10g，白术10g，枳实10g，白芍10g，元胡10g，檀香5g，肉桂5g，木香5g，砂仁3g，甘草3g，药后胃痛渐减，但稍有呕恶，上方去枳实、白术，加桃仁、姜半夏各10g，五剂而诸证平。(《当代名医临证精华·胃脘痛专辑》)

按：久年痼疾，遍试行气温中滋阴诸法，而脘痛不减。诊时疼痛阵发，痛如针刺，终日不知饥饿，心中悸动不已，舌苔薄白，脉弦，乃瘀阻气滞心胃之证，故投丹参饮，加木香、元胡、白芍理气活血，缓急止痛，枳术丸健脾行气消积，肉桂温中散寒，且又温经通阳以逐瘀。

【方歌】

丹参饮中有檀香，丹参砂仁共成方，

血瘀气滞心胃痛，用水煎服保安康。

大黄䗪虫丸

《金匮要略》

【组成】 大黄蒸，十分(75g)　黄芩二两(60g)　甘草三两(90g)　桃仁一升(60g)　杏仁一升(60g)　芍药四两(120g)　干地黄十两(300g)　干漆一两(30g)　虻虫一升(60g)　水蛭百枚(60g)　蛴螬一升(60g)　䗪虫半升(30g)

【用法】 上十二味，末之，炼蜜和丸小豆大，酒饮服五丸，日三服。(现代用法：共为细末，炼蜜为丸，重3g，每服一丸，温开水送服。)

【功用】 祛瘀生新。

【主治】 五劳虚极，干血内停。形体羸瘦，腹满少食，肌肤甲错，两目黯黑，舌有瘀斑，脉沉涩或弦。

【证治机理】 本方主治乃由五劳虚极，经络营卫气伤，血脉凝涩，日久结成"干血"(血瘀)所致。《素问·宣明五气篇》云："久视伤血，久卧伤气，久坐伤肉，久立伤骨，久行伤筋，是谓五劳所伤。"干血内阻，久郁化热，耗伤阴血，肌肤失养，故肌肤甲错；不能上荣于目，则两目黯黑不华；脾胃失调，纳运失常，故腹满不能食；水谷精微化生不足，无以充养机体，故形体羸瘦等；舌有瘀斑，脉涩皆为瘀血之征。是证乃五劳虚极为本，干血久瘀为标，瘀由虚所致；然积瘀已甚，故以治标为先，立祛瘀为主之法，若瘀血不去，则新血不能复生，正气也无由恢复。正如唐容川所言："旧血不去，则新血断不能生。干血痨，人皆知其极虚，而不知其补虚正是助病，非治病也，必去其干血，而后新血得生，乃望回春。"(《血证论》卷8)但极虚之人，攻不宜峻，故以丸剂缓消图攻。

【方解】 本方为治五劳虚极，内有干血的常用方剂。方中用大黄苦寒，泻下攻积，活血祛瘀；䗪虫咸寒，破血逐瘀，共为君药。桃仁、干漆、蛴螬、水蛭、虻虫助君药以活血通络，破血攻逐血瘀，均为臣药。杏仁开宣肺气，润肠通便，以通利气机；生地、白芍滋养阴血；黄芩清热，"下血闭"（《神农本草经》卷2）共为佐药。甘草、白蜜益气缓中，调和诸药；以酒饮服活血以行药势，均为使药。即尤在泾《金匮心典》卷上所云："润以濡其干，虫以动其瘀，通以去其闭"之意。诸药合用，攻中有补，使瘀血除，瘀热清，阴血得补，更制以丸剂，则变峻攻为缓消，俾干血得化，故曰"缓中补虚。"（《金匮要略·血痹虚劳病脉证并治》）

【运用】

1．本方为虚劳瘀血证而设。妇人经闭属干血内结者亦可予本方治之。临床应用以形体羸瘦，肌肤甲错，两目黯黑，舌有瘀点，脉涩为辨证要点。待干血去后，还应施以补益之剂以收全功。

2．若瘀滞不甚者，去水蛭、蛴螬；若湿热甚者，加栀子、茵陈；气滞腹胀甚者加槟榔、青皮、厚朴、木香；小便不畅者加泽泻、车前子、茅根；若虚甚者酌加当归、人参、黄芪之属。

3．现代常用于肝硬化、肝脾肿大、肠粘连、阑尾包块、宫外孕、子宫肌瘤等证属瘀血内结者。

【附方】

鳖甲煎丸（《金匮要略》） 鳖甲炙，十二分（90g） 乌扇烧，三分 黄芩 鼠妇熬 干姜 大黄 桂枝 石苇去毛 厚朴各三分（各22.5g） 瞿麦二分（15g） 紫葳 阿胶炙，各三分（各22.5g） 柴胡 蜣螂熬，各六分（各45g） 芍药 牡丹皮去心 䗪虫各五分（各37g） 蜂窠炙，四分（30g） 赤硝十二分（90g） 桃仁二分（15g） 人参 半夏 葶苈各一分（各7.5g） 上药23味，取煅灶下灰1.5kg，黄酒5kg，浸灰内滤过取汁，煎鳖甲成胶状，将余22味为细末，加炼蜜和胶共为丸，每服3～6g，一日3次，空心服。功用：软坚消癥，行气活血，祛湿化痰。主治：疟疾日久不愈，胁下痞硬，结成疟母。以及癥块积于胁下，推之不移，腹痛，肌肉消瘦，饮食减少，时有寒热，女子经闭等。今常用于多种原因引起的肝脾肿大以及瘀血经闭等证。

本方与大黄䗪虫丸皆有活血破瘀作用。但本方重在活血行气，软坚消癥，兼有祛湿化痰功效，主治疟疾日久不愈形成之疟母，以及寒热痰湿之邪与气血相搏形成的癥瘕；大黄䗪虫丸则偏于祛瘀血，清瘀热兼有滋阴血、润燥结之功，主治因五劳虚极，瘀血内留之干血劳。

【方论选录】

张璐："夫五劳七伤，多缘劳动不节，气血凝滞，郁积生热，致伤其阴。世俗所称干血劳是也。所以仲景乘其气未漓，先用大黄、䗪虫、水蛭、虻虫、蛴螬等蠕动啖血之物，佐以干漆、生地、桃仁、杏仁行去其血，略兼甘草、芍药以缓中补虚，黄芩开通郁热，酒服以行药势。待干血行尽，然后纯行缓中补虚收功。"（《张氏医通》卷2）

【医案举例】

李，妇人之病，首重调经。经事初起不来，状如杯子，以后来而略少，但腹渐胀大，三载有余，尚疑有孕，岂非痴人说梦耶。《内经》谓："肠覃、石瘕，皆腹大如杯子，石瘕则月事不来，肠覃则月事仍来。"而提其要曰：皆生于女子，可导而下。夫岂徒有虚文，而无斯症哉。余曾见过下红白垢坼，如猪油粉皮样者无数，调理得宜，亦有愈者。藉曰不然，则天下尽有高才博学之医，就有道而正焉，无烦余之多也。大黄䗪虫丸，每朝三十粒，炒大麦芽泡汤送下。（《珍本医书集成·医案杂著类》）

按：本案患者曾经停不至，或来则量少，而腹渐胀大如孕状，三载有余。久病多瘀，以方测证，当尚有肌肤甲错，面色黧黑，舌暗脉涩等。乃五劳虚极，血脉凝涩，日久结成"干血"之证。此非峻猛之药一鼓可以荡除尽净。当以祛瘀生新佐清润滋濡之法。遵"坚者削之"，投以大黄䗪虫丸，用丸者，缓也。干血去，营卫和而新血自生，则任脉充，太冲脉盛，月事以时下。用大麦芽炒后泡汤送下者，乃顾护胃气也。

【方歌】
大黄䗪虫杏芩桃，地黄漆草芍蛴螬，
虻虫水蛭和丸服，祛瘀生新功独超。

第二节 止 血

止血剂，具有止血的作用。适用于吐血、衄血、咳血、便血、尿血、崩漏等各种出血证。出血证情颇为复杂，病因有寒热虚实之分，部位有上下内外之别，病势有轻重缓急之异。所以止血剂的配伍组方，应随具体证情而异。一般而言，如因血热妄行者，治宜凉血止血；因阳虚不能摄血者，治宜温阳止血；上部出血可酌配少量引血下行药，如牛膝、代赭石之类以降逆；下部出血则辅以少量升提药，如焦芥穗、黑升麻之类兼以升举。若突然大出血者，则采用急则治标之法，着重止血；如气随血脱，则又急需大补元气，以挽救气脱危证为先；慢性出血，应着重治本，或标本兼顾。至于因瘀血而致出血或失血兼有瘀滞者，止血又应适当配以活血祛瘀之品，以化瘀止血或防血止留瘀。代表方如十灰散、咳血方、槐花散、小蓟饮子、黄土汤等。

十 灰 散

《十药神书》

【组成】 大蓟 小蓟 荷叶 侧柏叶 茅根 茜根 山栀 大黄 牡丹皮 棕榈皮各等分（各9g）

【用法】 上药各烧灰存性，研极细末，用纸包，碗盖于地上一宿，出火毒，用时先将白藕捣汁，或萝卜汁磨京墨半碗，调服五钱，食后服下。（现代用法：各药烧炭存性，为末，藕汁或萝卜汁磨京墨适量，调服 9~15g；亦可作汤剂，水煎服。）

【功用】 凉血止血。

【主治】 血热妄行之上部出血证。呕血、吐血、咯血、嗽血、衄血等，血色鲜红，来势急暴，舌红脉数。

【证治机理】 本方所治上部出血诸证，乃因火热炽盛，气火上冲，损伤血络，离经妄行所致。若呕血、吐血者，其血由胃而来，多因胃腑积热，热伤胃络；若咯血、嗽血，其血由肺而来，常由肺脏燥热，伤及肺络；至于血色鲜红，来势急暴，舌红脉数等均为热邪迫血妄行之象。故治宜清降凉血止血，佐以收涩之法。

【方解】　方中大蓟、小蓟性味甘凉，长于凉血止血，且能祛瘀，是为君药。荷叶、侧柏叶、白茅根皆能凉血止血，用以为臣。血之所以上溢，是由于气盛火旺，故用栀子、大黄清热泻火；棕榈皮收涩止血，有塞流止血之功，可使邪热从大小便而去，使气火降而助止血，均为佐药。诸多凉涩之品，恐致留瘀，故以茜草、丹皮配大黄凉血止血，活血祛瘀，使血止而不留瘀，亦为佐药。用法中用藕汁或萝卜汁磨京墨调服，藕汁能清热凉血散瘀、萝卜汁理气清热以助止血、京墨有收涩止血之功，亦属佐药之用。诸药烧炭存性，亦可加强收涩止血之力。全方集凉血、止血、清降、祛瘀诸法，寓止血于清热泻火之中，寄祛瘀于凉血止血之内。但以凉血止血为主，使血热清，气火降，则出血自止，是一首急救止血方剂。

【运用】

1．本方为主治血热妄行所致的各种上部出血证的常用方。临床应用以血色鲜红，舌红苔黄，脉数为辨证要点。但系急则治标之剂，血止之后，还当审因图本，方能巩固疗效。对虚寒性出血者忌用本方。本方为散剂，既可内服，也能外用，但应预先制备，使"火气消退"，方可使用。方中药物皆烧炭，尚应注意"存性"，否则药效不确。

2．若气火上逆，血热较盛者，可用本方改作汤剂使用，此时当加大大黄、栀子的用量，并可配入牛膝、代赭石等镇降之品，以引血下行。

3．现代常用于上消化道出血、支气管扩张及肺结核咯血等证属热迫血行者。

【方论选录】

张秉成："治一切吐血、咯血不止，先用此遏之。夫吐血、咯血，固有阴虚、阳虚之分，虚火、实火之别，学者固当预为体察。而适遇卒然暴起之证，又不得不用急则治标之法，以遏其势。然血之所以暴涌者，姑无论其属虚属实，莫不皆由气火上升所致。丹溪所谓气有余即是火。即不足之证，亦成上实下虚之势。火者南方之色，凡火之胜者，必以水济之，水之色黑。故此方汇集诸凉血、涩血、散血、行血之品，各烧灰存性，使之凉者凉，涩者涩，散者散，行者行，由各本质而化为北方之色，即寓以水胜火之意。用童便调服者，取其咸寒下行，降火甚速，血之上逆者，以下行为顺耳"。(《成方便读》卷2)

【医案举例】

郭某，男，40岁，职工。1978年3月2日诊：素患肺疾，时见痰中带血。近日劳累后则鼻衄，脉洪大略数，舌苔薄黄。此属肺热，肺开窍于鼻，故鼻衄作矣。治宜清热止血。方用：十灰丸，每日12g，分二次吞服。患者连服十日，鼻衄遂不复作。(《历代名方精编·理血剂》)

按：本案患者曾患肺疾，痰中带血。此次劳累后鼻衄，舌红苔黄，脉洪大且数，乃气火上行，迫血妄行所致，故施以凉血止血、导热下行之十灰散而建功。

【方歌】

十灰散用十般灰，柏茅茜荷丹栀随，

二蓟栀黄皆炒黑，凉降止血此方推。

四 生 丸

《妇人大全良方》

【组成】 生荷叶 生艾叶 生柏叶 生地黄各等分（各9g）

【用法】 上研，丸如鸡子大，每服一丸（12g），水三盏，煎至一盏，去滓温服，无时候。（现代用法：水煎服。）

【功用】 凉血止血。

【主治】 血热妄行。吐血，衄血，血色鲜红，口干咽燥，舌红或绛，脉弦数。

【证治机理】 本方证由血热妄行所致。血分有热，热极生火，火性炎上，血随气逆，气火逆乱，迫血妄行，火伤血络，血不循经而外溢。"阳络伤则血外溢，血外溢则衄血"（《灵枢·百病始生篇》），"从上溢者，势必假道肺胃"（《张氏医通》卷5），故见吐血或衄血之证。血色鲜红，口干咽燥，舌红或绛，脉弦数，皆为血热兼阴伤之象。血热吐衄，惟当凉血止血之法。

【方解】 方中侧柏叶苦涩微寒，凉血止血，为君药。鲜生地黄苦甘寒，清热凉血，养阴生津，助君药以加强凉血止血之功，又能兼顾热邪伤阴，为臣药。生荷叶苦涩性平，清热凉血，散瘀止血；生艾叶辛温止血，生用则温而不燥，于方中既可增强止血之功，又能避免寒凉太过以致血止留瘀之弊，共为佐药。四药生用，意在增强凉血止血的作用。诸药合用，共奏凉血止血之功，使火降热清，则出血自止。

【运用】

1. 本方为治疗血热吐衄之常用方。临床应用以血色鲜红，舌红，脉数为辨证要点。然只可暂用，中病即止，若多服、久服、寒凉太过，则有血凝成瘀之弊。虚寒性出血者忌用。

2. 若出血较多者，可适当加入小蓟、白茅根、藕节、仙鹤草等，以增强止血之功；若热盛者，可加入栀子、黄芩等以清热泻火；必要时尚可配入少量凉血祛瘀药，如丹皮、茜草等，使血止而无留瘀之弊。

3. 现代常用于肺结核、支气管扩张之咯血和胃溃疡吐血等证属血热妄行者。

【附方】

茜根散（《景岳全书》） 茜根 黄芩 阿胶炒珠 侧柏叶 生地黄各二钱（各6g） 甘草炙，一钱（3g） 水一盏半，姜三片，煎七分，食远服。功用：清热泻火，凉血止血。主治：衄血不止，心神烦闷。

本方与四生丸均有凉血止血之功，治疗衄血证。但本方清热泻火且能化瘀养血，而四生丸凉血止血，且佐以辛温之品，防寒凉凝瘀，相反相成。

【方论选录】

吴昆："阳乘于阴，血热妄行，或吐或衄，此方亦良。统而论之，生之则寒，则四生皆能去火。析而论之，则荷、艾轻香，去火于气。芩、柏质实，泻火于阴，火去则血归经，而吐、衄愈矣。"（《医方考》卷3）

【医案举例】

陈日华云：先公绍兴初，常游福青云石寺，主僧留饮，食将竟，侍者赴堂斋罢，来侍立，见桌子上不稳，急击折扳之，举首即吐血，盖食饱拗破肺也。明年再到寺，问去年吐血者无恙否？主僧言服得四生丸遂愈。自得此方，屡救人有效。薛意前症，乃内热暴患，用之有效；若人病久本元不足，须补脾以滋化源，否则虚火上炎，金反受克，获生鲜矣。（《续名医类案》卷12）

按：本案从以方测证，及发病过程推断，当属火热炽盛，因"急击折扳之"致血随气逆，气火逆乱，血从上溢所致，故施以四生丸清热凉血而愈。

【方歌】
四生丸中侧柏叶，荷艾之叶用之协，
生地合用为丸服，血热吐衄自可灭。

咳 血 方
《丹溪心法》

【组成】 青黛(6g) 瓜蒌仁(9g) 诃子(6g) 海粉(9g) 山栀(9g)（原书未著用量）

【用法】 上为末，以蜜同姜汁丸，噙化。（现代用法：共研末为丸，每服9g；亦可作汤剂，水煎服。）

【功用】 清肝宁肺，凉血止血。

【主治】 肝火犯肺之咳血证。咳嗽痰稠带血，咯吐不爽，心烦易怒，胸胁作痛，咽干口苦，颊赤便秘，舌红苔黄，脉弦数。

【证治机理】 本方证系肝火犯肺，灼伤肺络所致。肝脉布胸胁，上注于肺，肝主升发，肺主肃降，升降相因，则气机调畅。现肝气生发太过，气火亢逆上行，影响及肺，木火刑金，肺金受灼，炼液为痰，故见痰质浓稠，咯吐不爽；痰阻肺气，肺失清肃，则咳嗽；肝火灼肺，损伤肺络，血渗上溢，故见痰中带血；肝火内炽，故心烦易怒，胸胁作痛，咽干口苦，颊赤便秘；舌红苔黄，脉弦数为火热炽盛之征。是证病位虽在肺，但病本则在肝。按治病求本的原则，治当清肝泻火，使火清气降，肺金自宁。

【方解】 方中青黛咸寒，入肝、肺二经，清肝泻火，凉血止血；山栀子苦寒，入心肝肺经，清热凉血，泻火除烦，两药合用，澄本清源，共为君药。火热灼津成痰，痰不除则咳不止，咳不止则血难宁，故用瓜蒌仁甘寒入肺，清热化痰，润肺止咳；海粉（现多用浮海石）清肺降火，软坚化痰，"二者降火而兼行痰"（《医方集解·理血之剂》），共为臣药。诃子苦涩平入肺与大肠经，清降敛肺，化痰止咳，用以为佐。诸药合用，寓止血于清热泻火之中，虽不专用止血药，火热得清则血不妄行，为图本之法，共奏清肝宁肺之功，使木不刑金，肺复宣降，痰化咳平，其血自止。

【运用】

1. 本方为治疗肝火灼肺之咳血证的代表方。临床应用以咳痰带血，胸胁作痛，舌红苔黄，脉弦数为辨证要点。但本方属寒凉降泄之剂，故肺肾阴虚及脾虚便溏者，不宜使用。

2. 若肺热盛者，可加鱼腥草、黄芩；火热伤阴者，可酌加沙参、麦冬等以清肺养阴；若咳甚痰多色黄者，可加川贝、天竺黄、侧柏叶、竹茹、枇杷叶等以清肺化痰止咳。

3. 现代常用于支气管扩张、肺结核等咳血证属肝火犯肺者。

【附方】

黛蛤散(《医说》)　青黛　蚌粉各等分　共为细末。每服 6g，包煎入汤剂用，亦可用麻油调服。功用：清肝化痰。主治：肝火犯肺，灼津为痰。咳嗽，痰多黄稠，或黄白相间，胸胁作痛等。

本方与咳血方均有清肝化痰之功，治肝火犯肺所致的咳嗽痰多之证。但本方以咳嗽痰多黄稠为主，而咳血方则专治咳嗽痰中带血证。

【方论选录】

汪讱庵："此手太阴药也。肝者将军之官，肝火上逆，能灼心肺，故咳嗽痰血也。青黛泻肝而理血，散五脏之郁火；栀子凉心而清肺，使邪热下行，二者所以治火。瓜蒌润燥化痰，为治嗽要药；海石软坚止嗽，清水之上源，二者降火而兼行痰。为诃子者，以能敛肺而定痰喘也。不用治血之药者，火退则血自止也。"(《医方集解·理血之剂》)

【医案举例】

木火凌金，咳逆不已，阳络受戕，血从外溢，形气消索，脉象细数。诃子肉、粉丹皮、旱莲草、瓜蒌霜、侧柏叶、海浮石各一钱五分，霜桑叶三钱，青黛、粉甘草各五分，藕节三枚。复诊加云茯苓三钱、山茶花三钱、参三七一钱五分。(《二续名医类案·寿石轩医案》)

按：肺为娇脏，不任寒热。本案患者左升太过，右降不及，则木火邪金，发为咳逆不已。肺络受伤，血从外溢，发为咳血。内火暗耗气血津液，故形体消瘦。治用咳血方清肝泻火，润肺止血，加丹皮、旱莲草、藕节滋肝肾之阴且凉血止血，侧柏叶、霜桑叶为润肺络、清肝火之佳品。

【方歌】

咳血方中诃子收，瓜蒌海粉山栀投，

青黛蜜丸口噙化，咳嗽痰血服之瘳。

小 蓟 饮 子

《重订严氏济生方》

【组成】　生地黄洗，四两 (30g)　小蓟半两 (15g)　滑石半两 (15g)　木通半两 (6g)　蒲黄炒，半两 (6g)　藕节半两 (9g)　淡竹叶半两 (9g)　当归酒浸，半两 (6g)　山栀子半两 (9g)　炙甘草半两 (6g)

【用法】　㕮咀，每服四钱 (12g)，水一盏半，煎至八分，去滓温服，空心食前。(现代用法：作汤剂，水煎服。)

【功用】　凉血止血，利水通淋。

【主治】　热结下焦之血淋、尿血。尿中带血，小便频数，赤涩热痛，或尿血，舌红，脉数。

【证治机理】　本方证因下焦瘀热，损伤膀胱血络，气化失司所致。《素问·气厥论》云："胞移热于膀胱，则癃溺血。"热聚膀胱，损伤血络，血渗脬中，随尿而出，故尿中带血，其痛者为血淋，若不痛者为尿血。由于瘀热蕴结下焦，膀胱气化失司，故见小便频数，赤涩热痛；舌红脉数，亦为热结之征。本证病因属瘀热，病变部位在下焦膀胱，为血淋尿血之证，治应凉血止血为先，兼以清热祛瘀，利尿通淋。

【方解】 方中重用生地黄甘苦性寒，凉血止血，养阴清热，为君药。小蓟甘凉入血分，功擅清热凉血止血，又可利尿通淋，尤宜于尿血、血淋之证；蒲黄、藕节助君药凉血止血，并能消瘀，共为臣药。君臣相配，使血止而不留瘀。"其下者，引而竭之"（《素问·阴阳应象大论》），热在下焦，宜因势利导，故以滑石、竹叶、木通清热利水通淋；栀子清泄三焦之火，导热从下而出；当归养血和血，引血归经，尚有防诸药寒凉滞血之功，合而为佐。使以甘草缓急止痛，和中调药。诸药合用，共奏凉血止血为主，利水通淋为辅之功。配伍精当，是治疗下焦瘀热所致血淋、尿血的有效方剂。

另《玉机微义》载"济生小蓟饮子"，"治下焦结热，尿血成淋。"其组成药物与本方基本相同，唯木通易为通草，且全方各药用量等分，而不独重生地，可资临证参佐。

本方是由导赤散加小蓟、藕节、蒲黄、滑石、栀子、当归而成，由清心养阴，利水通淋之方变为凉血止血、利水通淋之剂。重用生地黄清热凉血滋阴，配伍小蓟、藕节等凉血止血，及滑石、竹叶等利水通淋之品，止血之中寓以化瘀，使血止而不留瘀，清利之中寓以养阴，使利水而不伤正。

【运用】

1．本方为治疗血淋、尿血属实热证的代表方剂。临床应用以尿中带血，小便赤涩热痛，舌红，脉数为辨证要点。但方中药物多属寒凉通利之品，只宜于实热证。若血淋、尿血日久兼寒或阴虚火动或气虚不摄者，不宜使用。

2．本方可加入白茅根以增强凉血止血、利水之功。方中炙甘草可改为生甘草，以增强清热泻火之力；若尿道刺痛者，可加琥珀末 1.5g 吞服，以通淋化瘀止痛；若血淋、尿血日久气阴两伤者，可减木通、滑石等寒滑渗利之品，酌加太子参、黄芪、阿胶以补气养阴。

3．现代常用于急性泌尿系感染、泌尿系结石、肾结核等证属下焦瘀热者。

【方论选录】

张秉成："大抵血淋一证，无不皆自心与小肠积热而来，心为生血之脏，小肠为传导之府，或心移热于小肠，小肠移热于膀胱，有不搏血下渗而为淋者乎？山栀、木通、竹叶，清心火下达小肠，所谓清其源也。滑石利窍，分消湿热从膀胱而出，所谓疏其流也。但所瘀之血，决不能复返本原，瘀不去则病终不能瘳，故以小蓟、藕节，退热散瘀。然恐瘀去则新血益伤，故以炒黑蒲黄止之，生地养之，当归能使瘀者去而新者生，引诸血各归其所当归之经。用甘草者，甘以缓其急，且以泻其火也。"（《成方便读》卷 2）

【医案举例】

严正钦述溺血三月，赴吴门就医，教服两头尖、猪脊髓、龟、鹿胶、海参淡荣膏无效。且痰多食减，胃脘满闷，小便赤色带血，溺管淋痛。余曰：脉数滑大，乃下焦结热，热甚搏血，流入胞中，与便俱出而成血淋。方书云：凡血出命门而涩者，为血淋；不痛者多为溺血是也。当投小蓟饮子加牛膝、海金砂。服十数剂，便清血止。惟茎中气虚下陷、清阳不升，改服补中益气汤及归芍六君子得瘥。（《二续名医类案·临证医案笔记》）

按：本案溺血三月，服两头尖、猪脊髓、龟鹿胶等滋补阴精之品，病不但不减，却增痰多食减、胃脘满闷之苦，此乃犯虚虚实实之戒焉！《诸病源候论·诸淋病候》："血淋者，是热淋之甚者。热毒炽盛，入于血分，动血伤络，血溢脉外，与溲俱下。"且脉象数滑大，乃瘀热蕴结下焦证。故投以小蓟饮子，加牛膝以增强利尿通淋、祛瘀活血之力，海金沙清利湿热。

【方歌】

小蓟饮子藕蒲黄，木通滑石生地襄，

归草黑栀淡竹叶，血淋热结服之良。

槐 花 散

《普济本事方》

【组成】 槐花炒 柏叶杵，焙 荆芥穗 枳壳麸炒，各等分（各9g）

【用法】 上为细末，用清米饮调下二钱，空心食前服。（现代用法：为细末，每服6g，开水或米汤调下；亦可作汤剂，水煎服。）

【功用】 清肠止血，疏风行气。

【主治】 肠风脏毒。便前出血，或便后出血，或粪中带血，以及痔疮出血，血色鲜红或晦暗，舌红苔黄，脉数。

【证治机理】 大便下血一证有肠风、脏毒之分，《成方便读》卷2曰："肠风者，下血新鲜，直出四射，皆由便前而来……脏毒者，下血瘀晦，点滴而下，无论便前便后皆然。"究其原因，皆由风热或湿热邪毒，壅遏肠道血分，损伤脉络，血渗外溢所致。正如《医宗金鉴·杂病心法要诀》卷40所言："便血二证，肠风、脏毒。其本皆热伤阴络，热与风合为肠风，下血多清；热与湿合为脏毒，下血多浊。"舌红苔黄脉数，乃血分有热之象。治宜清肠凉血为主，兼以疏风行气。

【方解】 方中槐花苦微寒，善清大肠湿热，凉血止血，为君药。臣以侧柏叶苦微寒，清热止血，可增强君药凉血止血之力。荆芥穗辛散疏风，微温不燥，炒用入血分而止血；盖大肠气机被风热湿毒所遏，故用枳壳行气宽肠，以达"气调则血调"之目的，共为佐使。诸药合用，寓行气于止血之中，寄疏风于清肠之内，既能凉血止血，又能清肠疏风，俟风热、湿热邪毒得清，则便血自止。

【运用】

1. 本方是治疗肠风脏毒下血的常用方剂。临床应用以便血，血色鲜红，舌红，脉数为辨证要点。方中药物性偏寒凉，故只可暂用，不宜久服。便血日久属气虚或阴虚者，或脾胃素虚者均不宜使用本方。

2. 若便血较多，荆芥可改用荆芥炭，并加入黄芩炭、地榆炭、棕榈炭等，以加强止血之功；若大肠热甚，可加入黄连、黄芩等以清肠泄热；若脏毒下血紫暗，可加入苍术、茯苓等以祛湿毒；便血日久血虚，可加入熟地、当归等以养血和血。

3. 现代常用于痔疮、结肠炎或其他大便下血证属风热或湿热邪毒，壅遏肠道，损伤脉络者。肠癌便血亦可应用。

【附方】

槐角丸（《太平惠民和剂局方》） 槐角去枝、梗，炒，一斤（500g） 地榆 当归酒浸一宿，焙

防风去芦　黄芩　枳壳去瓤，麸炒，各半斤（各250g）　上为末，酒糊丸，如梧桐子大，每服三十丸（6g），米饮下，不拘时候。功用：清肠疏风，和血止血。主治：肠风下血，诸痔，脱肛属风邪热毒或湿热者。

本方与槐花散均有清肠止血，疏风行气之功，用治肠风下血诸证。但本方清肠祛湿之力尤佳，且有养血和血之效，适用于湿热壅遏肠道较甚者。

【方论选录】

张秉成："槐花禀天地至阴之性，疏肝泻热，能凉大肠；侧柏叶生而向西，禀金兑之气，苦寒芳香，能入血分，养阴燥湿，最凉血分之热；荆芥散瘀搜风；枳壳宽肠利气。四味所入之处，俱可相及，宜乎肠风、脏毒等病，皆可治耳。"（《成方便读》卷2）

【医案举例】

胡先生，风淫于脾，湿热入营，血渗大肠，便血又发，内热溲赤，纳谷不旺，苔薄腻黄，脉濡滑而数；虑其缠绵增剧，急宜清营去风，扶土化湿：炒黑芥穗一钱，槐花炭三钱，云苓三钱，生白术一钱五分，生甘草五分，西茵陈二钱，生薏仁四钱，焦谷芽四钱，侧柏炭一钱五分，杜赤豆一两，陈皮一钱，干柿饼三钱，藕节炭二枚。（《丁甘仁临证医集·便血》）

按：本案患者便血又发，内热溲赤，纳谷不旺，苔薄腻黄，脉濡滑而数。系宿疾复作，乃风热湿毒壅遏肠道之证。故主以槐花散，加赤小豆、柿饼以增清肠凉血涩血之功，加茯苓、茵陈、薏仁清化脾胃湿浊郁热，加白术、陈皮、谷芽健运振奋已虚之脾气。

【方歌】

槐花散用治肠风，侧柏荆芥枳壳充，

等分为末米饮下，宽肠凉血见奇功。

黄 土 汤

《金匮要略》

【组成】　甘草　干地黄　白术　附子炮　阿胶　黄芩各三两（各9g）　灶中黄土半斤（30g）

【用法】　上七味，以水八升，煮取三升，分温二服。（现代用法：先将灶心土水煎取汤，再煎余药，阿胶烊化冲服。）

【功用】　温阳健脾，养血止血。

【主治】　阳虚出血。大便下血，先便后血，或吐血、衄血，及妇人崩漏，血色暗淡，四肢不温，面色萎黄，舌淡苔白，脉沉细无力。

【证治机理】　本方证因脾阳不足，统摄无权所致。脾主统血，气能摄血。脾阳不足，脾气亦虚，失去统摄之权，则血从上溢而为吐血、衄血；血从下走则为便血、崩漏；阳虚则畏寒肢冷；血色暗淡，面色萎黄，舌淡苔白，脉沉细无力皆为中焦虚寒之象。其病本为虚寒，病标为出血，施以标本兼顾之法。治宜温阳止血为主，兼以健脾养血。

【方解】　方中灶心黄土（即伏龙肝），辛温而涩，温中止血，用以为君药。脾阳不足之出血，唯当温中健脾与止血同施，标本兼顾。故用白术、附子温阳健脾，助君药以复脾土统血之权，共为臣药。然辛温之白术、附子易耗血动血，且出血者，阴血每亦亏耗，遂以生

地、阿胶，滋阴养血止血；更配苦寒之黄芩与甘寒滋润之生地、阿胶，既可补阴血之不足，
又能制约术、附过于温燥之性；生地、阿胶得术、附则滋而不腻，避免了呆滞碍脾之弊，均
为佐药。甘草调药和中为使。诸药相合，共呈寒热并用，标本兼顾，刚柔相济，为温中健
脾，养血止血之良剂。吴瑭称本方为"甘苦合用，刚柔互济法"。(《温病条辨》卷3)

黄土汤与归脾汤两方均可用治脾不统血之便血、崩漏。黄土汤中以灶心黄土合炮附子、
白术为主，配伍生地、阿胶、黄芩以温阳健脾而摄血，滋阴养血而止血，适用于脾阳不足，
统摄无权之出血证；归脾汤重用黄芪、龙眼肉，配伍人参、白术、当归、茯神、酸枣仁、远
志，补气健脾，养心安神，适用于脾气不足，气不摄血之出血证。

【运用】

1．本方为治脾阳不足所致的便血或崩漏之常用方。临床应用以血色暗淡，舌淡苔白，
脉沉细无力为辨证要点。凡热迫血妄行所致出血者忌用。

2．出血多者，酌加三七、白及等以止血；若气虚甚者，可加人参以益气摄血；胃纳较
差者，阿胶可改为阿胶珠，以减其滋腻之性；脾胃虚寒较甚者，可加炮姜炭以温中止血；便
溏者，黄芩炒炭，减其苦寒之性。方中灶心黄土，缺药时，可以赤石脂代之。

3．现代常用于上消化道出血及功能性子宫出血等证属脾阳不足者。

【方论选录】

唐容川："血者，脾之所统也。先便后血，乃脾气不摄，故便行气下泄，而血因随之以
下。方用灶土、草、术，健补脾土，以为摄血之本。气陷则阳陷，故用附子以振其阳。血伤
则阴虚火动，故用黄芩以清火，而阿胶、熟地，又滋其既虚之血。合计此方，乃滋补气血，
而兼用温清之品以和之，为下血崩中之总方。"(《血证论》卷8)

尤在泾："下血先便后血者，由脾虚气寒失其统御之权，而血为之不守也。脾去肛门远，
故曰远血。黄土温燥入脾，合白术、附子以复健行之气，阿胶、生地黄、甘草，以益脱竭之
血，而又虑辛温之品，转为血病之厉，故又以黄芩之苦寒，防其太过，所谓有制之师也。"
(《金匮要略心典》卷下)

【医案举例】

案一：丁左，便血色紫，腑行不实，纳谷衰少，此远血也。近血病在腑，远血病在脏，
脏者肝与脾也。血生于心，而藏统之职，司于肝脾。肝为刚脏，脾为阴土，肝虚则生热，热
逼血以妄行；脾虚则生寒，寒泣血而失道，藏统失职，血不归经，下渗大肠，则为便血。便
血之治，寒者温之，热者清之，肝虚者柔润之，脾虚者温运之，一方能擅刚柔温清之长，唯
《金匮》黄土汤最为合拍，今宗其法图治。土炒于术一钱五分，阿胶珠二钱，炒条芩一钱五分，
灶心黄（荷叶包煎）四钱，陈广皮一钱，炙甘草五分，炒白芍一钱五分，抱茯神三钱，炮姜炭五
分，炙远志一钱。(《丁甘仁临证医集·医案篇》)

按：便血色紫，腑行不实，纳谷衰少，乃远血之证。其病在脾，故治用黄土汤，加炮姜
增其温中健脾止血之功，白芍补血柔肝，茯神、远志宁心安神，使"静则生阴"，以加强止
血之效。

案二：粪后便血，责之小肠寒湿，不与粪前为大肠湿热同科。举世业医者不知有此，无
怪乎数年不愈也。用古法黄土汤：灶中黄土、生地、黄芩、制苍术、阿胶、甘草、熟附子、

白芍、全归。(《清代名医医案精华·吴鞠通医案》)

按：本案患者粪后便血，反复发作，历已数年，为远血证，故以黄土汤治之。用白术易苍术，增除寒湿之功；因长期反复出血，阴血必伤，故加白芍、当归补养阴血。

【方歌】

黄土汤用芩地黄，术附阿胶甘草尝，

温阳健脾能摄血，便血崩漏服之康。

小　　结

本章共选正方16首，附方15首，按其功用不同分为活血祛瘀和止血两大类。

1. 活血祛瘀　本类方剂均有通利血脉，以祛除瘀滞的作用，适用于血行不畅或瘀血内阻之证。其中桃核承气汤以破血下瘀，荡涤瘀热为主，用治血热互结于下焦的蓄血证。血府逐瘀汤具有活血祛瘀，行气止痛的功用，适用于血瘀气滞，留结胸中的胸痛、头痛等症。补阳还五汤具有补气活血通络的功用，为主治气虚血滞，脉络瘀阻所致半身不遂的常用方。复元活血汤主治胁肋疼痛，因跌打损伤所致者。温经汤和生化汤两方，均为妇科经产之剂，温经汤温经散寒，养血行瘀，重在温养，是治疗冲任虚寒，瘀血内阻所致月经不调的常用方；生化汤活血祛瘀，温经止痛，多用于产后恶露不行，小腹疼痛属血虚有寒之证，是产后常用之剂。桂枝茯苓丸为活血化瘀，渐消缓散之剂，适用于妇人少腹癥块、妊娠有瘀之漏下不止与胎动不安者。失笑散以活血祛瘀，散结止痛见长，是治疗血瘀心腹疼痛的基本方。丹参饮具有活血行气止痛之功，主治血瘀气滞，心胃诸痛。大黄䗪虫丸祛瘀生新，主治五劳虚极，形体羸瘦，腹满不能饮食，肌肤甲错等瘀久之症者。

2. 止血　本类方剂均有止血作用，主治各种出血证。其中十灰散、四生丸、咳血方、小蓟饮子、槐花散均为凉血止血之剂，皆可治疗火热迫血妄行的出血证。但十灰散凉血止血之中寓有清降、祛瘀，兼以收涩，止血作用较大，可广泛用于上部各种出血，为常用的急救止血方。四生丸主治血热妄行之吐血、衄血。咳血方主要用于肝火犯肺的咳血，重在清肝火，化痰热而治本。小蓟饮子和槐花散均治下部出血，但前者善于利水通淋，主要用于血淋或尿血之证；后者兼可清肠疏风，主要用治肠风脏毒下血。黄土汤重在温阳健脾以摄血，适用于脾阳不足，统摄无权所致的各种出血，尤多用于便血与崩漏。

第十二章

治 风 剂

凡是以辛散祛风或熄风止痉的药物为主组成，具有疏散外风或平熄内风作用，治疗风病的方剂，统称治风剂。

风病的范围很广，病情变化亦较复杂。风为六淫之首，善行而数变，如《素问·风论》云："故风者，百病之长也，至其变化，乃为他病也，无常方，然致有风气也。"《素问·至真要大论》尚有"诸风掉眩，皆属于肝"、"诸暴强直，皆属于风"等论述。概而言之，风有外风和内风两大类。外风是指外来风邪侵入人体，留于肌表、经络、筋肉、骨节等处，而见有头痛、恶风、肌肤瘙痒、肢体麻木、筋骨挛痛、关节屈伸不利，或口眼歪斜等症。由于寒、湿、热诸邪常与风邪结合为病，故其证又有风热、风寒、风湿之别。其他如风邪毒气，从皮肤破伤处侵入人体而致的破伤风，亦属外风范围。内风是指内脏病变所致的风病，常见眩晕、震颤、四肢抽搐、足废不用、语言謇涩，或卒然昏倒、不省人事、口眼歪斜、半身不遂等症，其病变主要在肝，病机有热极动风、肝阳化风、阴虚动风及血虚生风等，即前人所谓"风从内生"、"肝风内动"。在治疗上，外风宜疏散，内风宜平熄。因此，本类方剂可分为疏散外风和平熄内风两类。

治风剂的运用，首先必须辨别内风、外风。其次分别其寒、热、虚、实。外风与内风之间，亦可相互影响，外风可以引动内风，内风又可兼夹外风，临证用药，须分清主次，全面照顾。

第一节 疏 散 外 风

疏散外风剂，适用于外风所致诸病。当人体正气不足，腠理疏松，极易感受外界风邪，导致风病。正如《灵枢·五变篇》所说："肉不坚，腠理疏，则善病风"。外风系指风邪外袭，侵入肌肉、经络、筋骨、关节等所致之头痛、眩晕、风疹、湿疹、口眼歪斜、语言謇涩、关节酸痛、麻木不仁、屈伸不利，以及破伤风所致的口噤、手足拘急、角弓反张等症。治疗外风乃以疏散为主，常用羌活、独活、防风、川芎、白芷、白附子等辛散祛风药物，同时配合活血、养血之品，可达"治风先治血，血行风自灭"之功，并可制约风药的温燥之性。代表方如川芎茶调散、大秦艽汤、消风散、牵正散、小活络丹等。

川芎茶调散

《太平惠民和剂局方》

【组成】 川芎 荆芥去梗，各四两（各12g） 白芷 羌活 甘草爁，各二两（各6g） 细辛

去芦，一两（3g）　防风去芦，一两半（4.5g）　薄荷叶不见火，八两（24g）

【用法】　上为细末，每服二钱，食后用茶清调下。（现代用法：共为细末，每服6g，每日2次，饭后清茶调服；亦可作汤剂，水煎服。）

【功用】　疏风止痛。

【主治】　外感风邪头痛。偏正头痛，或巅顶作痛，恶寒发热，目眩鼻塞，舌苔薄白，脉浮者。

【证治机理】　头为"清空之府"、"诸阳之会"，五脏六腑之气血皆上汇于头部。风邪外袭，循经上犯头目，阻遏清阳之气，故见头痛、目眩，所谓"伤于风者，上先受之"即是此意。风邪袭表，卫阳被遏，则见恶寒发热；风邪袭表，肺气不利，故鼻塞；苔薄白、脉浮，乃风邪在表之证。若风邪留而不去，头痛久而不愈者，其痛或偏或正，作止无时，即为头风。以上诸症是由风邪上犯头目，阻遏清阳所致，治宜疏风散邪止痛。

【方解】　汪昂谓"以巅顶之上，惟风可到也"（《医方集解·发表之剂》），故方中用川芎辛香走窜，上达头目，善于祛风止头痛，《本经逢原》卷2称其为"头痛必用之药"，尤长于治少阳、厥阴经头痛，故为君药。薄荷叶用量较重，取其轻清上行，疏风散邪，清利头目。《本草正》云其："清六阳会首，散一切毒风……疗头风脑痛"。荆芥辛温，疏风解表，"能清头目上行"（《本草蒙筌》卷2），与薄荷同用，共疏头风，以助川芎止头痛之力，均为臣药。佐以羌活善治太阳经头痛，白芷善治阳明经头痛，细辛散寒止痛，并长于治少阴经头痛。防风辛散上行，疏散上部风邪。甘草调和诸药，用时以清茶调下，取茶叶的苦寒性味，既可上清头目，又能制约风药的过于温燥与升散，使升中有降，为佐使药。本方集诸辛散疏风药于一方，并少佐苦寒沉降，既使巅顶风邪从上而解，又无过分升散之虞，共奏疏风止痛之效。

【运用】

1. 本方为治外感风邪头痛的常用方剂。临床应用以头痛、鼻塞、脉浮为辨证要点。对于外感头痛、头风头痛而属风邪为患者最为适宜。使用时用量宜轻，不宜久煎。因方中辛散药物较多，对于气虚、血虚，或因肝肾阴亏、肝阳上亢、肝风内动引起的头痛，均非所宜。

2. 偏于风寒者，加生姜、苏叶以祛风散寒；偏于风热者，加蔓荆子、菊花以散风热；若头痛久而不愈者，加全蝎、僵蚕、红花等搜风活血止痛。

3. 现代常用于偏头痛、血管神经性头痛、慢性鼻炎所引起的头痛等证属风邪为患者。

【附方】

菊花茶调散（《丹溪心法附余》）　菊花　川芎　荆芥穗　羌活　甘草　白芷各二两（各60g）细辛洗净，一两（30g）　防风去芦，一两半（45g）　僵蚕　蝉蜕　薄荷各五钱（各15g）　上为末。每服二钱（6g），食后茶清调下。功用：疏风止痛，清利头目。主治：风热上扰头目。偏正头痛，或巅顶痛，头晕目眩。

本方与川芎茶调散均治外感风邪头痛，但前者是在川芎茶调散的基础上加菊花、僵蚕而成，适宜于风热上扰之头痛；而川芎茶调散则宜于风邪头痛。

【方论选录】

汪昂："此足三阳药也。羌活治太阳头痛，白芷治阳明头痛，川芎治少阳头痛，细辛治少阴头痛，防风为风药卒徒，皆能解表散寒，以风热在上，宜于升散也。头痛必用风药者，以巅顶之上，惟风可到也。薄荷、荆芥，并能消散风热，清利头目，故以为君，同诸药上行，以升清阳而散郁火。加甘草者，以缓中也。用茶调者，茶能上清头目也。"(《医方集解·发表之剂》)

【医案举例】

刘某，女，30岁。病历号：53、8、584。睡卧当风，恶寒发热已二日，头痛如裂，周身酸楚，恶心呕吐，不思饮食，舌苔薄白，六脉浮紧。辨证立法：风从上受，骤发头痛，病之初起，邪在太阳，即用祛风解表法为治。处方：杭白芍（桂枝3g同炒）10g　蔓荆子（炒）6g　川羌活3g　白僵蚕4.5g　薄荷梗4.5g　酒川芎4.5g　白蒺藜12g　嫩桑枝24g　香白芷4.5g　冬桑叶10g　龙胆草4.5g　炙甘草3g　淡吴萸（川连水炒）4.5g　大枣3枚　鲜生姜3片　四剂。(《施今墨临床经验集·内科疾病》)

按：头为诸阳之会，风从上受，故头痛如裂；因风多夹寒邪致病，故必以疏散风邪及发表之品治之，仿川芎茶调散之意，以增祛头面风邪之力，风邪散，头痛止。

【方歌】

川芎茶调散荆防，辛芷薄荷甘草羌，

目昏鼻塞风攻上，偏正头痛悉能康。

大 秦 艽 汤

《素问病机气宜保命集》

【组成】　秦艽三两(9g)　川芎　川独活　当归　白芍药　石膏　甘草各二两（各6g）川羌活　防风　吴白芷　黄芩　白术　白茯苓　生地黄　熟地各一两（各3g）　细辛半两(2g)

【用法】　上十六味锉，每服一两(30g)，水煎，去滓温服，无时。（现代用法：水煎服。）

【功用】　祛风清热，养血活血。

【主治】　风邪初中经络证。口眼㖞斜，舌强不能言语，手足不能运动，风邪散见，不拘一经者。

【证治机理】　本方证多为正气亏虚，而后风邪乘虚入中，气血痹阻，络脉不通，筋失所养，故不用而缓；无邪之处，气血运行通畅，筋肉相对而急，缓者为急者牵引，则见口眼歪斜，加之"血弱不能养筋，故手足不能运动，舌强不能言语"(《素问病机气宜保命集·中风论第十》)。由于风性主动，善行数变，风中经络，不拘一经，变化多端。故治宜疏风清热，活血通络，兼补养气血之法。

【方解】　本方适用于中风中经络之证，《医方集解·祛风之剂》称其为"六经中风轻者之通剂也。"方中秦艽祛风清热，通经活络为君。羌活、防风散太阳之风，白芷散阳明之风，独活、细辛搜少阴之风，合以祛风散邪，俱为臣药。手足运动障碍，与血虚不能养筋有关，且风药多燥，易伤阴血，故佐入当归、白芍、生地、熟地以养血柔筋，且使祛风而不伤阴血；川芎配当归以活血通络，使"血活风散而舌本柔矣"；白术、茯苓益气健脾，以化生气血；风为阳邪，易于化热，故以石膏、黄芩清热，均为佐药。甘草调和诸药为使药。诸药配合，共奏祛风清热，养血通络之效。

【运用】

1．本方适用于风邪初中经络之证。临床应用以口眼㖞斜，舌强不语，手足不能运动，卒然发病为辨证要点。肝肾阴亏，阳亢风动等属内风所致者，不宜应用。

2．若无内热者，可去黄芩、石膏、生地等清热之品。原书谓："如遇阴天，加生姜七八片；如心下痞，每两加枳实一钱同煎"，可资临证参佐。

3．现代常用于颜面神经麻痹、脑血管痉挛、脑血栓所致的语言謇涩、半身不遂等证属风邪初中经络者。

【方论选录】

汪昂："此六经中风轻者之通剂也。以秦艽为君者，祛一身之风也；以石膏为臣者，散胸中之火也。羌活散太阳之风，白芷散阳明之风，川芎散厥阴之风，细辛、独活散少阴之风，防风为风药卒徒，随所引而无所不至者也。大抵内伤必因外感而发，诸药虽云搜风，亦兼发表，风药多燥，表药多散，故疏风必先养血，而解表亦必固里，当归养血，生地滋血，芎劳活血，芍药敛阴和血，血活则风散而舌本柔矣。又气能生血，故用白术、茯苓、甘草补气以壮中枢，脾运湿除，则手足健矣。又风能生热，故用黄芩清上，石膏泻中，生地凉下，以共平逆上之火也。"(《医方集解·祛风之剂》)

【医案举例】

安义尉白映升，年六十余，尚健如壮年，从不服药。癸酉夏月，赴城隍庙烧香，忽跪不起，口中喃喃，语不明白，一家谓受神遣也。舁归，则喉中痰鸣，已僵矣。余视其舌，如错而黑，用大秦艽汤倍生地、加石膏，三日而尽，五剂而苏，而左半不能动，再用十剂，仍无效，因尽去风药，专用玄参、天冬、生地、酒芍、白菊、知母，服两月而愈。(《中华医典·医学传灯·中风论》)

按：本例对于外来风邪初中而致之中风，用大秦艽汤治之，疗效确凿，然究其原因在于阴血不足，筋脉失养，而风邪易化热，故去辛温之风药，纯取甘寒之品，滋阴以舒筋，清热以防伤津。方证相符，诸症自愈。

【方歌】

大秦艽汤羌独防，芎芷辛芩二地黄，

石膏归芍苓术草，风邪散见可通尝。

小活络丹（原名活络丹）

《太平惠民和剂局方》

【组成】 川乌炮，去皮、脐　草乌炮，去皮、脐　天南星炮　地龙去土，各六两（各6g）　乳香研　没药研，各二两二钱（各5g）

【用法】 上为细末，入研药和匀，酒面糊为丸，如梧桐子大，每服二十丸，空心、日午冷酒送下，荆芥茶下亦得。（现代用法：为蜜丸，每丸重3g，每次1丸，每日2次，陈酒或温开水送服；亦可作汤剂。）

【功用】 祛风除湿，化痰通络，活血止痛。

【主治】 风寒湿痹。肢体筋脉疼痛，麻木拘挛，关节屈伸不利，疼痛游走不定。亦治中风，手足不仁，日久不愈，经络中湿痰瘀血，而见腰腿沉重，或腿臂间作痛。

【证治机理】 本方证乃由风寒湿邪留滞经络，病久不愈，使气血不得宣通，营卫失其流畅，津液凝聚为痰，湿邪与痰瘀交阻所致，故见肢体筋脉疼痛，麻木拘挛，屈伸不利等症；经络中湿痰瘀血，复被风邪所中，风寒与湿痰瘀血阻塞经络，肌肉失去濡养致使手足不仁，腿臂间作痛。根据《素问·至真要大论》"留者攻之"、"逸者行之"的原则，治宜祛风散寒，除湿化痰，活血通络。

【方解】 本方证乃因风寒湿邪与痰瘀痹阻经络所致，故方中用制川乌、制草乌辛热，祛风除湿，温通经络，并长于止痛，共为君药。天南星祛风燥湿化痰，以除经络中的风湿顽痰，为臣药。乳香、没药行气活血，通络止痛，使气血流畅，风寒湿邪不复留滞；地龙性善走窜，功专通经活络，为佐药。陈酒以助药势，可引诸药直达病所，为使药。诸药合用，共奏祛风湿，通经络，止痹痛之功。

【运用】

1．本方药性温燥，适用于痹证偏于寒性者。临床应用以肢体筋脉疼痛，关节屈伸不利，舌淡紫，苔白为辨证要点。本方药力峻烈，宜于体实气壮者，阴虚有热及孕妇忌用。

2．现代常用于风湿性关节炎、类风湿性关节炎、骨质增生症等证属风湿血瘀者。

【附方】

大活络丹（《兰台轨范》） 白花蛇 乌梢蛇 威灵仙 两头尖俱酒浸 草乌 天麻煨 全蝎去毒 首乌黑豆水浸 龟板炙 麻黄 贯仲 炙草 羌活 官桂 藿香 乌药 黄连 熟地 大黄蒸 木香 沉香各二两（各60g） 细辛 赤芍 没药去油，另研 丁香 乳香去油，另研 僵蚕 天南星姜制 青皮 骨碎补 白蔻 安息香酒蒸 黑附子制 黄芩蒸 茯苓 香附酒浸，焙 玄参 白术各一两（各30g） 防风二两半（75g） 葛根 虎胫骨 当归各一两半（各45g） 血竭另研，七钱（21g） 地龙炙 犀角（现用水牛角代） 麝香另研 松脂各五钱（各15g） 牛黄另研 片脑（冰片）另研，各一钱半（5g） 人参三两（90g） 上共五十味为末，蜜丸如桂圆核大，金箔为衣。每服一丸（5g），陈酒送下，一日二次。功用：祛风扶正，活络止痛。主治：中风瘫痪，痿痹，痰厥，阴疽，流注，跌打损伤等。

本方与小活络丹的功用、主治相仿。但本方以祛风、除湿、温里、活血药配伍益气、养血、滋阴、助阳等扶正之品组方，属于标本兼顾之治，适用于邪实而正虚者；小活络丹以祛风、除湿、逐寒药配伍化痰、活血之品组方，纯为祛邪而设，适用于邪实而正气不衰者。

【方论选录】

张秉成："夫风之中于经也，留而不去，则与络中之津液气血，混合不分，由是卫气失其常道，络中之血，亦凝而不行，络中之津液，即结而为痰。经络中一有湿痰死血，即不仁，且不用，腿臂间痛，所由来也。然治络一法，较治腑治脏为难，非汤剂可以荡涤，必须用峻利之品，为丸以搜逐之。故以川乌、草乌直达病所，通行经络，散风邪逐寒湿，而胆星即随其所到之处，建祛风豁痰之功。乳、没之芳香通络，活血行瘀。蚯蚓之蠕动善穿，用为引导。用酒丸酒下，虽欲其缓，而仍欲其行也。"（《成方便读》卷2）

【医案举例】

周男，自觉腰部酸楚殊甚，不利转侧，两足痿软无力，汤方（炮附块9.0、全归9.0、细辛 2.4、防风 9.0、独活 9.0、五加皮 9.0、红花 3.0、千年健 9.0、嫩桑枝 12.0），小活络丹二粒，早晚各服一粒。（《章次公医案·内科》）

按：此两足痿软，因痹而致，故以附子、细辛温阳散寒，独活、防风、桑枝、五加皮、千年健及小活络丹祛风湿，当归、红花活血通络，此汤丸并用，随证变化，属"方之精，变也"的又一范例。

【方歌】

小活络丹天南星，二乌乳没地龙并，

中风手足皆麻木，风痰瘀血闭在经。

牵 正 散

《杨氏家藏方》

【组成】 白附子 白僵蚕 全蝎去毒，并生用，各等分（各5g）

【用法】 上为细末，每服一钱，热酒调下，不拘时候。（现代用法：共为细末，每次服3g，日服 2～3 次，温酒送服；亦可作汤剂。）

【功用】 祛风化痰，通络止痉。

【主治】 风痰阻于头面经络所致口眼歪斜。

【证治机理】 本方所治乃为风痰阻于头面经络所致。足阳明之脉挟口环唇，足太阳之脉起于目内眦，风痰循经阻于头面经络，则经隧不利，筋肉失养，故不用而缓；无邪之处，气血运行通畅，筋肉相对而急，缓者为急者牵引，故致口眼歪斜，即《金匮要略·中风历节痛脉证并治》所谓："邪气反缓，正气即急，正气引邪，喎僻不遂。"故治宜祛风痰、通经络、止痉挛。

【方解】 方中白附子辛散，祛风化痰，善祛头面之风，为君药。全蝎、僵蚕均能祛风止痉，二药相伍则可搜风通络，其中全蝎长于祛风止痉，僵蚕偏于祛风痰而通络，为臣药。用热酒调服，可宣通血脉，助药势以上行头面，直达病所。三药配伍，力专效著，可祛风痰，通经络，止痉挛，使风去痰消，经络通畅，口眼歪斜自解。

【运用】

1. 本方是治疗风痰阻于头面经络的常用方。临床应用以卒然口眼歪斜为辨证要点。方中的白附子药性温燥，若属气虚血瘀或肝风内动引起的口眼歪斜或半身不遂者，不宜应用本方。且白附子和全蝎均为有毒之品，用量宜慎重，不宜长期服用。

2. 若病属初起，可加羌活、防风以祛风化痰；兼见面部肌肉掣动者，加蜈蚣、地龙、天麻以通络熄风；血虚者可加当归、鸡血藤以养血祛风。

3. 现代常用于颜面神经麻痹、三叉神经痛、偏头痛等证属风痰痹阻经络者。

【附方】

止痉散（《方剂学》上海中医学院编） 全蝎 蜈蚣各等分 为细末，每服 1～1.5g，开水送服，1 日 2～4 次。功用：祛风止痉。主治：痉厥，四肢抽搐等。对于顽固性头痛、关节痛，本方则有较好的止痛作用。

牵正散与止痉散均具祛风止痉之功，主治风痰阻于经络证。但前者祛风化痰之力强，专治风痰阻于头面经络之口眼歪斜；后者熄风止痉之力著，专治痉厥，亦可用于风痰阻于周身经络所致头痛、关节痛等。

【方论选录】

张秉成："此方所治口眼㖞斜无他证者，其为风邪在经，而无表里之证可知。故以全蝎色青善走者，独入肝经，风气通于肝，为搜风之主药；白附之辛散，能治头面之风；僵蚕之清虚，能解络中之风。三者皆治风之专药，用酒调服，以行其经，所为同气相求，衰之以属也。"（《成方便读》卷2）

【医案举例】

一妇忽然口眼㖞斜，右脸麻木。阳明之脉环唇挟口；太阳之脉起于目内眦，二经中风，故有是证，内服加味牵正散（生黄芪15g，全蝎、白附子、僵蚕、桂枝、防风、明天麻、川芎各4g，当归6g），外用蓖麻子31g，冰片1g，（寒天加干姜、附子各3g）捣成膏状，左歪贴右，右歪贴左，日夜贴之，以瘥为度。（《王修善临证笔记·风痹胸腹头目等证》）

按：本病例但卒然口眼歪斜，别无他症，此乃风中太阳、阳明二经，在祛风化痰止痉的基础上，加川芎祛风活血，使"血活风自灭"，加桂枝、防风以助解散太阳风邪之力，黄芪、当归补益气血，扶正以祛邪。

【方歌】

牵正散是杨家方，全蝎僵蚕白附襄，

服用少量热酒下，口眼㖞斜疗效彰。

玉 真 散

《外科正宗》

【组成】 南星 防风 白芷 天麻 羌活 白附子各等分（各6g）

【用法】 上为细末，每服二钱，用热酒一盏调服。外用适量，敷患处。（现代用法：共为细末，每服3~6g，每日3次，用热酒或童便调服；外用适量，敷患处；亦可作汤剂。服药后盖被取汗，并宜避风。）

【功用】 祛风化痰，定搐止痉。

【主治】 破伤风。牙关紧闭，口撮唇紧，身体强直，角弓反张，甚则咬牙缩舌，脉弦紧。

【证治机理】 破伤风是外来风毒之邪，通过创口入侵肌腠经脉所致。《外科正宗》卷4指出："破伤风，由皮肉破损，复被外风袭入经络，渐传入里。"《杂病源流犀烛》卷13亦谓："惟跌磕打伤，疮口未合，贯风而成者，乃为真破伤风。"创伤之后，风毒之邪通过创口入侵肌腠、经脉，以致营卫不通，津液不行，凝聚成痰，且风气通于肝，风胜则动，遂发为牙关紧闭、四肢抽搐、角弓反张。治以祛风化痰解痉之法。

【方解】 方中天南星善于祛风化痰，定搐解痉，为治破伤风要药，故以为君。白附子偏祛风止痉，助天南星之力，为臣药。羌活、防风、白芷疏散经络中的风邪，导邪外出；天麻熄风解痉，为佐药。热酒或童便有通经络、行气血之功，为使药。诸药配伍，共奏祛风解痉止痛之效。本方集祛风、化痰、止痉药于一方，既散侵入经络之风毒，又消留滞经络之凝痰，并止痉挛、定抽搐而解筋脉之拘急。

本方是由《普济本事方》玉真散发展而来，原方只有南星、防风两味，主治破伤风及打扑伤损。《外科正宗》在此基础上增加白附子、羌活、白芷、天麻，其祛风化痰解痉之效优于前者。

【运用】

1. 本方为治疗破伤风之通剂，不论初起或已发痉，均可应用。临床应用应根据其病史，以牙关紧急，身体强直，角弓反张为辨证要点。方中药物以生用为宜，用药后须盖被取汗，使风邪由汗而解，同时应避风，以防复感。因方中药性偏于温燥，易于耗气伤津，破伤风而见有津气两伤者不宜使用。白附子、天南星为有毒之品，用量宜慎，孕妇忌用。

2. 本方祛风化痰之功较强，而解痉稍逊，可与止痉散合用，以增加解痉之效。

3. 现代常用于面神经麻痹、三叉神经痛等证属风邪袭于经络者。

【方论选录】

冉先德："破伤风是由风毒之邪，侵入破伤之处而成。亦属外风为患。……治法当以搜风定搐，导邪外出为主。方中以防风、南星祛风化痰，白附子祛头面之风，定搐解痉，羌活散太阳之风，白芷祛阳明之风，天麻息厥阴之风。诸祛风药合用，疏散经络中之风邪，导邪外出。热酒、童便，疏通经络，且助药势。各药合用，使风散搐定，诸证可图缓解。"（《历代名医良方注释·时疫类》）

【方歌】

玉真散治破伤风，牙关紧闭反张弓，

星麻白附羌防芷，外敷内服一方通。

消 风 散

《外科正宗》

【组成】 荆芥 防风 牛蒡子 蝉蜕 苍术 苦参 当归 胡麻 生地 石膏 知母各一钱（各6g） 木通 甘草各五分（各3g）

【用法】 水二盅，煎八分，食远服。（现代用法：水煎服。）

【功用】 疏风养血，清热除湿。

【主治】 风疹、湿疹。皮肤疹出色红，或遍身云片状斑点，瘙痒，抓破后渗出津水，苔白或黄，脉浮数。

【证治机理】 本方证多因风热或风湿，郁于肌肤之间，浸淫血脉之故。由于风热之邪侵袭人体，与湿热相搏，内不得疏泄，外不得透达，郁于肌肤腠理之间，故见疹出色红，抓破后渗出津水；痒自风来，故皮肤瘙痒。而风热或风湿浸淫血脉则易伤阴血，而阴血不足又可加重瘙痒；风热或风湿伤人，故舌苔白或黄，脉浮数有力。治宜疏风清热，除湿养血之法。

【方解】 痒自风来，止痒必先疏风，故方用荆芥、防风疏风止痒，透邪外达，为君药。蝉蜕、牛蒡子疏风热为臣药。风湿相搏而致水液流溢，则用苍术祛风除湿，苦参清热燥湿，木通渗利湿热，亦为臣药。风邪易于化热，故用石膏、知母清热泻火；风热或风湿浸淫血脉，易伤阴血，苦寒渗利之品也易伤阴血，故用当归、生地以养血活血，滋阴润燥，既补已伤之阴血，又达"治风先治血，血行风自灭"之意，同时亦可制约诸药之温燥；胡麻仁养血疏风止痒，《冯氏锦囊·药性》云其"专治三十六种风，内有紫点，风瘙痒彻骨者"，皆为佐药。生甘草清热解毒，调和诸药，为使药。合而用之，共奏疏风养血，清热除湿之功。本方集疏风、养血、清热、祛湿于一方，而特以祛风见长，既可疏散风邪使之外出，又可渗利湿热自下而去，上疏下渗，内清外解，并寓"治风先治血，血行风自灭"之用，使邪气得去，血脉和畅，瘙痒自止。

【运用】

1. 本方是治疗风疹、湿疹的常用方剂。临床应用以皮肤疹出色红，或遍身云片状斑点，瘙痒为辨证要点。服药期间，不宜食辛辣、鱼腥、烟酒、浓茶等，以免影响疗效。气血虚弱者不宜用本方。

2. 若初起热盛，可加金银花、连翘以清热解毒；若已透达于肌肤而瘙痒甚者，酌加白鲜皮、赤芍药、紫草等以凉血解毒；湿热偏盛者，加地肤子、车前子、栀子等以清热利湿。

3. 现代常用于荨麻疹、过敏性皮炎、稻田性皮炎、药物性皮炎、神经性皮炎等证属风热风湿者。

【附方】

当归饮子《济生方》　当归去芦　白芍药　川芎　生地黄洗　白蒺藜炒，去尖　防风去芦　荆芥穗各一两（各9g）　何首乌　黄芪去芦　甘草炙，各半两（各6g）　上㕮咀，每服四钱（12g），用水一盏半，加生姜五片，煎至八分，去滓温服，不拘时候。功用：养血活血，祛风止痛。主治：血虚有热，风邪外袭。皮肤疮疥，或肿或痒，或发赤疹瘙痒。

本方与消风散均可用治皮疹诸证。但消风散集疏风、养血、清热、祛湿诸法于一方，且尤善祛风除湿清热，而本方与之相比，则以滋养阴血为胜，故用于血虚之疹。

【医案举例】

刘某，女，20岁，学生。1957年10月15日初诊。病史：平素胃壮能食，近几天突然全身起皮片，色红隆起，作痒，时有腹痛，曾请医治疗，药后皮片扩散更多，奇痒。遇热加重，影响饮食、睡眠。现皮片融合，面部及四肢浮肿。尤以眼睑为甚，腹痛，烦躁不安，大便秘结，二日未行，小便短赤。检查：舌红苔白腻，脉浮滑稍数。辨证：阳明积热于内，风热外侵皮毛，表里不和，而发瘖瘰（荨麻疹）。治则：宣散风热，解肌清胃，润燥降浊。拟凉血消风散加减（即消风散减苍术、知母、木通、甘草，加赤芍、丹皮）。方药：荆芥3g　防风3g　炒牛蒡子4.5g　蝉蜕4.5g　生地黄9g　当归9g　赤芍9g　丹皮4.5g　苦参9g　火麻仁9g　生石膏9g　竹叶4.5g　水煎服。服药一剂，症退而愈。（《吴少怀医案·皮肤科》）

按：本例为阳明积热，复感风热所致。其疹色红隆起，皮层融合，表明血分热甚，故方中加丹皮、赤芍配合生地凉血活血。湿邪不甚，故去苍术、木通。药证相符，一剂而愈。可见辨证有法，用药得宜，故获得良效。

【方歌】

消风止痒祛风湿，木通苍术苦参知，

荆防为蒡蝉膏草，生地胡麻水煎之。

第二节 平 熄 内 风

平熄内风剂，适用于内风病证。内风即《素问·至真要大论》所说"诸风掉眩，皆属于肝"之类，其病机和临床表现亦各有不同。若邪热亢盛，热极动风，常见高热不退，四肢抽搐等症；肝阳偏亢，肝风内动，常见眩晕，头部热痛，面色如醉，甚则卒然昏倒，口眼歪斜，半身不遂等。此风病，属于内风之实证，治宜平肝熄风。常用平肝熄风药为主，如羚羊角、钩藤、石决明、天麻等组成。由于热极生风，邪热亢盛，又易伤津灼液，煎熬成痰，故常配清热、滋阴养血以及化痰之品为辅。代表方如羚角钩藤汤、镇肝熄风汤等。若温病后期，阴虚生风，虚风内动者，则见筋脉拘挛，手足蠕动等症。这类风病属于内风之虚证，治宜滋阴熄风。常以补益药为主，如地黄、白芍、阿胶、鸡子黄等，配伍平肝熄风、清热化痰之品组成方剂。代表方如大定风珠等。

羚角钩藤汤

《通俗伤寒论》

【组成】 羚角片先煎，一钱半（4.5g）　双钩藤后入，三钱（9g）　霜桑叶二钱（6g）　滁菊花三钱（9g）　鲜生地五钱（15g）　生白芍三钱（9g）　京川贝去心，四钱（12g）　淡竹茹鲜刮，与羚角先煎代水，五钱（15g）　茯神木三钱（9g）　生甘草八分（3g）

【用法】 水煎服。

【功用】 凉肝熄风，增液舒筋。

【主治】 肝热生风证。高热不退，烦闷躁扰，手足抽搐，发为痉厥，甚则神昏，舌质绛而干或舌焦起刺，脉弦数。

【证治机理】 本方所治之证为邪热传入厥阴肝经，阳热亢盛，热极动风而致。邪热亢盛，则见高热不退；热扰心神，则烦闷躁扰，甚则神昏；由于热盛动风，风火相煽，灼伤阴血，筋失所养，则见手足抽搐，甚至发为痉厥；热盛并伤阴，故可见舌质绛而干，脉则弦数。治宜清热凉肝，熄风止痉。

【方解】 本方所治属热盛动风之证。方中用羚羊角清热凉肝熄风，钩藤清热平肝，熄风定惊，共为君药。桑叶、菊花均为甘苦性凉之品，能清热平肝，协助君药以增凉肝熄风之力，为臣药。热极生风，风火相煽，耗伤阴液，故用生地清热滋阴，白芍、甘草酸甘化阴，养阴柔肝，舒筋缓急；邪热亢盛，每易炼津为痰，故用竹茹、贝母清热化痰；茯神木以平肝宁心安神，共为佐药。生甘草又可调药，为使。诸药合用，以凉肝熄风药为主，配伍滋阴、化痰、安神之品，使热去阴复，痰消风熄，故为凉肝熄风的代表方剂。

【运用】

1. 本方为治疗肝热生风证的常用方剂。临床应用以高热烦躁，手足抽搐，脉弦数为辨证要点。热病后期，阴虚动风者不宜使用。

2. 若热邪内闭，神志昏迷者可配安宫牛黄丸或紫雪同服；若抽搐甚者，可酌加全蝎、僵蚕、蜈蚣等以熄风止痉。

3．现代常用于妊娠子痫、流行性乙型脑炎、高血压等证属肝热生风者。

【附方】

钩藤饮（《医宗金鉴》） 钩藤后入（9g） 羚羊角磨粉冲服（0.3g） 全蝎去毒（0.9g） 人参（3g） 天麻（6g） 甘草炙（1.5g）（原书未著用量） 水煎服。功用：清热熄风，益气解痉。主治：小儿天钓。牙关紧闭，手足抽搐，惊悸壮热，头目仰视。

本方与羚角钩藤汤均用羚羊角、钩藤，以清热熄风止痉。但前者止痉之力略强，且有扶正祛邪之意，适用于小儿肝热生风之天钓；后者清热之力较优，宜于高热抽搐者。

【方论选录】

何秀山："肝藏血而主筋，凡肝风上翔，症必头晕胀痛，耳鸣心悸，手足躁扰，甚则瘛疭，狂乱痉厥，与夫孕妇子痫，产后惊风，病皆危险。故以羚、藤、桑、菊熄风定痉为君。臣以川贝善治风痉，茯神木专平肝风。但火旺生风，风助火势，最易劫伤血液，尤必佐以芍、甘、鲜地黄酸甘化阴，滋血液以缓肝急。使以竹茹，不过以竹之脉络通人之脉络耳。此为凉肝熄风，增液舒筋之良方。"（《重订通俗伤寒论·六经方药》）

【医案举例】

厚兄病愈，其女三岁，发热目赤，医谓证属风生热，投以羌活荆防，目肿如李，眦流如脓，热甚搐搦。尊公君杨翁，嘱予治之。予曰：此因热生风证也，非清不可。方用生地、丹皮、山栀、生甘草、菊花、桑叶、石决明、羚羊角，服之热退搐定，目肿也消。（《中华医典·程杏轩医案·续录》）

按：治病须明病因，该案本为热极生风，身热目赤而无表证，然医者以为因风生热，服辛温发表之剂，耗阴助热，用羚角钩藤汤加减治之，使热清则风熄。

【方歌】

羚角钩藤神木桑，贝草菊茹芍地黄，

阳邪亢盛成痉厥，肝风内动急煎尝。

镇肝熄风汤

《医学衷中参西录》

【组成】 怀牛膝一两（30g） 生赭石轧细，一两（30g） 生龙骨捣碎，五钱（15g） 生牡蛎捣碎，五钱（15g） 生龟板捣碎，五钱（15g） 生杭芍五钱（15g） 玄参五钱（15g） 天冬五钱（15g） 川楝子捣碎，二钱（6g） 生麦芽二钱（6g） 茵陈二钱（6g） 甘草钱半（4.5g）

【用法】 水煎服。

【功用】 镇肝熄风，滋阴潜阳。

【主治】 类中风。头晕目眩，目胀耳鸣，脑部热痛，心中烦热，面色如醉，或时常噫气，或肢体渐觉不利，口角渐形歪斜；甚或眩晕颠仆，昏不知人，移时始醒；或醒后不得复原，脉长有力者。

【证治机理】 本方证乃因肝肾阴虚，肝阳偏亢，气血逆乱所致。肝肾阴虚，阳亢化风，上扰清空，故见头目眩晕，目胀耳鸣，面色如醉，脑中热痛；肝阳上升太过，脏腑之气随之上逆，胃气失和，故时常嗳气；若肝阳过亢，血随气逆，并走于上，则出现眩晕颠仆，不知人事，或肢体不利，半身不遂等中风症状，此即《素问·调经论》所云："血之与气，并走于上，则为大厥。"脉弦长有力者，为肝阳亢盛之象。证属本虚标实，以实为主。依据"急则治其标"的原则，重在以镇肝熄风为主，并佐以滋养肝肾阴液之法。

【方解】 本方治证属肝阳上亢，气血逆乱所致。故方中用"走而能补，性善下行"（《本草经疏》卷6）之怀牛膝以引血下行，并补益肝肾；代赭石镇肝降逆，二者配伍，使并走于上的气血平复，共为君药。肝阳上亢，缘于肝肾阴虚，故臣以龟板、白芍滋补肝肾，平肝潜阳；龙骨、牡蛎以滋阴潜阳，镇肝熄风。阴虚生内热，故又以玄参、天冬滋阴清热；肝为刚脏，性喜条达而恶抑郁，故佐以茵陈蒿清肝舒肝，川楝子清泄相火，生麦芽舒肝和胃，三药配伍既可清泄肝阳之有余，又可顺其肝木之性，使肝气条达，以利于肝阳之平降镇潜。甘草调和诸药，配麦芽和胃调中，防止金石类药物碍胃之弊，均为使药。诸药合用，镇潜以治其标，滋阴以治其本，标本兼顾，以治标为主。共成镇潜熄风，滋养肝肾之良剂。

方中茵陈，张锡纯谓："茵陈为青蒿之嫩者。"故此，后世遂有方中当为茵陈与当为青蒿之争。然从《医学衷中参西录》"茵陈解"及有关医案分析，似当为茵陈为是。

【运用】

1．本方为治内中风的常用方剂。无论中风前后，属于阴亏阳亢，肝风内动者，均可应用。临床应用以头目眩晕，脑部胀痛，面色如醉，心中烦热，脉弦长有力为辨证要点。

2．原书后附有加减法："心中热甚者，加生石膏一两；痰多者，加胆星二钱；尺脉重按虚者，加熟地黄八钱，净萸肉五钱；大便不实者，去龟板、赭石，加赤石脂一两。"

3．现代常用于高血压病、血管性头痛等证属肝肾阴亏，肝阳上亢者。

【附方】

建瓴汤（《医学衷中参西录》） 生怀山药一两（30g） 怀牛膝一两（30g） 生赭石轧细，八钱（24g） 生龙骨捣细，六钱（18g） 生牡蛎捣细，六钱（18g） 生地黄六钱（18g） 生杭芍四钱（12g） 柏子仁四钱（12g） 磨取铁锈浓水，以之煎药。功用：镇肝熄风，滋阴安神。主治：肝阳上亢证。头晕目眩，耳鸣目胀，心悸健忘，失眠多梦，脉弦硬而长。

建瓴汤与镇肝熄风汤均能滋阴潜阳，镇肝熄风，用于肝肾阴亏，肝阳上亢之证。但后者镇潜清降之力较强，用于气血逆乱见有脑中时常作痛发热，或面色如醉，以及肢体渐觉不利等；前者宁心安神之力略优，而镇冲养阴之力稍逊，适用于肝风内动见有失眠多梦，心神不宁等。

【方论选录】

张锡纯："治内中风证，其脉弦长有力，或上盛下虚，头目时常眩晕，或脑中时常作疼发热，或目胀耳鸣，或心中烦热，或时常嗳气，或肢体渐觉不利，或口眼渐形歪斜，或面色如醉，甚或眩晕，至于颠仆，昏不知人，移时始醒；或醒后不得复原，精神短少，或肢体痿废，或成偏枯。……是以方中重用牛膝以引血下行，此为治标之主药。而复深究病之本源，用龙骨、牡蛎、龟板、芍药以镇熄肝风，赭石以降胃、降冲。玄参、天冬以清肺气，肺中清肃之气下行，自能镇制肝木。……盖肝为将军之官，其性刚果，若但用药强制，或转激发其反动之力。茵陈为青蒿之嫩者，得初春少阳生发之气，与肝木同气相求，泻肝热兼舒肝郁，实能将顺肝木之性。麦芽为谷之萌芽，生用之亦善将顺肝木之性使不抑郁。川楝子善引肝气下达，又能折其反动之力。"(《医学衷中参西录》上册)

【医案举例】

刘某，丁卯来津后，其脑中常觉发热，时或眩晕，心中烦躁不宁，脉象弦长有力，左右皆然，知系脑充血证。盖其愤激填胸，焦思积虑者已久，是以有斯证也。为其脑中觉热，俾用绿豆实于囊中作枕，为外治之法。又治以镇肝熄风汤，于方中加地黄一两，连服数剂，脑中已不觉热。遂去川楝子，又将生地黄改用六钱。服过旬日，脉象和平，心中亦不烦躁，遂将药停服。(《医学衷中参西录》上册)

按：本例患者因愤激填胸，焦思积虑已久，致使肝肾阴虚，肝阳上亢，阳亢化风，气血上逆导致脑中热痛，烦躁不宁，治以镇肝熄风汤加生地，滋肾水以涵养肝木。

【方歌】

镇肝熄风芍天冬，玄参龟板赭茵共，

龙牡麦芽甘膝楝，肝风内动奏奇功。

天麻钩藤饮

《中医内科杂病证治新义》

【组成】 天麻 (9g)　　钩藤后下 (12g)　　石决明先煎 (18g)　　山栀　黄芩 (各9g)　　川牛膝 (12g)　　杜仲　益母草　桑寄生　夜交藤　朱茯神 (各9g)　　(原书未著用量)

【用法】 水煎服。

【功用】 平肝熄风，清热活血，补益肝肾。

【主治】 肝阳偏亢，肝风上扰。头痛，眩晕，失眠，舌红，苔黄，脉弦。

【证治机理】 本方证乃为肝肾阴虚，肝阳偏亢，火热上扰所致。由于肝阳上亢，风阳上扰以致头痛、眩晕；肝阳偏亢，热扰心神，神志不宁，故见失眠等症。舌红苔黄脉弦，为肝阳上亢，火热上扰之候。治宜平肝熄风为主，配合清热活血，补益肝肾之法。

【方解】 方中以天麻平肝阳，熄肝风，善治眩晕；钩藤清肝热，熄风止痉，二药相伍以平肝熄风，共为君药。石决明平肝潜阳，山栀、黄芩清热泻火，使肝经之热不致上扰，为臣药。益母草活血利水，川牛膝引血下行，以利肝阳的平降；杜仲、桑寄生补益肝肾；夜交藤、朱茯神安神定志，俱为佐药。诸药配伍，共奏平肝熄风，清热活血，补益肝肾之功。以平肝熄风药为主，配伍清热泻火、安神定志、引血下行之品组方，使亢阳平降，肝风自熄，心肝之热得清，神志安宁，则头痛、眩晕、失眠自愈。

【运用】

1. 本方是治疗肝阳偏亢，肝风上扰的有效方剂。临床应用以头痛、眩晕、失眠、舌红苔黄、脉弦为辨证要点。

2. 若舌干红、脉细数，肝肾阴虚较甚者，去活血利水之益母草，加白芍滋阴清热；肝阳偏亢而头晕头痛甚者，加珍珠母、白芍以平肝潜阳。

3. 现代常用于高血压病等证属肝阳上亢者。

【方论选录】

胡光慈："治高血压头痛，晕眩，失眠。天麻、钩藤、生决明、山栀、黄芩、川牛膝、杜仲、益母草、桑寄生、夜交藤、朱茯神，制煎剂服。本方为平肝降逆之剂。以天麻、钩藤、生决明之平肝祛风降逆为主，辅以清降之山栀、黄芩，活血之牛膝，滋肝肾之桑寄生、杜仲等，滋肾以平肝之逆，并辅夜交藤、朱茯神，以安神安眠，缓解其失眠，故为用于肝厥头痛、晕眩、失眠之良剂。若以现代之高血压头痛而论，本方所用黄芩、杜仲、益母草、桑寄生等，均经研究有降低血压之作用，故有镇静精神、降压缓痛之功。重症可易决明为羚羊角，则药力益著。"(《中医内科杂病证治新义》)

【医案举例】

郑右　诸风掉眩，皆属于肝，肝阴不足，肝阳上僭，头眩眼花，泛泛呕吐，纳谷减少，苔薄腻，脉弦滑。湿痰内阻，胃失和降。丹溪云：无痰不作眩。当柔肝潜阳，和胃化痰。方：生白芍三钱，稽豆衣三钱，仙半夏二钱，朱茯神三钱，明天麻一钱，枳实炭一钱，炒竹茹一钱，陈皮一钱，潼白蒺藜（各）二钱，炒杭菊一钱五分，生石决（先煎）八钱，嫩钩藤（后入）三钱。(《丁甘仁临证医集·医案篇》)

按：本例眩晕由肝阴不足，肝阳上亢，痰湿中阻，胃失和降。丹溪云：无痰不作眩。当柔肝潜阳，和胃化痰。案中用仿天麻钩藤饮（天麻、钩藤、生石决明、川牛膝、桑寄生、杜仲、山栀、黄芩、益母草、朱茯神、夜交藤）合温胆汤（半夏、陈皮、茯苓、甘草、枳实、竹茹），加白芍、潼蒺藜柔肝，稽豆衣、白蒺藜、菊花平肝，冀肝阳下潜，痰湿得化，则病体康复。

【方歌】

天麻钩藤石决明，杜仲牛膝桑寄生，
栀子黄芩益母草，茯神夜交安神宁。

大 定 风 珠

《温病条辨》

【组成】　生白芍六钱（18g）　阿胶三钱（9g）　生龟板四钱（12g）　干地黄六钱（18g）　麻仁二钱（6g）　五味子二钱（6g）　生牡蛎四钱（12g）　麦冬连心，六钱（18g）　炙甘草四钱（12g）　鸡子黄生，二枚（2个）　鳖甲生，四钱（12g）

【用法】　水八杯，煮取三杯，去滓，再入鸡子黄，搅令相得，分三次服。（现代用法：水煎去滓，再入鸡子黄搅匀，温服；亦可作汤剂，水煎服。）

【功用】　滋阴熄风。

【主治】　阴虚动风证。温病后期，神倦瘛疭，脉气虚弱，舌绛苔少，有时时欲脱之势。

【证治机理】　本方证是因温病迁延日久，邪热灼伤真阴，或因误汗、妄攻，重伤阴液所致。真阴大亏，无以养神，则神倦乏力；肝为风脏，热灼真阴，阴液耗损，不能涵养肝木，筋脉失养，则肝风内动，故见手足瘛疭；真阴亏虚可见舌绛苔少，脉气虚弱；肾水欲竭，阴不敛阳，阴阳行将离绝，故有时时欲脱之势。此时邪气已去八九，真阴仅存一二，故治以滋阴养液，以补欲竭之真阴，平肝潜阳，以熄内动之虚风。

【方解】 本方证病机为温病后期，真阴大亏，虚风内动所致。方中重用生地黄、麦冬、白芍滋阴养液，柔肝缓急以熄内风，共为君药。臣以龟板、鳖甲、牡蛎滋阴潜阳，平肝熄风。阿胶、鸡子黄滋阴润燥，养血熄风。《温病条辨》卷3云："以鸡子黄一味，从足太阴，下安足三阴，上济手三阴，使上下交合，阴得安其位，斯阳可立根基，俾阴阳有眷属一家之义"。麻仁养阴润燥，五味子敛阴生津，与甘草合用，尤可酸甘化阴，以加强滋阴熄风之功，共为佐药；甘草调和诸药，兼为使药。诸药合用，以大队滋阴药配伍潜阳之品，寓熄风于滋养之中，使真阴得复，虚风自熄，体现了治病求本的原则。吴氏谓本方属"酸甘咸法"。

本方是由《温病条辨》卷3加减复脉汤（炙甘草、干地黄、生白芍、麦冬、阿胶、麻仁）衍化而成。由于邪热久羁，阴液大伤，故增加鸡子黄、五味子、龟板、鳖甲、牡蛎等滋阴潜阳之品，从而使一首滋阴润燥之方变为滋阴熄风之剂。

【运用】

1．本方用于温病后期，真阴大亏，虚风内动之证。临床应用以神倦瘈疭，脉虚弱，舌绛苔少为辨证要点。若阴液虽亏而邪热犹盛者，非其所宜。《温病条辨》卷3指出："壮火尚盛者，不得用定风珠、复脉。"

2．原书方后云："喘加人参；自汗者加龙骨、人参、小麦；悸者加茯神、人参、小麦。"盖喘、悸、自汗，是气虚之证，俱用人参以补气生津，分别加龙骨、小麦以收涩止汗，茯神以宁心定悸。

3．现代常用于流行性乙型脑炎后遗症、神经性震颤等证属阴虚风动者。

【附方】

1．三甲复脉汤（《温病条辨》） 炙甘草六钱（18g） 干地黄六钱（18g） 生白芍六钱（18g） 麦冬不去心，五钱（15g） 阿胶三钱（9g） 麻仁三钱（9g） 生牡蛎五钱（15g） 生龟板一两（30g） 生鳖甲八钱（24） 水煎服。功用：滋阴复脉，潜阳熄风。主治：温病邪热羁留下焦，热深厥甚。脉细促，心中憺憺大动，甚则心中痛者。

2．阿胶鸡子黄汤（《通俗伤寒论》） 陈阿胶烊冲，二钱（6g） 生白芍三钱（9g） 石决明杵，五钱（15g） 双钩藤二钱（6g） 大生地四钱（12g） 清炙草六分（2g） 生牡蛎杵，四钱（12g） 络石藤三钱（9g） 茯神木四钱（12g） 鸡子黄先煎代水，二枚（2个） 水煎服。功用：滋阴养血，柔肝熄风。主治：邪热久羁，阴血不足，虚风内动证。筋脉拘急，手足瘈疭，头目眩晕，舌绛苔少，脉细数等证。

大定风珠、阿胶鸡子黄汤均属滋阴熄风，养血舒筋之剂。但前者滋阴熄风之力强，适用于阴虚风动之重症，见脉气虚弱，有时时欲脱之势者；后者偏于清降，适用于阴虚风动之轻症，见筋脉拘急，头目眩晕，舌绛苔少者。三甲复脉汤比大定风珠少鸡子黄、五味子，是以滋阴潜阳，养血复脉为功，熄风之力略逊，适用于脉细促，心中憺憺大动者。

【方论选录】

吴鞠通："热邪久羁，吸烁真阴，或因误表，或因妄攻，神倦瘈疭，脉气虚弱，舌绛苔少，时时欲脱者，大定风珠主之。此邪气已去八九，真阴仅存一二之治也，观脉虚苔少可知。故以大队浓浊填阴塞隙，介属潜阳镇定。以鸡子黄一味，从足太阴，下安足三阴，上济手三阴，使上下交合，阴得安其位，斯阳可立根基，俾阴阳有眷属一家之义，庶可不致绝脱

与！"（《温病条辨》卷3）

李畴人："方中阿胶补肺阴，五味子收肺气，白芍和脾，鳖甲育肝阴，龟板潜肾阴，牡蛎敛阳和阴，麦冬、熟地养金壮水，麻仁润肠，甘草立中，鸡子黄取其混元之意。酸甘化阴，咸降其火，庶几水火有既济之效，心神宁而得安寐也。"（《医方概要》）

【医案举例】

额氏，22岁。除夕日亥时，先是产后受寒痹痛，医用桂附等极燥之品，服之大效。医见其效也，以为此人非此不可，用之一年有余。不知温燥与温养不同，可以治病，不可以养生，以致少阴津液被劫无余，厥阴头痛，单巅顶一点痛不可忍，畏明，至于窗间有豆大微光即大叫，必室如漆黑而后少安，一日厥去四五次，脉弦细数，按之无力。危急已极，勉与定风珠潜阳育阴，以熄肝风……初八日，方皆如前，渐不畏明，至正月二十日外，撤去帐幔，汤药服至二月春分后，与专翕大生膏一料全愈。（《吴鞠通医案·肝厥》）

按：本病例因服温燥药太过，致使真阴大伤，虚风内动，吴氏与定风珠潜阳育阴，以熄肝风，调理月余而愈。

【方歌】

大定风珠鸡子黄，再合加减复脉汤，

三甲并同五味子，滋阴熄风是妙方。

小　结

治风剂共选正方10首，附方8首。按其功效分为疏散外风和平熄内风两类。

1. 疏散外风　川芎茶调散长于祛上部风邪而止痛，适用于外感风邪而致之偏正头痛。大秦艽汤具有祛风清热，养血活血之功，主治风中经络，口眼㖞斜，舌强不能言语，手足不能运动之证，为"六经中风轻者之通剂"。牵正散与玉真散均善于通络化痰，但牵正散长于祛头面之风痰，主治风痰阻于头面经络之口眼㖞斜者；玉真散祛风定搐止痉之力大，用于风毒入侵之破伤风所致项强口噤者。小活络丹偏于温经活络，并能祛痰逐瘀，除湿祛风，用于风寒湿痹以及顽痰瘀血留滞经络之肢体麻木疼痛诸症。消风散长于祛风，并具除湿、清热、养血之功，主治风疹、湿疹等。

2. 平熄内风　羚角钩藤汤长于凉肝熄风，用于肝经热盛，热极动风所致高热烦躁、手足抽搐等。镇肝熄风汤与天麻钩藤饮均为肝肾阴亏、肝阳上亢之证而设，但前者镇潜熄风力大，用于肝阳上亢、气血逆乱所致类中风证，见有眩晕耳鸣、面色如醉等症；后者重在平肝熄风，清热安神，用于肝阳上亢、肝风上扰之眩晕、头痛、失眠等症。大定风珠长于滋阴熄风，滋阴增液之力大，用于温病后期、真阴大亏、虚风内动之手足瘛疭等。

第十三章

治 燥 剂

凡以轻宣辛散或甘凉滋润药为主组成，具有轻宣外燥或滋阴润燥等作用，治疗燥证的方剂，统称治燥剂。

燥证有外燥与内燥之分。外燥是由感受秋令燥邪所致，因秋令气候有偏寒、偏热之异，故感邪后所表现的证候又有凉燥、温燥之别。《通俗伤寒论》云："秋深初凉，西风肃杀，感之者多病风燥，此属燥凉，较严冬风寒为轻。若久晴无雨，秋阳以曝，感之者多病温燥，此属燥热，较暮春风温为重。"内燥是由津亏液耗，脏腑失濡而成，常累及肺、胃、肾、大肠。治疗燥证，应根据《素问·至真要大论》"燥者濡之"之旨，以濡润为基本大法。具体言之，外燥治宜轻宣，使邪气外达；内燥治宜滋润，令脏腑津液复常，故本章方剂分为轻宣外燥和滋阴润燥两类。

一般而言，燥在上者，多责之于肺；燥在中者，多责之于胃；燥在下者，多责之于肾与大肠。然而人体内外、脏腑之间相互联系，故临床上所见燥证亦多常内外相兼，上下互见，治法亦须随证而施。如外感温燥，不仅有发热、头痛等表证，而且兼有咽干鼻燥、咳嗽少痰等上燥证，治疗时当以轻宣燥热与凉润肺金并用；而咽喉燥痛、干咳少痰或痰中带血等上燥证，每与肾阴不足，虚火上炎有关，治宜养阴润肺，金水并调。因此，遣药制方必须根据具体病情灵活运用。

燥邪最易化热，伤津耗气，故运用治燥剂有时还需酌情配伍清热泻火或益气生津之品。至于辛香耗津、苦寒化燥之品，均非燥证所宜。此外，甘凉滋润药物易于助湿滞气，脾虚便溏或素体湿盛者亦当慎用。

第一节 轻宣外燥

轻宣外燥剂，适用于外燥证。其中凉燥症见头痛恶寒，咳嗽痰稀，鼻塞咽干，舌苔薄白等，治疗常以苏叶、杏仁等苦辛温润药物为主，配伍理肺化痰止咳之品组成方剂；温燥症见头痛身热，干咳少痰，或气逆而喘，口渴鼻燥，舌边尖红，苔薄白而燥或薄黄等，治疗常以桑叶、豆豉、杏仁、沙参等辛凉甘润药物为主，配伍石膏、麦冬等甘寒清热润燥之品组成方剂。代表方如杏苏散、桑杏汤、清燥救肺汤等。

杏 苏 散

《温病条辨》

【组成】 苏叶 (9g)　　半夏 (9g)　　茯苓 (9g)　　前胡 (9g)　　苦桔梗 (6g)　　枳壳 (6g)

甘草（3g）　　生姜（3g）　　大枣去核（3枚）　　杏仁（9g）　　橘皮（6g）　　（原书未著用量）

【用法】　水煎温服。

【功用】　轻宣凉燥，理肺化痰。

【主治】　外感凉燥证。恶寒无汗，头微痛，咳嗽痰稀，鼻塞咽干，苔白脉弦。

【证治机理】　凉燥得之于深秋气凉，证类风寒，但较严冬风寒为轻，故为凉燥。症见恶寒无汗、头微痛等表证症状；燥伤肺气，则肺失宣降，咳嗽乃生；咳吐稀痰，系肺受凉燥，津液失去正常的输布，复加以阳气被阻，聚而成之；肺开窍于鼻，今受凉燥所袭，肺气不得宣发，故鼻塞；咽干系燥伤津液所致。因凉燥性质近于风寒，故本证又有"次寒"、"小寒"之称。遵《素问·至真要大论》"燥淫于内，治以苦温，佐以甘辛"之旨，治当以轻宣凉燥为主，辅以理肺化痰为法。

【方解】　针对凉燥犯表，肺失宣降之病机，方中苏叶辛温不燥，发表散邪，宣畅肺气，使凉燥之邪由表而散；杏仁苦温而润，肃降肺气，润燥止咳。二药配伍，轻润温散，宣降肺气，共为君药。前胡降气化痰，疏风散邪，既助杏仁降气化痰，又协苏叶轻宣达表；桔梗、枳壳一升一降，助杏仁、苏叶理肺化痰，同为臣药。半夏、橘皮燥湿化痰，理气行滞；茯苓渗湿健脾以杜生痰之源；生姜、大枣调和营卫以利解表，滋脾行津以助润燥，俱为佐药。甘草调和诸药，合桔梗宣肺利咽，功兼佐使。本方苦温甘辛合法，外可轻宣发表而解凉燥，内可理肺化痰而止咳嗽，令表解痰消，肺气调和，诸症可除。

【运用】

1. 本方为治疗凉燥证的代表方。临床应用以恶寒无汗，咳嗽痰稀，咽干，苔白为辨证要点。由于凉燥与风寒之邪性质相类，故本方亦可用于治疗外感风寒，肺失宣降之证。

2. 若无汗头痛较甚者，可加荆芥、防风以助解表散邪之力；若汗后咳不止，乃表解而肺失宣降之征，可去苏叶，加苏梗或苏子以增降气止咳之功。

3. 现代常用于上呼吸道感染、慢性支气管炎、肺气肿等证属外感凉燥或外感风寒轻证，肺失宣降者。

【方论选录】

吴瑭："燥伤皮毛，故头微痛恶寒也，微痛者，不似伤寒之痛甚也。阳明之脉，上行头角，故头亦痛也。咳嗽稀痰者，肺恶寒，古人谓燥为小寒也；肺为燥气所搏，不能通调水道，故寒饮停而咳也。鼻塞者，鼻为肺窍；嗌塞者，嗌为肺系也。脉弦者，寒兼饮也。无汗者，凉搏皮毛也。按杏苏散，减小青龙汤一等。……若伤凉燥之咳，治以苦温，佐以甘辛，正为合拍。若受重寒夹饮之咳，则有青龙；若伤春风，与燥已化火无痰之证，则仍从桑菊饮、桑杏汤例。……此苦温甘辛法也。外感燥凉，故以苏叶、前胡辛温之轻者达表；无汗脉紧，故加羌活辛温之重者，微发其汗。甘、桔从上开，枳、杏、前、苓从下降，则嗌塞鼻寒宣通而咳可止。橘、半、茯苓，逐饮而补肺胃之阳。……姜、枣为调和营卫之用。若表凉退而里邪未除，咳不止者，则去走表之苏叶，加降里之苏梗。"（《温病条辨》卷1）

【医案举例】

赵某，13岁，11月29日。头痛，脉浮弦不甚紧，无汗，与杏苏散法。杏仁二钱，羌活一钱，生姜三片，苏叶三钱，甘草一钱五分，大枣去核，二枚，防风二钱，桔梗三钱。煮二茶杯，先服一杯，复被令微汗，不可使汗淋漓。得汗，止后服，不汗再服第二杯，又不汗再作服，以得汗为度。汗后避风，只啜粥，须忌荤。(《吴鞠通医案》卷1)

按：本案病发于深秋，证属外感凉燥，故以杏苏法治之。因脉浮不甚紧，头痛明显，表明寒气偏甚，故加入羌活、防风以增散邪之力；未述咳嗽稀痰等症，故减理肺化痰之半夏、陈皮、茯苓、前胡等味。吴氏临证遣药组方之心法，可资后学。

【方歌】

杏苏散内夏陈前，枳桔苓草姜枣研，

轻宣温润治凉燥，咳止痰化病自痊。

桑 杏 汤

《温病条辨》

【组成】 桑叶一钱 (3g)　杏仁一钱五分 (4.5g)　沙参二钱 (6g)　象贝一钱 (3g)　香豉一钱 (3g)　栀皮一钱 (3g)　梨皮一钱 (3g)

【用法】 水二杯，煮取一杯，顿服之，重者再作服。(现代用法：水煎服。)

【功用】 清宣温燥，润肺止咳。

【主治】 外感温燥证。头痛，身热不甚，微恶风寒，口渴，咽干鼻燥，干咳无痰或痰少而黏，舌红，苔薄白而干，脉浮数而右脉大者。

【证治机理】 初秋燥热当令，温燥外袭，伤于肺卫，而成此证。其病轻浅，故头痛，微恶风寒，而身热不甚；燥气伤肺，肺失清肃，故干咳无痰，或痰少而黏；温燥为患，耗津灼液，故口渴，咽干，鼻燥；舌红，苔薄白而干，脉浮数而右脉大，乃外感温燥，邪在肺卫之征。诸症皆由温燥袭表，肺失清润，津液不足而致，故治宜清宣燥热，润肺止咳之法。

【方解】 本方为外感温燥，邪在肺卫之证而设。方中桑叶宣肺清热，以解温燥；杏仁宣利肺气，润燥止咳，共为君药。豆豉辛凉透散，助桑叶轻宣燥热；贝母清化热痰，助杏仁止咳化痰；沙参养阴生津，润肺止咳，同为臣药。栀子皮质轻而入上焦，清泄肺热；梨皮清热润燥，止咳化痰，俱为佐药。本方辛凉甘润合法，长于清宣燥热，润肺止咳。因所治证候邪浅病轻，故诸药用量宜轻，煎煮时间亦不宜过长，即如原书方后注云："轻药不得重用，重用必过病所。"

本方与杏苏散均由轻宣疏散之品配伍理肺止咳之药组成，皆能轻宣外燥，治疗外燥咳嗽。杏苏散以杏仁与苏叶为君，乃苦温甘辛合法，功在轻宣凉燥，理肺化痰，主治外感凉燥证；桑杏汤以杏仁与桑叶为君，乃辛凉甘润之法，功在轻宣温燥，凉润肺金，主治外感温燥证。

桑杏汤与桑菊饮中均用桑叶、杏仁，可治疗感受外邪，肺气失宣，咳嗽，身热不甚，口渴，脉浮数之证。桑菊饮中配伍薄荷、菊花、连翘侧重于疏散风热，体现辛凉解表之法，适宜于风温初起，津伤不甚，身不甚热，口微渴等风热袭肺之象者；桑杏汤则配用养阴润肺生津的沙参、梨皮，体现辛凉甘润之法，适宜于外感温燥之轻证者。

【运用】

1. 本方为治疗外感温燥轻证的常用方。临床应用以身热不甚，干咳无痰或痰少而黏，右脉数大为辨证要点。

2. 若咽干而痛者，可加牛蒡子、桔梗以清利咽喉；若鼻衄者，加白茅根、旱莲草以凉血止血；若皮肤干燥，口渴甚者，加芦根、天花粉以清热生津。

3. 现代常用于上呼吸道感染、急慢性支气管炎、支气管扩张咯血、百日咳等证属外感温燥，邪犯肺卫者。

【方论选录】

张秉成："此因燥邪伤上，肺之津液素亏，故见右脉数大之象，而辛苦温散之法，似又不可用矣。止宜轻扬解外，凉润清金耳。桑乃箕星之精，箕好风，故善搜风，其叶轻扬，其纹象络，其味辛苦而平，故能轻解上焦脉络之邪。杏仁苦辛温润，外解风寒，内降肺气。但微寒骤束，胸中必为不舒，或痰或滞，壅于上焦，久而化热，故以香豉散肌表之客邪，宣胸中之陈腐。象贝化痰，栀皮清热，沙参、梨皮养阴降火，两者兼之，使邪去而津液不伤，乃为合法耳。"（《成方便读》卷3）

【医案举例】

盛陵徐闰女秋燥发热，脉浮数，咳嗽气急，舌微黄，渴不多饮，症非轻貌宜防昏变候正。薄荷钱半，桑叶三钱，光杏仁三钱，象贝三钱，连翘三钱，蝉衣钱半，广橘红一钱，淡豆豉三钱，花粉三钱，前胡钱半，淡竹叶三钱，引活水芦根一两。二帖。（《邵兰荪医案》）

按：本案为温燥伤肺之征。故以桑杏汤加减治疗。患者发热脉浮数，舌苔微黄，说明燥热偏盛，故少加薄荷、蝉衣疏风散热；加连翘、竹叶清上焦热；咳嗽气急，肺气不降，故加前胡、橘红理肺止咳。口渴但饮水不多，表明津伤不甚，故去沙参、梨皮，加花粉、芦根清热生津。诸药合用，共成清宣燥热，润肺止咳之功。

【方歌】

桑杏汤中浙贝宜，沙参栀豉与梨皮，
干咳咽燥身微热，轻宣凉润法相益。

清燥救肺汤

《医门法律》

【组成】　桑叶经霜者，得金气而柔润不凋，取之为君。去枝、梗，净叶，三钱（9g）　石膏煅，禀清肃之气，极清肺热，二钱五分（8g）　甘草和胃生津，一钱（3g）　人参生胃之津，养肺之气，七分（2g）　胡麻仁炒，研，一钱（3g）　真阿胶八分（3g）　麦门冬去心，一钱二分（4g）　杏仁泡，去皮尖，炒黄，七分（2g）　枇杷叶刷去毛，蜜涂，炙黄，一片（3g）

【用法】　水一碗，煎六分，频频二三次，滚热服。（现代用法：水煎，频频热服。）

【功用】　清燥润肺。

【主治】　温燥伤肺证。身热头痛，干咳无痰，气逆而喘，咽喉干燥，鼻燥，心烦口渴，胸满胁痛，舌干少苔，脉虚大而数。

【证治机理】　本方证是由秋令久旱无雨，温燥伤肺所致。肺合皮毛，燥热伤肺，故身热头痛；燥邪犯肺，失其清肃润降之常，故干咳无痰，气逆而喘；"诸气膹郁，皆属于肺"（《素问·至真要大论》），肺气不降，故胸膈满闷，甚则胁痛；心烦口渴，咽喉干燥、鼻燥、舌干无苔、脉虚数等，皆为燥热灼肺之象。治疗当以清肺润燥，养阴益气为法。

【方解】 方中重用桑叶，以其质轻性寒，轻宣燥热，透邪外出，为君药。温燥犯肺，温者属热宜清，燥胜则干宜润，故臣以石膏辛甘而寒，清泄肺热；麦冬甘寒，养阴润肺。君臣相伍，宣中有清，清中有润，清润而不碍宣，轻宣而不伤肺。《难经·十四难》云："损其肺者，益其气"，而土为金之母，故用人参、甘草益气生津，培土生金；胡麻仁、阿胶养阴润肺，肺得滋润，则治节有权；《素问·脏气法时论》曰："肺苦气上逆，急食苦以泄之"，故用少量杏仁、枇杷叶苦降肺气，以上俱为佐药。甘草调和诸药，兼作使药。共奏清燥润肺，养阴益气之功。全方宣、清、润、补、降五法并用，则肺金之燥热得以清宣，肺气之上逆得以肃降，则燥热伤肺之证自除，故名"清燥救肺"。

本方与桑杏汤均含桑叶、杏仁，可轻宣温燥，养阴润肺，用于温燥伤肺之证，然二方所治证候又有轻重之别。桑杏汤宜于外感温燥，邪伤肺卫，肺津受灼之轻证，症见身热不甚，干咳少痰，右脉数大者；清燥救肺汤适宜于外感温燥，燥热伤肺，气阴两伤之重证，症见发热，咳嗽，甚则气逆而喘，胸膈满闷，脉虚大而数者。

【运用】

1．本方为治疗温燥伤肺的代表方。临床应用以身热，干咳无痰，气逆而喘，舌红少苔，脉虚大而数为辨证要点。

2．若咯痰黏滞不爽，可加川贝母、瓜蒌以润燥化痰；若咳痰带血者，去人参，加水牛角、生地黄等以凉血止血；若燥热较甚，发热较著者，可再加知母、羚羊角等以增清热之效。

3．现代常用于肺炎、支气管哮喘、急慢性支气管炎、支气管扩张、肺癌等证属燥热犯肺，气阴两伤者。

【附方】

沙参麦冬汤《温病条辨》 沙参三钱（9g） 玉竹二钱（6g） 生甘草一钱（3g） 冬桑叶一钱五分（4.5g） 麦冬三钱（9g） 生扁豆一钱五分（4.5g） 花粉一钱五分（4.5g） 水五杯，煮取二杯，日再服。久热久咳者，加地骨皮三钱。功用：清养肺胃，生津润燥。主治：肺胃阴伤证。燥伤肺胃阴分，或热或咳者。

本方沙参、麦冬用量较多，其功重在滋养肺胃，生津润燥。吴氏称此为"甘寒救其津液"之法，其病较清燥救肺汤证燥热为轻，症见身热不高，咳嗽不甚，而口干鼻燥，咽干口渴，舌干少苔，脉来细数。

【方论选录】

柯琴："古方用香燥之品以治气郁，不获奏效者，以火就燥也。惟缪仲淳知之，故用甘凉滋润之品，以清金保肺立法。喻氏宗其旨，集诸润剂而制清燥救肺汤，用意深，取药当，无遗蕴矣。石膏、麦冬禀西方之色，多液而甘寒，培肺金主气之源，而气可不郁；土为金母，子病则母虚，用甘草调补中宫生气之源，而金有所恃；金燥则水无以食气而相生，母令子虚矣，取阿胶、胡麻黑色通肾者，滋其阴以上通生水之源，而金始不孤；西方虚，则东实矣，木实金平之，二叶禀东方之色，入通于肝，枇杷叶外应毫毛，固肝家之肺药，而经霜之桑叶，非肺家之肝药乎？损其肺者，益其气，人参之甘以补气；气有余便是火，故佐杏仁之苦以降气，气降火亦降，而治节有权，气行则不郁，诸痿喘呕自除矣。要知诸气膹郁，则肺气必大虚，若泥于肺热伤肺之说，而不用人参，必郁不开而火愈炽，皮聚毛落，喘而不休，此名之救肺，凉而能补之谓也。若谓实火可泻，而久服芩、连，反从火化，亡可立待耳。愚所以服膺此方而深赞之。"（罗美《古今名医方论》卷 1 引）

【医案举例】

邹代益弟，近年来，累患咯血咳嗽，午热面红，严似虚痨之候，清之即愈，究不为害。壬午春，偶感风寒，咯血更甚，唇若涂朱，知是外邪又触动肺胃络中之伏热为病矣。予清燥救肺汤。（《邹亦仲医案新编》）

按：本案患者因感受风寒引动旧疾，咯血甚，唇若涂朱，此皆多年咯血咳嗽，耗伤气血，阴血虚损，内生虚热；复感风寒，邪从热化，热伤血络。此虽与外感温燥之病因有所不同，但均属外邪袭肺，肺津受灼，阴津耗竭之证。故以清燥救肺汤清解透热，生津养阴，润肺止咳。

【方歌】

清燥救肺参草杷，石膏胶杏麦胡麻，

经霜收下冬桑叶，清燥润肺效堪夸。

第二节　滋 阴 润 燥

滋阴润燥剂，适用于脏腑津液不足之内燥证。症见干咳少痰，咽干鼻燥，口中燥渴，干呕食少，消渴，便秘等。治疗常以甘凉滋阴润燥之沙参、麦冬、熟地、生地、玄参等药为主，配伍清热或补气之品组成方剂。代表方如麦门冬汤、养阴清肺汤、增液汤等。

麦 门 冬 汤

《金匮要略》

【组成】　麦门冬七升（42g）　半夏一升（6g）　人参三两（9g）　甘草二两（6g）　粳米三合（3g）　大枣十二枚（4枚）

【用法】　上六味，以水一斗二升，煮取六升，温服一升，日三夜一服。（现代用法：水煎服。）

【功用】　清养肺胃，降逆和中。

【主治】

1．虚热肺痿。咳嗽气喘，咽喉不利，咯痰不爽，或咳唾涎沫，口干咽燥，舌红少苔，脉虚数。

2．胃阴不足证。呕吐，纳少，呃逆，口渴咽干，舌红少苔，脉虚数。

【证治机理】　本方所治虚热肺痿乃肺胃阴虚，气火上逆所致。病位在肺，其本在胃，盖土为金母，胃主津液，胃津不足，则肺之阴津亦亏，母病及子，终成肺胃阴虚之证。肺虚而肃降失职，则咳逆上气；肺伤而不布津，加之虚火灼津，则脾津不能上归于肺而聚生浊唾涎沫，随肺气上逆而咳出，且咳唾涎沫愈甚，则肺金损伤愈重，日久不止，终致肺痿；咽喉为肺胃之门户，肺胃阴伤，津不上承，则口干咽燥；胃阴不足，胃气上逆则呕吐；舌红少苔，脉虚数亦为阴虚内热之征。治宜清养肺胃，降逆下气。

【方解】 本方是为肺胃阴虚，气火上逆之证而设。方中重用麦冬，甘寒清润，既养肺胃之阴，又清肺胃虚热，两擅其功，故为君药。气机逆上，臣以半夏降逆下气，化其痰涎，虽属温燥，但与大剂麦门冬相配，则燥性减而降逆之用存，且能开胃行津以润肺，又使麦门冬滋而不腻。人参益气生津以补肺胃之气；粳米、大枣、甘草益气养胃，合人参益胃生津，令胃津充足，自能上归于肺，此正"培土生金"之法，以上俱为佐药。甘草并能润肺利咽，调和诸药，兼作使药。本方重在甘寒清润肺胃之阴，而甘润之中佐以辛温，滋而不腻，温而不燥，滋补之中辅以降逆，肺胃并治，"培土生金"。

【运用】

1. 本方为治疗肺胃阴虚，气机上逆所致咳嗽或呕吐之常用方。临床应用以咳唾涎沫，短气喘促，或口干呕逆，舌干红少苔，脉虚数为辨证要点。

2. 若津伤甚者，可加沙参、玉竹以助滋阴养液之功；若阴虚胃痛、脘腹灼热者，可加石斛、白芍以养阴益胃，缓急止痛。

3. 现代常用于慢性支气管炎、支气管扩张、慢性咽喉炎、矽肺、肺结核等证属肺胃阴虚，气火上逆者。亦治胃及十二指肠溃疡、慢性萎缩性胃炎等证属胃阴不足，气逆呕吐者。

【方论选录】

魏念庭："火逆上气，夹热气冲也；咽喉不利，肺燥津干也，主之以麦冬生津润燥，佐以半夏，开其结聚；人参、甘草、粳米、大枣，概施补益于胃土，以资肺金之助，是为肺虚有热津短者立法也。亦所以预救乎肺虚而有热之痿也。"（《金匮要略方论本义》卷7）

【医案举例】

徐四一，肺痿，频吐涎沫，食物不下，并不渴饮，岂是实火？津液荡尽，二便日少。宗仲景甘药理胃，乃虚则补母，仍佐宣通脘间之扞格。人参、麦冬、熟半夏、生甘草、白粳米、南枣肉。（《临证指南医案》卷2）

按：本案患者以频吐涎沫为主症，故诊为肺痿，以其不渴饮，二便日少而知绝非实火，乃肺津枯竭，脾胃气弱之证，故投麦冬门汤滋养肺胃，降逆下气。

【方歌】

麦门冬汤用人参，枣草粳米半夏存，

肺痿咳逆因虚火，清养肺胃此方珍。

养阴清肺汤

《重楼玉钥》

【组成】 大生地二钱 (12g)　　麦冬一钱二分 (9g)　　生甘草五分 (3g)　　元参钱半 (9g)
贝母去心，八分 (5g)　　丹皮八分 (5g)　　薄荷五分 (3g)　　炒白芍八分 (5g)

【用法】 水煎服。

【功用】 养阴清肺，解毒利咽。

【主治】 白喉之阴虚燥热证。喉间起白如腐，不易拭去，咽喉肿痛，初期或发热或不发热、鼻干唇燥，或咳或不咳，呼吸有声，似喘非喘，脉数无力或细数。

【证治机理】 白喉一证，多由素体阴虚蕴热，复感燥气疫毒，津液被灼，热毒熏蒸于上所致。《重楼玉钥》卷上云："缘此症发于肺肾，凡本质不足者，或遇燥气流行，或多食辛热之物，感触而发。"喉为肺系，少阴肾脉循喉咙系舌本，肺肾阴虚，虚火上炎，复加燥热疫毒上犯，肺失清肃，故见喉间起白如腐，咽喉肿痛，或咳或不咳，呼吸有声，似喘非喘等症；鼻干唇燥，脉数无力或细数，乃燥热伤津，正虚蕴毒之征。治之之法，"不外肺肾，总要养阴清肺，兼辛凉而散为主。"（《重楼玉钥》卷上）

【方解】 此病本于肺肾阴虚，故方中重用大生地甘寒入肾，滋阴壮水，清热凉血，为君药。麦冬养阴润肺清热，玄参滋阴解毒利咽，同为臣药。丹皮凉血散瘀消肿；白芍敛阴和营泄热；贝母清热润肺散结；薄荷辛凉散邪利咽，俱为佐药。生甘草清热解毒，调和诸药，为佐使药。本方扶正与攻毒同用，邪正并治，标本兼顾，共奏养阴清肺，解毒利咽之功。

【运用】

1．本方是治疗阴虚白喉的常用方。临床应用以喉间起白如腐，不易拭去，咽喉肿痛，鼻干唇燥，脉数无力为辨证要点。白喉忌表，尤忌辛温发汗，据原方后记载"如有内热及发热，不必投表药，照方服去，其热自除。"现代临床常用本方治喉痹。

2．若阴虚较甚者，可加熟地以助滋阴补肾之力；若热毒甚者，可加银花、连翘以增清热解毒之效；若津伤燥甚者，可加天冬、鲜石斛以养阴润燥。同时可配合应用《重楼玉钥》卷上之吹药方：青果炭二钱（6g），黄柏一钱（3g），川贝母一钱（3g），冰片五分（1.5g），儿茶一钱（3g），薄荷叶一钱（3g），凤凰衣五分（1.5g）。各研细末，再入乳钵内和匀，加冰片乳细。

3．现代常用于急性扁桃体炎、急性咽喉炎、鼻咽癌等证属阴虚燥热者。

【方论选录】

郑宏纲："按白腐一证，即所谓白缠喉是也。诸书皆未论及，惟《医学心悟》言之。至于论治之法，亦未详备。缘此症发于肺肾，凡本质不足者，或遇燥气流行，或多食辛热之物，感触而发。初起者发热，或不发热，鼻干唇燥，或咳或不咳，鼻通者轻，鼻塞者重。音声清亮，气息调匀易治；若音哑气急，即属不治。近有好奇之辈，一遇此症，即用象牙片动手于喉中，妄刮其白，益伤其喉，更速其死，岂不哀哉！余与既均三弟疗治以来，未尝误及一人，生者甚众，经治之法，不外肺肾，总要养阴清肺，兼辛凉而散为主。"（《重楼玉钥》卷上）

【医案举例】

案一：本春三月，余友蔡拔萃逸仲曾患此（白喉），以婚期在迩（约三五日之内），颇着急。余曰无患也。以此方（养阴清肺汤）略加减与之，日再服，二日内痊愈。（《白喉条辨》）

按：本案述证虽简，然观其以养阴清肺汤治疗而效，可知乃方证相合使然。

案二：女，患喉痹，咽喉肿痛，滴水不入，药不得下，病来较暴，俨已封喉，唇口色乌，眼面俱肿，气痰辘辘，筑筑然若将窒息，病势颇危，某医院拒不收治，求诊于余。予曰：热毒太炽，肿毒太剧，但非必死证。以雷氏六神丸五粒，置近舌根上端，以温水少许润之，至第二日茶水勉下，乃投养阴清肺汤，原方薄荷减半，生地加倍，越七日诸病消失，气

平神清如常人。(《冉雪峰医案》)

按：本案喉痹，证属肺有燥热，阴虚染毒。故先予六神丸解毒利咽，待咽喉肿势稍缓，再投养阴清肺汤，倍用生地以增养阴清热之功，少用薄荷以减疏散透达之力。方证相合而收奇效。

【方歌】

养阴清肺是妙方，玄参草芍冬地黄，

薄荷贝母丹皮入，时疫白喉急煎尝。

益 胃 汤

《温病条辨》

【组成】 沙参三钱(9g) 麦冬五钱(15g) 冰糖一钱(3g) 细生地五钱(15g) 玉竹炒香，一钱五分(4.5g)

【用法】 水五杯，煮取二杯，分二次服，渣再煮一杯服。(现代用法：水煎服。)

【功用】 养阴益胃。

【主治】 胃阴不足证。饥不欲食，口干咽燥，大便干结，舌红少津，脉细数。

【证治机理】 胃居中焦为阳土，喜润恶燥，主受纳，其气以降为顺。如热病消灼阴液，或过食辛辣之物，或过用吐、下之剂，或胃病迁延不愈，每致胃阴耗损，虚热内生。胃阴不足，受纳失司，故饥而不欲食；胃之阴津不足，上不能滋润口咽则口干咽燥，下不能濡润大肠则便结；舌红少津，脉象细数为阴虚内热之征。治宜甘凉生津，养阴益胃之法。

【方解】 胃阴不足，阴虚生热，故方中重用细生地、麦冬，味甘性寒，养阴清热，生津润燥，为甘凉益胃之上品，共为君药。配伍北沙参、玉竹为臣，养阴生津，助生地、麦冬益胃养阴之力。冰糖濡养肺胃，调和诸药，为佐使药。本方甘凉清润，清而不寒，润而不腻，共奏养阴益胃之效。

【运用】

1. 本方为滋养胃阴的常用方。临床应用以饥不欲食，口干咽燥，舌红少津，脉细数为辨证要点。

2. 若汗多、气短，兼有气虚之象者，可加党参、五味子(或与生脉散合用)以益气敛汗；若食后脘胀者，可加陈皮、神曲以理气消食。

3. 现代常用于慢性胃炎、糖尿病、小儿厌食等证属胃阴亏损者。

【方论选录】

张秉成："夫伤寒传入阳明，首虑亡津液，而况温病传入阳明，更加汗、下后者乎？故虽邪解，胃中之津液枯槁已甚，若不急复其阴，恐将来液亏燥起，干咳、身热等证有自来矣。阳明主津液，胃者五脏六腑之海。凡人之常气，皆禀于胃，胃中津液一枯，则脏腑皆失其润泽。故以一派甘寒润泽之品，使之饮入胃中，以复其阴，自然输精于脾，脾气散精，上输于肺，通调水道，下输膀胱，五经并行，津自生而形自复耳。"(《成方便读》卷3)

【医案举例】

脉不浮而细数，大渴引饮大汗，里不足之热病也。用玉女煎法。复诊：昨用玉女煎法，

诸症俱减，平素有消渴病，用玉女煎，大便稀溏，加牡蛎，一面护阴，一面收下。终与益胃汤调理而愈。（《重订广温热论》卷2）

按：本案始见大渴，大汗，脉来细数，乃热盛阴伤之征，加之患者素罹消渴，故以玉女煎清热邪而养阴液；牡蛎为大便稀溏而加，尤宜煅制之品。经治邪热渐清，诸症俱减，而转以益胃汤专于滋养胃阴补益后天而收功。

【方歌】

益胃汤能养胃阴，冰糖玉竹与沙参，

麦冬生地同煎服，甘凉滋润生胃津。

玉 液 汤

《医学衷中参西录》

【组成】 生山药一两（30g） 生黄芪五钱（15g） 知母六钱（18g） 生鸡内金捣细，二钱（6g） 葛根钱半（5g） 五味子三钱（9g） 天花粉三钱（9g）

【用法】 水煎服。

【功用】 益气滋阴，固肾止渴。

【主治】 消渴气阴两虚证。口干而渴，饮水不解，小便数多，或小便浑浊，困倦气短，舌嫩红而干，脉虚细无力。

【证治机理】 消渴一证，有虚实燥热之别。本方所治消渴，乃属气阴两伤，脾肾亏虚所致。气虚不升，津液不布，故渴饮而不得解；肾司二便，肾虚不固，故小便数而量多；脾虚肾亏，则困倦气短；至于舌嫩红而干，脉虚细无力，均为气虚津伤之象。故治宜补脾益气，滋阴固肾之法。

【方解】 方中重用黄芪、山药补脾固肾，升清固摄，既可使清阳升而转输津液，又可使肾气摄纳而封藏精微，共为君药。知母、天花粉滋阴清热，生津养液，润燥止渴，是为臣药。佐以葛根助黄芪升发脾胃清阳，输布津液而止渴；鸡内金促脾之健运，化水谷为津液，兼能缩尿；五味子酸收，固肾生津，不使津液下流。本方补益、升阳、清热、固涩四法并施，脾肾同治，标本兼顾，共奏益气生津，润燥清热，固肾摄津之功。

【运用】

1. 本方为治疗消渴日久，气阴两虚，脾肾不足证之代表方。临床应用以口渴欲饮，小便频多，困倦气短，脉虚细无力为辨证要点。

2. 若气虚较著，神倦乏力，脉虚细者，可加人参或西洋参以助益气生津之力；若小便频数者，可加菟丝子、山茱萸等以增固肾缩尿之功；若内热较著，烦热渴饮甚者，可加石膏、麦冬以加强清热之效。

3. 现代常用于糖尿病、尿崩症等证属气阴两虚者。

【方论选录】

张锡纯："消渴之证，多由于元气不升，此方乃升元气以止渴者也。方中以黄芪为主，得葛根能升元气。而又佐以山药、知母、花粉以大滋真阴，使之阳升而阴应，自有云行雨施之妙也。用鸡内金者，因此证尿中皆含有糖质，用之以助脾胃强健，化饮食中糖质为津液也。

用五味者，取其酸收之性，大能封固肾关，不使水饮急于下趋也。"（《医学衷中参西录》上册）

【医案举例】

邑人某，年二十余，贸易津门，得消渴证。求津门医者，调治三阅月，更医十余人不效，归家就医于愚。诊其脉甚微细，旋饮水旋即小便，须臾数次。投以玉液汤，加野台参四钱，数剂渴见止，而小便仍数，又加萸肉五钱，连服十剂而愈。（《医学衷中参西录》上册）

按：本案所见之口渴欲饮，小便频数，均为玉液汤临床证治要点。诊其脉微细，可知气虚之甚，故加入野台参四钱，以增益气生津之力；二诊因小便频数，又加山萸肉以助补肾益精缩尿之效。方证合宜，数剂而痊。

【方歌】

玉液山药芪葛根，花粉知味鸡内金，

消渴口干溲多数，补脾固肾益气阴。

琼 玉 膏

申铁瓮方，录自《洪氏集验方》

【组成】 新罗人参春—千下，为末，二十四两 生地黄九月采、捣，十六斤 雪白茯苓木春千下，为末，四十九两 白沙蜜十斤

【用法】 人参、茯苓为细末，蜜用生绢滤过，地黄取自然汁，捣时不得用铁器，取汁尽去滓，用药一处，拌和匀，入银、石器或好瓷器内封固。每晨服二匙，以温酒化服，不饮者，白汤化之。（现代用法：前三味加水煎3次，合并药液，浓缩至稠膏。另取白蜜加入搅匀，加热微炼，装瓶密封备用。每服9~15g，早晚各服1次，温开水冲服或酒化服。）

【功用】 滋阴润肺，益气补脾。

【主治】 肺肾阴亏之肺痨证。干咳少痰，咽燥咯血，气短乏力，肌肉消瘦，舌红少苔，脉细数。

【证治机理】 本方主治之肺痨，乃肺肾阴亏，脾气虚弱，虚火灼津，阴虚肺燥所致。肺肾阴虚，虚火上灼，消烁津液，损伤肺络，肺失清肃，故见干咳、咽燥咯血；阴虚失养，脾气虚弱，故肌肉消瘦，气短乏力；舌红少苔，脉细数亦为阴虚内热之象。治宜滋阴润肺，清热生津，益气补脾之法。

【方解】 方中重用生地黄滋阴壮水，生津养液，清上炎之虚火，并可凉血止血，为君药。白蜜补中润肺，为治肺燥咳嗽之佳品，为臣药。两药合用，金水相生，能滋肾阴而润肺燥。佐以人参、茯苓益气健脾，以培脾土而生肺金，且茯苓味淡气薄，能化痰涎，用于大量甘寒滋润药中，可使滋而不腻，补而不滞。每晨用温酒化服，因地黄得酒良，可去腻膈之弊。本方药少方简，甘凉濡润，气液双补；肺肾同补，金水并调；肺脾同治，培土生金。采用膏剂，意在膏泽滋润，从本缓治，久服奏效。全方药性平和，善起沉瘵，珍赛琼瑶，故名"琼玉"。

【运用】

1. 本方为纯虚无邪，阴虚肺燥之证而设，乃治本缓图之剂。临床应用以干咳咯血，气

短乏力，舌红少苔，脉细数为辨证要点。方中用药较为阴柔滋腻，兼有表证或外感所致的咳嗽咯血者禁用。

2．若虚火损伤肺络，咳血较多者，可加白及、白茅根、阿胶以凉血止血；若肺气上逆，咳嗽较著者，可加百部、紫菀、桑白皮以加强止咳之功；若虚火灼津成痰，咳痰不爽者，可加川贝母、瓜蒌等以清肺润燥化痰。

3．现代常用于肺结核、慢性气管炎等证属阴虚肺燥，脾胃气虚者。

【方论选录】

李中梓："干咳者，有声无痰，火来乘金，金极而鸣也。此本元之病，非悠游渐渍，难责成功。若误用苦寒，祗伤脾土，金反无母。故丹溪以地黄为君，令水盛则火自息。又'损其肺者益其气'，故用人参以鼓生发之元。'虚则补其母'，故用茯苓以培万物之本。白蜜为百花之精，味甘归脾，性润悦肺，且缓燥急之火。四者皆温良和厚之品，诚堪宝重。郭机曰：'起吾沉瘵，珍赛琼瑶'，故有琼玉之名。"（罗美《古今名医方论》卷 4 引）

【医案举例】

平望镇张瑞五，素有血证。岁辛丑……因劳悴而大病发。握手泣别，谓难再会矣。余是时始合琼玉膏未试也，赠以数两而去。自此不通音问者三四载。一日，镇有延余者，出其前所服方。问：何人所写？则曰：张瑞五。曰：今何在？曰：即在馆桥之右。即往候之，精神强健，与昔迥异。因述服琼玉膏后，血不复吐，嗽亦渐止。因涉猎方书，试之颇有效，以此助馆谷所不足耳。余遂导以行医之要，瑞五深以为然。后其道大行，遂成一镇名家，年至七十余而卒。（《洄溪医案·吐血》）

按：本案仅录咯血与咳嗽二症，但结合"素有血证"之病史，当属劳瘵之疾。服琼玉膏后，"血不复吐，嗽亦渐止"，"精神强健，与昔迥异"。可知此方"起吾沉瘵，珍赛琼瑶"，询非虚言。

【方歌】

琼玉膏中生地黄，参苓白蜜炼膏尝，

阴虚肺燥成痨嗽，金水相生效力彰。

增 液 汤

《温病条辨》

【组成】 元参一两（30g）　麦冬连心，八钱（24g）　细生地八钱（24g）

【用法】 水八杯，煮取三杯，口干则与饮，令尽，不便，再作服。（现代用法：水煎服。）

【功用】 增液润燥。

【主治】 阳明温病，津亏便秘证。大便秘结，口渴，舌干红，脉细数或沉而无力。

【证治机理】 阳明温病不大便，不外热结、液干两端。本方所治大便秘结为热病耗津，阴亏液涸，不能濡润大肠，"无水舟停"所致，故伴有口渴，舌干红，脉细数等津液亏乏，阴虚内热之象；脉象沉而无力亦主里主虚之候。治疗之法，大凡阳邪炽盛之热结实证，宜用承气汤之类以急下存阴；对于阴亏液涸，"水不足以行舟，而结粪不下者"（《温病条辨》卷

2)，则当增水行舟，润燥通便。

【方解】 本方是为阳明温病，阴亏液涸，无水舟停之证而设。方中重用玄参，苦咸而寒，滋阴润燥，壮水制火，启肾水以润肠燥，为君药。生地、麦冬甘寒，清热养阴，壮水生津，以增玄参滋阴润燥之力，同为臣药。方中三药合用，大补阴液，润滑肠道，增水行舟，促使糟粕下行，故名之曰"增液汤"，然非重用不为功，且可借三药寒凉之性以清热。"妙在寓泻于补，以补药之体，作泻药之用，既可攻实，又可防虚"（《温病条辨》卷2），使肠燥得润，大便得下。

【运用】

1．本方为治疗热病伤阴，津亏肠燥所致大便秘结之证。临床应用以便秘，口渴，舌干红，脉细数或沉而无力为辨证要点。由于本方功擅养阴润燥，故又常用于多种内伤阴虚之证。

2．若津亏兼有燥热，服增液汤大便不下者，可加生大黄、芒硝以清热泻下；若胃阴不足，舌质光泽，口干唇燥者，可加沙参、石斛等以养阴生津。

3．现代常用于温热病津亏肠燥便秘以及习惯性便秘、慢性咽喉炎、复发性口腔溃疡、糖尿病、皮肤干燥综合征、肛裂、慢性牙周炎等证属阴津不足者。

【附方】

增液承气汤（《温病条辨》） 元参一两（30g） 麦冬连心，八钱（24g） 细生地八钱（24g）大黄三钱（9g） 芒硝一钱五分（4.5g） 水八杯，煮取三杯，先服一杯，不知再服。功用：滋阴增液，泄热通便。主治：热结阴亏证。阳明温病，燥屎不行，下之不通，口干唇燥，舌红苔黄，脉细数。

增液承气汤即增液汤加大黄、芒硝而成，两方均有增液润燥之功，可治阳明温病之便秘。但增液承气汤为润下合法，属攻补兼施之剂，用于阳明温病，热结阴亏之便秘；增液汤则属润养之剂，乃补药之体作泻药之用，用于阳明温病，津液干枯之便秘。二方在临床上常根据邪正盛衰择宜而用，即如吴瑭所云："津液不足，无水舟停者，间服增液，再不下者，增液承气汤主之。"（《温病条辨》卷2）

【方论选录】

吴瑭："温病之不大便，不出热结、液干二者之外。其偏于阳邪炽甚，热结之实证，则从承气法矣；其偏于阴亏液涸之半虚半实证，则不可混施承气，故以此法代之。独取元参为君者，元参味苦咸微寒，壮水制火，通二便，启肾水上潮于天，其能治液干，固不待言，《本经》称其主治腹中寒热积聚，其并能解热结可知。麦冬主治心腹结气，伤中伤饱，胃络脉绝，羸瘦短气，亦系能补能润能通之品，故以为之佐。生地亦主寒热积聚，逐血痹，用细者，取其补而不腻，兼能走络也。三者合用，作增水行舟之计，故汤名增液，但非重用不为功。""此方……妙在寓泻于补，以补药之体，作泻药之用，即可攻实，又可防虚。余治体虚之温病，与前医误伤津液、不大便、半虚半实之证，专以此法救之，无不应手而效。"（《温病条辨》卷2）

【医案举例】

近治一伏温病，壮热烦渴，脉来洪实兼数，大解十日未行。欲透其邪，则津液已衰，恐有汗脱之虞，欲通其便，则并无承气确征。细思此证，乃阳明热久，真阴烁耗。即用生石膏二两，合增液汤，加鲜金钗石斛、香青蒿各三钱。两剂煎汤一大碗，徐徐温饮下，移时汗出便通，病若失。(《医学衷中参西录》中册)

按：本案所患阳明热病日久，邪气未去，而阴液已伤，肠失濡润，故见壮热烦渴，大便不行。治以增液汤加石斛滋阴养液，增水行舟；再加生石膏清热除烦，青蒿清透邪热。重剂而投，一服便通病解。

【方歌】

增液玄参与地冬，热病津枯便不通，

补药之体作泻剂，若非重用不为功。

小　结

治燥剂共选正方 9 首，附方 2 首。按功用分为轻宣外燥和滋阴润燥两类。

1. 轻宣外燥　杏苏散、桑杏汤和清燥救肺汤均具有宣散外燥，润肺止咳作用，可治疗外感燥邪诸证。杏苏散擅长轻宣凉燥，理肺化痰，适用于外感凉燥证，亦可用于风寒犯肺之咳嗽；桑杏汤与清燥救肺汤均治温燥，但桑杏汤清宣凉润，药力较轻，适用于温燥外袭，肺津受灼之轻证；清燥救肺汤清燥润肺，养阴益气，适用于燥热伤肺，气阴两伤之重证。

2. 滋阴润燥　麦门冬汤清养肺胃，降逆下气，主治虚热肺痿证，同时也可治疗胃阴不足证。养阴清肺汤重在养阴清肺，兼以解毒利咽，为治疗白喉的有效方剂，亦可用于阴虚燥热所致的咽喉肿痛。益胃汤专于养阴益胃，主治胃阴损伤所致饥不欲食、口干咽燥之证。玉液汤益气滋阴，固肾止渴，善治消渴气阴两虚之渴饮、小便频多。琼玉膏滋阴润肺，益气补脾，治疗肺肾阴亏所致干咳咯血见长。增液汤增液润燥，增水行舟，主治阳明温病，耗伤津液，液涸肠燥之大便秘结。

第十四章

祛 湿 剂

凡以祛湿药为主组成，具有化湿利水，通淋泄浊等作用，治疗水湿病证的方剂，统称祛湿剂。本类方剂组成是以"湿淫所胜，……以苦燥之，以淡泄之"（《素问·至真要大论》）为理论依据，属于"八法"中"消法"。

湿之与水，异名同类，湿为水之渐，水为湿之积。湿邪为病，有外湿与内湿之分。外湿者，多由气候潮湿，或淋雨涉水，或久居湿处，湿邪侵袭人体肌肉、经络、筋骨、关节而致，症见恶寒发热，头痛身重，肢节酸痛，或面目浮肿等。内湿者，每因恣啖生冷，过食肥甘，伤及中州，脾失健运，湿浊内生；或因脾肾阳虚，津液失布，气化不利，水湿内停，常见胸脘痞满，呕恶泄利，水肿淋浊、黄疸、痿痹等症。外湿与内湿在致病过程中又可相互影响，外湿可以内侵脏腑，内湿可以外溢肌肤；脾运失司，水湿不化，亦易招致外湿的侵袭，故而外湿与内湿又常相兼为病。

外湿侵袭常与风、寒、暑、热相兼为患，内生之湿可有寒化、热化之异，邪犯部位又有表里、高下之别。因此，水湿病证临床表现较为复杂，祛湿之法亦相应地分为多种。大抵湿邪在外在上者，可微汗疏解以散之；在内在下者，可芳香苦燥而化之，或甘淡渗利以除之；水湿壅盛，形气俱实者，又可攻下以逐之；湿从寒化者，宜温阳化湿；湿从热化者，宜清热祛湿；湿浊下注而成淋浊带下者，则宜分清化浊以治之。故本章将祛湿剂分为化湿和胃、清热祛湿、利水渗湿、温化水湿、祛湿化浊、祛风胜湿等六类。

水湿运化转输，关乎五脏。然主水在肾，制水在脾，调水在肺。若脾失健运则湿邪内生，肾气不足则水湿泛溢，肺失宣降则水道不通，故水湿为病，与肺脾肾三脏密切相关，祛湿之法常须配合宣降肺气、健脾助运、温肾化气等。此外，三焦气阻则决渎无权，膀胱不利则小便不通，是以畅三焦之机，助膀胱气化，亦有利于祛除水湿。湿为阴邪，其性重浊黏腻，最易阻碍气机，而气机阻滞，又使湿邪不得运化，故祛湿剂中常常配伍理气之品，以求气化则湿亦化。

祛湿剂多由芳香温燥或甘淡渗利之药组成，易于耗伤阴津；辛香之品亦易耗气，苦燥渗利之剂又有碍胎元，故对于素体阴血不足、病后体弱以及孕妇水肿等均应慎用。

第一节 化 湿 和 胃

化湿和胃剂，适用于湿邪中阻，脾胃失和证。症见脘腹痞满，嗳气吞酸，呕吐泄泻，食少体倦等。常以芳香温燥之苍术、藿香、厚朴、白豆蔻等化湿药为主，配伍理气和中之品组成方剂。代表方如平胃散、藿香正气散等。

平胃散

《简要济众方》

【组成】 苍术去黑皮，捣为粗末，炒黄色，四两（12g） 厚朴去粗皮，涂生姜汁，炙令香熟，三两（9g） 陈橘皮洗令净，焙干，二两（6g） 甘草炙黄，一两（3g）

【用法】 上为散。每服二钱，水一中盏，加生姜二片，大枣二枚，同煎至六分，去滓，食前温服。（现代用法：共研细末，每服4~6g，姜枣煎汤送下；或作汤剂，水煎服。）

【功用】 燥湿运脾，行气和胃。

【主治】 湿滞脾胃证。脘腹胀满，不思饮食，口淡无味，恶心呕吐，嗳气吞酸，肢体沉重，怠惰嗜卧，常多自利，舌苔白腻而厚，脉缓。

【证治机理】 脾为太阴湿土，居中州而主运化，其性喜燥恶湿。湿邪滞于中焦，则脾运不健，胃气失和，故见食少无味，恶心呕吐，嗳气吞酸；湿困脾胃，气机失畅，则见脘腹胀满；湿邪注于肠道，则为泄泻；肢体沉重，怠惰嗜卧，舌苔白腻，脉缓等，皆为湿邪困阻之象。治之之法，当以燥湿运脾为主，辅之行气和胃，使气行而湿化。

【方解】 本方是为湿阻气滞，脾胃失和之证而设。方中苍术辛香苦温，为燥湿运脾要药，《本草正义》卷1谓之"凡湿困脾阳，……非茅术芳香猛烈，不能开泄。而脾家湿郁，茅术一味，最为必需之品"，故以之为君，使湿去则脾运有权，脾健则湿邪得化。厚朴辛温而散，长于行气除满，俾气行则湿化，且其味苦性燥而能燥湿，与苍术有相须之妙，用为臣药。陈皮辛行温通，可理气和胃，燥湿醒脾，协苍术、厚朴益彰燥湿行气之力，以为佐药。甘草甘平入脾，既可益气补中而实脾，令"脾强则有制湿之能"（《医方考》卷1），又能调和诸药，故为佐使药。煎煮时少加生姜、大枣调和脾胃。本方苦辛芳香温燥，主以燥湿，辅以行气；主以治脾，兼以和胃；"能消能散"（《景岳全书》卷17），俾湿去脾健，气机调畅，胃气平和，升降有序，则胀满诸症可除。

【运用】

1．本方为燥湿和中的代表方。临床应用以脘腹胀满，舌苔厚腻为辨证要点。方中药物辛苦温燥，易耗气伤津，故对阴津不足或脾胃虚弱以及孕妇等均不宜使用。正如吴昆所云："惟湿土太过者能用之，若脾土不足及老弱、阴虚之人，皆非所宜也。"（《医方考》卷1）

2．若舌苔黄腻，湿从热化者，可加黄连、黄芩以清热燥湿；若脘腹冷痛者，乃湿从寒化，宜加干姜、草豆蔻以温化寒湿；若泄泻较甚者，是湿邪较盛，宜加茯苓、泽泻以渗湿止泻。

3．现代常用于急、慢性胃肠炎、消化道功能紊乱、胃及十二指肠溃疡等证属湿滞脾胃者。

【附方】

1．不换金正气散（原名不换金散《易简方》） 藿香 厚朴 苍术 陈皮 半夏 甘草各等分（各10g） 上㕮咀，每服四钱（12g），水一盏，加生姜三片，煎至六分，去滓热服。功用：解表化湿，和胃止呕。主治：湿浊内停，兼有表寒证。呕吐腹胀，恶寒发热，或霍乱吐泻，或不服水土，舌苔白腻等。

2. 柴平汤（《景岳全书》） 柴胡 人参 半夏 黄芩 甘草 陈皮 厚朴 苍术（各6g）（原书未著用量） 水二盅，加姜、枣煎服。功用：和解少阳，祛湿和胃。主治：湿疟。一身尽痛，手足沉重，寒多热少，脉濡。

不换金正气散较平胃散多藿香、半夏二味，其燥湿和胃，降逆止呕之力益佳，且兼具解表之功，用于湿邪中阻，兼有表寒之证。柴平汤即小柴胡汤与平胃散合方，功可和解少阳，燥湿化痰和胃，用于治疗素多痰湿，复感外邪，寒多热少之湿疟。

【方论选录】

张秉成："平胃者，平胃中之敦阜也。……苍术辛温燥湿，辟恶强脾，可散可宣者，为化湿之正药。厚朴苦温，除湿而散满；陈皮辛温，理气而行痰，以佐苍术之不及。但物不可太过，过刚则折，当如有制之师，能戡祸乱而致太平，故以甘草中州之药，能补能和者赞辅之，使湿去而土不伤，致于平和也。"（《成方便读》卷3）

【医案举例】

戊寅十一月，高醵使公子患似痢非痢，红多白少，恶寒微热，脉滑而数。询知自夏秋以来，由川北随任之粤，久积暑湿感冒而发，用平胃加羌、防、苏、藿。一剂而寒热退，再剂加槟榔、木香而瘳。或问痢忌燥药，今用苍术而愈何也。曰常人痢疾，因暑令火热之气而得，燥药乃天时之所忌，是以不可擅用，今以积湿之病，发于隆冬外感，乃得力要药也。（《续名医类案》卷6）

按：本案之痢疾由内伤于湿，外感于寒而成，且病发于隆冬，故初诊以平胃散燥在里之湿，加羌活、防风、苏叶、藿香辛温散在表之寒，一剂则寒热退而表证除；二诊再加槟榔、木香以助下气导滞之力，病遂得瘳。

【方歌】

平胃散用朴陈皮，苍术甘草姜枣齐，

燥湿运脾除胀满，调胃和中此方宜。

藿香正气散

《太平惠民和剂局方》

【组成】 大腹皮 白芷 紫苏 茯苓去皮，各一两（各3g） 半夏曲 白术 陈皮去白 厚朴去粗皮，姜汁炙 苦桔梗各二两（各6g） 藿香去土，三两（9g） 甘草炙，二两半（7.5g）

【用法】 上为细末，每服二钱，水一盏，姜钱三片，枣一枚，同煎至七分，热服，如欲出汗，衣被盖，再煎并服。（现代用法：散剂，每服6g，生姜3片、大枣1枚煎汤送服；或作汤剂，加生姜3片、大枣1枚，水煎服。）

【功用】 解表化湿，理气和中。

【主治】 外感风寒，内伤湿滞证。霍乱吐泻，恶寒发热，头痛，胸膈满闷，脘腹疼痛，舌苔白腻，脉浮或濡缓。以及山岚瘴疟等。

【证治机理】 夏月感寒伤湿，常致此证。风寒犯表，正邪相争，故见恶寒发热，头痛等表证；内伤湿滞，湿浊中阻，脾胃不和，升降失常，则见恶心呕吐，肠鸣泄泻，舌苔白腻；湿阻气滞，故胸膈满闷，脘腹疼痛。是证虽为表里同病，然以湿滞脾胃，升降失常为主，故治宜外散风寒，内化湿浊，理气和中，升清降浊。

【方解】 本方为风寒在表，湿滞脾胃之证而设。方中藿香辛温芳香，外散在表之风寒，内化脾胃之湿滞，且可辟秽和中而止呕，为治霍乱吐泻之要药，故重用以为君药。臣以白术、茯苓健脾运湿以止泻；半夏曲、陈皮理气燥湿，和胃降逆以止呕。佐以紫苏、白芷辛温发散，助藿香外散风寒，紫苏尚可醒脾宽中，行气止呕，白芷兼能燥湿化浊；大腹皮、厚朴行气化湿，畅中行滞，且寓气行则湿化之义；桔梗宣肺利膈，既益解表，又助化湿；煎加生姜、大枣，内调脾胃，外和营卫，诸药共助藿香解表化湿之力。甘草调和药性，并协姜、枣以和中，用为使药。诸药相伍，外散风寒与内化湿滞合法，表里同治而以除湿治里为主；健脾化湿与理气和胃共施，脾胃同调而以升清降浊为要。使风寒外散，湿浊内化，气机通畅，脾胃调和，清升浊降，则寒热吐泻腹痛诸症可除。

感受山岚瘴气以及水土不服，症见呕吐腹泻，舌苔白腻者，亦可以本方散寒祛湿，辟秽化浊，和中悦脾而治之。

【运用】

1．本方为治疗外感风寒，内伤湿滞证的常用方，尤以夏月感寒伤湿，脾胃失和之证为宜。临床应用以恶寒发热，上吐下泻，舌苔白腻为辨证要点。本方重在化湿和中，解表散寒之力不著，故服后宜温覆取汗以助解表。霍乱吐泻属湿热证者禁用。

2．若表邪较甚，寒热无汗者，可加香薷以助解表散寒；若兼气滞脘腹胀痛甚者，可加木香、香附以增行气止痛之效；若湿重苔白厚腻者，可以苍术易白术，以增强化湿作用；若无表证者，可去苏叶、白芷而专于化湿和中。

3．现代常用于夏月时行感冒、急性胃肠炎等证属湿滞脾胃，外感风寒者。

【附方】

六和汤（《太平惠民和剂局方》） 缩砂仁 半夏汤泡七次 杏仁去皮、尖 人参 甘草炙，各一两（各3g） 赤茯苓去皮 藿香叶拂去尘 白扁豆姜汁略炒 木瓜各二两（各6g） 香薷 厚朴姜汁制，各四两（各12g） 上锉，每服四钱（12g），水一盏半，生姜三片，枣子一枚，煎至八分，去滓，不拘时服。（现代用法：亦可作汤剂，水煎服。）功用：祛暑化湿，健脾和胃。主治：夏月外感于寒，内伤于湿证。恶寒发热，头痛无汗，霍乱吐泻，倦怠嗜卧，胸膈痞满，舌苔白腻，脉濡。

六和汤与藿香正气散均含藿香、半夏、厚朴、茯苓、甘草、生姜、大枣，皆可解表散寒，化湿和中，适宜于外寒内湿之霍乱吐泻。六和汤重用香薷，配入扁豆、木瓜、人参等药，长于祛暑解表，补脾化湿，尤宜于素体脾胃虚弱，伤于暑湿之霍乱吐泻者；后者重用藿香，配有苏叶、白芷、桔梗、大腹皮等药，长于解表散寒，理气健脾，尤宜于寒邪在表，湿阻气机之霍乱吐泻，症见寒热身痛，腹胀吐泻较显者。

【方论选录】

汪昂："此手太阴、足阳明药也。藿香辛温，理气和中，辟恶止呕，兼治表里为君。苏、芷、桔梗散寒利膈，佐之以发表邪；厚朴、大腹行水消满，橘皮、半夏散逆除痰，佐之以疏里滞。苓、术、甘草益脾去湿，以辅正气为臣使也。正气通畅，则邪逆自除矣。"（《医方集解·和解之剂》）

【医案举例】

陈三农治制府王姓，感冒瘴气，寒热，胸膈饱闷，头疼眩晕，恶心，脉数而洪。用藿香正气散加厚朴、槟榔、羌活、防风、苏叶。一剂而寒热退，头不疼。减去羌、苏、防风，加草豆蔻、半夏、枳壳，恶心胀闷发热俱愈。(《续名医类案》卷6)

按：本案患者寒热头痛，恶心胀闷，外寒内湿之证俱现，故予藿香正气散，再加槟榔以助行气消胀之功，加羌活、防风以增解表散寒之力，药服一剂，表证即解。故二诊减去解表之羌活、防风、苏叶，复加草豆蔻、枳壳以增燥湿行气，温中止呕之功。药中病所，诸症悉除。

【方歌】

藿香正气大腹苏，甘桔陈苓术朴俱，

夏曲白芷加姜枣，风寒暑湿并能驱。

第二节　清 热 祛 湿

清热祛湿剂，适用于外感湿热，或湿热内蕴所致的湿温、黄疸、霍乱、热淋、痢疾、泄泻、痿痹等病证。常以清热利湿药如茵陈、滑石、薏苡仁等，或清热燥湿药如黄连、黄芩、黄柏等为主，配伍宣肺、健脾、和胃之品组成方剂。代表方如茵陈蒿汤、八正散、三仁汤、甘露消毒丹等。

茵 陈 蒿 汤

《伤寒论》

【组成】　茵陈六两 (18g)　　栀子擘，十四枚 (9g)　　大黄去皮，二两 (6g)

【用法】　上三味，以水一斗二升，先煮茵陈，减六升，内二味，煮取三升，去滓，分三服。(现代用法：水煎服。)

【功用】　清热利湿退黄。

【主治】　湿热黄疸。一身面目俱黄，黄色鲜明，身热，无汗或但头汗出，口渴欲饮，恶心呕吐，腹微满，小便短赤，舌红苔黄腻，脉沉数或滑数有力。

【证治机理】　"黄家所得，从湿得之"(《金匮要略·黄疸病脉证并治》)，湿从热化者为阳黄，湿从寒化者为阴黄。阳黄之成，或缘于外感湿热疫毒，蕴结中焦；或因于饮食伤中，湿蕴化热。湿热既成，壅滞于中，熏蒸肝胆，疏泄不利，胆汁外溢，浸渍肌肤，故见一身面目俱黄，黄色鲜明。仲景概之曰"瘀热在里"(《伤寒论·辨阳明病脉证并治》)。湿热内蕴，气机失畅，故腹微满；热不得外越，湿不得下泄，故见无汗或但头汗出，小便不利；湿热内郁，津液不化，则口中作渴；发热，舌苔黄腻，脉沉数或滑数等皆为湿热内蕴之征。故是证以湿热瘀滞为病机要点，治疗当以清热利湿，化瘀通滞之法为要。

【方解】　本方为湿热瘀滞，发为阳黄而设。方中重用茵陈蒿为君药，以其苦寒降泄，长于清利脾胃肝胆湿热，为治黄疸要药。栀子泄热降火，清利三焦湿热，合茵陈可使湿热从小便而去，用为臣药。大黄泻热逐瘀，通利大便，伍茵陈则令湿热瘀滞由大肠而去，以为佐药。本方利湿与泄热同用，通腑与逐瘀并行，使二便通利，湿热瘀滞由前后分消，邪有去路，则腹满自减，黄疸渐消。

【运用】

1. 本方为治疗湿热黄疸之代表方。临床应用以一身面目俱黄，黄色鲜明，舌苔黄腻，小便不利，脉数有力为辨证要点。

2. 若湿重于热而身热口渴不甚，食少便溏者，可加茯苓、泽泻以助利水渗湿之力；若热重于湿而舌红苔黄燥者，可加龙胆草、虎杖等以增清热之功；若肝气失疏而胁痛明显者，可加柴胡、川楝子以疏肝理气。

3. 现代常用于病毒性肝炎、胆囊炎、胆石症、钩端螺旋体病等引起的黄疸等证属湿热内蕴者。

【附方】

1. 栀子柏皮汤《伤寒论》） 肥栀子擘，十五个（15g） 甘草炙，一两（5g） 黄柏二两（10g） 上三味，以水四升，煮取一升半，去滓，分温再服。功用：清热利湿。主治：黄疸，热重于湿证。身热，发黄，心烦懊恼，口渴，苔黄。

2. 茵陈四逆汤《伤寒微旨论》） 甘草 茵陈各二两（各6g） 干姜一两半（4.5g） 附子破八片，一个（9g） 水煎服。功用：温里助阳，利湿退黄。主治：阴黄。黄色晦暗，皮肤冷，背恶寒，手足不温，身体沉重，神倦食少，口不渴或渴喜热饮，大便稀溏，舌淡苔白，脉紧细或沉细无力。

3. 麻黄连轺赤小豆汤《伤寒论》） 麻黄去节，二两（6g） 连轺二两（6g） 杏仁去皮、尖，四十个（9g） 赤小豆一升（15g） 大枣擘，十二枚（4枚） 生梓白皮切，一升（9g） 生姜切，二两（6g） 甘草炙，二两（6g） 上八味，以潦水一斗，先煮麻黄再沸，去上沫，内诸药，煮取三升，去滓，分温三服，半日服尽。功用：解表清热，利湿退黄。主治：湿热黄疸兼表证。发热恶寒，无汗身痒，身目发黄，黄色鲜明，舌苔黄腻，脉浮数或濡数。

茵陈蒿汤、栀子柏皮汤与麻黄连轺赤小豆汤均主治湿热内蕴之阳黄。其中，茵陈蒿汤以茵陈配栀子、大黄，清热利湿并重，故适宜于湿热俱盛之黄疸；栀子柏皮汤以栀子配伍黄柏，以清热为主，故适宜于湿热黄疸属热重于湿者；麻黄连轺赤小豆汤则以连轺（即连翘根，现多以连翘代）、赤小豆、生梓白皮（可代以桑白皮）苦寒清热除湿，配伍麻黄、杏仁、生姜辛温解表散邪，故有解表退黄之功，适宜于阳黄兼表证者。茵陈四逆汤以茵陈与干姜、附子配伍，故有温阳利湿退黄之功，适宜于寒湿内阻之阴黄。

【方论选录】

柯琴："太阳、阳明俱有发黄症，但头汗而身无汗，则热不外越；小便不利，则热不下泄，故瘀热在里而渴饮水浆。然黄有不同，症在太阳之表，当汗而发之，故用麻黄连轺赤豆汤，为凉散法。症在太阳阳明之间，当以寒胜之，用栀子柏皮汤，乃清火法。证在阳明之里，当泻之于内，故立本方，是逐秽法。茵陈……能除热邪留结，佐栀子以通水源，大黄以除胃热，令瘀热从小便而泄，腹满自减，肠胃无伤，仍合'引而竭之'之义，亦阳明利水之奇法也。"（《伤寒来苏集·伤寒附翼》卷下）

【医案举例】

一妇，面目、周身黄如染金，腹胀气促。始由果斋用仲景栀子柏皮汤治之，不应。余诊脉濡而沉，此属湿蕴日久，水窜腠理，未能外达，郁湿化热而发黄，投以茵陈蒿汤加黄柏以泄湿热，外用金麟黑脊活鲫鱼七尾，剪鱼尾贴脐之四围，当脐勿贴，干则易之，未及四时，水由脐出，其黄渐退，如是旬日厥疾以瘳。(《肯堂医论·杂记》卷中)

按：黄疸色鲜如金，脉来濡而沉，当属湿热阳黄之患。前医投以栀子柏皮汤罔效，盖因是方以清热见长，除湿之力稍逊。二诊改用茵陈蒿汤加黄柏，意以增强祛湿通利之功，俾邪由二便分消，同时配合鲫鱼尾外贴脐周。内外合法，奏功甚捷。鲫鱼利水"治疸消肿"(《医林纂要探源·药性》)之用由来已久，然而本案患者药后"水由脐出，其黄渐退"之效颇令人称奇，有待临证观察研究，尚难轻言首肯。

【方歌】

茵陈蒿汤治阳黄，栀子大黄组成方，

栀子柏皮加甘草，茵陈四逆治阴黄。

八 正 散

《太平惠民和剂局方》

【组成】 车前子 瞿麦 萹蓄 滑石 山栀子仁 甘草炙 木通 大黄面裹煨，去面，切，焙，各一斤（各9g）

【用法】 上为散，每服二钱，水一盏，入灯心，煎至七分，去滓，温服，食后临卧。小儿量力少少与之。（现代用法：散剂，每服6～10g，灯心煎汤送服；汤剂，加灯心，水煎服。）

【功用】 清热泻火，利水通淋。

【主治】 湿热淋证。尿频尿急，溺时涩痛，淋沥不畅，尿色浑赤，甚则癃闭不通，小腹急满，口燥咽干，舌苔黄腻，脉滑数。

【证治机理】 湿热下注，蕴于膀胱，气化不利，故尿频尿急，排尿涩痛，淋沥不畅，甚则癃闭不通，少腹急满；湿热蕴蒸，故尿色浑赤；津液不布，则口燥咽干；湿热内蕴，故见舌苔黄腻，脉来滑数。诸症皆由湿热蕴于膀胱，水道不利而致，故治宜清热利水通淋之法。

【方解】 本方是为湿热淋证而设。方中滑石"体滑主利窍，味淡主渗热"(《药品化义》)，故长于清热利湿，滑利溺窍，利水通淋；木通上清心火，下利湿热，通利溺窍，使湿热从小便而去，二者共为君药。萹蓄、瞿麦、车前子均为清热利水通淋要药，合滑石、木通则利尿通淋之效尤彰，同为臣药。山栀子仁清热泻火，清利三焦湿热；大黄荡涤邪热，通利肠腑，亦治"小便淋沥"(《本草纲目》卷17)，合诸药可令湿热由二便分消，俱为佐药。甘草调和诸药，兼以缓急止茎中涩痛，有佐使之功。煎加灯心则更增利水通淋之力。本方集大队寒凉降泄之品，泻火与利湿合法，利尿与通腑并行，诸药合用，既可直入膀胱清利而除湿热，又兼通利大肠导浊以分消，务使湿热之邪尽从二便而去，共成清热泻火，利水通淋之剂。

《太平惠民和剂局方》卷6曾载本方治"大人、小儿心经邪热，一切蕴毒"，乃取方中木通、山栀子仁、大黄、车前子、灯心等药，皆入心经以清热，并可泻火解毒；又合滑石、萹蓄、瞿麦诸清热利湿之品，通利小肠以导心热下行。

本方与小蓟饮子同具清热通淋之效，均可治疗淋证。本方专于清热利尿通淋，主治热淋；小蓟饮子则以生地、小蓟、藕节、蒲黄等凉血止血药与利水通淋之品为伍，故宜于膀胱有热，灼伤血络之血淋。

【运用】

1．本方为治疗湿热淋证之主方。临床应用以尿频尿急，溺时涩痛，舌苔黄腻，脉滑数为辨证要点。

2．若大便秘结，腹胀者，原方煨大黄宜改用生大黄，并加枳实以通腑泄热；若伴寒热往来，口苦，呕恶者，宜与小柴胡汤合用以和解少阳；若湿热伤阴，口渴舌红苔少者，可去大黄，加生地、知母以养阴清热。本方苦寒通利，凡淋证属湿热下注者均可加减用之。若属血淋者，可加生地、小蓟、白茅根以凉血止血；若为石淋，可加金钱草、海金沙、石韦等以化石通淋；若属膏淋，可加萆薢、菖蒲以分清化浊。

3．现代常用于膀胱炎、尿道炎、急性前列腺炎、泌尿系结石、肾盂肾炎、术后或产后尿潴留等见小便涩痛而证属湿热下注膀胱者。

【附方】

1．五淋散（《太平惠民和剂局方》）　赤茯苓六两（180g）　当归去芦　甘草生用，各五两（各150g）　赤芍药去芦，锉　山栀子仁各二十两（各600g）　上为细末，每服二钱（6g），水一盏，煎至八分，空心，食前服。功用：清热凉血，利水通淋。主治：血淋，尿如豆汁，溺时涩痛，或溲如砂石，脐腹急痛。

2．石韦散（《外台秘要》引《集验方》）　石韦去毛，二两（6g）　瞿麦一两（3g）　滑石五两（15g）　车前子三两（9g）　葵子二两（6g）　上为散，每服方寸匕（3g），一日三次。功用：清热利水，化石通淋。主治：热淋、石淋，小便不利，赤涩疼痛。

五淋散、石韦散与八正散均有利水通淋之功，可治疗湿热蕴结膀胱之淋证。五淋散重用栀子、赤芍，故具清热凉血之功，尤宜于治疗血淋；石韦散以滑石、石韦为主，故擅化石通淋，尤宜于治疗石淋；八正散集大队利水通淋之品于一方，清热通淋之效著，故为治疗热淋主方。

【方论选录】

徐大椿："热结膀胱，不能化气而水积下焦，故小腹硬满，小便不通焉。大黄下郁热而膀胱之气自化，滑石清六腑而水道闭塞自通，瞿麦清热利水道，木通降火利小水，萹蓄泻膀胱积水，山栀清三焦郁火，车前子清热以通关窍，生草梢泻火以达茎中。为散，灯心汤煎，使热结顿化，则膀胱肃清而小便自利，小腹硬满自除矣。此泻热通闭之剂，为热结溺闭之专方。"（《医略六书·杂病证治》卷25）

【医案举例】

王左。由发热而致溲结不爽，甚至带出血块。此热结膀胱，高年之所忌也。细木通、滑石块、牛膝梢、赤猪苓、丹皮、车前子、甘草梢、泽泻、瞿麦、淡竹叶、上沉香三分、西血珀四分，二味研细，先调服。（《张聿青医案》卷13）

按：湿热蕴结膀胱，灼伤血络而致发热，小便不利，尿中夹有血块，故以八正散清利湿热以通淋；虑患者年事已高，故去大黄之降泄，并以竹叶、猪苓、泽泻之甘淡易栀子、萹蓄之苦寒；再加凉血活血之丹皮、牛膝，通瘀利窍之琥珀、沉香。如此变化，一则减八正散寒凉攻泄之性，二则增凉血化瘀之功，于本案证候病机甚合。

【方歌】

八正木通与车前，萹蓄大黄滑石研，

草梢瞿麦兼栀子，煎加灯草痛淋蠲。

三 仁 汤

《温病条辨》

【组成】 杏仁五钱 (15g)　飞滑石六钱 (18g)　白通草二钱 (6g)　白蔻仁二钱 (6g)　竹叶二钱 (6g)　厚朴二钱 (6g)　生薏仁六钱 (18g)　半夏五钱 (15g)

【用法】 甘澜水八碗，煮取三碗，每服一碗，日三服。（现代用法：水煎服。）

【功用】 宣畅气机，清利湿热。

【主治】 湿温初起或暑温夹湿之湿重于热证。头痛恶寒，身重疼痛，面色淡黄，胸闷不饥，午后身热，苔白不渴，脉弦细而濡。

【证治机理】 《温病条辨》卷1云："湿温者，长夏初秋，湿中生热，即暑病之偏于湿者也"。夏秋之季，天暑下逼，地湿上腾，人处气交之中，极易感受湿热病邪。外湿之侵每与内湿有关，诚如薛生白所言："太阴内伤，湿饮停聚，客邪再至，内外相引，故病湿热。"（《湿热论》）湿温初起，邪遏卫阳，则见头痛恶寒；湿性重浊，故身重疼痛，肢体倦怠；湿邪内蕴，气机不畅，则见胸闷不饥；湿为阴邪，湿遏热伏，故午后身热；面色淡黄，苔白不渴，脉弦细而濡等，皆湿邪为患。综观诸证，皆为湿重于热，气机受阻之征。故治之之法，惟宜宣畅气机，利湿清热。至于暑温初起夹湿而证见湿重热轻者，治法亦同。

【方解】 本方为湿温初起，湿重热轻之证而设。方中以滑石为君，清热利湿而解暑。以薏苡仁、杏仁、白蔻仁"三仁"为臣。薏苡仁淡渗利湿以健脾，使湿热从下焦而去；杏仁宣利上焦肺气，"盖肺主一身之气，气化则湿亦化也"（《温病条辨》卷1）；白豆蔻芳香化湿，利气宽胸，畅中焦之脾气以助祛湿。佐以通草、竹叶甘寒淡渗，助君药利湿清热之效；半夏、厚朴行气除满，化湿和胃，合诸药更增理气除湿之功。本方淡渗、芳化、苦燥同用，宣上、畅中、渗下并行，使三焦湿热上下分消，气行湿化，热清暑解，水道通利，诸症可除。原方甘澜水又名"劳水"，以此煎药，意在取其益脾胃而不滞邪。

湿温初起，证多疑似，每易误治，故吴瑭于《温病条辨》卷1中明示"三戒"：一者，不可见其头痛恶寒，身重疼痛，以为伤寒而汗之，汗伤心阳，则神昏耳聋，甚则目瞑不欲言；二者，不可见其中满不饥，以为停滞而下之，下伤脾胃，湿邪乘势下注，则为洞泄；三者，不可见其午后身热，以为阴虚而用柔药润之，使湿热锢结而病深不解。

【运用】

1. 本方是治疗湿温初起，湿重于热证的代表方。临床应用以头痛恶寒，身重疼痛，午后身热，苔白不渴为辨证要点。

2．若湿温初起，恶寒头痛等卫分症状较明显者，可加藿香、香薷以助解表散寒化湿之功；若湿甚而尿少便溏者，可加茯苓、泽泻等淡渗利湿，利小便以实大便；若湿热秽浊郁伏膜原，寒热往来者，可加青蒿、草果、槟榔等以疏利透达膜原湿浊；若热势渐增，口渴舌红者，可加黄连、黄芩等加强清热燥湿之功。

3．现代常用于肠伤寒、胃肠炎、肾盂肾炎、布氏杆菌病、肾小球肾炎以及关节炎等证属湿重于热者。

【附方】

1．藿朴夏苓汤（《湿温时疫治疗法》）　杜藿香一钱半至二钱（6g）　真川朴八分至一钱（3g）姜半夏二钱至三钱（6g）　光杏仁二钱至三钱（9g）　白蔻仁冲，八分（3g）　生米仁四钱至六钱（12g）　带皮苓三钱至四钱（9g）　猪苓一钱半至二钱（6g）　建泽泻一钱半至二钱（6g）　先用丝通草三钱或五钱（15g）煎汤代水，煎上药服。

2．黄芩滑石汤（《温病条辨》）　黄芩三钱（9g）　滑石三钱（9g）　茯苓皮三钱（9g）　大腹皮二钱（6g）　白蔻仁一钱（3g）　通草一钱（3g）　猪苓三钱（9g）　水六杯，煮取二杯，渣再煮一杯，分温三服。功用：清热利湿。主治：湿温，邪在中焦。发热身痛，汗出热解，继而复热，渴不多饮，或竟不渴，舌苔淡黄而滑，脉缓。

藿朴夏苓汤、黄芩滑石汤与三仁汤皆为治疗湿温之常用方。其中藿朴夏苓汤以三仁、二苓配伍藿香、淡豆豉化气利湿兼以疏表，主治湿温初起，表证较明显者；三仁汤以滑石配三仁、通草、竹叶利湿清热主治湿温初起，湿重热轻之证；黄芩滑石汤以黄芩配伍滑石、二苓、白蔻仁等，清热与利湿并用，主治湿温邪在中焦，湿热并重之证。

【方论选录】

吴瑭："湿为阴邪，自长夏而来，其来有渐，且其性氤氲黏腻，非若寒邪之一汗而解，温热之一凉则退，故难速已。世医不知其为湿温，见其头痛恶寒，身重疼痛也，以为伤寒而汗之，汗伤心阳，湿随辛温发表之药蒸腾上逆，内蒙心窍则神昏，上蒙清窍则耳聋、目瞑不言。见其中满不饥，以为停滞而大下之，误下伤阴，而重抑脾阳之升，脾气转陷，湿邪乘势内渍，故洞泄。见其午后身热，以为阴虚而用柔药润之，湿为胶滞阴邪，再加柔润阴药，二阴相合，同气相求，遂有锢结而不可解之势。惟以三仁汤轻开上焦肺气，盖肺主一身之气，气化则湿亦化也。"（《温病条辨》卷1）

【医案举例】

前日左关独浮而弦，系少阳头痛，因暑而发，用清胆络法。兹左关已平其半，但缓甚，舌苔白厚而滑，胸中痞闷，暑中之热已解，而湿尚存也。议先宣上焦气分之湿。生薏仁、飞滑石、藿香梗、杏仁泥、半夏、广郁金、旋覆花、广皮、白通草、茯苓皮、白蔻仁。（《清代名医医案精华·吴鞠通医案》）

按：本案头痛起于伤暑之后，因其脉左关浮弦，故诊为少阳头痛，治以清胆热之法。药后左关已平其半，但缓甚，且胸中痞闷，苔白厚而滑，此乃暑热渐解，湿邪尚存，湿重热轻之征，故转拟三仁汤加减以宣畅气机，清利湿热。是证湿甚热微，故去竹叶之清凉；案中"先宣上焦气分之湿"之语提示是证病位偏于上焦，故去下气消积之厚朴，而加藿香之芳香宣化、旋覆花合杏仁以理上焦肺气；再入陈皮、郁金、茯苓皮以增理气开郁渗湿之功。本案因证变通，重在舒展气机，宣化湿浊，所示之规矩权变当细细体味。

【方歌】

三仁杏蔻薏苡仁，朴夏通草滑竹伦，

水用甘澜扬百遍，湿温初起法堪遵。

甘露消毒丹

《医效秘传》

【组成】 飞滑石十五两（15g） 淡黄芩十两（10g） 绵茵陈十一两（11g） 石菖蒲六两（6g） 川贝母 木通各五两（各5g） 藿香 连翘 白蔻仁 薄荷 射干各四两（各4g）

【用法】 生晒研末，每服三钱，开水调下，或神曲糊丸，如弹子大，开水化服亦可。（现代用法：散剂，每服 6~9g；丸剂，每服 9~12g；汤剂，水煎服。）

【功用】 利湿化浊，清热解毒。

【主治】 湿温时疫，湿热并重证。发热口渴，胸闷腹胀，肢酸倦怠，颐咽肿痛，或身目发黄，小便短赤，或泄泻淋浊，舌苔白腻或黄腻或干黄，脉濡数或滑数。

【证治机理】 湿热交蒸，疫毒充斥气分，以致发热口渴，肢酸倦怠；湿邪困阻，气机失畅，故胸闷腹胀；热毒上壅，则咽痛颐肿；湿热熏蒸肝胆，胆汁外溢，则身目发黄；湿热下注，则小便短赤、淋浊，甚或泄泻；舌苔厚腻或干黄，脉濡数或滑数等亦为湿热稽留气分之征。是证病涉三焦，临床表现复杂，但均由湿热疫毒所致，故治宜利湿化浊，清热解毒。

【方解】 本方为湿温时疫，湿热并重之证而设。方中重用滑石、茵陈、黄芩为君，其中滑石利水渗湿，清热解暑，两擅其功；茵陈清利湿热而退黄；黄芩清热燥湿，泻火解毒，三药相伍，正合湿热并重之病机。臣以白豆蔻、石菖蒲、藿香行气化湿，悦脾和中，令气畅湿行，助君药祛湿之力。连翘、薄荷、射干、贝母清热解毒，透邪散结，消肿利咽，助君药解毒之功；木通清热通淋，助君药导湿热从小便而去，俱为佐药。诸药相伍，清上、畅中、渗下同用，清热、利湿、解毒并行，共奏利湿化浊，清热解毒之功，故可令弥漫三焦之湿热毒邪俱除。

本方与三仁汤均有清热利湿之功，治疗湿温邪留气分之证。三仁汤以滑石配伍三仁、通草、竹叶清利湿热，故重在化湿理气，兼以清热，适宜于湿多热少之湿温初起或暑温夹湿证；本方重用滑石、茵陈、黄芩为君，配伍连翘、射干、贝母散结消肿，故利湿化浊与清热解毒并举，适宜于湿热并重之疫毒充斥气分证。

【运用】

1. 王士雄称本方为"治湿温时疫之主方"，夏令暑湿季节尤为常用。临床应用以身热肢酸，口渴尿赤，或咽痛身黄，舌苔腻，色白或微黄为辨证要点。

2. 若黄疸明显者，宜加栀子、大黄、金钱草等以助清热利胆退黄之功；若咽颐肿甚，可加山豆根、板蓝根、丹皮等以增清热解毒，消肿利咽之效。

3. 现代常用于肠伤寒、急性胃肠炎、病毒性肝炎、钩端螺旋体病、胆囊炎等证属湿热并重者。

【方论选录】

王士雄："此治湿温时疫之主方也……温湿蒸腾，更加烈日之暑，烁石流金，人在气交之中，口鼻吸受其气，留而不去，乃成湿温疫疠之病，而为发热倦怠，胸闷腹胀，肢酸咽肿，斑疹身黄，颐肿口渴，溺赤便闭，吐泻疟痢，淋浊疮疡等证。但看患者舌苔淡白，或厚腻，或干黄者，是暑湿热疫之邪尚在气分，悉以此丹治之立效，并主水土不服诸病。"（《温热经纬》卷5）

【医案举例】

案一：徐某，35岁。10天前始发热，体温呈梯形上升，伴有腹胀，纳差，查肥达氏反应确诊为肠伤寒。现高热（体温39.4℃），头目昏胀，四肢倦怠酸痛，口渴思饮，胸痞纳呆，小便短赤，表情淡漠，舌边尖红，苔厚腻，脉濡缓。乃湿热郁结，气机失畅。治宜化湿清热，宣气透邪。飞滑石18g，藿香10g，连翘10g，薄荷6g，白豆蔻6g，绵茵陈20g，黄芩10g，石菖蒲10g，木通10g。服药四剂，热退纳增。去黄芩，续服四剂，余症悉减，调理半月病愈。[吉林中医药，1990；(5)：31]

按：肠伤寒属"湿温时疫"之范畴。本案起病旬日，症见高热口渴，肢酸倦怠，胸痞纳呆，小便短赤，舌边尖红，苔厚腻，脉濡缓等症，当属湿温病湿热并重之候。以甘露消毒丹改丸为汤治之。因患者无咽颐肿痛而去散结消肿利咽止痛之射干、贝母。四剂药后，热退纳增，遂再去黄芩之苦寒。方证相合，奏功甚捷。

案二：王某，28岁。近二月来，黎明腹痛，肠鸣泄泻，泻后即安，伴口苦口臭，尿黄，经服四神丸10余天，腹痛加重，泻而不爽，舌淡，苔厚腻微黄，脉弦滑，大便常规检查无异常。乃湿热积滞，阻滞肠道。治以清热化湿，行气导滞。茵陈、藿香各15g，滑石、黄芩、石菖蒲、川贝母、木通、射干、连翘、薄荷、白蔻仁、山楂、神曲各10g。连进5剂，临床症状及体征全部消失。[新中医，1992；(10)：47]

按：五更泄多责之于肾阳不足，命门火衰，四神丸是治疗此病的常用方剂。然细审本案患者临床表现，并无畏寒肢冷、腰酸乏力等虚寒之象，反见口苦口臭，尿黄，苔黄腻等湿热之征，投四神丸之补涩以致闭门留寇，其邪益增，故见腹痛加重，泻利不爽，酿成肠道湿热积滞，故以长于清热化湿，理气醒脾之甘露消毒丹加消食和胃化滞之山楂、神曲而获效。

【方歌】

甘露消毒蔻藿香，茵陈滑石木通菖，

芩翘贝母射干薄，湿温时疫是主方。

连 朴 饮

《霍乱论》

【组成】 制厚朴二钱（6g） 川连姜汁炒 石菖蒲 制半夏各一钱（各3g） 香豉炒 焦栀各三钱（各9g） 芦根二两（60g）

【用法】 水煎温服。

【功用】 清热化湿，理气和中。

【主治】 湿热霍乱。上吐下泻，胸脘痞闷，心烦溺赤，舌苔黄腻，脉濡数。

【证治机理】 本方原治湿热内蕴，脾胃升降失调，清气不升，浊气不降，清浊相干而致霍乱吐泻，后世拓展用于多种疾病属湿热蕴于中焦者。湿热中阻，气滞不行，脾失健运，胃失和降，则胸脘烦闷，恶心呕吐，大便泄泻；湿热下注，则小便短赤；热扰心神，则心烦不宁；舌苔黄腻，脉濡数乃湿热内蕴之征象。治宜清热化湿，理气和中。

【方解】 本方为湿热蕴于中焦之证而设。方中芦根用量独重，《唐本草》卷11谓其"疗呕吐不食"，故取其清热止呕除烦之功，为方中君药。黄连苦寒，清热燥湿，姜制又增和胃止呕之功；厚朴宣畅气机，化湿行滞，共为臣药。半夏辛燥，降逆止呕，与厚朴相伍，燥湿和胃，畅中州湿阻之滞，以除痞满；栀子苦寒，清热利湿，助君臣清热祛湿之力；石菖蒲芳香，化湿醒脾；淡豆豉宣郁止烦，合栀子以清宣郁热而除心烦，俱为佐药。诸药相伍，清热化湿，理气和中，寓升于降，俾湿热去，脾胃和则吐泻诸症可除。

【运用】

1．本方为治疗中焦湿热证的常用方。临床应用以呕恶脘痞，舌苔黄腻，脉濡数为辨证要点。

2．若腹泻较著者，可加薏苡仁、茯苓、车前子以渗湿止泻；若胸脘胀甚者，可加草果、白蔻仁以助理气消胀之效；若纳差不思食者，加砂仁、山楂、神曲以开胃消食。

3．现代常用于急性胃肠炎、肠伤寒、副伤寒等证属湿热并重者。

【附方】

蚕矢汤（《霍乱论》） 晚蚕沙五钱（15g） 生苡仁 大豆黄卷各四钱（各12g） 陈木瓜三钱（9g） 川连姜汁炒，三钱（9g） 制半夏 黄芩酒炒 通草各一钱（各3g） 焦栀一钱五分（4.5g）陈吴萸泡淡，三分（1g） 地浆或阴阳水煎，稍凉徐服。功效：清热利湿，升清降浊。主治：霍乱吐泻，腹痛转筋，口渴烦躁，舌苔黄厚而干，脉濡数。

连朴饮与本方皆含黄连、栀子、半夏，有清热利湿降逆之功，主治湿热霍乱吐泻。但连朴饮重用芦根，伍厚朴、菖蒲、豆豉，偏于行气和胃以止呕；蚕矢汤以蚕沙为君，配薏仁、木瓜、大豆黄卷、通草等，偏于利湿舒筋而止泻。

【方论选录】

赵绍琴："本证属湿热并重，治疗宜清热与燥湿并行。方中黄连、栀子苦寒，清热泻火燥湿；厚朴、半夏、石菖蒲三药相配，苦温与辛温并用，辛苦开泄，燥湿化浊；半夏又有和胃降逆止呕之功；豆豉宣郁透热；芦根清热生津。诸药配伍，为燥湿清热之良方。"（《温病纵横·中篇》）

【医案举例】

案一：段尧卿之太夫人，患霍乱转筋，年逾七十。孟英投自制连朴饮，三啜而瘳。（《回春录新诠》）

按：此案未载脉证，据其以连朴饮获效，可知患者当见有上吐下泻，腹痛转筋，苔黄腻，脉濡数等湿热中阻，升降失常，气机失畅诸症。服药三剂吐泻即瘳，奏效之捷令人称奇。

案二：杨某，男，50岁，工人。胃脘胀痛一月余，饮食减退，服香砂养胃丸、木香顺气丸其痛未减；投黄芪建中汤二剂，胃脘剧痛，灼热不舒。诊见：嗳气时作，脘腹胀满，不可重按，口渴不多饮，大便溏而不爽，小便短黄，舌质红，苔黄腻厚，脉滑数。证属湿热中阻，胃失和降。治宜清热除湿，降逆止痛。用连朴饮加减。处方：黄连 4.5g，厚朴 12g，法半夏 6g，栀子 6g，石菖蒲 6g，佩兰 9g，麦芽 9g，青木香 6g，沉香 3g（后下）。六剂。二诊：胃脘痛止，脘满纳差，大便已调，小便色黄，舌红，苔黄滑，脉小滑略数。为湿热犹存，脾胃未健。治宜祛湿热，健脾胃。用张介宾小和中饮加减。处方：茯苓、扁豆、厚朴、陈皮、麦芽、佩兰各 9g，黄连 3g，甘草 2g。服五剂，病愈体健。[湖南中医杂志，1992；(1)：16]

按：本案为湿热之邪蕴于中焦，升降失司，气机窒塞而致胃痛，病机要点在于湿热中阻，气滞不行，故用连朴饮去豆豉之宣、芦根之清，加佩兰化湿悦脾，麦芽和胃消食，青木香、沉香理气畅中止痛。药后湿热渐化，气机畅行，故转拟健脾渗湿，清热和胃之剂而愈。

【方歌】
连朴饮用香豆豉，菖蒲半夏焦山栀，
芦根厚朴黄连入，湿热霍乱此方施。

当归拈痛汤（拈痛汤）

《医学启源》

【组成】 羌活半两（15g） 防风三钱（9g） 升麻一钱（3g） 葛根二钱（6g） 白术一钱（3g） 苍术三钱（9g） 当归身三钱（9g） 人参二钱（6g） 甘草五钱（15g） 苦参酒浸，二钱（6g） 黄芩炒，一钱（3g） 知母酒洗，三钱（9g） 茵陈酒炒，五钱（15g） 猪苓三钱（9g） 泽泻三钱（9g）

【用法】 上锉，如麻豆大。每服一两（30g），水二盏半，先以水拌湿，候少时，煎至一盏，去滓温服。待少时，美膳压之。（现代用法：水煎服。）

【功用】 利湿清热，疏风止痛。

【主治】 湿热相搏，外受风邪证。遍身肢节烦痛，或肩背沉重，或脚气肿痛，脚膝生疮，舌苔白腻或微黄，脉濡数。

【证治机理】 湿热内蕴，外受风邪，风湿热邪留滞经脉关节，气血运行失畅，故遍身肢节烦痛，痛处有灼热感；湿热浸淫，流注肩背肌腠经络，故觉肩背沉重；湿热注于下肢，则脚气肿痛，脚膝生疮；舌苔白腻或微黄，脉濡数亦为湿热内蕴之征。治当祛湿清热，疏风止痛。

【方解】 本方为风湿热邪留滞经脉关节之证而设。方中羌活辛散祛风，苦燥胜湿，通痹止痛，尤擅治上肢肩背之痛；茵陈苦泄下降，清热利湿，《本草拾遗》言其能"通关节，去滞热"。两药相合，共成祛风散邪，除湿清热，通痹止痛之功，使风湿热邪由内外分消，故重用以为君药。臣以猪苓、泽泻甘淡以助茵陈渗湿热于下；黄芩、苦参寒凉以助茵陈清热毒于内。佐入防风、升麻、葛根辛散以助羌活祛风湿于外；苍术辛温，擅除内外之湿；白术甘温，专以健脾燥湿；知母苦寒质润，既可助诸药清热之力，又可防苦燥渗利伤阴之偏；"血壅不流则为痛，当归辛温以散之"（《医方集解·利湿之剂》）；人参、甘草"补脾养正气，使苦药不能伤胃"(《医学启源》卷下),二药合当归又能补益气血,使辛散温燥而无耗气伤阴之虞,俱为佐药。甘草清热解毒,调和诸药,兼作使药。方中升散配伍清利,令湿邪由表里上下分消;祛邪兼以扶正,防除湿而致耗气伤阴之虞。诸药表里同治,上下分消,升降并行,邪正兼顾,则风湿热邪俱可藉之以除。

【运用】

1. 本方为治疗风湿热痹或湿热脚气之常用方。临床应用以肢节沉重肿痛,苔腻微黄,脉数为辨证要点,病在下肢者尤宜。

2. 若脚膝肿甚者,可加防己、木瓜以助祛湿消肿之力;若身痛甚者,可加桑枝、姜黄、海桐皮以活血通络止痛;若足膝生疮,灼热疼痛者,加银花、连翘、野菊花等以清热解毒。

3. 现代常用于风湿性关节炎、类风湿性关节炎、痛风、下肢溃疡等证属风湿热邪为患者。

【附方】

宣痹汤(《温病条辨》) 防己五钱(15g) 杏仁五钱(15g) 滑石五钱(15g) 连翘三钱(9g) 山栀三钱(9g) 薏苡五钱(15g) 半夏醋炒,三钱(9g) 晚蚕沙三钱(9g) 赤小豆皮三钱(9g),(乃五谷中之赤小豆,味酸肉赤,凉水浸取皮用) 水八杯,煮取三杯,分温三服。痛甚者加片子姜黄二钱(6g),海桐皮三钱(9g)。功用:清热祛湿,通络止痛。主治:风湿热痹证。寒战热炽,骨节烦疼,面目萎黄,舌色灰滞。

当归拈痛汤与宣痹汤均有清热利湿,通痹止痛之功,常用于治疗风湿热痹。当归拈痛汤在清热利湿药中伍以羌活、防风、升麻、葛根、苍术等大队辛散祛风胜湿之品,故适宜于痹证之风湿热邪俱甚者;宣痹汤中仅防己一味祛风之药,故重在清利湿热,适宜于痹证之湿热偏甚者。

【方论选录】

张元素:"经云:湿淫于内,治以苦温,羌活苦辛,透利关节而胜湿;防风甘辛,温散经络中留湿,故以为君。水性润下,升麻、葛根苦辛平,味之薄者,阴中之阳,引而上行、以苦发之也。白术苦甘温,和中除湿;苍术体轻浮,气力雄壮,能去皮肤腠理之湿,故以为臣。血壅而不流则痛,当归身辛温以散之,使气血各有所归。人参、甘草甘温,补脾养正气,使苦药不能伤胃。仲景云:湿热相合,肢节烦痛。苦参、黄芩、知母、茵陈者,乃苦以泄之也。凡酒制药,以为因用。治湿不利小便,非其治也,猪苓甘温平,泽泻咸平,淡以渗之,又能导其留饮,故以为佐,气味相合,上下分消,其湿气得以宣通矣。"(《医学启源》卷下)

【医案举例】

案一:东垣治一朝贵。年近四十,身体充肥。脚气始发,头面浑身支节微肿,皆赤色,足胫赤肿,痛不可忍,手近皮肤其痛转甚,起而复卧,卧而复起,日夕苦楚。春间,李为治之,其人以北土高寒,故多饮酒,积久伤脾,不能运化,饮食下流之所致。投以当归拈痛汤一两二钱,其痛减半。再服,肿悉除,只有右手指末微赤肿。以三棱针刺指爪甲端,多出黑血,赤肿全去。(《名医类案》卷6)

按:肥人多湿,加之嗜酒伤脾,脾失健运,湿邪益甚,久而化热,湿热下注,而成斯疾。故以当归拈痛汤清热利湿，健脾助运，祛风止痛。一服而其痛减半，再服而肿痛基本消除。惟右手指末尚余微赤而肿，故以三棱针刺甲端，令瘀血去而肿尽消，颇合《素问·阴阳应象大论》"血实宜决之"之法。

案二：予友人佘近峰，贾秣陵，年五十余。患脚痛，卧不能起年余，胫与腿肉俱消。邑医徐古塘，昔患痹疾治愈，求其成方。初用当归拈痛汤，二服效。次用十全大补汤加枸杞子、防己、牛膝、萆薢，朝用六味地黄丸加虎胫骨、牛膝、川萆薢、鹿角胶。服三年，矍铄如初。徐书云：久久服之，自获大益，幸勿责效于旦夕。信然。(《名医类案》卷6)

按：本案脚痛，乃因湿热下注，日久不愈，以致肝肾两虚，气血不足，肌肉消瘦，足废不行。证属邪实正虚，故先投当归拈痛汤泻其湿热以治标，二剂即效，再予十全大补汤与六味地黄丸补益肝肾气血以治本。虚损之复岂在旦夕？故守方三年，终获全功。

【方歌】

当归拈痛羌防升，猪泽茵陈芩葛朋，

二术苦参知母草，疮疡湿热服皆应。

二　妙　散

《丹溪心法》

【组成】　黄柏炒　苍术米泔水浸，炒（各9g）　（原书未著用量）

【用法】　上二味为末，沸汤入姜汁调服。（现代用法：二药等分，研细末和匀，每次3～5g；或制成丸剂，每次5g；亦可作汤剂，水煎服。）

【功用】　清热燥湿。

【主治】　湿热下注证。筋骨疼痛，或两足痿软，或足膝红肿疼痛，或湿热带下，或下部湿疮，小便短赤，舌苔黄腻。

【证治机理】　湿热下注，浸淫经脉关节，则致筋骨疼痛，足膝红肿，或脚气肿痛；湿热下注于带脉与前阴，则为带下臭秽；湿热浸淫下焦，郁滞肌肤，则患湿疮；湿热不攘，筋脉弛缓，则两足痿软无力，而成痿证；小便短赤，舌苔黄腻亦为湿热之征。诸症皆由湿热而致，故治宜清热燥湿。

【方解】　本方为湿热注于下焦之证而设。方中黄柏寒凉苦燥，可清热燥湿，其性沉降，尤擅清泄下焦湿热，故为君药。苍术辛苦而温，其性燥烈，一则健脾助运以治生湿之本，一则芳化苦燥以除湿阻之标，为臣药。二药相使而用，"苍术妙于燥湿，黄柏妙于去热"（《医方考》卷5），药简效专，长于清泄下焦之湿热；且二药分别炒制或米泔水浸炒，可减其苦寒或温燥之性，以防败胃伤津之虞。再入姜汁少许调药，既可藉其辛散以助祛湿，亦可防黄柏苦寒伤中。

【运用】

1. 本方为治疗湿热下注之痿痹、脚气、带下、湿疮等病证的基础方。临床应用以足膝肿痛，小便短赤，舌苔黄腻为辨证要点。

2. 本方宜于湿热俱重之证，且药简力薄，临床作汤剂使用时常需加味或与其他方剂相合。若湿重者，重用苍术，或与五苓散相合以助健脾渗湿之功；热重者，重用黄柏，或加虎杖、栀子等以增清热之效；若为湿热痿证，可加豨莶草、木瓜、草薜等祛湿热，强筋骨；若为湿热脚气，宜加薏苡仁、木瓜、槟榔等渗湿降浊；若为下部湿疮，可加赤小豆、土茯苓、苦参等清湿热，解疮毒。

3. 现代常用于风湿性关节炎、阴囊湿疹、阴道炎等证属湿热下注者。

【附方】

1. **三妙丸**(《医学正传》)　黄柏切片，酒拌，略炒，四两（120g）　苍术米泔浸一二宿，细切，焙干，六两（180g）　川牛膝去芦，二两（60g）　上为细末，面糊为丸，如梧桐子大，每服五七十丸（10～15g），空心，姜、盐汤下。忌鱼腥、荞麦、热面、煎炒等物。功用：清热燥湿。主治：湿热下注之痿痹。两脚麻木或肿痛，或如火烙之热，痿软无力。

2. **四妙丸**(《成方便读》)　黄柏　苍术　牛膝　薏苡仁各八两（各240g）　水泛为丸，每服6～9g，温开水送下。功用：清热利湿，舒筋壮骨。主治：湿热痿证。两足麻木，痿软，肿痛。

三妙丸即二妙散加牛膝以补肝肾，强筋骨，引药下行，故专治下焦湿热之两脚麻木、痿软无力。四妙丸乃三妙丸再加薏苡仁以渗湿健脾，舒筋缓急，故适宜于湿热下注之痿证。

【方论选录】

徐大椿："湿热下注，腰脊不能转枢，故机关不利。腰中疼重不已焉。苍术燥湿升阳，阳运则枢机自利；黄柏清热燥湿，湿化则真气得行。为散，酒调，使湿热运行则经气清利，而腰府无留滞之患，枢机有转运之权，何腰中疼重不痊哉？此清热燥湿之剂，为湿热腰痛之专方。"(《医略六书·杂病证治》卷23)

【方歌】

二妙散中苍柏煎，若云三妙牛膝添，

再加苡仁名四妙，湿热下注痿痹痊。

第三节　利水渗湿

利水渗湿剂，适用于水湿壅盛所致的水肿、泄泻等证。常用甘淡利水渗湿药如茯苓、泽泻、猪苓等为主，配伍补气健脾、通阳化气等药组方。代表方如五苓散、猪苓汤、防己黄芪汤等。

五 苓 散

《伤寒论》

【组成】　猪苓去皮，十八铢（9g）　泽泻一两六铢（15g）　白术十八铢（9g）　茯苓十八铢（9g）　桂枝去皮，半两（6g）

【用法】　上捣为散，以白饮和服方寸匕，日三服，多饮暖水，汗出愈，如法将息。（现代用法：散剂，每服6～10g，多饮热水，取微汗；汤剂，水煎温服取微汗。）

【功用】 利水渗湿，温阳化气。

【主治】

1．蓄水证。小便不利，头痛微热，烦渴欲饮，甚则水入即吐，舌苔白，脉浮。

2．痰饮。脐下动悸，吐涎沫而头眩，或短气而咳者。

3．水湿内停证。水肿，泄泻，小便不利，以及霍乱吐泻等。

【证治机理】 本方原治伤寒太阳病之"蓄水证"，后世扩大用于多种水湿内停证候。所谓"蓄水证"，即太阳表邪不解，循经传腑，以致膀胱气化不利，而成太阳经腑同病之证。表邪未解，故头痛微热，脉浮；膀胱气化失司，故小便不利；水蓄下焦，津液不得上承于口，故渴欲饮水；饮入之水不得输布而上逆，故水入即吐，又称"水逆证"。若水湿内盛，泛溢肌肤，则为水肿；下注大肠，则为泄泻；水湿稽留，升降失常，清浊相干，则成霍乱吐泻；水停下焦，水气内动，则脐下动悸；水饮上犯，阻遏清阳，则吐涎沫而头眩。诸证临床表现虽然各异，但皆与水湿内盛，膀胱气化不利有关，故治宜利水渗湿为主，兼以助阳化气。

【方解】 本方原为外有表证，内停水湿，膀胱气化不利之证而设。方中重用泽泻为君，以其甘淡，直达肾与膀胱，利水渗湿。臣以茯苓、猪苓之淡渗，助君药利水渗湿之力。佐以白术补气健脾以运化水湿，合茯苓既可彰健脾制水之效，又可奏输津四布之功。《素问·灵兰秘典论》谓："膀胱者，州都之官，津液藏焉，气化则能出矣"，膀胱的气化有赖于阳气的蒸腾，故佐入桂枝温阳化气以助利水。若欲其解表，当遵方后"多饮暖水"之嘱，以助桂枝辛温发散之性，达"汗出愈"之功。诸药相伍，共奏淡渗利湿，健脾助运，温阳化气，解表散邪之功。由于方中桂枝并非专为解表而设，故"蓄水证"之证，当依方后所嘱，而取利水兼解表邪之功；水湿内盛而无表证者得之，则独取化气利水之效。本方主以甘淡渗利，辅以温阳化气，使内停水湿从小便而去。

【运用】

1．本方为化气利水的代表方。临床应用以小便不利，舌苔白，脉缓为辨证要点。

2．若表邪未解，恶寒头痛较甚者，可加麻黄、苏叶以助解表宣肺之功；若水湿壅盛而水肿腹胀者，可与五皮散合用以增强利水消肿之效；若霍乱吐泻者，可加藿香、半夏以和胃而止吐泻；若水肿而见腰痛脚弱、畏寒者，可将桂枝易为肉桂，或再加附子以温肾暖脾。

3．现代常用于急慢性肾炎之水肿、肝硬化腹水、心源性水肿、急性肠炎、尿潴留、脑积水等证属水湿内停者。

【附方】

1．**四苓散**（《丹溪心法》） 白术 茯苓 猪苓各一两半（各45g） 泽泻二两半（75g） 四味共为末，每次12g，水煎服。功用：健脾渗湿。主治：脾失健运，水湿内停证。水泻，小便不利。

2．**春泽汤**（《世医得效方》） 人参 白术 茯苓 泽泻 猪苓（各9g）（原书未著用量）水煎服。功用：益气健脾，利水渗湿。主治：脾虚失运，水湿内停证。水肿，泄泻，神疲乏力，口渴，小便不利。

3．**胃苓汤**（《丹溪心法》） 五苓散 平胃散（各6~10g）（原书未著用量） 上合和，姜枣煎，空心服。功用：祛湿和胃，行气利水。主治：夏秋之间，脾胃伤冷，水谷不分，泄泻不止。

4．茵陈五苓散（《金匮要略》）　茵陈蒿末十分（4g）　五苓散五分（2g）　上二物合，先食，饮方寸匕（6g），日三服。功用：利湿退黄。主治：湿热黄疸，湿重于热，小便不利者。

以上四方皆由五苓散加减而成，均可健脾利水渗湿，用于治疗脾失健运，水湿内停，小便不利之证。四苓散因减去桂枝，故重在健脾渗湿，适宜于脾失健运，湿胜泄泻；春泽汤乃五苓散减桂枝，加人参而成，故益气补脾之功较胜，适宜于水湿停蓄而兼神疲乏力、口渴、泄泻等见脾虚征象者；胃苓汤系五苓散与平胃散合方，故有燥湿和中，行气利水之效，适宜于水湿内盛，气机阻滞之水肿，泄泻，腹胀，舌苔厚腻者；茵陈五苓散为五苓散加倍量茵陈而成，故有利湿清热退黄之功，适宜于湿重热轻之黄疸。

【方论选录】

吴谦等："是方也，乃太阳邪热入府，水气不化，膀胱表里药也。一治水逆，水入则吐；一治消渴，水入则消。……二证皆小便不利，故均得而主之。然小便利者不可用，恐重伤津液也。由此可知五苓散非治水热之专剂，乃治水热小便不利之主方也。君泽泻之咸寒，咸走水府，寒胜热邪；佐二苓之淡渗，通调水道，下输膀胱，并泻水热也；用白术之燥湿，健脾助土，为之堤防以制水也；用桂之辛温，宣通阳气，蒸化三焦以行水也。泽泻得二苓下降，利水之功倍，小便利而水不蓄矣。白术须桂上升，通阳之效捷，气腾津化渴自止也。"（《医宗金鉴·删补名医方论》卷6）

费伯雄："治湿必先理脾，脾土健运，始能渗湿，此定法也。又须分利，使浊阴从下而出，亦定法也。五苓散，仲景本为脉浮，小便不利，微热、消渴，表里有病者而设，方中宜用桂枝，不可用肉桂。后人遂通治诸湿腹满，水饮水肿，呕逆泄泻，水寒射肺，或喘或咳，中暑烦渴，身热头痛，膀胱热，便秘而渴，霍乱吐泻，痰饮湿症，身痛身重等症。总之，治寒湿则宜用肉桂，不宜用桂枝；若重阴生阳，积湿化热，便当加清利之药，并桂枝亦不可用矣。"（《医方论》卷3）

【医案举例】

案一：程仁甫治孚谭汪尚新之父，年50余。六月间，忽小便不通，更数医已五日矣。予诊其六脉沉而细，曰夏月伏阴在内，因用冷水、凉药过多，气不化而愈不通矣。用五苓散倍加肉桂，外用葱白煎水热洗，一剂顿通。（《名医类案》卷9）

按：夏月湿重，复用冷水，凉药过多而损其阳，阳气不化，津液不行，水湿相结，小便不通，用五苓散利水湿，化阳气。重用肉桂，外用葱白煎汤热洗，更助温里祛寒，通阳化气之功。药后阳气通行，气化复常，小便顿通。

案二：江应宿治余氏仆，年17岁。五月初患泄泻，至六月骨瘦如柴，粒米不入者五日矣，将就木。诊其脉沉细，濡弱而缓。告其主曰，湿伤脾病也。用五苓散加参、术各三钱，不终剂而索粥，三剂而愈。（《名医类案》卷4）

按：湿盛则泄泻。患者病延月余，脾胃大伤，化源枯竭，以至骨瘦如柴，粒米不入。诊其脉濡，湿滞脾胃之征也。故投春泽汤，以五苓散渗脾湿而止泄泻，加人参补脾胃以助运化，使湿邪去，脾运健，则胃纳渐复，泄泻自止。

【方歌】

五苓散治太阳腑，白术泽泻猪苓茯，

桂枝化气兼解表，小便通利水饮除。

猪 苓 汤

《伤寒论》

【组成】 猪苓去皮　茯苓　泽泻　阿胶　滑石碎，各一两（各10g）

【用法】 以水四升，先煮四味，取二升，去滓，内阿胶烊消，温服七合，日三服。（现代用法：水煎服，阿胶分二次烊化。）

【功用】 利水渗湿，清热养阴。

【主治】 水热互结伤阴证。小便不利，发热，口渴欲饮，或心烦不寐，或咳嗽，或呕恶，或下利，舌红苔白或微黄，脉细数。亦治热淋、血淋，小便涩痛，点滴难出者。

【证治机理】 伤寒之邪传里化热，与水相搏，遂成水热互结，热伤阴津之证。水热互结，气化不利，热灼阴津，津不上承，故小便不利、发热、口渴欲饮；阴虚生热，内扰心神，则心烦不寐；水气上逆犯肺则为咳嗽，流于胃脘则为呕恶，注于大肠则为下利；水热结于下焦，膀胱气化不利，则致小便热涩疼痛，热灼膀胱血络，则为血淋；舌红苔白或微黄，脉细数为里热阴虚之征。诸症皆由水热互结而起，故治宜利水清热为主，兼以养阴止血之法。

【方解】 本方为水热结于下焦，阴津受损之证而设。方中猪苓归肾与膀胱经，专以淡渗利水，乃方中诸利水药中"性之最利者"（《绛雪园古方选注》卷上），故为君药。泽泻、茯苓助君药利水渗湿，且泽泻兼可泄热，茯苓长于健脾，同为臣药。滑石清热利水；阿胶滋阴止血，既益已伤之阴，又防诸药渗利重伤阴血，正如吴昆所言："四物皆渗利，则又有下多亡阴之惧，故用阿胶佐之，以存津液于决渎尔"（《医方考》卷1），并能止血，俱为佐药。方以利水渗湿为主，养阴清热为辅，利水而不伤阴，滋阴而不碍湿。俾水湿去，邪热清，阴津复，则诸症可痊。

本方与五苓散均含泽泻、猪苓、茯苓三药，为利水渗湿的常用方剂，皆可用于小便不利、身热口渴之证。然五苓散证由水湿内盛，膀胱气化不利而致，故配伍桂枝温阳化气兼解太阳未尽之邪，白术健脾燥湿，共成温阳化气利水之剂；本方治证乃因邪气入里化热，水热互结，灼伤阴津而成里热阴虚，水湿停蓄之证，故配伍滑石清热利湿，阿胶滋阴润燥，共成利水清热养阴之方。

【运用】

1．本方为治疗水热互结而兼阴虚证候的常用方。临床应用以小便不利，口渴，身热，舌红，脉细数为辨证要点。

2．若治热淋，可加瞿麦、萹蓄、车前子等以增清热利水通淋之效；用治血淋、尿血，可加白茅根、大蓟、小蓟以凉血止血。

3．现代常用于泌尿系感染、肾炎、膀胱炎、产后尿潴留等证属水热互结伤阴者。

【方论选录】

赵羽皇:"仲景制猪苓汤,以行阳明、少阴二经水热,然其旨全在益阴,不专利水。盖伤寒在表,最忌亡阳,而里虚又患亡阴。亡阴者,亡肾中之阴与胃家之津液也。故阴虚之人,不但大便不可轻动,即小水亦忌下通,倘阴虚过于渗利,津液不致耗竭乎?方中阿胶养阴,生新祛瘀,于肾中利水,即于肾中养阴。滑石甘滑而寒,于胃中去热,亦于胃家养阴。佐以二苓之淡渗者行之,既疏浊热,而又不留其瘀壅,亦润真阴,而不苦其枯燥,源清而流有不清者乎?顾太阳利水用五苓者,以太阳职司寒水,故急加桂以温之,是暖肾以行水也。阳明、少阴之用猪苓,以二经两关津液,特用阿胶、滑石以润之,是滋养无形以行有形也。利水虽同,寒温迥别,惟明者知之。"(罗美《古今名医方论》卷3引)

【医案举例】

高某,女。患慢性肾盂肾炎,因体质较弱,抗病能力减退,长期反复发作,经久治疗不愈。发作时有高热,头痛,腰酸腰痛,食欲不振,尿意窘迫,排尿少,有不快与疼痛感。尿常规检查发现脓细胞,上皮细胞,红、白细胞等;尿培养示大肠杆菌。辨证:湿热侵及下焦,属淋证范畴。治宜清利下焦湿热,选用猪苓汤:猪苓12g,茯苓12g,滑石12g,泽泻18g,阿胶9g(烊化兑服)。服六剂后,诸症消失。(《岳美中医案集》)

按:发热腰痛,尿意窘迫,排尿少而不快、疼痛,皆系下焦湿热之象。然湿热缠绵,反复发作,历久不愈,肾阴日耗,而成水热互结阴伤之证,故以猪苓汤清利湿热养阴而获效。

【方歌】

猪苓汤用猪茯苓,泽泻滑石阿胶并,

小便不利兼烦渴,滋阴利水症自平。

防己黄芪汤

《金匮要略》

【组成】 防己一两(12g) 甘草炒,半两(6g) 白术七钱半(9g) 黄芪去芦,一两一分(15g)

【用法】 上锉麻豆大,每抄五钱匕(15g),生姜四片,大枣一枚,水盏半,煎八分,去滓,温服,良久再服。服后当如虫行皮中,从腰下如冰,后坐被上,又以一被绕腰以下,温令微汗,瘥。(现代用法:作汤剂,加生姜4片、大枣1枚,水煎服。)

【功用】 益气祛风,健脾利水。

【主治】 风湿表虚证。汗出恶风,身重疼痛,舌淡苔白,脉浮。亦可用于风水表虚证。

【证治机理】 仲景原以本方治疗"风湿"及"风水"而见"脉浮,身重,汗出恶风者"。是证缘于肺脾气虚,风湿外袭,或脾虚失运,水湿内停,复感风邪,风湿客于肌腠,故见身体困重,肢节疼痛;气虚卫表失固,故汗出恶风;舌淡苔白,脉浮,为风邪在表之象。治疗之法,风湿在表,法当疏解以散之;气虚表疏,又当益气以固之;脾虚生湿,则当健脾以运湿,故宜祛风胜湿与益气固表、健脾利水合法。

【方解】 本方是为"卫阳不足,风湿乘虚客于表也"(《成方便读》卷3)而设,故用防己祛风胜湿以止痛,黄芪益气补虚而固表,二药合用,祛风除湿而不伤正,益气固表而不恋邪，共为君药。白术补气健脾祛湿，既助防己祛湿行水之力，又增黄芪益气固表之功，为臣药。煎时加生姜少许以助防己祛风湿，加大枣以助黄芪、白术补脾气，姜枣相伍，又可和营卫，调脾胃，俱为佐药。甘草益气和中，调和诸药，兼司佐使之职。诸药相伍，表里同治，邪正兼顾。表虚风湿之证得之，可收益气固表，祛风胜湿之功；气虚水停之证得之，则有益气健脾，利水消肿之效。

服本方后，患者可能出现"如虫行皮中"、"腰以下如冰"之感，此乃卫阳振奋，风湿欲解，湿邪下行之兆。"以被绕腰"，意在保暖取微汗。

【运用】

1．本方是治疗表虚水湿之证的常用方。临床应用以汗出恶风，小便不利，苔白为辨证要点。

2．若汗出恶风，肢节疼痛者，可酌加桂枝、白芍以调和营卫，疏风止痛；若兼畏寒怕冷者，加附子、细辛以温经散寒止痛；若肢体浮肿者，加茯苓、泽泻以助利水消肿之力。

3．现代常用于风湿性关节炎、慢性肾小球肾炎及心源性水肿等证属素体气虚，风湿客表或水湿内停者。

【附方】

防己茯苓汤（《金匮要略》） 防己三两（9g） 黄芪三两（9g） 桂枝三两（9g） 茯苓六两（18g） 甘草二两（6g） 以水六升，煮取二升，分温三服。功用：利水消肿，益气通阳。主治：皮水卫阳不足证。四肢肿，水气在皮肤中，四肢聂聂动者。

本方与防己黄芪汤均含防己、黄芪、甘草，有益气利水消肿之功，为治疗气虚水泛水肿之常用方。防己黄芪汤以防己配黄芪为君，伍以白术益气健脾利水，益气补虚固表之效佳，适宜于风水表虚，脉浮身重，汗出恶风者；防己茯苓汤以防己配茯苓为君，配入桂枝温阳化气，重在健脾利水消肿，适宜于阳气不足，水溢肌肤之皮水，症见水肿较甚，按之没指者。

【方论选录】

张秉成："此治卫阳不足，风湿乘虚客于表也。风湿在表，本当以风药胜之，从汗出而愈，此为表虚有汗，即有风去湿不去之意，故不可更用麻黄、桂枝等药再发其汗，使表益虚。防风、防己二物，皆走表行散之药，但一主风而一主湿，用各不同，方中不用防风之散风，而以防己之行湿。然病因表虚而来，若不振其卫阳，则虽用防己，亦不能使邪迳去而病愈，故用黄芪助卫气于外，白术、甘草补土德于中，佐以姜、枣通行营卫，使防己大彰厥效。服后如虫行皮中，上部之湿欲解也。或腰以下如冰，用被绕之，令微汗出瘥，下部之湿仍从下解，虽下部而邪仍在表，仍当以汗而解耳。"（《成方便读》卷3）

【医案举例】

傅某，男，40岁，患风水证，久而不愈，于1973年6月25日就诊。主诉下肢沉重，胫部浮肿，累则足跟痛，汗出恶风，舌质淡白有齿痕，脉浮虚而数，尿蛋白（＋＋＋＋），红细胞（＋），诊断为慢性肾炎。防己黄芪汤主之。汉防己18g，生黄芪24g，白术9g，炙甘草9g，生姜9g，大枣4枚。坚持服药10个月，检查尿蛋白（＋），又持续服2个月，尿蛋白基本消失，一切症状消退。（《岳美中医案集》）

按：患者脉浮身重，汗出恶风，仲景所论风水表虚之征皆具，故予防己黄芪汤益气祛风，健脾利水。痼疾顽证，难求速效，守方经年而愈。

【方歌】

《金匮》防己黄芪汤，白术甘草枣生姜，

益气祛风又行水，表虚风水风湿康。

五 皮 散

《华氏中藏经》

【组成】 生姜皮 桑白皮 陈橘皮 大腹皮 茯苓皮各等分（各9g）

【用法】 上为粗末，每服三钱（9g），水一盏半，煎至八分，去滓，不拘时候温服。（现代用法：水煎服。）

【功用】 利水消肿，理气健脾。

【主治】 水停气滞之皮水证。一身悉肿，肢体沉重，心腹胀满，上气喘急，小便不利，以及妊娠水肿，苔白腻，脉沉缓。

【证治机理】 脾失健运，水湿内停，泛溢肌肤，故一身悉肿；水湿内停，气机壅滞，则心腹胀满；肺气不降，水道不通，则上气喘急，小便不利；肢体沉重，苔白腻，脉沉缓等，皆水湿停聚之象。治宜健脾渗湿，利水消肿，理气除满。

【方解】 本方为脾失健运，水停气滞之"皮水"而设。方中茯苓皮甘淡性平，专行皮肤水湿，以奏健脾渗湿，利水消肿之功，为君药。大腹皮行气消胀，利水消肿；橘皮理气和胃，醒脾化湿，同为臣药。生姜皮散皮间水气以消肿，桑白皮肃降肺气以通调水道，令"肺气清肃，则水自下趋"（《成方便读》卷3），俱为佐药。本方利水与行气同用，有气行湿化之功；健脾与肃肺并行，开水湿下行之路。五药皆用其皮，藉"以皮行皮"而除肌腠皮间水气。

《麻科活人全书》所载之五皮饮，以五加皮易桑白皮，主治相近，惟稍兼通经络祛风湿之力。《太平惠民和剂局方》所载之五皮散，较本方多五加皮、地骨皮，少桑白皮、橘皮，其行气之力不及本方。

【运用】

1. 本方为治疗皮水之常用方。临床应用以一身悉肿，心腹胀满，小便不利为辨证要点。

2. 本方药简力薄，若水湿壅盛者，可与五苓散合用；若兼腹胀呕吐或泄泻者，可与平胃散合用；若兼脾虚倦怠食少，便溏者，可与四君子汤合用；若兼肢冷畏寒者，可加附子、干姜等温阳利水；若兼口渴舌红者，可加滑石、木通等清利湿热；若肺失宣降，上气喘急较甚者，可加麻黄、葶苈子以增宣降肺气之功；若妊娠水肿，可加白术等健脾利湿而安胎。

3. 现代常用于慢性肾炎水肿、心源性水肿、肝硬化水肿、经行浮肿、妊娠水肿等证属脾湿壅盛，气滞不畅者。

【方论选录】

张秉成："治水病肿满，上气喘急，或腰以下肿。此亦肺之治节不行，以致水溢皮肤，而为以上诸证。故以桑皮之泻肺降气，肺气清肃，则水自下趋。而以茯苓之从上导下，大腹之宣胸行水，姜皮辛凉解散，陈皮理气行痰。皆用皮者，因病在皮，以皮行皮之意。然肺脾为子母之脏，子病未有不累及其母也，故肿满一证，脾实相关。否则脾有健运之能，土旺则自可制水，虽肺之治节不行，决无肿满之患。是以陈皮、茯苓两味，本为脾药，其功用皆能行中带补，匡正除邪，一举而两治之，则上下之邪，悉皆涣散耳。"（《成方便读》卷3）

【医案举例】

一病孩，全身浮肿，脐突，阴囊亦肿，平卧不能转侧，尿量极少，有时每日只有 50ml，咳嗽，发热。用速尿、山梨醇、黑白丑膏等，肿胀不减。余投以五苓散合五皮散加桔梗、杏仁以利肺气。结果尿量大增，浮肿明显减退，由不能进食增至日食 150~180g 之多。水肿衰其大半后，改用补肾兼利尿之法而收全功。（《岳美中医话集》）

按：患儿全身浮肿，肿势殊甚，法当急治其标，故投五苓散合五皮散健脾渗湿，利水消肿，温阳化气，加桔梗、杏仁宣利肺气，使肺气宣畅，自能通调水道，下输膀胱。待水肿渐消，胃纳日增，再与补肾法相合以标本兼顾。

【方歌】

五皮散用五般皮，陈茯姜桑大腹齐，

或以五加易桑白，脾虚肤胀此方施。

第四节 温 化 水 湿

温化水湿剂，适用于阳虚不能化水或湿从寒化所致的痰饮、水肿等。常用温阳药如干姜、桂枝、附子配伍健脾祛湿药如茯苓、白术等为主组方；若水饮气阻者又常配合理气药，使气行则湿化。代表方如苓桂术甘汤、真武汤、实脾散等。

苓桂术甘汤

《金匮要略》

【组成】 茯苓四两（12g） 桂枝三两（9g） 白术三两（9g） 甘草二两（6g）

【用法】 上四味，以水六升，煮取三升，分温三服。（现代用法：水煎服。）

【功用】 温阳化饮，健脾利水。

【主治】 痰饮病中阳不足证。胸胁支满，目眩心悸，短气而咳，舌苔白滑，脉弦滑或沉紧。

【证治机理】 脾主中州，职司运化，若脾阳不足，健运失职，则水津停滞，聚而成饮。饮停心下，则胸胁支满；饮阻于中，清阳不升，则头晕目眩；痰饮凌心犯肺，则心悸，短气而咳；舌苔白滑，脉弦滑或沉紧，亦为痰饮内停之征。诸症皆因阳虚饮停而致，故仲景曰"病痰饮者，当以温药和之"（《金匮要略·痰饮咳嗽病脉证并治》），治以温阳化饮，健脾利水之法。

【方解】 本方为中阳不足，饮停心下之证而设。方中茯苓健脾利水，渗湿化饮，既消已聚之饮，又杜生痰之源，为君药。臣以桂枝温阳化气，合茯苓有温化痰饮之功。佐以白术健脾燥湿，配茯苓彰健脾化饮之效。炙甘草合桂枝辛甘化阳，以襄助温补中阳之力；合白术益气健脾，以崇土而增制水之功；并可调和诸药，而兼佐使之用。本方温而不燥，利而不峻，标本兼顾，配伍严谨，为治疗痰饮病之和剂。

服此方后，小便增多，乃饮从小便而去之征，故原书用法之后注云"小便则利"，颇合仲景"夫短气有微饮，当从小便去之"之旨。

本方与五苓散中皆含茯苓、桂枝、白术三药，均有温阳化饮之功，可治疗痰饮病。五苓散以泽泻为君，臣以茯苓、猪苓直达下焦，利水渗湿为主，适宜于饮停下焦，阻遏清阳之脐下悸、吐涎沫、头眩等症；苓桂术甘汤以茯苓为君，臣以桂枝温阳化饮为主，四药皆入中焦脾胃，适宜于饮停中焦之胸胁支满、目眩等症。

【运用】

1. 本方为治疗中阳不足之痰饮病的代表方。临床应用以胸胁支满，目眩心悸，舌苔白滑为辨证要点。若饮邪化热，咳痰黏稠者，不宜使用。

2. 若咳嗽痰多者，可加半夏、陈皮以燥湿化痰；若兼神疲乏力、便溏者，可加党参、黄芪以增补脾益气之功。

3. 现代常用于慢性支气管炎、支气管哮喘、心源性水肿、慢性肾小球肾炎水肿、梅尼埃病、神经官能症等证属水饮停于中焦者。

【方论选录】

尤怡："痰饮，阴邪也，为有形，以形碍虚则满，以阴冒阳则眩。苓桂术甘，温中去湿，治痰饮之良剂，是即所谓温药也。盖痰饮为结邪，温则易散，内属脾胃，温则能运耳。"（《金匮要略心典》卷中）

赵良："《灵枢》谓心胞络之脉动则病胸胁支满者，谓痰饮积于心胞，其病则必若是也。目眩者，痰饮阻其胸中之阳，不能布精于上也。茯苓淡渗，遂饮出下窍，因利而去，故用以为君。桂枝通阳输水走皮毛，从汗而解，故以为臣。白术燥湿，佐茯苓消痰以除支满。甘草补中，佐桂枝建土以制水邪也。"（《医宗金鉴·删补名医方论》卷5引）

【医案举例】

胡某，男，34岁。少年体弱，常患咳嗽，吐痰沫，轻则用生姜擦背即愈，重则延医治疗。至成年后，每发则背心怕冷，需热手按摩觉舒，屡发屡治，难获远效。近因伤风，旧病又发，咳唾清痰，头晕目眩，胸胁胀满，口淡食少，心下如有物跳动，背部怕冷如掌大之处尤甚。诊得脉沉细而弦，舌嫩，苔白滑，无发热身疼证，呼吸短浅难续，尿清量少，大便自调。乃忆仲景《金匮》云："心下有留饮，其人背寒冷如掌大"。此证属饮停中焦无疑。论治法，《金匮》又云："病痰饮者，当以温药和之"。盖以饮为阴邪，多因阳虚不化，阴湿凝聚而成，宜温阳化气。如饮停在上，宜从肺治，可以青龙汤等以温散；饮停在下，宜从肾治，用肾气丸以温化。今饮停在中，当从脾治，宜用温阳化饮之苓桂术甘汤。茯苓四钱，桂枝二钱，焦术三钱，炙草二钱。水煎服。外用药饼熨其背部冷处（炒白芥子三钱，白芷三钱，轻粉三钱。糯米饭少许和捶成饼，烘热熨背冷处）。五剂药尽，诸证悉平。随访二年，竟未复发。（《湖北中医医案选集》第一集）

按：本案咳唾清痰，头晕目眩，胸胁胀满，口淡食少，心下如有物跳动，背部怕冷如掌大，舌嫩苔白滑，脉沉细而弦，显然由中阳不足，饮停心下而致。《金匮要略·痰饮咳嗽病脉证并治》云："心下有痰饮，胸胁支满，目眩，苓桂术甘汤主之"；又云："短气有微饮……苓桂术甘汤主之"。故本案施以苓桂术甘汤颇为合辙，再配合外治法使温化痰饮之效益佳。药证相应，内外合法，奏功甚捷。

【方歌】

苓桂术甘仲景方，中阳不足痰饮狷，

咳逆悸眩胸胁满，温阳化饮功效彰。

甘草干姜茯苓白术汤（又名肾着汤）

《金匮要略》

【组成】 甘草二两（6g） 白术二两（6g） 干姜四两（12g） 茯苓四两（12g）

【用法】 上四味，以水五升，煮取三升，分温三服。（现代用法：水煎服。）

【功用】 祛寒除湿。

【主治】 肾著病。身重，腰下冷痛，腰重如带五千钱，饮食如故，口不渴，小便自利，舌淡苔白，脉沉迟或沉缓。

【证治机理】 寒湿外袭，痹阻腰部，着而不去，以致腰重冷痛，名为"肾著"，盖因腰者肾之府也。此病多起于劳动汗出之后，腠理开泄，衣里冷湿，寒湿入侵，或久居卑湿之处，或淋雨涉水，寒湿侵于腰间，筋脉痹阻，气血失畅，不通则痛，以致身体困重，腰以下冷痛，如坐水中；邪着于肌里，而未伤及脏腑，故其人饮食如故，小便自利；口不渴，舌淡苔白，脉沉迟或沉缓等均为寒湿痹阻之征。尤在泾曰："肾受冷湿，着而不去，则为肾着……然其病不在肾之中脏，而在肾之外腑，故其治法，不在温肾以散寒，而在燠土以胜水。"（《金匮要略心典》卷中）

【方解】 本方为治疗寒湿之邪外侵，痹阻于腰部的"肾著病"而设。方中重用干姜，散寒通痹，温中燠土，为君药。茯苓淡渗利湿，与干姜配伍，寒湿并除，为臣药。白术健脾燥湿，合茯苓更助除湿之力，为佐药。甘草调和药性，伍苓、术益增补脾助运之功，为佐使药。四药相伍，温中燠土以散寒，健脾助运以祛湿，使寒湿尽去，则腰冷重痛自除。

【运用】

1. 本方为治疗寒湿腰痛的常用方剂。临床应用以腰重冷痛，苔白不渴，脉沉迟或沉缓为辨证要点。

2. 若腰部冷痛甚者，可加附子、细辛以助散寒止痛之力；若病延日久，腰膝酸软者，可加桑寄生、杜仲、牛膝以补肾强腰。

3. 现代常用于风湿性关节炎、坐骨神经痛、腰肌劳损等证属寒湿痹阻为患者。

【方论选录】

汪昂："此足少阴、太阴药也。干姜辛热以燥湿，白术苦温以胜湿，茯苓甘淡以渗湿，甘草甘平和中而补土。此肾病而皆用脾药，益土正所以制水也。"（《医方集解·利湿之剂》）

沈明宗："此寒湿浸淫肾之经络病也。腰为肾府，寒湿浸淫于腰，痹着肾之经络，气血不得转运，故身体重，下连带脉，则腰中冷，如坐水中，形如水状，名曰肾着。而脏腑胸腹之里无病，所以反不渴，小便自利，饮食如故。病属下焦肾部，躯壳受邪也。此因身劳汗出得之衣裹冷湿，而湿为阴邪，痹于下焦，阳郁不得轻跷，邪应于外，则腰以下冷痛，内应则腹

重如带五千钱，以甘、术、姜、苓温经健脾导湿，而清其源，则不治肾而着自愈矣。"(《沈注金匮要略》卷11)

【医案举例】

沈某，男，21岁，农民。1985年8月15日初诊。腰酸月余，围腰一圈均酸，且有重坠感，纳少眩晕，脉缓，舌苔薄腻。曾经嘉兴某中医投补脾益气之剂无效，改用甘姜苓术汤加味燠土以胜水。方用：炙甘草6g，干姜6g，生白术15g，茯苓15g，生苡仁15g，炒当归10g，怀牛膝12g，桂心3g。五剂。二诊：腰酸好转，纳食有增，但感头重眩晕。水饮上冒，拟前方合泽泻汤主之。上方加泽泻12g。五剂。追访一年，未见复发。(《金匮方百家医案评议·甘草干姜茯苓白术汤证案》)

按：本案腰酸重坠，纳少眩晕，曾服补脾益气之剂无效。以其围腰一圈均酸，亦属肾着。《金匮》虽云肾着"饮食如故"，但本案患者即见饮食日减，因湿邪可以影响中焦，妨碍脾胃，故投甘姜苓术汤加味。药后腰酸好转，饮食亦增，但因头重眩晕未瘥，故复诊守前方合泽泻汤去其水饮，而获痊愈。

【方歌】

甘姜苓术肾著汤，祛寒除湿功效良，

饮食如故小便利，身重腰冷可煎尝。

真 武 汤

《伤寒论》

【组成】 茯苓三两（9g）　芍药三两（9g）　白术二两（6g）　生姜切，三两（9g）　附子炮，去皮，破八片，一枚（9g）

【用法】 以水八升，煮取三升，去滓，温服七合，日三服。（现代用法：水煎服。）

【功用】 温阳利水。

【主治】

1. 阳虚水泛证。肢体浮肿或沉重，腰以下为甚，畏寒肢冷，腹痛泄泻，小便不利，或咳喘呕逆，或心悸头眩，舌淡胖，苔白滑，脉沉细。

2. 太阳病发汗太过，阳虚水泛证。汗出不解，其人仍发热，心下悸，头眩，身体瞤动，振振欲擗地。

【证治机理】 人身之中，主水在肾，制水在脾。若脾虚运化无权，肾虚气化失司，则水无所主，湿无所制，泛溢妄行。若溢于肌肤，则肢体浮肿而沉重；流于肠间，则腹痛泄泻；上逆肺胃，则或咳或呕；上犯凌心，则心悸；阻遏清阳，则头眩。《素问·生气通天论》云："阳气者，精则养神，柔则养筋"，若发汗太过，则伤阳耗阴，阳气不足，经脉失温，加之筋失濡养，则可见身体瞤动，站立不稳；小便不利，畏寒肢冷，舌质淡胖，苔白滑，脉沉细，亦为阳虚水停之征。诸症皆由阳不化水，水湿泛溢而成，故治宜温肾助阳，健脾利水之法。

【方解】 本方为阳虚水泛之证而设。方中附子大辛大热，温肾助阳以化气行水，暖脾抑阴以温运水湿，为君药。茯苓、白术补气健脾，利水渗湿，合附子可温脾阳而助脾运，同为臣药。佐以生姜辛温，配附子温阳散寒，伍苓、术辛散水气，并可和胃而止呕。白芍为佐，其用有四：一者柔肝缓急以止腹痛；二者敛阴舒筋以解筋肉𣌀动；三者利小便以行水气，《本经》卷2言其能"利小便"，《名医别录》亦谓之"去水气，利膀胱"；四者可兼制附子燥热伤阴之弊，诚如张璐所云："若不用芍药固护其阴，岂能胜附子之雄烈乎？"（《伤寒缵论》卷上）

本方温阳、利水同用，擅治阳虚水肿之证，渗利、温燥合法，可除阴寒凝滞之水气。全方泻中有补，标本兼顾，共奏温阳利水之功。

【运用】

1. 本方为温阳利水之基础方。临床应用以小便不利，肢体沉重或浮肿，舌质淡胖，苔白脉沉为辨证要点。

2. 若水寒射肺而咳者，加干姜、细辛以温肺化饮，五味子以敛肺止咳；若阴盛阳衰而下利甚者，可去芍药之阴柔，加干姜以助温里散寒；若水寒犯胃而呕者，加重生姜用量以和胃降逆，或再加吴茱萸、半夏以助温胃止呕。

3. 现代常用于慢性肾小球肾炎、心源性水肿、甲状腺功能低下、慢性支气管炎、慢性肠炎、妇女带下等证属脾肾阳虚，水湿内停者。

【附方】

附子汤（《伤寒论》）　附子炮，去皮，破八片，二枚（15g）　茯苓三两（9g）　人参二两（6g）白术四两（12g）　芍药三两（9g）　以水八升，煮取三升，去滓，温服一升，日三服。功用：温经助阳，祛寒化湿。主治：寒湿内侵，身体骨节疼痛，恶寒肢冷，苔白滑，脉沉微。

附子汤与真武汤的组成仅一药之差，均主治阳虚湿胜证。然附子汤重用附、术，加伍人参，重在温补脾阳而祛寒湿，适宜于阳虚寒湿内盛的身体骨节疼痛之证；真武汤中附子与茯苓配伍，佐以白术、生姜，故重在温阳而散水气，适宜于阳虚水泛水肿之证。

【方论选录】

吴昆："茯苓、白术，补土利水之物也，可以伐肾而疗心悸；生姜、附子，益卫回阳之物也，可以壮火而祛虚邪；芍药之酸，收阴气也，可以和荣而生津液。"（《医方考》卷1）

张璐："真武汤方，本治少阴病水饮内结，所以首推术、附兼茯苓、生姜之运脾渗水为务，此人所易明也。至用芍药之微旨，非圣人不能。盖此证虽曰少阴本病，而实缘水饮内结，所以腹痛自利，四肢疼重，而小便反不利也。若极虚极寒，则小便必清白无禁矣，安有反不利之理哉？则知其人不但真阳不足，真阴亦已素亏，或阴中伏有阳邪所致。若不用芍药固护其阴，岂能胜附子之雄烈乎？即如附子汤、桂枝加附子汤、芍药甘草附子汤，皆芍药与附子并用，其温经护营之法，与保阴回阳不殊。后世用药能获仲景心法者，几人哉！"（《伤寒缵论》卷上）

【医案举例】

案一：吴孚先治赵太学，患水气咳嗽而喘，误作伤风，概投风药，面目尽肿，喘逆愈甚。曰：风起则水涌，药之误也。以真武汤温中镇水，诸症悉平。（《续名医类案》卷14）

按：本案咳喘，缘于脾肾阳虚，水气内停，寒饮射肺。前医误作外感，以风药发散，诛伐无过，益伤正气，阳气愈虚，水泛无制，以致面目尽肿，喘逆愈甚。故投温阳利水之真武汤，使肾阳复则气化行，脾气旺则水有制，寒饮去则肺气宁。

案二：一叟，患滞下，色白不黏，不饥不渴，腹微痛而不胀。孟英切脉迟微。进大剂真

武汤加人参而愈。(《回春录·痢疾》)

按：本案痢下色白，口不渴，腹痛不甚，脉迟微，当属脾肾阳虚之寒湿痢。真武汤虽非为痢疾而制，然其温肾暖脾，渗湿缓急之功与本证相合，故投是方再加人参以增茯苓、白术补脾助运，实属真武与附子汤之合法。录此异病同治之用，以资后学揣摩。

【方歌】

真武汤壮肾中阳，茯苓术芍附生姜，

少阴腹痛有水气，悸眩瞤惕保安康。

实 脾 散

《重订严氏济生方》

【组成】 厚朴去皮，姜制，炒 白术 木瓜去瓤 木香不见火 草果仁 大腹子 附子炮，去皮脐 白茯苓去皮 干姜炮，各一两（各6g） 甘草炙，半两（3g）

【用法】 上哎咀，每服四钱（12g），水一盏半，生姜五片，大枣一枚，煎至七分，去滓，温服，不拘时服。（现代用法：加生姜5片、大枣1枚，水煎服。）

【功用】 温阳健脾，行气利水。

【主治】 阳虚水肿。身半以下肿甚，手足不温，口中不渴，胸腹胀满，大便溏薄，舌苔白腻，脉沉迟。

【证治机理】 本方所治之水肿，是谓阴水，乃由脾肾阳虚，阳不化水，水湿内停所致。正如汪绂所云："阴水之作，由命火不壮，脾胃虚寒，而或外兼冷饮，身冒寒湿，土不能制水，则水妄行无制而浮肿也。"（《医林纂要探源》卷6）水为阴邪，其性下趋，故身半以下肿甚；脾肾阳虚，失于温煦，则手足不温；水湿内阻，气机不畅，则胸腹胀满；脾阳不足，运化失司，则便溏；口不渴，舌苔白腻，脉沉弦而迟等亦为阳虚水停之征。治疗当予温阳健脾，行气利水。

【方解】 本方是为阳虚水停，泛溢肌肤之证而设。方中附子温肾阳而助气化以利水；干姜温脾阳而助运化以制水，二药相合，温肾暖脾，扶阳抑阴，共为君药。茯苓、白术健脾渗湿，利水消肿，同为臣药。君臣相协，补火助阳，崇土实脾，利水渗湿。木瓜除湿和中；厚朴、木香、大腹子（槟榔）行气利水，令气化则湿化，气顺则胀消；草果温中燥湿，俱为佐药。甘草、生姜、大枣益脾和中，生姜兼能温散水气，甘草还可调和药性，同司佐使之职。本方温阳与健脾同用，脾肾同治，而以温脾阳为主，令脾实而水制；行气与利水合法，使气行则湿化。吴谦曰："气者水之母也，土者水之防也，气行则水行，土实则水治，故名曰实脾也。"（《医宗金鉴·删补名医方论》卷5）

真武汤与实脾散均含附子、茯苓、白术，具有温补脾肾，利水渗湿之功，可治疗阳虚水肿。真武汤以附子为君，佐以芍药、生姜，故偏于温肾，并善散水消肿，兼可敛阴缓急，宜于阳虚水肿，伴有腹痛，四肢沉重疼痛，或身瞤动者；实脾散以附子、干姜共为君药，故温脾之力胜于真武汤，且佐入木香、厚朴、槟榔等行气除满之品，宜于阳虚水肿兼有胸腹胀满者。

【运用】

1. 本方为治疗脾肾阳虚水肿之常用方。临床应用以身半以下肿甚，胸腹胀满，舌淡胖苔白腻，脉沉迟为辨证要点。若气虚之象较著者，不宜使用。

2．若小便不利，水肿甚者，可合入五苓散以助利水消肿之功；若大便秘结者，可加牵牛子通利二便，使内停之水由前后分消。

3．现代常用于慢性肾小球肾炎、心源性水肿、肝硬化腹水等证属脾肾阳虚，水停气滞者。

【方论选录】

张秉成："夫水有阴阳，治宜各别。阳水者，其人素禀阳盛，或酒饮蓄聚，或湿热蕴留，久则脾胃日虚，不能运化，或发于内，或溢于外，为肿为胀，所由来也。阴水者，纯是阳虚土败，土不制水而然。经云：湿盛则地泥。故脾旺则运化行而清浊分，其清者为气、为血、为津、为液；浊者为汗、为溺，而分消矣。则知治水当以实脾为首务也。白术、甘草补脾之正药，然非姜、附之大辛大热助火生土，何以建其温补健运之功？而后腹皮、茯苓之行水，厚朴、木香之快气，各奏厥功。草豆蔻芳香而燥，治太阴独胜之寒；宣木瓜酸涩而温，疏脾土不平之木。祛邪匡正，标本得宜耳。"（《成方便读》卷3）

【医案举例】

杨某，男。患遍身水肿，腹胀，面色苍白，二便通利，口不渴，饮食少思，邀余诊之。探其脉一息三至，舌苔白滑。余曰：此乃阴寒水肿也，拟以实脾饮：厚朴、白术、木瓜、腹皮、附子、木香、草果、茯苓、干姜、生姜。服五剂后，肿已渐消，后仍以原方加蝼蛄两只，研末泡兑，再服五剂而瘥。余治阴寒水肿，投以此方，屡试皆验。（《湖南省老中医医案选·朱卓夫医案》）

按：本案遍身水肿，腹胀，面色苍白，口不渴，纳差，苔白滑，脉迟等，皆脾阳不足，水气内停，泛溢肌肤之征，故用实脾饮（实脾散之异名）温阳健脾，行气利水；再加蝼蛄以增利水消肿之力。方证相应，而收良效。

【方歌】

实脾苓术与木瓜，甘草木香大腹加，

草果附姜兼厚朴，虚寒阴水效堪夸。

第五节　祛 湿 化 浊

祛湿化浊剂，适用湿浊下注所致的白浊、妇女带下等，常用健脾祛湿药如白术、苍术与除湿化浊药如萆薢、石菖蒲等为主组成方剂。若属阳虚湿浊不化者又常配伍温里助阳之品。代表方如萆薢分清饮、完带汤等。

萆薢分清饮（萆薢分清散）

《杨氏家藏方》

【组成】　益智仁　川萆薢　石菖蒲　乌药各等分（各9g）

【用法】　上为细末，每服三钱（9g），水一盏半，入盐一捻（0.5g），同煎至七分，食前温服。（现代用法：水煎服，加入食盐少许。）

【功用】 温肾利湿，分清化浊。

【主治】 虚寒白浊。小便频数，浑浊不清，白如米泔，凝如膏糊，舌淡苔白，脉沉。

【证治机理】 肾为先天之本，主蛰藏，职司气化。若年老、病后体虚，或劳累过度，房室不节等，可致肾阳亏虚，气化失司，湿浊下注，使肾失封藏，膀胱失约，清浊不分，脂液下泄，而见小便浑浊不清，白如米泔，稠如膏糊，小便频数；舌淡苔白，脉沉亦为下元虚寒之象。治宜温暖下元，利湿化浊。

【方解】 本方为肾阳不足，湿浊下注之尿浊而设。方中萆薢长于利湿分清化浊，为治小便浑浊之要药，故以为君。益智仁补肾助阳，固精缩尿，为臣药。石菖蒲芳香化浊助萆薢祛湿之力，兼可温肠暖胃，祛膀胱虚寒；乌药温暖下元助益智温肾之功，兼以行气散寒而使气化则湿化，俱为佐药。入盐煎服，取其咸以入肾，引药直达下焦，用以为使。本方泄中有补，通中寓涩，邪正兼顾，标本同治，共成温肾祛湿，分清化浊之功。原书方后云："一方加茯苓、甘草"，则其利湿分清之效益佳。

本方出自南宋医家杨倓的《杨氏家藏方》，原名"萆薢分清散"，及至元代《丹溪心法》收载本方时更其名为"萆薢分清饮"。

【运用】

1．本方为治疗下焦虚寒尿浊的常用方。临床应用以小便浑浊频数，舌淡苔白，脉沉为辨证要点。

2．若兼腹痛者，可加肉桂、小茴香以增温里祛寒之力；若久病形体消瘦，神疲乏力者，可加黄芪、白术、升麻、柴胡等以益气健脾升清；若兼腰膝酸痛者，可加川断、狗脊、杜仲以益肾强腰壮骨。

3．现代常用于乳糜尿、慢性前列腺炎、慢性肾盂肾炎、慢性肾炎、慢性盆腔炎等证属下元虚寒，湿浊不化者。

【附方】

1．萆薢分清饮（《医学心悟》） 川萆薢二钱（6g） 黄柏炒褐色 石菖蒲各五分（各2g）茯苓 白术各一钱（各3g） 莲子心七分（2g） 丹参 车前子各一钱五分（各4.5g） 水煎服。功用：清热利湿，分清化浊。主治：湿热膏淋，小便浑浊，尿有余沥，舌苔黄腻等。

以上二方皆用萆薢、石菖蒲利湿分清化浊，均可治疗湿浊下注，清浊不分，小便浑浊之证。杨氏方中配以益智、乌药，其性偏温，故可温暖下元，宜于下焦虚寒之尿浊；程氏方中伍用黄柏、车前子等，其性偏凉，故可清利湿热，宜于下焦湿热之膏淋。

2．膏淋汤（《医学衷中参西录》） 生山药一两（30g） 生芡实六钱（18g） 生龙骨捣细，六钱（18g） 生牡蛎捣细，六钱（18g） 大生地切片，六钱（18g） 潞党参三钱（9g） 生杭芍三钱（9g） 水煎服。功用：益气补虚，固肾涩精。主治：膏淋病久不已，小便浑浊，便时淋涩作疼，头昏乏力，腰酸膝软，舌淡苔腻，脉细弱无力。

杨氏萆薢分清饮与膏淋汤均有补肾固涩之功，善治肾虚失固，清浊不分之小便浑浊。前方以萆薢、石菖蒲配伍益智仁、乌药，重在温肾利湿，兼以固涩，适宜于肾阳不足，湿浊下注之尿浊；后方以山药、芡实配伍龙骨、牡蛎、党参等，重在补脾固肾，适宜于脾肾两虚，湿浊不甚之膏淋虚证。

【方论选录】

张璐："精通尾膂，溲出膀胱，泾渭攸分，源流各异。详溲便之不禁，乃下焦阳气失职，故用益智之辛温以约制之，得盐之润下，并乌药亦不致于上窜也。独是胃中浊湿下渗，非草薢无以清之，兼菖蒲以通九窍，利小便，略不及于收摄肾精之味，厥有旨哉！"（《张氏医通》卷14）

【医案举例】

吴光禄闭精行房，患白浊，茎中痛如刀割，自服泻火疏利之剂不效，改服补肾之剂又不效。李诊之曰：精久蓄已足为害，况劳心之余，水火不交，坎离频用也，用草薢分清饮加茯神、远志、肉桂、黄连，四剂即效。兼服补中益气一二剂而愈。（《续名医类案》卷20）

按：本案因房室不节，久而伤肾，精蓄不通，酿为湿浊，以致小便浑浊、茎中疼痛。误服泻火之剂益损其阳；单用补肾之方湿浊难去；加之劳心过度，心火上炎，心肾不交，故以草薢分清饮温肾利湿，分清化浊，合入交泰丸（肉桂、黄连）交通心肾，再加茯神、远志宁心安神。四剂药后湿化精通，水火既济，诸症悉减；复诊兼服补中益气汤以调补脾肾，升清降浊而获全功。

【方歌】

草薢分清石菖蒲，草薢乌药益智俱，

或益茯苓盐煎服，通心固肾浊精驱。

完 带 汤

《傅青主女科》

【组成】 白术土炒，一两（30g）　山药炒，一两（30g）　人参二钱（6g）　白芍酒炒，五钱（15g）　车前子酒炒，三钱（9g）　苍术制，三钱（9g）　甘草一钱（3g）　陈皮五分（2g）　黑芥穗五分（2g）　柴胡六分（2g）

【用法】 水煎服。

【功用】 补脾疏肝，化湿止带。

【主治】 脾虚肝郁，湿浊带下。带下色白，清稀如涕，面色㿠白，肢体倦怠，大便溏薄，舌淡苔白，脉缓或濡弱。

【证治机理】 傅青主云："带下俱是湿证……脾气之虚，肝气之郁，湿气之侵，热气之逼，安得不成带下之病哉。"（《傅青主女科》卷上）本方所治带下即由脾虚不运，湿浊不化，肝气不舒，带脉失约而成。脾失健运，湿浊下注，故见带下色白量多，清稀无臭；脾虚化源不足，气血失于荣养，则面色㿠白，肢体倦怠乏力；脾虚湿停，清阳不升，则大便溏薄；舌淡苔白，脉缓濡弱，亦为脾虚湿盛之象。是证傅氏主张当"大补脾胃之气，稍佐以舒肝之品，使风木不闭塞于地中，则地气自升腾于天上，脾气健而湿气消，自无白带之患矣。"（《傅青主女科》卷上）故治宜补脾益气，疏肝解郁，化湿止带。

【方解】 本方为脾虚肝郁，湿浊下注之证而设。方中重用白术、山药益气补脾，白术又善健脾燥湿，山药并能补肾以固带脉，使带脉有约，带下得止，共为君药。人参补中益气，资君药补脾之力；苍术燥湿运脾，助白术祛湿之功；白芍柔肝抑木，使木达而脾土自强，同为臣药。佐以陈皮理气和中，使君药补而不滞，又可令气行而湿化；车前子利湿清热，配苍术、白术使湿浊之邪由小便而去；柴胡、芥穗辛温升散，得白术可升发脾胃清阳，配白芍可疏达肝气之郁，俱为佐药。甘草益气补中，调和药性，为佐使药。诸药相伍，"寓补于散之中，寄消于升之内"（《傅青主女科》卷上），培土抑木，除湿疏郁，升清降浊，使脾气健旺，肝气条达，清阳得升，湿浊得化，则带下自止。

【运用】

1. 本方是治疗脾虚带下的常用方。临床应用以带下清稀色白，舌淡苔白，脉濡缓为辨证要点。

2. 若带下日久不止，宜酌加煅龙骨、煅牡蛎、海螵蛸、芡实等以加强固涩止带之功；若湿从热化，带下色黄者，宜加黄柏、龙胆草以清热燥湿；若湿从寒化，小腹冷痛者，宜加炮姜、盐茴、乌药以温里祛寒；若带下量多，清稀如水，腰膝酸软者，宜加鹿角霜、巴戟天、菟丝子以温肾助阳。

3. 现代常用于慢性阴道炎、慢性宫颈炎之带下，以及慢性结肠炎之泄泻、慢性肾炎蛋白尿等证属脾虚肝郁，湿浊下注者。

【方论选录】

傅山："夫带下俱是湿证，而以'带'名者，因带脉不能约束，而有此病，故以名之，盖带脉通于任督，任督病而带脉始病……况加以脾气之虚，肝气之郁，湿气之侵，热气之逼，安得不成带下之病哉？故妇人有终年累月下流白物，如涕如唾，不能禁止，甚则臭秽者，所谓白带也。夫白带乃湿盛而火衰，肝郁而气弱，则脾土受伤，湿土之气下陷，是以脾精不守，不能化荣血以为经水，反变成白滑之物，由阴门直下，欲自禁而不可得也。治法宜大补脾胃之气，稍佐以舒肝之品，使风木不闭塞于地中，则地气自升腾于天上，脾气健而湿气消，自无白带之患矣。"（《傅青主女科》卷上）

【医案举例】

王某，男，2岁半。泄泻近一月，时作时休，大便稀薄，带有不消化之食物残渣，日行数次至10余次，食欲不振，精神欠佳，面色萎黄，舌质淡白，苔白腻，指纹淡。证属脾胃虚弱，湿浊下注大肠。投完带汤加扁豆，水煎服，每日一剂。服三剂后，大便每日最多4~5次，食纳亦佳，上方中加莱菔子，继服3剂，大便正常。[陕西中医，1990；(1)：28]

按：本案虽非带下，然其病机亦属脾虚不运，湿浊内生，因患儿又兼食滞不化之证，故以完带汤先后加扁豆、莱菔子健脾止泻消食而效。

【方歌】

完带汤中用白术，山药人参白芍辅，

苍术车前黑芥穗，陈皮甘草与柴胡。

第六节 祛风胜湿

　　祛风胜湿剂，适用于风湿之邪侵犯肌表、经络、关节，以致经脉不舒，气血失畅，而见头痛身重，腰膝顽麻痹痛等。常用祛风湿药如羌活、独活、防风、秦艽、桑寄生等为主组成方剂。若气血不畅，或久病不愈，肝肾气血亏虚者又需酌配行气活血、补益肝肾、补气养血等药。代表方如羌活胜湿汤、独活寄生汤等。

羌活胜湿汤

《脾胃论》

【组成】 羌活 独活各一钱（各6g） 藁本 防风 甘草炙，各五分（各3g） 蔓荆子三分（2g） 川芎二分（1.5g）

【用法】 上㕮咀，都作一服，水二盏，煎至一盏，去滓，食后温服。（现代用法：作汤剂，水煎服。）

【功用】 祛风胜湿止痛。

【主治】 风湿犯表，头痛身重，肩背、腰脊疼痛，难以转侧，苔白，脉浮。

【证治机理】 风为阳邪，其性浮越。外感风湿，邪客肌表经络，太阳经气不畅，以致头痛身重，或肩背、腰脊疼痛，难以转侧，苔白脉浮。在表之邪，宜从汗解，故治宜辛温疏散，祛风胜湿，通络止痛。

【方解】 本方为风湿客于肌表经络之证而设。方中羌活善祛上部风湿，独活善祛下部风湿，合而用之，则发散一身上下风湿之邪，通利关节而止痹痛，共为君药。防风散风胜湿而治一身之痛；川芎上行头目，旁通络脉，既可疏散周身风邪，又能活血行气而止头身之痛，共助君药散邪通痹止痛之力，用为臣药。藁本疏散太阳经之风寒湿邪，且善达巅顶而止头痛；蔓荆子亦轻浮上行，主散头面之邪，并可清利头目，俱为佐药。甘草缓诸药辛散之性，并调和诸药，为佐使药。方中虽集大队辛温升散之品，但量轻力缓，意在微发其汗，使在表之风湿随汗而解。正如张璐所言："无藉大开汗孔，急驱风邪之法，使肌腠馁弱无力，湿邪因之内缩，但风去而湿不去也。"（《张氏医通》卷13）

　　本方与九味羌活汤均用羌活、防风、川芎、甘草，皆能祛风胜湿，止头身之痛。但九味羌活汤中配伍苍术、细辛、白芷与生地、黄芩，解表发汗之功较著，兼清里热，适宜于风寒湿邪在表且内有蕴热之证，临床表现以恶寒发热，无汗，口苦微渴为特征；本方配伍独活、藁本、蔓荆子等，善祛一身上下之风湿，而发汗散寒之力逊之，适宜于风湿客于肌表经络之证，临床表现以头项肩背腰脊重痛为主症。

【运用】

　　1．本方是治疗风湿在表之证的常用方。临床应用以头身重痛或腰脊疼痛，苔白脉浮为辨证要点。

　　2．若湿邪较著，肢体酸楚困重甚者，可加苍术、细辛以助祛湿通络；若邪郁化热，关节红肿者，可加黄柏、忍冬藤、秦艽等以清热通络。

3. 现代常用于风湿性关节炎、类风湿性关节炎、骨质增生症、强直性脊柱炎等证属风湿在表者。

【附方】

蠲痹汤（《杨氏家藏方》） 当归去土，酒浸一宿 羌活去芦头 姜黄 白芍药 黄芪蜜炙 防风去芦头，以上六味各一两半（各45g） 甘草炙，半两（15g） 上件㕮咀，每服半两（15g），水二盏，生姜五片，同煎至一盏，去滓温服，不拘时候。功用：益气养血，祛风胜湿。主治：风寒湿邪痹阻经络之证。肩项臂痛，举动艰难，手足麻木等。

羌活胜湿汤与蠲痹汤均有羌活、防风、甘草三药，皆有祛风胜湿之功，可治疗风湿痹阻经络之肩项肢节疼痛。羌活胜湿汤集大队辛散疏风之品，故祛风散邪胜湿止痛力强，适宜于风湿客表，头身重痛，项背腰脊疼痛之实证；蠲痹汤中配伍黄芪、当归、白芍等益气养血之品，故兼具补虚扶正之功，适宜于风湿痹阻日久，气血不足，肢体疼痛麻木之虚实夹杂证。

【方论选录】

张璐："此治头项之湿，故用羌、防、芎、藁一派风药，以祛上盛之邪。然热虽上浮，湿本下著，所以复用独活透达少阴之经。其妙用尤在缓取微似之汗，故剂中加用甘草，以缓诸药辛散之性，则湿著之邪，亦得从之缓去，无藉大开汗孔，急驱风邪之法，使肌腠馁弱无力，湿邪因之内缩，但风去而湿不去也。"（《张氏医通》卷13）

【医案举例】

张三锡治一人，体厚，自觉遍身沉重，难于转侧，两膝时痛肿，不红不硬，六脉濡弱，天阴更甚。作湿郁治，加减羌活胜湿汤，不十剂愈。（《续名医类案》卷4）

按：本案患者遍身沉重，关节肿痛，形体丰腴，脉濡，显系风湿之邪客于肌表，痹阻经络而致，故以羌活胜湿汤加减而效。

【方歌】

羌活胜湿独活芎，甘蔓藁本与防风，
风湿在表头身痛，祛风胜湿可建功。

独活寄生汤

《备急千金要方》

【组成】 独活三两（9g） 寄生 杜仲 牛膝 细辛 秦艽 茯苓 桂心 防风 芎䓖 人参 甘草 当归 芍药 干地黄各二两（各6g）

【用法】 上㕮咀，以水一斗，煮取三升，分三服，温身勿冷也。（现代用法：水煎服。）

【功用】 祛风湿，止痹痛，益肝肾，补气血。

【主治】 痹证日久，肝肾两虚，气血不足证。腰膝疼痛、痿软，肢节屈伸不利，或麻木不仁，畏寒喜温，心悸气短，舌淡苔白，脉细弱。

【证治机理】 "风湿寒三气杂至，合而为痹。……三气袭人经络，入于筋脉、皮肉、肌肤，久而不已，则入五脏。"（《三因极一病证方论》卷3）本方治证即风寒湿痹日久不愈，累及肝肾，耗伤气血而成。风寒湿邪客于肢体关节，气血运行失畅，故见腰膝疼痛，畏寒喜温；肾主骨，肝主筋，邪客筋骨，日久损及肝肾，耗伤气血，筋骨失养，故肢节屈伸不利，或麻木不仁；腰为肾之府，膝为筋之会，肝肾不足，则见腰膝酸软；心悸气短，舌淡苔白，脉细弱等均为气血不足之象。对此正虚邪实之证，治疗当予祛风散寒胜湿，补益肝肾气血之法。

【方解】　本方为痹证日久，肝肾两虚，气血不足之证而设。方中独活辛苦微温，善祛深伏筋骨之风寒湿邪以除久痹，且性善下行以治腰膝腿足之痛，故以为君。细辛长于搜剔阴经之风寒湿邪，又除经络留湿；秦艽祛风湿，舒筋络而利关节；桂心温经散寒，通利血脉；防风祛一身之风而胜湿，四药助君药祛风胜湿，散寒止痛之效，同为臣药。桑寄生、杜仲、牛膝补益肝肾，祛风湿而强壮筋骨，牛膝尚能活血以通利肢节筋脉；地黄、当归、芍药、川芎养血和血；人参、茯苓、甘草益气健脾，使气血充而筋骨经脉得以濡养，俱为佐药。且芍药与甘草相合，尚能缓急以舒筋；当归、川芎、牛膝、桂心配伍，功兼活血以通脉，寓"治风先治血，血行风自灭"之意。甘草兼调诸药，又为使药。本方以祛风胜湿，散寒止痛为主，辅以补肝肾，益气血。标本并治，邪正兼顾，"辛温以散之，甘温以补之，使血气足而风湿除，则肝肾强而痹痛愈矣。"（《医方集解·祛风之剂》）

【运用】

1．本方为治疗痹证日久，肝肾两虚，气血不足之证的代表方。临床应用以腰膝冷痛，肢节屈伸不利，心悸气短，脉细弱为辨证要点。

2．若腰腿肢节疼痛较剧者，可酌加制川乌、制草乌、白花蛇等以助搜风通络，活血止痛；若寒邪偏盛者，酌加附子、干姜以温阳散寒；若湿邪偏盛者，去地黄，酌加防己、薏苡仁、苍术以祛湿消肿。

3．现代常用于慢性风湿性关节炎、类风湿性关节炎、坐骨神经痛、腰肌劳损、骨质增生症、小儿麻痹症等证属风寒湿痹日久，肝肾气血不足者。

【附方】

乌头汤（《金匮要略》）　麻黄　芍药　黄芪各三两（各9g）　甘草炙，三两（9g）　川乌㕮咀，以蜜二升，煎取一升，即出乌头，五枚（9g）　上五味，㕮咀四味，以水三升，煮取一升，去滓，内蜜煎中，更煎之，服七合，不知，尽服之。功用：温经散寒，除湿止痛。主治：寒湿痹阻经脉，关节疼痛，难以屈伸；或脚气疼痛，不可屈伸；或雷头风等。

乌头汤与独活寄生汤均有祛风散寒胜湿之功，可治疗外感风寒湿邪痹阻经脉、筋骨之肢体关节疼痛。乌头汤以乌头配伍麻黄为主，散寒止痛之力强，适用于寒重痛甚之痹证；独活寄生汤以独活配伍细辛、防风为主，辛温而不燥烈，又配大队补益肝肾气血之品，故补虚扶弱，强筋壮骨之效著，适用于痹证日久，肝肾气血虚损之证。

【方论选录】

张秉成："此亦肝肾虚而三气乘袭也，故以熟地、牛膝、杜仲、寄生补肝益肾，壮骨强筋。归、芍、川芎和营养血，所谓治风先治血，血行风自灭也。参、苓、甘草益气扶脾，又所谓祛邪先补正，正旺则邪自除也。然病因肝肾先虚，其邪必乘虚深入，故以独活、细辛之入肾经，能搜伏风，使之外出，桂心能入肝肾血分而祛寒。秦艽、防风为风药卒徒，周行肌表，且又风能胜湿耳。"（《成方便读》卷2）

【医案举例】

潘某，年四十余岁，业建筑。患两脚痿瘫不能行走，遍请中西医诊治，因其形瘦体弱，认为操劳过度，宗筋弛缓，肝肾虚损所致，进服大量滋腻补药，如鹿茸、狗肾、熟地、首乌之类，并注射睾丸激素，未能见效。复患大便秘结，沮丧万分。乃延先君（朱南山）诊治。视其形色尚无败相，闻其声音正气尚好。诊脉弦滑，舌苔厚白。询其始末，得知患者病前曾淋雨受湿，恍然悟知症系风湿浸淫，进补过早，外邪内困，表见虚象，内为实证，乃处独活寄生汤加熟军，药后大便畅通，两脚亦见松动。连服五剂，病情日渐好转，不旬日即能行走如常，其病若失。（《近代中医流派经验选集·朱松庆医案》）

按：本案患者病前淋雨受湿，诊其形色、声音、舌苔、脉象等亦无虚败之象，且服滋补药而病增，故其足痿痛而形瘦体弱乃正虚邪痹使然。前医大剂滋补反致敛邪，痿痛未减，又增便结，转以独活寄生汤祛邪扶正两顾而效。

【方歌】

独活寄生艽防辛，芎归地芍桂苓均，

杜仲牛膝人参草，冷风顽痹屈能伸。

小　结

祛湿剂共选正方21首，附方24首。按其功用分为化湿和胃、清热祛湿、利水渗湿、温化水湿、祛湿化浊、祛风胜湿六类。

1．化湿和胃　平胃散燥湿运脾，行气和胃，为治疗湿滞脾胃之基础方，以脘腹胀满、舌苔厚腻为使用要点。藿香正气散外散风寒，内化湿浊，理脾和胃，升清降浊，主治外感风寒，内伤湿滞之霍乱吐泻。

2．清热祛湿　茵陈蒿汤清泻瘀热，利湿退黄，主治湿热黄疸。八正散集滑石、木通等大队清热利水通淋药于一方，为治湿热淋证之常用方剂。三仁汤与甘露消毒丹皆可用治湿温，三仁汤祛湿之力大于清热，适用于湿温初起，湿重于热之证；甘露消毒丹清热与除湿并重，适用于湿温时疫，湿热并重之证。连朴饮清热化湿，和胃止呕，主治湿热霍乱。当归拈痛汤清利湿热，祛风止痛，主治湿热内蕴，外受风邪或风湿化热之痹证。二妙散清热燥湿，为治疗湿热下注之痿、痹以及下部湿疮的基础方。

3．利水渗湿　五苓散与猪苓汤均为利水渗湿的常用方，泽泻、猪苓、茯苓为二方共有之药，皆治小便不利。然五苓散主治证缘于水湿内盛，膀胱气化不利，配伍桂枝、白术，而成温阳化气利水之剂；猪苓汤所治之证乃因邪气入里化热，水热互结，灼伤阴津，故佐滑石、阿胶，共成利水清热养阴之方。防己黄芪汤益气固表，祛风行水，主治汗出恶风，小便不利，苔白脉浮之风水或风湿证，以及气虚水停之证。五皮散利水消肿，理气健脾，主治一身悉肿，心腹胀满，小便不利之皮水。

4．温化水湿　苓桂术甘汤温阳化饮，是治中阳不足，饮停心下之痰饮病的基础方。甘草干姜茯苓白术汤祛寒除湿，是治身重腰冷之肾著病的代表方。真武汤与实脾散均主治阳虚水肿，具温补脾肾，利水渗湿之功。前者以附子为君，故偏于温肾，兼能敛阴缓急，主治阳虚水肿而见腹痛下利，四肢沉重疼痛者；后方以附子、干姜共为君药，故偏于温脾，兼能行气除满，主治阳虚水肿兼有胸腹胀满者。

5. 祛湿化浊　萆薢分清饮温肾利湿，分清化浊，主治下焦虚寒，湿浊不化，清浊不分之小便浑浊。完带汤补脾疏肝，化湿止带，主治脾虚肝郁，湿浊下注之带下清稀色白。

6. 祛风胜湿　羌活胜湿汤与独活寄生汤均可祛风散寒胜湿，治疗风寒湿痹。前方旨在祛邪，用于风湿在表，身痛肢重之证；后方祛邪中兼以扶正，用于痹证日久，肝肾两虚，气血不足之证。

第十五章

祛 痰 剂

凡以祛痰药为主组成，具有消除痰涎的作用，治疗各种痰证的方剂，统称为祛痰剂。属于"八法"中"消法"的范畴。

痰证之成因，有内、外因素的不同。属内伤而致者，多为脏腑功能失调，尤其是肺、脾、肾功能失调，以致机体津液输布失常，水液凝聚而成。盖脾不健运，湿聚成痰；脾肾阳虚，则水泛为痰；肺失宣降，"通调水道"失司，津结为痰；或肺燥津亏，烁液成痰。所谓"脾为生痰之源"、"肾为成痰之本"，而肺则"为贮痰之器"，说明脾主运化、肾主水的功能失调，与痰证的形成关系尤为密切。正如张景岳所云："五脏之病虽俱能生痰，然无不由乎脾肾。盖脾主湿，湿动则为痰，肾主水，水泛亦为痰，故痰之化，无不在脾，而痰之本，无不在肾。"(《景岳全书》卷31)然外因而致者，主要有六淫、饮食不节等病因的不同。若外邪袭肺，肺失宣降，则聚津为痰；酒食过度，致积湿生痰；火热邪盛，可灼津成痰。至于痰之与饮，异名同类，均为津液凝聚而成，形质不同而已，大抵稠而浊者为痰，清而稀者为饮，亦即张景岳"饮清澈而痰稠浊"(《景岳全书》卷31)之谓也。

痰为病理产物，可留滞于脏腑、经络、肢体而致诸证由生。如咳嗽、喘证、头痛、眩晕、胸痹、呕吐、中风、痰厥、癫狂、惊痫、痰核、瘰疬等病证皆可由痰而致。

痰证种类较多，依其性质而言，可分为寒痰、热痰、湿痰、燥痰、风痰等。故本章方剂分为燥湿化痰、清热化痰、润燥化痰、温化寒痰、化痰熄风等五类方剂。

痰证之治，古人强调"善治者，治其生痰之源"(《景岳全书》卷31)。故治痰必须结合调肺、理脾、温阳化气等"治本"之法，以杜生痰之源。此即张介宾所谓"善治痰者，惟能使之不生，方是补天之手。"(《景岳全书》卷31)再之，痰随气而升降，气壅则痰聚，气顺则痰消，故祛痰剂每多配伍理气之品。诚如严用和所谓："善治痰者，不治痰而治气，气顺则一身之津液亦随气而顺矣。"(《济生方》卷4)另外，对于痰流经络、肌腠而为瘰疬、痰核者，治当结合疏通经络，软坚散结之法；若属痰迷心窍，或痰浊壅盛，引动肝风而致惊厥、癫痫、中风者，又须结合通窍、治风之法以调之，方可奏效。

应用祛痰剂时，首先应辨别痰证的性质，分清寒热燥湿的不同而选用相应的方剂；对痰嗽咯血者，则不宜应用辛温燥烈之剂，防其加重出血之虞；表邪未解或痰多者，慎用滋润之品，以防壅滞留邪，病久不愈。

第一节 燥 湿 化 痰

燥湿化痰剂，适用于湿痰证。湿痰之生，责之于脾，每多因脾阳不振，脾不健运，水湿运化失常，停留凝聚而成。湿痰证以咳嗽、痰多色白而易咯出、胸膈痞闷、舌苔白腻、脉滑等证候为特征。本类方剂多以燥湿化痰药如半夏、南星等为主，配伍理气药如陈皮、枳实等，或配伍渗湿健脾药如茯苓、白术等为主组方。代表方剂如二陈汤、温胆汤等。

二 陈 汤

《太平惠民和剂局方》

【组成】 半夏汤洗七次　橘红各五两（各 15g）　白茯苓三两（9g）　甘草炙，一两半（4.5g）

【用法】 上药㕮咀，每服四钱（12g），用水一盏，生姜七片，乌梅一个，同煎六分，去滓，热服，不拘时候。（现代用法：加生姜 7 片，乌梅 1 枚；水煎服。）

【功用】 燥湿化痰，理气和中。

【主治】 湿痰证。咳嗽痰多，色白易咯，胸膈痞闷，不欲饮食，恶心呕吐，或头眩心悸，肢体困倦，舌苔白滑，脉滑。

【证治机理】 本方所治湿痰证，系以脾肺功能失调为主要病机。湿痰之生，责之于脾，脾失健运，湿聚成痰，即所谓"脾为生痰之源"也；而湿痰郁积，又可阻滞气机，以致胸脘痞满等诸症由生；且"肺为贮痰之器"，湿痰上犯于肺，肺失宣降，则见咳嗽，痰多色白而易咯出；痰阻气机，胃失和降，则胸膈痞闷、恶心呕吐；湿痰凝聚，阻碍清阳，则头眩、心悸；脾为湿困，运化失司，则肢体困倦，不欲饮食；舌苔白滑，脉滑亦为湿痰之象。脾气不运而生湿，治当理气调中；水湿凝聚而生痰，又宜燥湿祛痰，使中焦健运，则湿痰无由以生。正如张秉成所谓："湿痰者，由于湿困脾阳，水饮积而成痰，其嗽则痰多而易出，治之又当燥湿崇土，如此方者是也。"（《成方便读》卷 3）

【方解】 方中君以半夏辛温而性燥，尤善燥湿化痰，为治湿痰之要药，又能降逆和胃止呕，兼以辛散而消痞满。故《本草从新》卷 2 谓之为："治湿痰之主药。"盖湿痰之生，每因于气机失调，湿痰既成，又可阻滞气机，遂臣以辛苦温燥之橘红，理气行滞，体现了治痰先治气，气顺则痰消之意，又兼燥湿化痰。其与君药相配，功善燥湿化痰，理气和中，用治湿痰阻滞之证。脾为生痰之源，茯苓甘淡渗湿健脾，用之可使湿无所聚，则痰无由生，以治其生痰之源。《时方歌括》卷下中陈修园称二陈汤中茯苓"只此一味是治痰正药"，强调"痰之本，水也。茯苓制水以治其本；痰之动，湿也，茯苓渗湿以镇其动"；而且半夏与茯苓配伍，燥湿化痰与渗利水湿相合，而达湿化痰消之功，亦体现了朱丹溪所谓"燥湿渗湿则不生痰"之理。生姜之用，既能助半夏、橘红以降逆化痰；又制半夏之毒；复以少许乌梅收敛肺气，与半夏相伍，散中有收，相反相成，使祛痰而不伤正，均为佐药。炙甘草和中调药，为使药。诸药合而用之，共奏燥湿化痰，理气和中之功。

本方中半夏、橘红二药，"陈久"者良。即《医方集解》所云："陈皮、半夏贵其陈久，则无燥散之患，故名二陈"。

【运用】

1. 本方为燥湿化痰基础方，被誉为"痰饮之通剂。"（《时方歌括》卷下）临床应用以咳嗽，痰多色白易咯，胸闷，苔白腻，脉滑为辨证要点。但本方用药性偏辛燥，若阴虚燥咳，痰中带血者，不宜应用。

2．本方广泛应用于各种痰证。如寒痰而见咳吐痰稀、胸膈满闷者，加干姜、细辛以温肺化痰；热痰而见痰黄而稠，舌苔黄腻者，加瓜蒌、黄芩、贝母以清热化痰；风痰而见眩晕头痛，舌苔白腻者，加制南星、白附子、僵蚕以祛风化痰；食痰而见脘胀纳呆，嗳腐吞酸者，加莱菔子、枳实、神曲以消食化痰；顽痰不化、咯痰艰难者，加海浮石、青礞石以攻逐陈伏之痰。

3．现代常用于慢性支气管炎、肺气肿、慢性胃炎、耳源性眩晕、妊娠呕吐、癫痫等证属湿痰内蕴或痰阻气滞者。

【附方】

1．导痰汤(《济生方》)　半夏汤洗七次，四两 (12g)　天南星炮，去皮　枳实去瓤，麸炒　赤茯苓去皮　橘红各一两 (各3g)　甘草炙，半两 (1.5g)　生姜十片　水煎服。功用：燥湿祛痰，行气开郁。主治：痰厥证。头目眩晕，或痰饮壅盛，胸膈痞塞，胁肋胀满，喘急痰嗽，头痛呕逆，涕唾稠黏，坐卧不安，舌苔厚腻，脉滑者。

2．涤痰汤(《奇效良方》)　半夏汤洗七次　南星姜制，各二钱半 (各7.5g)　橘红一钱半 (4.5g)　枳实麸炒　茯苓去皮，各二钱 (各6g)　人参　石菖蒲各一钱 (各3g)　竹茹七分 (2g)　甘草半钱 (1.5g)　生姜五片　水煎服。功用：涤痰开窍。主治：中风痰迷心窍，舌强不能言。

3．金水六君煎(《景岳全书》)　当归　半夏　茯苓各二钱 (各6g)　熟地三至五钱 (9～15g)　陈皮一钱半 (4.5g)　炙甘草一钱 (3g)　生姜三五七片　水煎服。功用：滋补肺肾，祛湿化痰。主治：肺肾不足，或年迈阴血不足，湿痰内阻，咳嗽喘逆，呕恶多痰，舌苔花剥者。

4．清中汤(《证治准绳》)　黄连　山栀炒，各二钱 (各6g)　陈皮　茯苓各一钱半 (各4.5g)　半夏姜汤泡七次，一钱 (3g)　草豆蔻仁槌碎　甘草炙，各七分 (各2g)　姜三片　水煎服。功用：清火化痰，理气和中。主治：痰火郁滞，胸脘疼痛，呕吐恶逆，口苦，舌苔黄腻者。

以上四首附方皆由二陈汤化裁而成，均有燥湿化痰的功用。导痰汤是二陈汤去乌梅，加南星、枳实，燥湿行气化痰作用均较二陈汤为著，适用于痰湿尤甚，痰阻气滞及顽痰胶固的痰厥眩晕、咳喘痞胀等证；涤痰汤在导痰汤中又加菖蒲、竹茹、人参，较之导痰汤多涤痰开窍，益气扶正之功，是治痰湿壅盛，内迷心窍所致中风，舌强不能言等证的常用方剂；金水六君煎是二陈汤去乌梅再加熟地、当归而成，熟地、当归滋阴养血，补肺肾之不足，故本方适用于年迈阴虚，或血气不足所致之咳嗽痰多之证；清中汤是二陈汤去乌梅再加山栀、黄连、草豆蔻组成，山栀、黄连苦寒清热泻火，草豆蔻燥湿行气和中，故本方功兼清火和中，适用于痰火郁滞之胸脘疼痛，呕吐恶逆者。

【方论选录】

吴昆："湿痰者，痰之原生于湿也。水饮入胃，无非湿化，脾弱不能克制，停于膈间，中、下二焦之气熏蒸稠黏，稀则曰饮，稠则曰痰，痰生于湿，故曰湿痰也。是方也，半夏辛热能燥湿，茯苓甘淡能渗湿，湿去则痰无由以生，所谓治病必求其本也；陈皮辛温能利气，甘草甘平能益脾，益脾则土足以制湿，利气则痰无能留滞，益脾治其本，利气治其标也。又曰：有痰而渴，半夏非宜，宜去半夏之燥，而易贝母、瓜蒌之润。余曰：尤有诀焉，渴而喜饮水者，宜易之；渴而不能饮水者，虽渴犹宜半夏也。此湿为本，热为标，故见口渴，所谓

湿极而兼胜己之化，实非真象也，惟明者知之。"(《医方考》卷2)

【医案举例】

陈五山，胃脘疼，医作劳倦治，不效。又医作寒气治，而用刚燥，痛转极。又医以巴豆丸下之，大泻皆水，亦无积滞之物，痛虽稍减，然面有虚浮，胸痞足肿。又张医以人参、白术各二钱，大补脾胃，则痰嗽气逆，上膈热甚，喉咙干燥，右胁不能贴席，大便一日二三行。因向被巴豆丸泻起，迨今七日，犹泻不止，饮食大减。延予为治，诊两寸濡弱，两关滑，两尺洪大。予曰：据症，原起于郁火，乱投汤剂，大推大搬，以致加重。若平平治之，自当寻愈。二陈汤加姜连、枳实、姜黄、桔梗、萝卜子、前胡，一贴而热嗽除，右胁亦可贴席。再剂而饮食进，大便实。其晚又为怒气所加，痰嗽胁痛如旧，且多烦躁。改用橘红、贝母、瓜蒌、茯苓、山栀子、前胡、青皮、甘草、桑白皮、萝卜子，水煎，饮之而平。(《明清十八家名医医案》)

按：本案患者胃脘疼，本当仔细辨证，审证求因，恰施方药，有望速愈。但四经误治，妄用刚燥、大泻、温补等法，致使病情复杂。孙师据脉深析其症，此源于郁火，气机失畅，胸脘不舒，不通则痛。治当化痰理气和中。故用二陈汤加味，使郁解痰化，气畅郁伸，则病向愈。然又因怒气所加，病有反复，且多烦躁，说明痰火复燃，故去辛燥之半夏，加贝母、瓜蒌、桑白皮、栀子等清热化痰。法中病机，药到病除。

【方歌】

二陈汤用半夏陈，益以茯苓甘草成，

理气和中兼燥湿，一切痰饮此方珍。

茯苓丸（治痰茯苓丸）

《是斋百一选方》，录自《全生指迷方》

【组成】 茯苓一两（6g） 枳壳麸炒，去瓤，半两（3g） 半夏二两（12g） 风化朴硝一分（1g）

【用法】 上四味为细末，生姜自然汁煮糊为圆，如梧桐子大，每服三十圆，生姜汤下。（现代用法：姜汁糊丸，每服6g，姜汤或温开水送服；亦可作汤剂，加入生姜3～5片，水煎服；其中风化朴硝宜冲服。）

【功用】 燥湿行气，软坚消痰。

【主治】 痰停中脘，流于经络证。两臂疼痛，手不得上举，或左右时复转移，或两手麻木，或四肢浮肿，舌苔白腻，脉弦滑等。

【证治机理】 本方原治臂痛，属于痰停中脘，"滞于肠胃，流于经络。"(《徐大椿医书全集·杂病证治》卷2)盖四肢皆禀气于脾，脾湿生痰，痰饮流于四肢，故见两臂或四肢疼痛，甚则浮肿。如《是斋百一选方》云："伏痰在内，中脘停滞，脾气不流行，上与气搏，四肢属脾，滞而气不下，故上行攻臂。"舌苔白腻，脉弦滑，乃湿痰内阻之象。此痰停中脘，流于四肢之证，切不可以风湿论治，法当燥湿行气化痰。

【方解】 方中半夏为君，燥湿化痰。臣以茯苓健脾渗湿，以治生痰之源。二者相配，既消已成之痰，又杜生痰之源。枳壳理气宽中，使气顺则痰消。然痰伏中脘，流注肢节，非一般化痰药所能及，故加味咸而苦之风化硝，取其软坚润下，荡涤中脘之伏痰。用姜汁糊丸，生姜汁既可制半夏之毒，又助半夏化痰散结，共为佐药。诸药合用，燥湿涤痰之力较强，确有推陈涤垢之效。对于痰停中脘，流于四肢的臂痛证，之所以不治四肢，但去中脘之结癖停痰，盖脾运复健，自然流于四肢之痰亦潜消默运，实属"治病求本"之意。

【运用】

1．本方善治痰停中脘，流于经络之臂痛证。临床应用以两臂酸痛，舌苔白腻，脉弦滑为辨证要点。

2．临证若痰湿内阻而见咳嗽痰多，胸膈满闷，舌苔白腻，脉弦滑者，也可应用本方加减治疗。若两臂酸痛或肢体麻木较甚者，可加入桂枝、姜黄、鸡血藤等活血通络之品；手臂抽掣者，可酌加全蝎、僵蚕等以熄风止痉；若咳嗽稠黏，可酌加海浮石、瓜蒌等以润燥化痰。

3．现代常用于慢性支气管炎、上肢血管性水肿等证属顽痰停伏者。

【方论选录】

徐大椿："伏痰留饮，滞于肠胃，流于经络，故瘫痪不举，四肢麻痹焉。茯苓渗湿以消留饮，半夏燥湿以利伏痰；风化硝涤经府之热结，俾痰从肠胃而下；江枳壳破络中滞气，使痰由气化而消。盖气化痰消，则脾得为胃行津液于四旁也。为丸为汤俱用竹沥、姜汁，总使得力于化痰饮，行经络以滋荣也。夫痰饮既消，则经气条畅而络气融和，瘫痪无不举，肢麻无不瘳矣。此行经化痰之剂，为搜涤痰饮之峤方。"（《徐大椿医书全集·杂病证治》卷2）

【医案举例】

傅沐初，年壮体强，性豪善饮，患肩臂疼痛，每晚酸麻尤甚，手不能举，自虑风废。吴城诸医，疏风补血，历尝不瘳。余视其声音壮厉，又大便颇坚，知为酒湿内蕴，痰饮流入经隧。原人身卫气昼行于阳，阳主动，动则流，故昼轻，夜行于阴，阴主静，静则宁，故夜重。按此证实痰阻滞经隧，法当攻刮搜逐。先与控涎丹，继进茯苓丸，旬日，微泄数次而安。（《明清十八家名医医案》）

按：本肩臂疼痛案用疏风补血法治之，历尝不瘳。谢老先生辨证求因，诊为实痰阻滞经隧证。法当以攻刮搜逐治之。先与峻剂控涎丹攻逐流入经隧之痰，继进茯苓丸燥湿行气、软坚消痰以善其后。

【方歌】

指迷茯苓丸半夏，风硝枳壳姜汤下，

中脘停痰肩臂痛，气行痰消痛自罢。

温 胆 汤

《三因极一病证方论》

【组成】 半夏汤洗七次 竹茹 枳实麸炒，去瓤，各二两（各6g） 陈皮三两（9g） 甘草炙，一两（3g） 茯苓一两半（4.5g）

【用法】 上锉散，每服四大钱（8g），水一盏半，姜五片，枣一枚，煎七分，去滓，食前服。（现代用法：加生姜5片、大枣1个，水煎服。）

【功用】 理气化痰，清胆和胃。

【主治】 胆胃不和，痰热内扰证。胆怯易惊，虚烦不眠，口苦吐涎，或呕吐呃逆，或惊悸不宁，或癫痫，舌苔腻，脉弦滑或略数。

【证治机理】 本方所治之证，是因胆胃不和，痰热内扰所致。胆为奇恒之腑，藏清净之汁，内寄相火，胆属木，失其常则木郁不达，疏泄不利，胃气因而不和，进而化热生痰；痰气互阻，气郁化热，痰热上扰心神，则见虚烦不眠，惊悸不宁；胆热犯胃，胃失和降，浊阴上逆，则见呕吐呃逆，口苦吐涎；痰浊蒙蔽清窍，则可发为癫痫；舌苔腻，脉象弦滑，均为痰郁之象。证属痰热内扰，胆胃不和，故治宜化痰理气，清胆和胃，以除烦止呕。

【方解】 方中半夏功善祛痰化浊，降逆和胃，为君药。然证属胆热犯胃，痰热内扰，故配以味甘淡而性微寒之竹茹，归胆胃经，其凉能去热，苦能降下，专清热痰，为宁神开郁之佳品。主治"胃热噎膈，胃虚干呕，热呃咳逆，痰热恶心……惊悸怔忡，心烦躁乱，睡卧不宁，此皆胆胃热痰之症，悉能奏效。"(《药品化义》)与半夏相配，既化其痰浊，又清其胆热，令胆气清肃，胃气顺降，则胆胃得和，烦呕自止，为臣药。治痰须治气，气顺则痰消，故佐以枳实破气消痰，散结除痞；陈皮理气燥湿而化痰，既助半夏以祛痰，又增枳实调气之功。两药相合，行气降逆而化痰和胃。痰之成，本在脾，茯苓健脾渗湿，以治生痰之源；生姜、大枣和中培土，使水湿无以留聚，亦为佐药。炙甘草益气和中，调和诸药，为使药。全方诸药合用，共奏清胆和胃，理气化痰，除烦止呕之效。用之化痰而不过燥，清热而不过寒，化痰与理气并用，清胆与和胃兼顾，使痰热得清，胆胃得和，诸症可解。《时方歌括》卷下云："二陈汤为安胃祛痰之剂，加竹茹以清膈上之虚热，枳实以除三焦之痰壅，热除痰清而胆自宁和。"

温胆汤最早见于《外台秘要》引《集验方》，方中生姜四两，半夏洗，二两，橘皮三两，竹茹二两，枳实炙，二枚，甘草炙，一两，主治"大病后，虚烦不得眠，此胆寒故也。"是方药性以温为主，后世多以此方化裁，亦用治"虚烦"诸症。其中，尤以《三因极一病证方论》之温胆汤为后世所喜用，其减生姜四两为五片，另入茯苓一两半，大枣一枚，遂使方之温性有减，而凉性得增，然仍沿用"温胆"之名。

本方与酸枣仁汤均可治虚烦不眠等证。但酸枣仁汤证为心肝血虚，兼阴虚内热所致，其组方重在养血安神，清热除烦，使心肝得养，虚热得清则虚烦得止。本方证为胆胃不和，痰热内扰所致，用药重在理气化痰，清胆和胃，使痰热得清，胆胃得和则虚烦自除。

【运用】

1. 本方常用治胆胃不和，痰热内扰而热象较轻之虚烦不眠、惊悸、呕逆以及眩晕、癫痫等证。临床应用以胆怯易惊，虚烦不眠，口苦，苔腻，脉弦滑为辨证要点。凡心虚失眠、血虚心悸、阴虚眩晕、胃寒呕吐等，不宜应用本方。

2. 痰热甚而见舌苔黄腻，脉滑而数者，加黄连以清热泻火；若肝阳偏亢而见眩晕者，加白芍、代赭石、石决明、钩藤以平肝潜阳；若痰热内扰而见心悸失眠者，加酸枣仁、龙齿以养心镇惊安神；若用治痰热内扰之癫痫者，加胆南星、郁金、石菖蒲以涤痰通窍。

3. 现代常用于慢性胃炎、溃疡病、迁延性或慢性肝炎、神经官能症、早期精神分裂症、耳源性眩晕、慢性支气管炎等证属痰热内郁者。

【附方】

1. 黄连温胆汤《《六因条辨》） 半夏汤洗七次 竹茹 枳实麸炒，去瓤，各二两（各6g） 陈皮三两（9g） 甘草炙，一两（3g） 茯苓一两半（4.5g） 黄连三两（9g） 水煎服。功用：清热除烦，燥湿化痰。主治：痰热内扰所致失眠，眩晕虚烦，欲呕，口苦，舌苔黄腻。

2. 十味温胆汤《《世医得效方》） 半夏汤洗七次 枳实去瓤切，麸炒 陈皮去白，各三两（各9g） 白茯苓去皮，两半（4.5g） 酸枣仁微炒 大远志去心，甘草水煮，姜汁炒 北五味子 熟地黄切，酒炒 条参各一两（各3g） 粉草五钱（1.5g） 生姜五片 大枣一枚 水煎服。功用：化痰宁心，益气养血。主治：痰浊内扰，心胆虚怯证。触事易惊，心悸不宁，不眠多梦，心胸烦闷，坐卧不安，短气乏力，或癫狂，舌淡苔腻，脉弦而虚。

黄连温胆汤中以二陈汤燥湿化痰、理气和中，加入黄连、枳实、竹茹清热除烦，合而用之，具有清热化痰、和胃除烦之功，其泻火清热之力较温胆汤为优，用治痰热内扰之证而热邪较甚者。而十味温胆汤的组成乃由温胆汤减去竹茹，加入益气养血，补心安神的人参、熟地、五味子、酸枣仁、远志而成，在化痰宁心之中兼能益气养血而补心，适用于痰浊内扰，气血不足之心胆虚怯，神志不宁者。

【方论选录】

1. 罗东逸："胆为中正之官，清净之腑，喜宁谧，恶烦扰，喜柔和，不喜壅郁，盖东方木德，少阳温和之气也。若大病后，或久病，或寒热甫退，胸膈之余热未尽，必致伤少阳之和气，以故虚烦；惊悸者，中正之官，以熵蒸而不宁也；热呕吐苦者，清净之腑，以郁炙而不谧也；痰气上逆者，土家湿热反乘，而木不得升也。如是者，首当清热，及解利三焦。方中以竹茹清胃脘之阳；而臣以甘草、生姜，谓胃以安其正；佐以二陈，下以枳实，除三焦之痰壅；以茯苓平渗，致中焦之清气。且以驱邪，且以养正，三焦平而少阳平，三焦正而少阳正，胆家有不清宁而和者乎？和即温也，温之者实凉之也。若胆家真畏寒而怯，属命门之火衰，当与乙癸同源而治矣。"（《古今名医方论》卷2引）

2. 吴昆："胆热呕痰，气逆吐苦，梦中惊悸者，此方主之。胆，甲木也，为阳中之少阳，其性以温为常候，故曰温胆。竹茹之清，所以去热；半夏之辛，所以散逆，枳实所以破实，陈皮所以消滞，生姜所以平呕，甘草所以缓逆。伤寒解后，多有此证，是方恒用之。"（《医方考》卷2）

3. 张秉成："治胆虚痰扰，惊悸不眠等证。夫人之六腑，皆泻而不藏，惟胆为清净之腑，无出无入，寄附于肝，又与肝相为表里。肝藏魂，夜卧则魂归于肝，胆有邪，岂有不波及于肝哉！且胆为甲木，其象应春，今胆虚即不能遂其生长发陈之令，于是土得木而达者，因木郁而不达矣。土不达则痰涎易生，痰为百病之母，所虚之处，即受邪之处，故有惊悸之状。此方纯以二陈、竹茹、枳实、生姜，和胃豁痰，破气开郁之品，内中并无温胆之药，而以温胆名方者，亦以胆为甲木，常欲其得春气温和之意耳。"（《成方便读》卷3）

【医案举例】

傅光廷令堂，年逾七旬，时微发热，躁扰呻吟，大扇扇之，或可稍安，口渴饮汤，辄呕稠痰。医以发汗药治之，遂时热时汗，饮食药物，入口即吐，大便阻格。又以攻下药治之，反得一解，仍然秘塞，面浮腹胀，胸紧气促，心烦口苦，日夜不寐，身软难支。有议下者，

有议补者，其家惶惑无主，求正于余。诊其脉，流利平和，余曰：用补者，因其年老已经汗
下也；用攻者，因其腹胀便秘也，究属见病治病，不察其因，不辨其证。其因者，内因、外
因、不内外因是也；其症者，六淫、七情之属是也。夫其初起之际，时微发热，已非外感热
甚可知，身可受扇，其骨蒸内热又可预拟，兼之先病呕吐，后加汗下之劫剂，宜乎困倦神
昏，口淡无味，而心烦口苦日夜不寐者，知其肝胆相火上升也。又病缠日久，表里俱伤，脉
宜细数短涩，今流利平和，其先天之厚可知。由是推之，其所以脉流利者，痰也；心烦口苦
者，火也；胸紧呕吐者，痰也；腹胀便闭者，气也；发热受扇者，内热也；口渴饮汤者，痰
逢冷则愈凝，遇汤则暂开也。合观诸证，显系内因七情之病，必因素有思虑郁结之情。盖思
虑则火起于内，郁结则痰聚于中，而五志厥阴之火，早已与痰饮结为一家。夫火动则阳亢，
痰聚则阴涸，乃病势所自然。今阳气结于上，所以呕吐不食，阴液衰于下，所以腹胀便秘。
若误补，则阳愈亢；误攻，则阴愈涸，此定理也。然则治之当何如。余思病既由于七情郁
结，痰火内生，下秘上吐，九窍已属不和。经曰：九窍不和，都属胃病。但胃属阳土，较治
阴土不同，盖太阴脾土，喜刚喜燥，阳明胃土，宜柔宜和，故阳明无壅补之条，太阴有忌下
之禁，此阴土阳土最紧疆界，世医不察者多。斯疾阴枯阳结，呕吐、便秘、发热、不寐，凡
此皆阳明不和之本症，法当清胃和中。但久病阳气亦备，是清胃又忌苦寒滞腻，老年阴精已
竭，故和中尤非香散可施。惟有温胆汤可用，内加乌梅一味，取其和阴敛痰。一剂呕吐略
止，稍能纳粥，大便亦通，腹胀顿减。再剂食已渐进，夜寐亦安。后以生津济阴药洋参、麦
冬、石斛、葳蕤之属频进而痊。(《明清十八家名医医案》)

按：本案记载了诊治此证的经过，并详加分析论证。开始诸医均属见病治病，不察其
因，不辨其证。谢老先生诊其脉"流利平和"，便知前医误治。其叙述症状与病因病机，历
历如绘，丝丝入扣，明彻详尽。得出结论曰：九窍不和，都属胃病。立清胃和中法治之，选
用温胆汤加味，一剂即见效，后经调理而痊。立法处方，妥切不浮。研读此案，受益颇深。

【方歌】
温胆汤中苓半草，枳竹陈皮加姜枣，
虚烦不眠证多端，均属胆虚痰热扰，
十味温胆即去竹，远志参味枣地饶。

第二节 清 热 化 痰

清热化痰剂，适用于热痰证。热痰之生，多因邪热内蕴，灼津成痰，或郁久化火，成为
痰火之证。临证每以咳嗽，痰黄黏稠，咯吐不利，口苦，舌红苔黄腻，脉滑数等证候为特
征。本类方剂每以瓜蒌、胆南星等为主，配伍理气药如枳实、陈皮等为主组方。代表方如清
气化痰丸、小陷胸汤、滚痰丸等。

清气化痰丸

《医方考》

【组成】 陈皮去白 杏仁去皮尖 枳实麸炒 黄芩酒炒 瓜蒌仁去油 茯苓各一两 (各6g)
胆南星 制半夏各一两半 (各9g)

【用法】 姜汁为丸。每服二至三钱，温开水下。（现代用法：姜汁为丸，每服6~9g，
温开水送下；亦可加生姜5片，水煎服。）

【功效】 清热化痰，理气止咳。

【主治】 热痰咳嗽证。咳嗽痰黄，黏稠难咯，胸膈痞闷，甚则气急呕恶，舌质红，苔黄
腻，脉滑数。

【证治机理】 本方所治之痰咳证，是因痰热壅结于肺而致。热淫于内，灼津成痰，痰热
互结，肺失清宁，故咳嗽痰黄，黏稠难咯；痰热内结，气机阻滞，则胸膈痞闷，甚则气逆于
上，故气急呕恶；舌质红，苔黄腻，脉滑数，亦为痰热之象。痰热之治，汪昂有云："气有余
则为火，液有余则为痰，故治痰者必降其火，治火者必顺其气也。"（《医方集解·除痰之剂》）
故治以清热化痰，理气止咳之法。

【方解】 本方的组成即由二陈汤去甘草，加胆南星、瓜蒌仁、杏仁、黄芩、枳实而成。
方中胆南星味苦性凉，主入肺经，功善豁痰清热，以祛壅闭于肺之痰热，为君药。瓜蒌仁甘
寒质润而性滑，"体润能去燥，性滑能利窍"（《本草化义》），故长于清热滑痰，正如《本草
正》所谓："瓜蒌仁，性降而润，能降实热痰涎，开郁结气闭，解消渴，定胀喘，润肺止嗽"；
黄芩苦寒，功善清泻肺火；二者合用，助君药以增强清肺热，化痰结之力；半夏虽为辛温之
品，但与黄芩等苦寒之剂相伍，则避其性温助热之弊，而独取化痰散结，降逆止呕之功，共
为臣药。治痰须理气，故以枳实行气消痰，散结通痞；陈皮理气行滞，燥湿化痰，使气顺则
痰消。脾为生痰之源，肺为贮痰之器，故又用茯苓健脾渗湿，以治生痰之源；杏仁降利肺
气，止咳平喘，均为佐药。以生姜汁为丸，既可制半夏之毒，又增强祛痰降逆之力。诸药相
合，共奏清热化痰，理气止咳之效，使热清火降，气顺痰消，则咳喘可除。

【运用】

1. 本方为治痰热咳嗽证的主方，《医方考》卷2称"此痰火通用之方也"。临床应用以咳
嗽痰黄，黏稠难咯，胸闷，舌质红，苔黄腻，脉滑数为辨证要点。本方性寒清热，凡寒痰、
燥痰不宜应用。

2. 若肺热壅盛而见发热，烦渴者，加鱼腥草、蚤休、石膏以清泻肺热；痰热互结甚而
痰稠难咯者，加花粉、海浮石以清化痰热；兼肺热腑实而大便秘结者，加大黄以泻热通便。

3. 现代常用于急性支气管炎、肺炎、肺脓肿、肺气肿合并感染等证属痰热内结者。

【附方】

1. **清金降火汤**(《古今医鉴》) 陈皮一钱五分 (8g) 半夏泡 茯苓 桔梗 枳壳麸炒 贝
母去心 前胡各一钱 (各5g) 杏仁去皮尖，一钱半 (5g) 黄芩炒 石膏 瓜蒌仁各一钱 (各5g)
甘草炙，三分 (2g) 上锉一剂，加生姜三片，水煎，食远，临卧服。功用：清金降火，化痰
止嗽。主治：热痰咳嗽。

2. 清金化痰汤（《杂病广要》引《统旨》） 黄芩 山栀各一钱半（各8g） 桔梗二钱（10g）麦门冬去心 桑皮 贝母 知母 瓜蒌仁炒 橘红 茯苓各一钱（各5g） 甘草四分（3g） 用水二盅，煎八分，食后服。功效：清金化痰。主治：咳嗽。因火者，咽喉干痛，面赤，鼻出热气，其痰嗽而难出，色黄且浓，或带血丝，或出腥臭。

清气化痰丸、清金降火汤与清金化痰汤三方均以清肺化痰立法，用治痰热之证。但清气化痰丸以胆南星、瓜蒌仁、半夏等祛痰药配伍黄芩清泄肺热，且以胆南星为君，清热化痰之功独胜，多用于痰热互结之咳痰黄稠难咯者；清金降火汤则在半夏、桔梗、贝母、前胡、瓜蒌等祛痰药中伍用黄芩、石膏，清肺止咳之力较强，故宜于痰热咳嗽者；清金化痰汤则于黄芩、栀子、知母等清泄肺热之中配伍瓜蒌仁、贝母、麦冬、桑白皮、桔梗等清润化痰之品，清肺降火中并能润燥化痰，故宜于痰火蕴肺，燥火炎上而见咳痰黄稠难咯，并伴咽痛，面赤，咳痰带血者。

【方论选录】

张秉成："治热痰，汪讱庵曰：热痰者，痰因火而成也。痰即有形之火，火即无形之痰，痰随火而升降，火引痰而横行，变生诸证，不可纪极。火借气于五脏，痰借液于五味，气有余则为火，液有余则为痰，故治痰者必降其火，治火者必顺其气，此方所由设也。方中半夏、胆星，为治痰之君药。痰由于火，故以黄芩之苦寒降之，瓜蒌之甘寒润之。火因于气，即以陈皮顺之，枳实破之。然脾为生痰之源，肺为贮痰之器，故以杏仁之苦温疏肺而降气，茯苓之甘淡渗湿而宜脾，肺脾肃清，则痰不存留矣。以姜汁糊丸者，用为开痰之先导耳。"（《成方便读》卷3）

【医案举例】

褚右 体丰多湿，湿盛生痰，痰在胸脘，甚则呕吐。吾人肝胆表里相应，肝上升则化心营，胆下降则化相火。胃居于中，为升降之通道。胆宜降，胃亦宜降。今胃中为痰气所阻，胃气不能通降，则胆木之气不能独向下行，于是但有肝之升，而无胆之降，遂成一有升无降之局，所以一身如坐舟中，有似虚空提起。目常带赤，即是胆中之气火，挟命阳浮逆于上也。脉象弦滑，为中风之根。所进一派黏腻阴柔之药，是抱薪而救火也。吾见愈者亦罕矣。

制半夏 煨天麻 橘红 枳实 制南星 云茯苓 白蒺藜 炒竹茹 白金丸 磁朱丸

又脉稍柔缓，躯体之升浮荡漾，亦减于前。水不涵木，故令阳气上升；殊不知胃胆不降，亦能使之上逆。药既应手，无庸更章。

制半夏 广陈皮 枳壳 制南星 杏仁泥 瓜蒌皮 泽泻 竹茹 钩藤 磁朱丸（《明清十八家名医医案》）

按：张师从脉证审因，详析病机，此案为素体多湿，湿痰壅盛，塞滞胸脘，气不通降，郁而化火之证。倘不识其证而误治，必致不良后果。故设清热化痰、理气开郁、畅膈降逆法治之，用清气化痰丸为主方加减，加天麻、竹茹、白蒺藜、白金丸、磁朱丸等既能加强清热化痰之用，又可防止恐发中风之变。再诊脉稍柔缓，继用清气化痰丸去黄芩、茯苓，加泽泻、竹茹、钩藤、磁朱丸以清热降下，安神定志，以彻底消除躯体之升浮荡漾感。真可谓"论病能一线贯穿，用药自丝丝入扣"。

【方歌】

清气化痰星夏橘，杏仁枳实瓜蒌实，

苓芩姜汁糊为丸，气顺火消痰自失。

小 陷 胸 汤

《伤寒论》

【组成】 黄连一两（6g） 半夏洗，半升（12g） 瓜蒌实大者一枚（20g）

【用法】 上三味，以水六升，先煮瓜蒌，取三升，去滓，内诸药，煮取二升，去滓，分温三服。（现代用法：水煎服。）

【功用】 清热化痰，宽胸散结。

【主治】 痰热互结之小结胸证。胸脘痞闷，按之则痛，或咳痰黄稠，口苦，舌苔黄腻，脉滑数。

【证治机理】 本方原治伤寒表证误下，邪热内陷，痰热结于心下之小结胸证。《伤寒论·辨太阳病脉证并治下》云："小结胸病，正在心下，按之则痛，脉浮滑者，小陷胸汤主之"。痰热互结于心下，气郁不通，升降失司，故胸脘痞闷，按之则痛；痰热互结，肺失宣降，则咳吐黄痰，质黏而稠；舌苔黄腻，脉滑数，无不为痰热之象。故其治，当以清热化痰，宽胸散结为法。

【方解】 本方治证乃属痰热为患，故其治重在清化痰热。方中君以瓜蒌实味甘性寒，善入肺经，用之既可清热涤痰，以除胸中之痰热邪气，又能利气散结而宽胸，以治气郁不畅之胸满痞痛，正如《本草思辨录》卷2所谓："瓜楼实之长，在导痰浊下行，故结胸胸痹非此不治。"配以苦寒的黄连为臣，泻热降火，与瓜蒌实相合则清热化痰之力更强。半夏祛痰降逆，开结消痞，为佐药。而且半夏与黄连同用，辛开苦降，既清散痰热之郁结，又开郁除痞。全方药虽三味，配伍精当，合而具有清热化痰，宽胸散结之效。如程扶生所谓："以半夏之辛散之，黄连之苦泻之，瓜蒌之苦润涤之，所以除热散结于胸中也。"（《古今名医方论》卷3引）故本方为治痰热互结，胸中痞痛证之良剂。

本方与大陷胸汤虽皆主治热实结胸。但大陷胸汤证为水热互结心下，涉及胸腹，其病情较重，病势较急，临证表现以心下痛、按之石硬，甚则从心下至少腹硬满而痛不可近，脉象沉紧为特征者，其治宜泻热逐水，破结通便，故方用大黄、芒硝与甘遂配伍，以泻热逐水破结；而小陷胸汤证则为痰热互结心下，病位局限，病情相对较轻，病势较缓，临证仅见胸脘痞闷，按之始痛，脉象浮滑者。故治宜清热化痰，宽胸散结，方用瓜蒌与黄连、半夏相伍，重在清热涤痰散结。

【运用】

1. 本方为治痰热结胸之证的常用方。临床应用以胸脘痞闷，按之则痛，舌苔黄腻，脉滑数为辨证要点。本方性寒清热，凡脾胃虚寒，大便溏泄者不宜使用。

2. 若痰阻气滞而胸脘胀闷者，加枳实、郁金、柴胡以行气解郁止痛；若痰热甚而痰黄稠者，加胆南星、浙贝母以清化热痰。

3. 现代常用于急性支气管炎、胸膜炎、胸膜黏连、肋间神经痛、急性胃炎、胆囊炎、冠心病、肺心病等证属痰热互结者。

【附方】

柴胡陷胸汤(《重订通俗伤寒论》)　柴胡一钱（3g）　姜半夏三钱（9g）　小川连八分（2.5g）　苦桔梗一钱（3g）　黄芩钱半（4.5g）　瓜蒌仁杵，五钱（15g）　小枳实钱半（4.5g）　生姜汁四滴，分冲　水煎服。功用：和解清热，涤痰宽胸。主治：邪陷少阳，痰热结胸证。寒热往来，胸胁痞满，按之疼痛，呕恶不食，口苦且黏，目眩，或咳嗽痰稠，苔黄腻，脉弦滑数。

柴胡陷胸汤乃小柴胡汤与小陷胸汤两方加减化裁而成，即小柴胡汤去人参、甘草、大枣扶正之品，配伍小陷胸汤加枳实、苦桔梗以清热化痰，利气宽胸，合则具有和解少阳，清热涤痰，宽胸散结之效，用于邪陷少阳，痰热内结所致之少阳、结胸合病者。较之小陷胸汤，既兼有和解少阳之功，且行气消痰之力有所增强，故对于症见寒热往来，胸胁痞满疼痛，呕恶不食，或咳嗽痰稠，口苦，舌苔黄，脉弦滑数者，尤为适宜。

【方论选录】

柯琴："热入有浅深，结胸分大小，心腹硬痛，或连小腹不可按者，为大结胸，此土燥水坚，故脉亦应其象而沉紧。止在心下，不及胸腹，按之知痛不甚硬者，为小结胸，是水与热结，凝滞成痰，留于膈上，故脉亦应其象而浮滑也。秽物据清阳之位，法当泻心而涤痰，用黄连除心下之痞实，半夏消心下之痰结，寒温并用，温热之结自平。瓜蒌实色赤形园，中含津液，法象于心，用以为君，助黄连之苦，且以滋半夏之燥，洵为除烦涤痰，开结宽胸之剂。虽同名陷胸，而与攻利水谷之方悬殊矣。"(《伤寒来苏集·伤寒附翼》卷上)

【医案举例】

高　胸脘板痛拒按，此属结胸。舌心燥边白，此挟痰水、挟气积。症交七日，温邪内伏，将燥未燥，将陷未陷。昨午投生津达邪一剂，今结胸症已具，势不容缓，再进小陷胸法。

川连　半夏　枳实　蒌仁　香豉　黑山栀(《明清十八家名医医案》)

按：医者明辨其证，断然应用小陷胸汤，清热涤痰，散结宽胸，开其壅闭，使病霍然向愈。渊按曰"仲景小陷胸以枳实佐黄连，瓜蒌佐半夏，苦泄辛润，开中焦之痞，以化痰水热邪。"

【方歌】

小陷胸汤连半蒌，宽胸开结涤痰优，

膈上热痰痞满痛，舌苔黄腻脉滑服。

滚痰丸（礞石滚痰丸）

《泰定养生主论》，录自《玉机微义》

【组成】　大黄酒蒸　片黄芩酒洗净，各八两（各240g）　礞石捶碎，同焰硝一两，投入小砂罐内盖之，铁线缚定，盐泥固济，晒干，火煅红，候冷取出，一两（30g）　沉香半两（15g）

【用法】　上为细末，水丸如梧桐子大。每服四五十丸，量虚实加减服，清茶、温水送下，临卧食后服。（现代用法：水泛小丸，每服6～9g，日1～2次，温开水送下。）

【功用】　泻火逐痰。

【主治】 实热老痰证。癫狂惊悸，或怔忡昏迷，或不寐，或寐怪梦，或咳喘痰稠，或胸脘痞闷，或眩晕耳鸣，或绕项结核，或口眼蠕动，或骨节卒痛难以名状，或噎塞烦闷，大便秘结，舌苔黄厚腻，脉滑数有力。

【证治机理】 本方所治，乃实热老痰，久积不去而变生的癫狂惊悸等多种"怪证"。即《泰定养生主论》所谓痰证变生"千般怪症"也。若实热老痰，上蒙清窍，则发为癫狂，或为昏迷；扰乱心神，则发为惊悸，甚则怔忡、梦寐怪状；壅郁于肺，则咳喘痰稠，甚则噎塞烦闷；阻滞气机，则胸脘痞闷；痰火上蒙，清阳不升，则发为眩晕；壅塞清窍，则耳鸣时作；痰热留于经络、关节，则口眼蠕动，绕项结核，或骨节卒痛；痰火内积，腑气不通，则大便秘结；舌苔黄厚，脉滑数有力，均为实热顽痰之征。故其治当以降火逐痰为法。

【方解】 本方为治实热老痰之峻剂。方中礞石味甘咸而性平质重，咸能软坚，质重沉坠，且制以火硝，《本草问答》谓："礞石，必用火硝煅过，性始能发，乃能坠痰，不煅则石质不化，药性不发。又毒不散，故必煅用。"攻逐下行之力尤强，为治顽痰之要药，下气坠痰以攻逐陈积伏匿之顽痰，并平肝镇惊而治痰火攻心之惊痫。正如《本草纲目》卷10所云：其善"治积痰惊痫，咳嗽喘急。"故以之为君。臣以大黄苦寒降泄，荡涤实热，开痰火下行之路，《神农本草经》卷3中云其除"留饮宿食，荡涤肠胃，推陈致新，通利水谷"，《名医别录》亦谓其能"下气，除痰实，肠间结热，心腹胀满。"且大黄与礞石相伍，攻下与重坠并用，攻坚涤痰泻热之力尤胜。黄芩苦寒清肺及上焦之实热，与大黄相合，二者用量独重，俾泻火逐邪力著，是如张秉成所谓："黄芩之苦寒，以清上焦之火；大黄之苦寒，以开下行之路。"（《成方便读》卷3）寓澄本清源之意。复用沉香辛温而散，苦降下行，行气开郁，降逆平喘，令气顺痰消，共为佐药。四药相合，药简而效宏，确为泻火逐痰之峻剂。正如吴谦所云："二黄得礞石、沉香，则能迅扫直攻老痰巢穴，浊腻之垢而不少留，滚痰之所由名也。"（《医宗金鉴·删补名医方论》卷5）。

【运用】

1. 本方专治实热顽痰之证。临床应用以大便干燥，苔黄厚腻，脉滑数有力为辨证要点。因药力峻猛，凡体虚之人及孕妇禁用，以免损伤正气。

2. 临证应根据病情之轻重、病势之缓急及药后反应而增减药量。一般药后多有腹泻，此乃顽痰垢浊自肠道而下之象。

3. 现代常用于精神分裂症、神经官能症、癫痫、慢性支气管炎、肺部感染、慢性结肠炎、病毒性脑炎等证属实热顽痰胶结者。

【方论选录】

唐容川："痰者，水之所结也。肺胃火盛，煎灼其水，则凝而为痰。与饮同主于水，而饮则动于寒，故清而不稠，痰则熬以火，故黏而难下。王隐君制此方，用黄芩清肺中无形之火，用大黄泻胃中实积之火，此治痰先清火，所以治其原也。然痰本水湿所成，故佐以礞石之悍燥以除水。痰之所留，气即阻而不利，故用沉香以速降之。二黄得礞石、沉香，则能迅扫直攻老痰巢穴，浊垢之处，而不少留，此滚痰之所由名也。为末，水丸，姜汤下，仰卧，忌饮食半日。若喉间黏壅，乃病药相拒，少顷药力到自愈。方虽猛峻，然顽痰变见诸怪证，非此不治。"（《血证论》卷7）

【医案举例】

案一： 庄迪卿患疟，大渴而喜热饮，脘闷脉伏，苔腻欲呕。孟英曰："蕴湿内盛，暑热外侵，法当清解。然脉证如是，乃痰阻气道使然，清之无益，温之助桀，宜以礞石滚痰丸先为开导。"服后痰出甚多，脉即见弦滑而数，呕止胸舒，苔形黄燥，与石膏、知母、连、朴、杏、橘、半、茯、滑、斛、菖蒲、花粉等而安。(《明清十八家名医医案》)

按：此患疟案，症见大渴而喜热饮，脘闷脉伏，苔腻欲呕。孟英以脉证为据，准确断为"乃痰阻气道使然，宜以礞石滚痰丸先为开导。"服后果然痰出甚多，呕止胸舒，脉转弦滑而数，苔形黄燥。乃痰热未尽，后经清热化痰，理气化浊等药调理而安。本案论证论治，俱极明透，法中病机，故收桴鼓之效。

案二： 神呆，忽啼忽笑，言语无序，脉沉兼滑，系顽痰实火，胶结为患，证非虚寒可比，治法不嫌其峻。兹用滚痰法主之：青礞石三两，焰硝一两，大黄八两(酒蒸)，淡黄芩八两(酒洗)，沉香一两(研)。先将上两味同入瓦罐内，以盐和泥封固，入火煅至石如黄金色为度，用清水飞净，和后药三味水泛为丸。每服二钱，姜汤送下。(《南雅堂医案》)

按：本医案证属顽痰实火胶结为患之癫证，故治宜滚痰丸。

【方歌】

滚痰丸用青礞石，大黄黄芩与沉香，

百病多因痰作祟，顽痰怪症力能匡。

第三节 润 燥 化 痰

润燥化痰剂，适用于燥痰证。燥痰多由燥邪灼津，炼液为痰所致。正如张秉成所谓"燥痰者，由于火灼肺金，津液被灼为痰。"(《成方便读》卷3)临证以咳嗽痰稠而黏，咯之不爽，咽喉干燥，甚则呛咳，声音嘶哑等证候为特征。本类方剂以常用的润燥化痰药如瓜蒌仁、贝母等为主组成。代表方如贝母瓜蒌散等。

贝母瓜蒌散

《医学心悟》

【组成】 贝母一钱五分(9g) 瓜蒌一钱(9g) 花粉 茯苓 橘红 桔梗各八分(各6g)

【用法】 水煎服。

【功用】 润肺清热，利气化痰。

【主治】 燥痰咳嗽。咳嗽痰少，咯痰不爽，涩而难出，咽干口燥哽痛，或上气喘促，苔白而干。

【证治机理】 本方所治之燥痰证，乃因燥热伤肺，灼津成痰，燥痰阻肺，肺失清肃而致。盖"燥痰涩而难出，多生于肺"(《医学心悟》卷3)。肺为娇脏，喜清肃濡润，既不耐寒热，更恶燥湿。若燥热伤肺，灼津成痰，痰阻气道，肺失清肃，故咳嗽有痰，咯痰不利，痰黏，涩而难出，甚则肺气上逆而见上气喘促；燥热伤津，气道干涩，则咽喉干燥哽痛；苔白而干为燥痰之象。宜用清润祛痰之品，以润肺清热，利气化痰。

【方解】《素问·至真要大论》云："燥者润之"。方中贝母为君，本品味苦、甘而性微寒，主入肺经，有清热化痰，润肺止咳之功，《本草汇言》云："贝母开郁、下气、化痰之药也，润肺消痰，止咳定喘，则虚劳火结之证，贝母专司首剂。"配伍甘寒而润之瓜蒌，功善清热涤痰，利气润燥。与贝母相须为用，增强清润化痰而止咳之力，为臣药。佐以天花粉清肺生津，润燥化痰，张锡纯有谓："天花粉为其能生津止渴，故能润肺，化肺中燥痰，宁肺止嗽。"（《医学衷中参西录》中册）痰因脾虚而生，因气滞而凝，故用茯苓健脾渗湿，以杜生痰之源；橘红理气化痰，使气顺痰消；再以桔梗宣利肺气，化痰止咳，使肺金宣降有权，均为佐药。合而成方，清润与宣利并用，以润肺为主，且润而不碍化痰，化痰而不伤津，使肺得清润而燥痰自化，宣降有权而咳逆自平。

本方与桑杏汤、清燥救肺汤皆能清润肺燥而止咳，用治肺有燥热之咳嗽证。但贝母瓜蒌散重在润肺祛痰，润燥与化痰两相兼顾，主治燥痰咳嗽证，其病位在肺，故以咳嗽痰少而黏，涩而难出，咽干口燥，舌苔干为主；桑杏汤用药轻清宣透，偏于轻宣肺经温燥之邪而化痰止咳，其宣散之力大于清润化痰之力，适用于温燥外袭，肺燥津伤之轻证，症见身热不甚，干咳或痰少而黏，脉浮数者；清燥救肺汤则重在清燥润肺，止咳平喘，兼以养阴益气，故适用于温燥伤肺之重证，症见身热，心烦口渴，干咳无痰，气逆而喘，舌红少苔，脉虚数者。

《医学心悟》卷3另有一贝母瓜蒌散，较本方少天花粉、茯苓、桔梗，多胆南星、黄芩、黄连、黑山栀、甘草。主治痰火壅肺之类中风证，其证虽卒然昏倒，喉中痰鸣，但无歪斜偏废之候。

【运用】

1．本方为治燥痰咳嗽证的常用方。临床应用以咳嗽，咯痰难出，咽喉干燥哽痛，苔干为辨证要点。肺肾阴虚，虚火上炎之干咳、咳血、潮热、盗汗者，不宜应用本方。

2．若燥热较甚者，加玄参、麦冬、知母、芦根以清热润燥；兼声音嘶哑，痰中带血者，加沙参、麦冬、白茅根以滋阴凉血止血；痰黏涩而难出者，加胆南星、海浮石以清热化痰。

3．现代常用于急性及慢性支气管炎、肺炎、肺气肿合并感染、慢性咽炎、上呼吸道感染等证属肺经燥热，痰少难咯者。

【方论选录】

冉先德："燥痰之证，多由肺阴不足，虚火灼津而成。方以贝母清热润肺，止咳化痰为君；瓜蒌、花粉清热涤痰而润燥为臣；茯苓、橘红健脾理气以祛痰为佐；桔梗载诸药入肺，宣肺利气为使。共奏清热润燥，理气化痰之功。使肺阴得润而燥痰可除，清肃有权，则咳逆可止。"（《历代名医良方注释·咳喘类》）

【医案举例】

吴西源令眷，因未有子，多郁多思，肌肉渐瘦，皮肤燥揭，遍身生疮，体如火燎，胸膈胀痛而应于背，咳嗽不住口，医治十越月，金以为瘵疾不可治。知予在程方塘宅中，乃迓予治。诊得右寸关俱滑大有力，左弦数。予以瓜蒌仁四钱，萝卜子、贝母、枳壳，调气化痰开郁为君，桑白皮、葶苈子、黄芩泻肺火为臣，甘草、前胡为使，三十帖痊愈。仍以《千金》

化痰丸调理，向来年至冬月，则咳嗽痰喘不能睡，自此后遇冬月痰再不复发。(《明清十八家名医医案》)

按：本案以脉证测因，乃由情志不遂，忧思郁结，气郁化火，火郁成痰而致。几经误治，使病情加重。先生凭脉辨证，其肌瘦肤燥，咳嗽不住，知为肺燥，胸膈胀痛，气阻痰壅，故立润燥化痰、开郁泻肺、利气宽胸之法，服三十帖痊愈。案中方药，虽异于贝母瓜蒌散原方，但据证加减，可资参佐。

【方歌】

贝母瓜蒌花粉填，陈皮桔梗茯苓研，

呛咳咽干痰难出，润燥化痰病自安。

第四节 温化寒痰

温化寒痰剂，适用于寒痰证。寒痰之生，每因脾肾阳虚，寒饮内停而致。临床每以喘咳痰多，清稀如涎，胸膈满闷，食少难消，口淡，舌苔白滑，脉滑等证候为特征。本类方剂常以温化寒痰药如白芥子、干姜、细辛等为主组成。代表方如苓甘五味姜辛汤。

苓甘五味姜辛汤

《金匮要略》

【组成】 茯苓四两（12g） 甘草三两（6g） 干姜三两（9g） 细辛三两（3g） 五味子半升（5g）

【用法】 上五味，以水八升，煮取三升，去滓，温服半升，日三次。（现代用法：水煎服。）

【功用】 温肺化饮。

【主治】 寒饮咳嗽证。咳嗽痰多，色白而清稀，口淡喜唾，胸膈痞满，舌苔白滑，脉弦滑。

【证治机理】 本方所治之证，乃因阳虚阴盛，寒饮停肺而致，此即"形寒饮冷则伤肺"（《灵枢·邪气脏腑病形》）之义。盖寒饮之生，本因脾阳不足，寒从中生，运化失司，则聚湿而成饮；复因肺寒，肺失宣降，津液输布失常，积而成饮。本方所治者，偏重于肺寒留饮。盖寒邪痰饮停滞于肺，肺失宣降，故咳嗽痰多，清稀色白，喜唾；痰饮内停，阻滞气机，则胸膈痞满；舌苔白滑，脉弦滑，亦为寒饮内停之象。证属寒痰水饮，寒饮非温不化，故治宜温肺化饮止咳。

【方解】 方中干姜味辛性热，归脾、肺经，既可温肺散寒以化饮，又能温运脾阳以祛湿，故为君药。细辛辛温入肺，功能温肺散寒化饮，与干姜相配，温肺散寒化饮之力倍增；茯苓健脾渗湿，使脾阳健运，则痰湿无由而生，其与干姜、细辛同用，既化已成之饮，又杜生痰之源，有标本兼治之妙，二者同为臣药。五味子敛肺止咳，与干姜、细辛相伍，有散有收，散不伤正，收不留邪，且调肺司开合之职，实属仲师温肺化饮之习用组合，是为佐药。

甘草和中调药，为使药。诸药相合，配伍严谨，体现散中寓收，开中有合，使祛邪不伤正，敛肺不留邪；既温肺化饮以治标，又渗湿健脾以治本。共奏温肺化饮之效，为治肺寒留饮咳喘证之良方。

本方与小青龙汤两方中均用干姜、细辛、五味子，皆能温肺化饮而治肺寒停饮之咳喘证。但苓甘五味姜辛汤功专温肺化饮，用治寒饮停肺而咳嗽痰稀之证；而小青龙汤则在温肺蠲饮之中，伍用麻黄、桂枝之属，并能散寒解表，主治外感风寒，内停寒饮之发热，恶寒，无汗而见喘咳痰稀等证。

【运用】

1．本方为治寒饮咳嗽的常用方。临床应用以咳嗽痰多，色白清稀，口淡，舌苔白滑，脉弦滑为辨证要点。

2．若痰多欲呕者，加半夏、厚朴以化痰降逆止呕；兼寒饮引动冲气上逆而呕逆心悸眩晕者，加桂枝以平冲降逆；咳甚气急者，加杏仁、苏子以降气化痰而止咳；脾胃气虚者，加人参、白术以益气健脾补中。

3．现代常用于慢性支气管炎、肺气肿、支气管哮喘等证属肺寒留饮者。

【附方】

冷哮丸（《张氏医通》）　麻黄泡　川乌生　细辛　蜀椒　白矾生　牙皂去皮弦子，酥炙　半夏曲　陈胆星　杏仁去双仁者，连皮尖用　甘草生，各一两（各30g）　紫菀茸　款冬花各二两（各60g）　共为细末，姜汁调神曲末打糊为丸，每遇发时，临卧生姜汤服二钱（6g），赢者一钱（3g），更以三建膏贴肺俞穴中。服后时吐顽痰，胸膈自宽。服此数日后，以补脾肺药调之，候发如前，再服。功用：散寒涤痰。主治：寒痰哮喘。背受寒邪，遇冷即发，喘咳痰多，胸膈痞满，倚息不得卧。

附：三建膏方　天雄　附子　川乌各一枚　桂心　官桂　桂枝　细辛　干姜　蜀椒各二两。制法：上切为片，麻油二斤，煎熬去滓，黄丹收膏，摊成，加麝少许，贴肺俞及华盖、膻中。

冷哮丸与苓甘五味姜辛汤均有温化祛痰之功。但冷哮丸所治寒痰哮喘为内外俱寒之实证。方中以麻黄合细辛散外寒，蜀椒合川乌温里寒，皂角合胆星化顽痰，白矾合半夏燥湿痰，紫菀、冬花、杏仁降利肺气，止咳化痰。方中用药较为燥烈，虚人慎用。而苓甘五味姜辛汤重在以干姜合细辛，尤长于温肺散寒化饮，故多用于肺寒停饮之喘咳痰多，清稀色白者。

【方论选录】

徐彬："冲气即低，乃桂苓之力，单刀直入，肾邪遂伏，故低也，反更咳满，明是肺中伏匿之寒未去，但青龙汤已用桂，桂苓五味甘草汤又用桂，两用桂而邪不服，以桂能去阳分凝滞之寒，而不能驱脏内沉匿之寒，故从不得再用桂枝之例而去之。唯取细辛入阴之辛热，干姜纯阳之辛热，以泻满驱寒而止咳也。"（《金匮要略论注》卷12）

【医案举例】

案一：久遗下虚，秋冬咳甚，气冲于夜，上逆不能安卧，形寒足冷，显然水泛而为痰沫。当从内饮门治，若用肺药则谬矣。

桂枝　茯苓　五味　炙草　白芍　干姜(《明清十八家名医医案》)

按：此案久遗肾虚，水泛为痰而致咳喘，治当温化寒饮，用苓甘五味姜辛汤减细辛，加桂枝、白芍治之，此方正恰。后学柳宝诒说，古人云内饮治肾，据此证情，似可兼服肾气丸，以摄下元。

案二：甲子十二月二十八日，皮氏，四十八岁，痰饮喘咳，左脉浮弦沉紧，自汗，势甚凶危。议小青龙去麻、辛，加厚朴、杏仁。

桂枝六钱　杏仁霜五钱　厚朴三钱　制五味二钱　半夏六钱　炙甘草三钱　干姜五钱　炒白芍四钱

甘澜水八杯，煮取三杯，分三次服。

二十九日　于前方内加云苓块五钱，半夏五钱。

三十日　服小青龙已效，然其水尚洋溢，未能一时平复。

桂枝八钱　杏仁霜五钱　干姜五钱　五味子三钱　云苓八钱　半夏一两二钱　炒白芍五钱　广皮三钱　炙甘草三钱　生姜五片

甘澜水煮成四碗，分四次服。

十一月初二日　以眩冒甚，于前方内加於术六钱。

初四日　脉现单弦，喘止咳减，眩冒未宁。再太阴属土，既重且缓，万不能一时速愈，且痰饮五年，岂三五日可了。

於术六钱　桂枝五钱　杏仁霜五钱　干姜三钱　五味子六钱　云苓六钱　半夏一两　炙甘草三钱

甘澜水八碗，煮取三碗，分三次服。三帖。(《明清十八家名医医案》)

按：此案所治实系寒饮喘咳，鞠通仿小青龙法，用苓甘五味姜辛汤、桂枝加厚朴杏子汤、二陈汤几方相合加减治之，总不离温化痰饮、蠲饮降逆之法，终获良效。可知用药之权衡矣。

【方歌】

苓甘五味姜辛汤，寒饮咳嗽常用方，

气降仍咳胸犹满，速化痰饮保安康。

第五节　化痰熄风

化痰熄风剂，适用于风痰证。多因素有痰浊，肝风内动，夹痰上扰所致。临证常以眩晕，头痛，呕吐痰涎，甚至昏厥，不省人事，或发癫痫，舌苔白滑，脉弦滑等证候为特征。本类方剂常以化痰药如半夏、胆南星、竹沥等与平熄内风药如天麻、全蝎、僵蚕之类配伍组方。代表方如半夏白术天麻汤、定痫丸等。

半夏白术天麻汤

《医学心悟》

【组成】 半夏一钱五分（9g） 天麻 茯苓 橘红各一钱（各6g） 白术三钱（18g） 甘草五分（3g）

【用法】 生姜一片，大枣二枚，水煎服。（现代用法：生姜3片，大枣2枚，水煎服。）

【功用】 化痰熄风，健脾祛湿。

【主治】 风痰上扰证。眩晕，头痛，胸膈痞满，痰多，呕恶，舌苔白腻，脉弦滑。

【证治机理】 本方所治之眩晕、头痛，乃因风痰上扰清空而致。《素问·至真要大论》有谓："诸风掉眩，皆属于肝。"脾主运化水湿，若脾胃内伤，湿浊不化，凝聚成痰，加之肝风内动，风痰上扰清空，则眩晕、头痛，所谓"无痰则不作眩"（《丹溪心法》卷4）；痰湿内阻，气机郁滞，痰气交阻，故胸膈痞闷；痰湿中阻，胃失和降，故恶心呕吐；舌苔白腻，脉弦滑，亦为痰湿夹风之象。可见本方证乃脾虚所生之痰与内生之风相夹，风痰上扰而致。风痰上扰为标，脾虚生湿为本，故治宜化痰熄风，健脾祛湿。

【方解】 本方乃以二陈汤去乌梅，加天麻、白术、大枣而成。方中半夏味辛性温而燥，功善燥湿化痰，且能降逆消痞；天麻甘平柔润，能入肝经，尤善平肝熄风而止眩晕，《本草纲目》卷12中云："天麻乃肝经气分之药……入厥阴之经而治诸病，按罗天益云：眼黑头旋，风虚内作，非天麻不能治。天麻乃定风草，故为治风之神药。"其与半夏相配，化痰熄风而止眩之力尤强，二药均为治风痰眩晕头痛之要药。李东垣云："足太阴痰厥头痛，非半夏不能疗，眼黑头旋，风虚内作，非天麻不能除"（《脾胃论》卷下），共为君药。脾为生痰之源，故又以白术健脾而燥湿，茯苓健脾而渗湿，共治生痰之本，使脾运健则湿痰去，湿痰去则眩晕可除，均为臣药。治痰须理气，气顺痰自消，橘红理气化痰，燥湿和中，既助半夏以祛痰湿，又调气以消痰；生姜、大枣调和脾胃，共为佐药。使以甘草和中而调和诸药。诸药相合，共奏化痰熄风，健脾祛湿之效，为治风痰眩晕之良方。

《医学心悟》卷3另有一半夏白术天麻汤，较本方多蔓荆子一钱，但减白术为一钱，生姜二片，大枣三枚，虽健脾之力稍弱，但兼有清利头目之功，主治"痰厥头痛，胸膈多痰，动则眩晕"之证。

【运用】

1. 本方为治风痰眩晕、头痛的常用方。临床应用以眩晕头痛，胸闷，苔白腻，脉弦滑为辨证要点。凡阴虚阳亢、气血不足之眩晕头痛者，不宜应用本方。

2. 若眩晕较甚，加僵蚕、胆南星以加强化痰熄风之效；头痛甚者，加白蒺藜、川芎以祛风止痛；气虚乏力者，加党参、黄芪以益气补脾。

3. 现代常用于耳源性眩晕、高血压病、神经衰弱、神经性眩晕、癫痫等证属风痰上扰者。

【附方】

泽泻汤（《金匮要略》） 泽泻五两（15g） 白术二两（6g） 上二味，以水二升，煮取一升，分温再服。功用：利水除饮，健脾制水。主治：饮停心下，头目眩晕，胸中痞满，咳逆倚息，舌质淡胖，苔白滑，脉沉弦。

本方重用泽泻利水渗湿而化饮，使水去饮化，则不致上犯；白术健脾燥湿，崇土以制水。两药合用，利水健脾，渗湿化饮，主治饮邪上犯之眩晕者。

【方论选录】

程钟龄："眩，谓眼黑，晕者，头旋也，古称头旋眼花是也。其中有肝火内动者，经云：诸风掉眩，皆属肝木是也，逍遥散主之。有湿痰壅遏者，书云：头旋眼花，非天麻、半夏不除是也，半夏白术天麻汤主之。有气虚挟痰者，书曰：清阳不升，浊阴不降，则上重下轻也，六君子汤主之。亦有肾水不足，虚火上炎者，六味汤。亦有命门火衰，真阳上泛者，八味汤。此治眩晕之大法也。"（《医学心悟》卷4）

【医案举例】

大宗伯董浔老夫人，常眩晕，手指及肢节作胀。脉右寸软弱，关滑，左脉弦长，直上鱼际，两尺皆弱，此亢而不下之脉。《难经》所谓：木行乘金之候也。总由未生育而肝经之血未破尔。《内经》云：诸风掉眩，皆属肝木。兼有痰火，治当养金平木，培土化痰。以半夏白术天麻汤，正与此对，服两帖而眩晕平。再与六君子汤加天麻、白僵蚕以治其晕，加白芍以泻肝，麦冬、人参以补肺金，麦芽、枳实、神曲、苍术以健脾，使宿痰去而新痰不生。少用黄柏二分为使，引热下行，令不再发。（《明清十八家名医医案》）

按：此案以脉症测因，为内风兼有痰火证，以半夏白术天麻汤治之正恰，药证相符，服两帖而眩晕止。更有独到之处是少用黄柏为使，引热下行。此标本虚实调治得法，遣方用药井然有序，值得借鉴。

【方歌】

半夏白术天麻汤，苓草橘红枣生姜，
眩晕头痛风痰盛，痰化风熄复正常。

定 痫 丸

《医学心悟》

【组成】 明天麻 川贝母 半夏姜汁炒 茯苓蒸 茯神去木，蒸，各一两（各6g） 胆南星九制者 石菖蒲石杵碎，取粉 全蝎去尾，甘草水洗 僵蚕甘草水洗，去嘴，炒 真琥珀腐煮，灯草研，各五钱（各3g） 陈皮洗，去白 远志去心，甘草水泡，各七钱（各4.5g） 丹参酒蒸 麦冬去心，各二两（各12g） 辰砂细研，水飞，三钱（2g）

【用法】 用竹沥一小碗，姜汁一杯，再用甘草四两熬膏，和药为丸，如弹子大，辰砂为衣。每服一丸。（现代用法：共为细末，用甘草120g煮膏，加竹沥汁100ml与生姜汁50ml为丸，每次9g；亦可作汤剂，加甘草12g水煎，去渣，入竹沥、姜汁、琥珀、朱砂冲服。）

【功用】 涤痰熄风。

【主治】 痰热痫证。忽然发作，眩仆倒地，不省高下，甚至手足抽搐，目斜口歪，痰涎直流，叫喊作声；或癫狂；舌苔腻而微黄，脉弦滑。

【证治机理】 本方用治风痰蕴热，上蒙清窍之痫证。痫证之由，多缘于七情失调、先天因素、头部外伤、饮食不节、劳累过度或罹患它疾之后，每致惊恐恚怒，气机紊乱，触动积痰，痰浊壅盛，肝风夹痰浊随气上逆，壅闭经络，蒙蔽清窍，以致卒然发作而见眩仆倒地，不省高下，痰涎直流，叫喊作声。肝风内动，则目斜口歪，手足抽搐；舌苔腻而微黄，脉弦滑为风痰有热之象，故治宜涤痰熄风，清热开窍。

【方解】 痰热痫证，其治重在清热涤痰熄风。方中竹沥味甘、苦，性寒而滑利，主入心经，善于清热滑痰，定惊利窍，为治痰热蒙蔽清窍而致中风痰迷、惊痫癫狂诸证之要药，寇宗奭曰："竹沥行痰，通达上下百骸毛窍诸处，如痰在巅顶可降，痰在胸膈可开，痰在四肢可散，痰在脏腑经络可利，痰在皮里膜外可行。又如癫痫狂乱，风热发痉者可定；痰厥失音，人事昏迷者可省，为痰家之圣剂也。"（《本草衍义》）配伍胆南星性凉味苦，清热化痰，熄风定痫，能"治一切中风、风痫、惊风"（《药品化义》），合竹沥则豁痰利窍之功倍增，共为君药。天麻功善平肝熄风；半夏燥湿化痰见长，故与天麻相配，则化痰熄风力著，共助君药以治风痰之机，为臣药；石菖蒲气清爽而芬芳，除痰开窍，《本草正义》卷5言："凡停痰积饮，湿浊蒙蔽，胸膈气滞，舌苔白腻或黄厚者，非此芬芳利窍，不能疏通。"配以远志"味辛重大雄，入心开窍，宣散之药。凡痰涎伏心，壅塞心窍，致心气实热，为昏聩神呆、语言謇涩，为睡卧不宁，为恍惚惊怖，为健忘，为梦魇，为小儿客忤，暂以豁痰利窍，使心气开通，则神魂自宁也"（《药品化义》）。故以之开心窍，化痰浊，两药助君药增强祛痰通窍之力，亦为臣药。佐以陈皮燥湿化痰，善行肺经气滞，使气顺则痰消；茯苓渗利水湿而健脾，以杜生痰之源；川贝母化痰散结而清热；全蝎、僵蚕熄风止痉，化痰散结，以定肝风之内动；丹参、麦冬清心除烦；辰砂、琥珀、茯神重镇清心，安神定惊；又以姜汁化痰涎，通神明，《本草备要·谷菜部》言其功能"通神明，去秽恶，救暴卒。"且姜汁能助竹沥滑痰而行经络，如朱丹溪有云："竹沥滑痰，非姜汁不能行经络。"（《丹溪心法》卷2）使以甘草调和诸药，补虚缓急，可解抽搐之拘急。纵观全方，清热化痰与平肝熄风并施，醒神开窍与镇惊安神相济，故适用于痰热内闭之癫痫。

【运用】

1．本方为治风痰蕴热痫证发作时的常用方。临床应用以舌苔白腻微黄，或脉弦滑略数为辨证要点。

2．若大便秘结者，可加大黄、芒硝以泻热通便；抽搐不止者，可加钩藤、羚羊角以清热熄风。原书加减法：痫证"照五痫分引下：犬痫，杏仁五枚，煎汤化下；羊痫，薄荷三分，煎汤化下；马痫，麦冬二钱，煎汤化下；牛痫，大枣二枚，煎汤化下；猪痫，黑料豆三钱，煎汤化下。"对于久病频发者，须调补正气，于"方内加人参三钱亦佳"。

因本方着重涤痰熄风先治其标，一俟痫病缓解，则须化痰熄风与培本扶正兼顾，并应注意饮食，调摄精神，以收全功。原书在定痫丸之后，附有河车丸一方，并曰："既愈之后，则用河车丸以断其根。"

附：河车丸 紫河车一具 茯苓 茯神 远志各一两（各30g） 人参五钱（15g） 丹参七钱（21g） 炼蜜为丸，每早开水下三钱（9g）。

3．现代常用于癫痫病发作期证属风痰蕴热者。

【附方】

五生丸（《杨氏家藏方》） 天南星生姜汁浸一宿，焙干 半夏汤洗七次 附子炮，去皮脐 白附子 天麻 白矾枯，六味各一两（各30g） 朱砂别研为衣，二钱（6g） 上件为细末，生姜自然汁煮面糊为丸如梧桐子大，朱砂为衣。每服三十丸（6g），食后，生姜汤送下。功用：消风化痰。主治：头目眩晕，呕吐涎沫。

五生丸方中以南星、白附子祛风化痰，通络止痉；半夏、天麻燥湿化痰，熄风定眩，且与南星、白附子相配，则祛风化痰，定眩止痉之力倍增；又以白矾、生姜汁消痰除涎，其中生姜能制南星、半夏之毒，且与半夏共用，增强祛痰降逆之力；更以辛热之附子，温阳散寒而化饮，其与方中诸药相合，则温阳蠲饮，祛风化痰，散寒除涎之功益著；少佐朱砂重镇定惊而定痫。诸药相合，重在消风化痰，并能散寒蠲饮，止眩定痫，多用于素体阳气不足，风痰寒饮上扰所致之阴痫证而见眩晕、呕吐涎沫，口淡，舌苔白滑，脉弦滑者。其与定痫丸涤痰熄风之中，兼能清热止痉，用治风痰蕴热之痫证有所不同。

【方论选录】

程钟龄："痫者，忽然发作，眩仆倒地，不省高下，甚则瘛疭抽掣，目斜口㖞，痰涎直流，叫喊作畜声，医家听其五声，分为五脏，如犬吠者，肺也；羊嘶者，肝也；马鸣者，心也；牛吼者，脾也；猪叫者，肾也。虽有五脏之殊，而为痰涎则一，定痫丸主之。既愈之后，则用河车丸以断其根。"（《医学心悟》卷4）

【方歌】

定痫二茯贝天麻，丹麦陈远蒲姜夏，

胆星全蝎蚕琥珀，竹沥姜汁草朱砂。

小　　结

祛痰剂共选正方10首，附方12首。按其作用不同，分为燥湿化痰、清热化痰、润燥化痰、温化寒痰、化痰熄风等五类方剂。

1．燥湿化痰　二陈汤诸药合用，具燥湿化痰，理气健脾之功，标本兼顾，为治痰的基础方。主治湿痰内阻的咳嗽痰多等证。随证加味，可用于多种痰证。《医方集解·除痰之剂》云"治痰通用二陈"，诸多治痰名方均系二陈汤化裁而来，如导痰汤、涤痰汤、金水六君煎、清中汤等等。茯苓丸具有燥湿行气，软坚化痰之功效，主治痰停中脘，流于四肢之臂痛，或两手疲软，四肢浮肿等证。温胆汤重在清胆和胃化痰，如罗天逸所云"和即温也，温之者，实凉之也。"主治痰热内扰，胆胃不和的虚烦不得眠、呕逆、惊悸、癫痫等证。

2．清热化痰　清气化痰丸与小陷胸汤均有清热化痰的作用，但清气化痰丸又能理气止咳，主治痰热内结，咳嗽痰稠色黄之证；而小陷胸汤尚能宽胸散结，主治痰热互结胸脘的小结胸病。滚痰丸善能坠火逐痰，主治实热顽痰之惊悸癫狂、怔忡昏迷等怪病。

3．润燥化痰　贝母瓜蒌散重在清热润燥，化痰止咳，兼以理气调中而治痰，主治燥痰证，即肺经燥痰所致的咳嗽痰稠，咯之不爽，涩而难出，咽喉干燥者。

4．温化寒痰　苓甘五味姜辛汤中以干姜、细辛配伍五味子，尤善温阳化饮而平喘止咳，主治寒饮内停之咳嗽痰多，清稀色白之证。

5．化痰熄风　半夏白术天麻汤燥湿化痰与平肝熄风并用，故本方为治风痰上扰眩晕头痛之名方，善治风痰上扰的眩晕、呕吐以及痰厥头痛等证。定痫丸长于涤痰熄风而通窍，专治风痰蕴热之痫证。

第十六章

消 食 剂

凡以消食药为主组成，具有消食健脾或化积导滞等作用，主治各种食积证的方剂，称为消食剂。属于"八法"中"消法"的范畴。

消法的适用范围甚为广泛，程钟龄《医学心悟》卷1中称："消者，去其壅也。脏腑、筋络、肌肉之间，本无此物，而忽有之，必为消散，乃得其平。"因此，凡由气、血、痰、湿、食、虫等郁滞而成的积滞痞块，均可用消法治之。一般认为，食停上脘，有上逆之势者，当吐之，即"其高者，因而越之"；食停肠腑，有坚结之形者，当下之，以"其在下者，引而竭之"。本章方剂所治，乃宿食停于中脘，既无上逆之势，又无坚结之形，吐、下均不相宜，唯消之、化之、散之，方可邪去正安。

食积内停，气机失畅，致使脾胃升降失司，故临床表现为脘腹胀满，恶食呕逆，泄泻等症。脾胃虚弱，运化无力常可导致食积内停，而食积内阻又常损伤脾胃，脾胃虚则常见饮食无味，食少而难消。食积停滞，阻碍气机，治宜消食化滞为主，配以行气健脾之品；脾虚食停之证，治当健脾消食，消补兼施。根据食积证的病因、病机及方剂的作用特点，本章方剂分为消食化滞与健脾消食两类。

消食剂虽作用缓和，但亦属攻伐之剂，故不宜长期服用，纯虚无实者禁用。

第一节 消 食 化 滞

消食化滞剂，适用于食积内停证，症见胸脘痞闷，嗳腐吞酸，恶心呕吐，腹痛泄泻，苔腻，脉滑等证属实证者，多以消食药物为主组成，如山楂、神曲、麦芽、莱菔子等。由于食积为有形实邪，极易阻遏气机，以致痞闷胀满，因此常配伍行气的枳实、厚朴、木香、槟榔之类，既消胀除满，又有助于消积。代表方为保和丸、枳实导滞丸、木香槟榔丸等。

保 和 丸

《丹溪心法》

【组成】 山楂六两 (18g) 神曲二两 (6g) 半夏 茯苓各三两 (各9g) 陈皮 连翘 莱菔子各一两 (各3g)

【用法】 上为末，炊饼为丸，如梧子大，每服七八十丸，食远白汤下。（现代用法：共为末，水泛为丸，每服6~9g，食后温开水送下；亦可水煎服。）

【功用】 消食和胃。

【主治】 食积证。脘腹痞满胀痛，嗳腐吞酸，恶食呕恶，或大便泄泻，舌苔厚腻微黄，脉滑。

【证治机理】 食积，又称伤食，多因饮食过度，或暴饮暴食，寒温不调，或恣啖酒肉油腻等所致。饮食过量，脾运不及，则停滞而为食积，故《素问·痹论》说"饮食自倍，肠胃乃伤"；食停中脘，阻遏气机，则脘闷腹胀，甚则腹痛；饮食所伤，升降失司，则嗳腐吞酸，恶食吐泻；而苔腻、脉滑则为食积征象。食停中脘，非吐、下所宜，故治宜消食化滞，理气和胃。

【方解】 本方主治为食积内停之证。方中重用山楂为君，能消各种饮食积滞，对肉食油腻之积，尤为适宜。神曲消食健脾，善化酒食陈腐之积；莱菔子下气消食，长于消谷面之积，二药共用为臣。君臣配伍，相辅相成，可消一切饮食积滞。半夏和胃降逆以止呕；陈皮理气和中，使气机通畅，以助消食化积；茯苓健脾渗湿以止泻；连翘清热散结以助消食，且可祛食积所生之热，四药共为佐药。全方以消食药为主，配伍行气、降逆、化湿之品，共奏消食和胃之功，使食积得消，保胃气和降。"此方虽纯用消导，毕竟是平和之剂，故特谓之保和耳"（《成方便读》卷3）。

【运用】

1. 本方为消食之剂，是治一切食积轻证的常用方。临床应用以脘腹胀满，嗳腐恶食，苔腻，脉滑为辨证要点。

2. 如食积较重，胀满明显者，可加枳实、厚朴、木香、槟榔等以增强消食导滞之力；食积化热较甚，而见苔黄、脉数者，酌加黄芩、黄连等清热之品；大便秘结者，加大黄以泻下通便；兼脾虚者，宜加白术、党参、甘草等健脾益气。

3. 现代常用于消化不良，急慢性胃肠炎等消化系统疾患证属食积内停者。

【附方】

大安丸（《丹溪心法》） 山楂二两（12g） 神曲炒 半夏 茯苓各一两（各6g） 陈皮 萝卜子 连翘各半两（各3g） 白术二两（12g） 上为末，粥糊丸服。功用：消食健脾。主治：食积兼脾虚证。饮食不消，脘腹胀满，大便泄泻，以及小儿食积。

本方较保和丸多白术一味，余药用量也较之减少。全方消食之中兼有健脾之功，故适用于食积兼脾虚者，对于小儿食积证尤宜。

【方论选录】

吴昆："伤于饮食，故令恶食，诸方以厉药攻之，是伤而复伤也。是方药味平良，补剂之例也，故曰保和。山楂甘而酸，酸胜甘，故能去肥甘之积。神曲甘而腐，腐胜焦，故能化炮炙之腻。卜子辛而苦，苦下气，故能化面物之滞。陈皮辛而香，香胜腐，故能消陈腐之气。连翘辛而苦，苦泻火，故能去积滞之热。半夏辛而燥，燥胜湿，故能消水谷之气。茯苓甘而淡，淡能渗，故能利湿伤之滞。"（《医方考》卷4）

【医案举例】

朱丹溪治一老人，年七十，面白，脉弦数，独胃脉沉滑，因饮白酒作痢，下淡血水，圊后腹痛，小便不利，里急后重。参、术为君，甘草、滑石、槟榔、木香、苍术为佐，下保和丸二十五丸。次日，前症俱减，独小便不利，以益元散服之而愈。（《续名医类案》卷8）

按：本案患者为酒食积聚而成下痢之证。酒食混杂，生湿化热，阻碍气血，而见腹痛，里急后重，便脓血，故以保和丸加木香、苍术、槟榔消食化积，并增其行气化湿导滞之力；合六一散以清热利湿；年老，面白，而胃脉沉，为脾胃虚弱之象，故以参、术补之。

【方歌】

保和神曲与山楂，苓夏陈翘菔子加，

炊饼为丸白汤下，消食和胃效堪夸。

枳实导滞丸

《内外伤辨惑论》

【组成】 大黄一两 (9g) 枳实麸炒，去瓤 神曲炒，各五钱 (各9g) 茯苓去皮 黄芩去腐 黄连拣净 白术各三钱 (各6g) 泽泻二钱 (6g)

【用法】 上为细末，汤浸蒸饼为丸，如梧桐子大，每服五十丸至七十丸，温水送下，食远，量虚实加减服之。（现代用法：共为细末，水泛小丸，每服 6～9g，食后温开水送下，每日 2 次；亦可作汤剂，水煎服。）

【功用】 消食导滞，清热祛湿。

【主治】 湿热食积证。脘腹胀痛，下痢泄泻，或大便秘结，小便黄赤，舌苔黄腻，脉沉有力。

【证治机理】 本证乃饮食积滞，生湿化热，或素有湿热又与食积互结于肠胃所致之湿热食积证。食积内停，阻遏气机，则脘腹胀痛；湿热积滞下迫，故下痢或腹泻；若湿热积滞内壅，腑气不通，又可见大便秘结；小便黄赤，舌苔黄腻，脉沉有力，皆为湿热征象。治宜消食导滞，清热利湿。

【方解】 方中重用大黄，苦寒泻下，攻积泻热，使积热从大便而下，为君药。臣以枳实行气导滞消积，既除痞满胀痛，又增大黄泻下之功，对于下痢或泄泻，则体现了"通因通用"之法；神曲能消食和胃，以消食化滞，亦为臣药。佐入黄芩、黄连清热燥湿止痢；茯苓、泽泻利水渗湿止泻，可使湿热从小便而利，与通腑泻热之大黄相配，前后分消，使邪有出路；白术健脾燥湿益气，以收攻积而不伤正之效。诸药合用，共成消食导滞，清热祛湿之剂。

本方消下与清利并用，但以消下为主；妙在有白术一味，以兼顾正气，使祛邪又不伤正。

【运用】

1. 本方为治湿热食积之常用方剂。临床应用以脘腹胀痛，泻痢或便秘，苔黄腻，脉沉实为辨证要点。泻痢无积滞者，不可妄投；孕妇不宜使用。

2. 若胀满甚者，可加木香、槟榔以增行气消胀之力；纳差者，宜加山楂、鸡内金等消食之品；腹痛明显者，可加芍药、甘草以缓急止痛。

3. 现代常用于胃肠功能紊乱、细菌性痢疾、肠炎、消化不良等证属湿热食积者。

【方论选录】

徐大椿："湿热内滞，积久伤脾，不能运化精微，故大腹胀满，疼痛不已。枳实破滞气以推积，白术健脾元以运湿，黄连清火燥湿，黄芩清热宽肠，神曲消积滞，甘草和中州，茯苓渗湿化热以利脾肺，泽泻分清以利膀胱，大黄乃荡涤热结之品，为推送湿热积滞之首。为末糊丸，白汤送下，使湿热化而积滞消，则脾气健而胀闷退，何疼痛之不已哉？此导滞开结泻热之剂，为湿热积滞闷痛之专方。"(《医略六书·杂病证治》卷8)

【医案举例】

张三锡治一人，发热头痛，七日不止。诊之，左脉平和，右寸关俱弦急有力，乃内伤宿食为患也。以二陈加枳实、厚朴、楂炭、柴胡，三剂，再加黄芩，头痛除。但热不净，投枳实导滞丸百粒，更衣而愈。(《续名医类案》卷9)

按：本案发热头痛者，乃内伤宿食，腑气不通，郁浊上攻所致。前以二陈加枳实、厚朴、山楂、柴胡、黄芩，虽行气透热之力有余，然消食攻积之力不足，积滞不去，郁热难除。后用枳实导滞丸，使腑气通降，积热郁浊从下而消。

【方歌】

枳实导滞首大黄，芩连曲术茯苓襄，

泽泻蒸饼糊丸服，湿热积滞力能攘。

木香槟榔丸

《儒门事亲》

【组成】 木香 槟榔 青皮 陈皮 广茂烧 黄连麸炒，以上各一两（各3g） 黄柏 大黄各三两（各9g） 香附子炒 牵牛各四两（各10g）

【用法】 上为细末，水丸，如小豆大。每服三十丸，食后生姜汤送下。（现代用法：共为细末，水泛小丸，每服3～6g，食后生姜汤或温开水送下，日2次；亦可作汤剂，水煎服。）

【功用】 行气导滞，攻积泄热。

【主治】 痢疾，食积。赤白痢疾，里急后重，或食积内停，脘腹胀满，大便秘结，舌苔黄腻，脉沉实。

【证治机理】 本方治疗饮食积滞内停，蕴湿生热之证。积滞与湿热相交，则积滞更重，气阻尤甚，遂见脘腹胀满；湿热蕴蒸，肠胃传化失常，则下痢赤白，里急后重；苔黄腻，脉沉实，皆为湿热积滞之象。积滞愈甚，气阻愈显，两者互为因果。治宜行气导滞，攻积泄热。

【方解】 方中木香、槟榔行气导滞，消痞满胀痛，除里急后重之功甚佳，共为君药。臣以牵牛、大黄通便泻热，推荡积滞，引邪下行。佐以香附、莪术疏肝破气；青皮、陈皮理气宽中，共助木香、槟榔行气导滞；黄连、黄柏清热燥湿而止泻痢。方中伍用诸多行气之品，配以泻下、清热、活血之品，共奏行气导滞，攻积泄热之功。针对泻痢，又体现"通因通用"之法。

本方与枳实导滞丸均为消下并用之剂，皆治湿热积滞之痢疾或便秘。前方以诸多行气药配伍攻下药，其行气攻积之力较强，用于湿热食积，积滞较重，气滞胀满较甚者；后方以大黄攻积泄热为君，配以行气利湿之品，清热利湿之效较佳，攻逐作用较缓，用于湿热食积之证。

【运用】

1. 本方为治湿热积滞重证之常用方。临床应用以下痢赤白，里急后重或便秘，苔黄腻，脉沉实为辨证要点。本方行气破滞之力较强，对虚人、孕妇忌用。

2. 若食欲不振，可加神曲、山楂、莱菔子以消食和胃；若舌苔厚腻者，宜加苍术等以燥湿化浊。

3. 现代常用于细菌性痢疾、急慢性胃肠炎等证属湿热积滞者。

【方论选录】

汪昂："此手足阳明药也。湿热在三焦气分，木香、香附行气之药，能通三焦、解六郁；陈皮理上焦肺气，青皮平下焦肝气，枳壳宽肠而利气，而黑丑、槟榔又下气之最速者也，气行则无痞满后重之患矣。痎痢由于湿热郁积，气血不和，黄柏、黄连燥湿清热之药，三棱能破血中气滞，莪术能破气中血滞，大黄、芒硝血分之药，能除血中伏热，通行积滞，并为摧坚化痞之峻品。湿热积滞去，则二便调而三焦通泰矣。盖宿垢不净，清阳终不得升，故必假此以推荡之，亦通因通用之意。然非实积，不可轻投。"（《医方集解·攻里之剂》）

【医案举例】

张三锡治一人患痢，发寒热头痛，左脉浮紧，而右脉滑大，乃内伤挟外感也。先用败毒散加姜、葱，一服表证悉除。但中脘作胀闷，后重不已，以平胃散加枳壳、木香、槟榔、山楂。二服胀闷移于小腹，投木香槟榔丸三钱，下黏硬之物而愈。（《续名医类案》卷8）

按：本案服败毒散表证除后又见脘腹胀满，后重不已之症，乃痰食化热，中焦气郁之状。若但见腹胀或兼纳呆，平胃散加枳壳、木香、槟榔、山楂等行气消食之品可也，然后重不已，必有肠间积滞，故非泄热通下不能消，遂以木香槟榔丸攻积泄热，使积热除而腑气畅矣。

【方歌】

木香槟榔青陈皮，黄柏黄连莪术齐，

大黄黑丑兼香附，泻痢后重热滞宜。

第二节 健脾消食

健脾消食剂，适用于脾虚食积证。症见食少难消，脘腹痞闷，大便溏薄，体倦乏力，舌淡苔白，脉弱等。常用消食药如山楂、神曲、麦芽等配伍健脾益气药如人参、白术、茯苓等为主组方。代表方如健脾丸等。

健 脾 丸
《证治准绳》

【组成】 白术白者，炒，二两半（15g） 木香另研 黄连酒炒 甘草各七钱半（各6g） 白茯苓去皮，二两（10g） 人参一两五钱（9g） 神曲炒 陈皮 砂仁 麦芽炒，取面 山楂取肉 山药 肉豆蔻面裹煨熟，纸包捶去油，以上各一两（各6g）

【用法】 上为细末，蒸饼为丸，如绿豆大。每服五十丸，空心、下午各一次，陈米汤下。（现代用法：共为细末，糊丸或水泛小丸，每服 6 ~ 9g，温开水送下，日 2 次；亦可作汤剂，水煎服。）

【功用】 健脾和胃，消食止泻。

【主治】 脾虚食积证。食少难消，脘腹痞闷，大便溏薄，倦怠乏力，舌苔腻而微黄，脉虚弱。

【证治机理】 本方主治诸症均为脾胃虚弱，食积内停所致。脾失健运，食积内停，故见食少难消，大便溏薄；气血生化乏源，则倦怠乏力，脉象虚弱；脾胃虚弱，饮食难化，阻碍气机，故脘腹痞闷；食积化热，则苔腻微黄。治宜健脾与消食并举。

【方解】 本方是为脾虚食积证而设，方中人参、白术、茯苓用量居多，重在健脾化湿以止泻，共为君药。臣以山楂、神曲、麦芽消食和胃，除已停之积。再伍肉蔻、山药健脾止泻；木香、砂仁、陈皮理气开胃，醒脾化湿，且使全方补而不滞；黄连清热燥湿，以除食积所生之热，以上均为佐药。甘草既能补中益气，又能调和诸药，用为佐使药。如此配伍，补气健脾与消食行气同用，共成消补兼施之剂，以达补而不滞，消不伤正之效。

因方中含四君子汤及山药等益气健脾之品居多，故补重于消，使脾健运而食自消，食积消则脾自健，故方名"健脾"。

【运用】

1．本方为治脾虚食积之常用方。临床应用以食少，便溏，脘闷，苔腻微黄，脉弱为辨证要点。

2．若证偏寒者，可去黄连加干姜或肉桂以温中散寒；湿盛腹泻者，宜加苡仁、扁豆、泽泻以渗湿止泻。

3．现代常用于慢性胃炎、慢性肠炎、消化不良等证属脾虚食积者。

【方论选录】

汪昂："此足太阴、阳明药也。脾胃者，仓廪之官，胃虚则不能容受，故不嗜食；脾虚则不能运化，故有积滞。所以然者，由气虚也。参、术补气，陈皮利气，气运则脾健而胃强矣。山楂消肉食，麦芽消谷食，戊己不足，故以二药助之使化。枳实力猛，能消积化痞；佐以参、术，则为功更捷，而又不致伤气也。夫脾胃受伤，则须补益，饮食难化，则宜消导，合斯二者，所以健脾也。"（《医方集解·消导之剂》）

【医案举例】

一小儿食肉早，得脾胃病，或泄痢，腹大而坚，肌肉消瘦也，已成疳矣。其母日忧，儿病益深，予见悯之，乃制一方：人参、黄芪（蜜炙）、白茯苓、白术、粉草、当归、川芎，以补脾胃养气血；陈皮、青皮、半夏曲、木香、砂仁、枳实、厚朴、神曲、麦蘖面以消积；三棱、莪术（煨）、九肋鳖甲醋煮以消癖；黄干蟾（烧灰存性）、使君子、夜明砂以除疳热。共二十二味碾末，粟米糊丸麻子大，每服二十五丸，炒米汤下，调理而安。（《中国历代医案精选·幼科发挥》）

按：小儿早食肉而积滞伤脾，虚实杂至而成疳疾。气虚血亏，乃化源不足，泄痢腹大，由积滞所致。此方为健脾丸之变法。加用黄芪、当归、川芎，使原方益气健脾中又生补血和血之功；去山药、肉蔻，而用枳实、厚朴、三棱、莪术等，改固肠止泻而为通因通用，消积化滞，并辅以杀虫清热之品，以除疳积。

【方歌】

健脾参术苓草陈，肉蔻香连合砂仁，

楂肉山药曲麦炒，消补兼施此方寻。

肥 儿 丸

《小儿卫生总微论方》

【组成】 黄连去须 神曲炒，各一两（各9g） 使君子仁 肉豆蔻面裹煨，去面 麦蘖炒，各半两（各6g） 木香二钱（3g） 槟榔不见火，两个（9g）

【用法】 上为细末，面糊和丸，如萝卜子大。每服二三十丸，熟水送下，食空服。（现代用法：共为细末，糊丸如萝卜子大，每服20～30丸，空腹温开水送下；亦可水煎服。）

【功用】 健脾消食，清热驱虫。

【主治】 小儿疳积。消化不良，面黄体瘦，肚腹胀大，发热口臭，大便溏薄，舌苔黄腻，脉虚弱。亦治虫积腹痛。

【证治机理】 本方治为饮食不节，食滞脾胃，郁久化热，湿热生虫，而成疳疾之证。《小儿药证直诀》卷上曾强调："疳皆脾胃病"。脾虚失运，则大便泄泻；生化乏力，营养不良，则面黄体瘦；积阻气滞，则肚腹胀大或疼痛；至于发热口臭，苔黄腻等皆为积热所致。治宜健脾消食，清热驱虫。

【方解】 方中神曲重在消食健脾，使君子专于杀虫，两药相合，共祛食虫之积，以除致病之因，又不伤脾胃，故为君药。臣以麦芽增强神曲消食之力，且可健脾和胃；槟榔既能驱虫，以助使君子之力，又能行气消胀，以除胀满；黄连清热燥湿，治湿热生虫之源。佐以木香行气止痛，肉豆蔻健脾又可涩肠止泻。全方标本兼顾，使食消虫去，气畅热清。其以杀虫消积为主，兼以清热、健脾。患儿服之，虫去积消，正气得复，使体健肥壮，故名"肥儿丸"。

【运用】

1. 本方为小儿疳积之常用效方。临床应用以面黄体瘦，肚腹胀大，发热口臭为辨证要点。本方虽名肥儿丸，究属克伐之品，而非补益之剂，无虫积疳疾之证者，不可服用。

2. 脾虚腹泻明显者，可加白术、茯苓、山药以健脾止泻；虫积腹痛，宜加苦楝根皮、仙鹤草芽等以增强杀虫之力。

3. 现代常用于小儿肠道蛔虫病、钩虫病、小儿慢性消化不良等证属虫积疳疾者。

【附方】

肥儿丸（《广嗣纪要》） 人参去芦，五钱（15g） 白术坚白者，去芦，五钱（15g） 橘红刮净，五钱（15g） 白茯苓去皮，四钱（12g） 甘草去皮，炙，二钱（10g） 青皮四花者，去瓤，三钱（12g） 缩砂仁二钱五分（13.5g） 木香二钱半（11.5g） 山药刮净，五钱（15g） 莲肉去皮，去心，五钱（15g） 使君子去壳，三钱（12g） 山楂子蒸，取肉，三钱（12g） 三伏神曲姜汁拌炒，三钱（12g） 共研为极细末，用生荷叶包粳米煮熟，去荷叶，将米杵烂，以净布包扭出，再煮成糊，为丸，如麻仁。每服二十五丸或三十五丸（16g），至五十丸（9g），陈仓米炒熟，煎汤下，不拘时服。功用：健脾行气，消食驱虫。主治：小儿脾胃素弱，食少而瘦；或素强健，偶因伤食成积而瘦；或因久病之后瘦。

本方与《小儿卫生总微论方》之肥儿丸均有健脾消食杀虫之功，均可用于脾虚之疳积证。后者以杀虫消积为主，兼以清热、健脾，故可用于虫食疳积而有热者；而本方以健脾消积为主，兼以行气、化湿、杀虫，方中人参、白术、茯苓以健脾益气，山楂、神曲以消食化积，青皮、橘红、木香、砂仁以行气化湿，山药、莲肉以健脾止泻，使君子以驱虫，故可用于伤食成积或虫食疳疾而以脾虚为主者。

【方论选录】

汪绂："谷以养人，而过食成积，神曲、麦芽以变化之；食积则气郁，木香、槟榔以升降之；气郁则生湿热，黄连、川楝子以燥之、泄之；湿热则生虫蟨，使君子、黄连、川楝子以杀之。其肠胃薄而太阴未足也，君黄连以健之、厚之；要其本元火不足，而脾胃不能化食也，肉豆蔻以壮命火而温之。此方本末条理，非他攻伐之方所可易也。"（《医林纂要探源》卷9）

【医案举例】

万密斋治一小儿，二岁，常利下绿水，形瘦如鬼。……肥儿丸主之。钱氏肥儿丸：黄连、神曲、木香、槟榔、肉蔻、使君子、麦芽，面糊丸，如麻子大，每服三五十丸。（《续名医类案》卷13）

按：本案素体脾虚，食积日久而下利。故用肥儿丸健脾消积，使脾胃健运，气旺血生则愈。

【方歌】

肥儿丸内用使君，豆蔻香连曲麦槟，

面糊为丸热水下，虫疳食积一扫清。

小　结

本章共选正方 5 首，附方 2 首，按其功用分为消食化滞和健脾消食两类。

1. 消食化滞　保和丸长于消食和胃，为消食化积的通用方剂，主治一切食滞，以脘腹胀满，恶食嗳腐为主要见症。枳实导滞丸与木香槟榔丸均有行气导滞，泄热攻积的作用，前者攻下力小，而长于祛湿，适用于湿热食积内阻肠胃较轻之证；后者攻破之力较大，适用于湿热食积较重之证。

2. 健脾消食　健脾丸健脾消食，兼有和胃止泻作用，主治脾虚食滞腹泻之证。肥儿丸健脾消积，兼有杀虫清热作用，主治脾虚湿热，虫积成疳之证。

第十七章

驱虫剂

凡以安蛔、驱虫药物为主组成，用于治疗人体消化道寄生虫病的方剂，统称驱虫剂。属于"八法"中的"消法"。

人体消化道寄生虫病种类很多，每因饮食不洁，虫卵随饮食入口而引起。多见脐腹作痛，时发时止，面色萎黄，或面白唇红，或面生干癣样的白色虫斑，或睡中龄齿，或胃中嘈杂，呕吐清水，舌苔剥落，脉象乍大乍小等症。如迁延失治，日久则形体消瘦，不思饮食，精神萎靡，目暗视弱，毛发枯槁，肚腹胀大，青筋暴露，成为疳积之证。此外，如耳鼻作痒，嗜食异物，下唇内侧有红白疹点，白睛上有青灰色斑块，亦可是蛔虫的见证。若蛔虫窜入胆道，则会出现右上腹钻顶样疼痛，时发时止，手足厥冷，甚至呕吐蛔虫等蛔厥症状。

驱虫剂宜在空腹时服用，尤以临睡前服用为佳，并应忌食油腻香甜之物。有时还需适当配伍泻下药物，以助虫体排除。但某些驱虫药（如槟榔、使君子等）即有缓下作用，则无需配用泻药。服药后应检查大便内有无虫体排出。虫去之后，应适当调补脾胃，使虫去而正不伤。尤其是脾虚的患者，纵有虫病，亦当以健脾为主，若专事驱虫，恐虫去而正气亦伤，招致它变。更要讲究卫生，注意饮食，避免重复感染。一定时间后，当复查大便，必要时可反复使用驱虫之剂。

另外，在运用安蛔驱虫剂时，还应根据人体寒热虚实的不同，适当配伍清热药如黄连、黄柏，温里药如干姜、附子，消导药如神曲、麦芽，补益药如人参、当归等。

驱虫药多系攻伐或有毒之品，对年老、体弱、孕妇宜慎用。同时还要注意用量，剂量过大或连续服用则易伤正或中毒，剂量不足则难以达到驱虫之目的。

本章方剂常以安蛔的乌梅、驱虫的川椒、使君子、槟榔等为主组方，代表方剂如乌梅丸等。

乌 梅 丸

《伤寒论》

【组成】 乌梅三百枚（30g）　细辛六两（3g）　干姜十两（9g）　黄连十六两（6g）　当归四两（6g）　附子炮，去皮，六两（6g）　蜀椒出汗，四两（5g）　桂枝去皮，六两（6g）　人参六两（6g）　黄柏六两（6g）

【用法】 上十味，异捣筛，合治之，以苦酒渍乌梅一宿，去核，蒸之五斗米下，饭熟捣成泥，和药令相得，内臼中，与蜜杵二千下，丸如梧桐子大。先食饮服十丸，日三服，稍加至二十丸。禁生冷、滑物、臭食等。（现代用法：乌梅用50%醋浸一宿，去核捣烂，和入余药捣匀，炼蜜为丸，每服9g，日服2~3次，空腹温开水送下；亦可作汤剂，水煎服。）

【功用】 温脏安蛔。

【主治】 蛔厥证。腹痛时作,手足厥冷,时静时烦,时发时止,得食而呕,常自吐蛔。兼治久痢。

【证治机理】《医宗金鉴·订正仲景全书金匮要略注》卷22云:"蛔厥者,谓蛔痛手足厥冷也。"蛔厥之证,是因患者素有蛔虫,伤寒传至厥阴,形成上热下寒,蛔上入膈所致。蛔虫本寄生于肠内,喜温而恶寒,肠胃虚寒则蛔不安,为避寒就温,蛔虫扰动,上入其膈,而致腹痛时作;脏寒痛剧,有碍阳气运行,故手足厥冷;时静时烦,时发时止,是因虫动则发,虫伏则止,暂安而复通;蛔闻食臭则动,动则上扰,故饥不欲食,食而呕又烦,甚至食则吐蛔。本证既有虚寒,又有虫扰气逆化热,针对寒热错杂,蛔虫上扰之机,治宜寒热并调,温脏安蛔。

至于久痢,亦属久病寒热错杂而气血亏虚。厥阴乃阴尽阳生之脏,与少阳互为表里。其本阴,其标热,内寄相火。厥阴经脉属肝络胆上贯膈,肝气横逆莫制,循经上逆膈中,故气上撞心;气有余便是火,消烁津液,故消渴而心中疼热。若以苦寒误下之,则胃阳败绝,而致下痢不止。

【方解】 方中重用乌梅,酸平,收敛肝气,生津止渴,尤以酸能安蛔,更以苦酒(醋)渍之,益增其效,用为君药。蜀椒、细辛辛热,辛能伏蛔,温能温脏祛寒,共为臣药。佐入黄连、黄柏苦能下蛔,寒能清泄肝胃,以除因蛔上扰所生之热;附子、干姜、桂枝大队辛热之品温脏祛寒,使蛔虫能安居肠内,不致上蹿;人参、当归,补养气血,扶助正气。加蜜为丸,以蛔得甘则动,略用甘味,从虫所好以诱蛔,使之更好地发挥药效,是为反佐药;且蜜能调和诸药,又为使药。合而成方,寒热并用,寒以清上热,热以温下寒;酸辛苦并投,酸以安蛔,辛以伏蛔,苦以下蛔,共奏温脏安蛔之效。正如柯琴所言:"蛔得酸则静,得辛则伏,得苦则下。"

至于久痢、久泻,属寒热错杂,正气虚弱者,本方集酸收涩肠、温中补虚、清热燥湿诸法于一方,亦为切中病机,故多可奏效。

【运用】

1. 本方为治疗蛔厥证的代表方剂。临床应用以腹痛,手足厥冷,得食而呕,甚则吐蛔为辨证要点。

2. 热象多者,可去附子、干姜;寒象多者,可去黄柏;大便不通者,可加槟榔、枳实、玄明粉以驱虫泻下。

3. 现代常用于胆道蛔虫症、慢性菌痢、慢性胃肠炎、结肠炎等证属寒热错杂,气血虚弱者。

【附方】

1. 理中安蛔汤(原名安蛔汤《万病回春》) 人参七分(7g) 白术一钱(10g) 茯苓一钱(10g) 花椒去目,三分(3g) 乌梅二个(6g) 干姜炒黑,五分(5g) 水煎服。功用:温中安蛔。主治:蛔虫腹痛。腹痛肠鸣,四肢不温,便溏尿清,舌苔薄白,脉沉迟。

2. 连梅安蛔汤(《通俗伤寒论》) 胡连一钱(3g) 川椒炒,十粒(2g) 白雷丸三钱(9g) 乌梅肉二枚(5g) 生川柏八分(2g) 尖槟榔磨汁冲,二枚(9g) 水煎服。功用:清热安蛔。主治:肝胃郁热,虫积腹痛。饥不欲食,食则吐蛔,甚则蛔动不安,脘痛烦躁,舌红,脉数。

乌梅丸、理中安蛔汤、连梅安蛔汤三方均为安蛔驱虫之剂，可治疗蛔虫证，但因蛔虫证的病机不同，制方亦各异。乌梅丸治疗寒热错杂之蛔厥重证，故方中苦辛酸合用，寒热并调，邪正兼顾；理中安蛔汤即理中汤去甘草，加茯苓健脾化湿，川椒温中散寒，乌梅安蛔，故治中焦虚寒的蛔虫腹痛；连梅安蛔汤治肝胃郁热之蛔虫证，故方以苦辛酸并用，清降肝胃之热，兼以驱蛔。

【方论选录】

柯琴："仲景此方，本为厥阴诸症之法，叔和编于吐蛔条下，令人不知有厥阴之主方。观其用药，与诸症符合，岂只吐蛔一症耶？……蛔得酸则静，得辛则伏，得苦则下，杀虫之方，无更出其右者。久利则虚，调其寒热，扶其正气，酸以收之，其利自止。"（《伤寒来苏集·伤寒附翼》卷下）

【医案举例】

老医李骏伯者，病旬日，舌黑如煤，唇焦声哑，躁烦下利，不省人事，群医却走，遑遑治木。璧沉思良久，审为汗多亡阳，下多亡阴，阴阳欲绝，邪火内炽，因以乌梅丸三钱与之，神稍清，舌稍润，再进三钱，遂能言视听，连四五服，而危困复苏矣。可见大法无定，经权在人，学者须细心体认，方不视人命言如草芥也。（《伤寒论三注》）

按：上述病情确实十分险恶，但抓住了"阴阳欲绝，邪火内炽"的病机，试用乌梅丸，终取得预期疗效。

【方歌】

乌梅丸用细辛桂，黄连黄柏及当归，

人参椒姜加附子，清上温下又安蛔。

化 虫 丸

《太平惠民和剂局方》

【组成】 胡粉（即铅粉）炒 鹤虱去土 槟榔 苦楝根去浮皮，各五十两（各1500g） 白矾枯，十二两半（375g）

【用法】 上为末，以面糊为丸，如麻子大。一岁儿服五丸，温浆水入生麻油一二点，调匀下之，温米饮下亦得，不拘时候。其虫细小者皆化为水，大者自下。（现代用法：上药为末，面糊为小丸，每次6g，一岁小儿服1g，每日一次，空腹，米汤送下。）

【功用】 驱杀肠中诸虫。

【主治】 肠中诸虫。发作时腹中疼痛，往来上下，时作时止，痛甚剧，甚至呕哕涎沫，或吐清水。

【证治机理】 肠中有诸虫，每因脏腑寒热不和而使虫动不安。因虫攻动，故腹痛阵作；胃失和降，则呕哕涎沫或吐清水。虫病而正气尚未大虚者，当以驱虫为首治之法。

【方解】 方中胡粉（亦名铅粉、锡粉），辛寒有毒，性能杀虫，为君药。鹤虱苦辛平，有小毒，专杀蛔虫；苦楝根苦寒，有小毒，既可驱杀蛔虫，又可缓解腹痛；槟榔苦温，既能杀绦虫、姜片虫，又能行气导滞，以促进虫体排出；枯矾酸咸而寒，能燥湿杀虫，以上共为臣佐药。合而成方则杀虫之力更强，凡肠内诸虫，如蛔虫、绦虫、蛲虫、姜片虫等，皆可用以治疗。

【运用】

1. 本方集诸多杀虫药于一方，效专而力雄，为治疗肠道寄生虫病之通剂。临床应用以腹中疼痛，往来上下，时作时止，甚至呕哕涎沫或吐清水为辨证要点。方中胡粉有毒，使用时当掌握剂量，不可太过。驱虫后即当调理脾胃，益气扶正。孕妇忌服。

2. 属绦虫、姜片虫病者，宜重用槟榔；若虫积内阻，腹胀便秘，可加牵牛子、大黄。

3. 现代常用于多种肠道寄生虫病及虫积腹痛等证。

【方论选录】

汪昂："肠胃之中无物不容，所以变生诸虫者，缘正气虚衰，或误食生虫之物，或湿热蒸郁而成。……此手足阳明药也。数药皆杀虫之品也，单用尚可治之，类萃为丸，而虫焉有不死者乎。"(《医方集解·杀虫之剂》)

【方歌】

化虫丸中用胡粉，鹤虱槟榔苦楝根，

少加枯矾面糊丸，专治虫病未虚人。

小　结

驱虫剂共选正方 2 首，附方 2 首。乌梅丸长于温脏补虚，清热安蛔，适用于寒热错杂之蛔厥证。理中安蛔汤长于温中安蛔，主治脾胃虚寒之蛔虫腹痛。连梅安蛔汤功能清热安蛔，擅治肝胃郁热之虫积腹痛。化虫丸功能驱杀肠道诸虫，是治疗各种肠道寄生虫病之通剂，但有毒性，必须注意用量。

第十八章

涌 吐 剂

凡以涌吐药为主组成，具有涌吐痰涎、宿食、毒物等作用，用于治疗痰厥、食积、误食毒物等病证的方剂，统称涌吐剂。属于"八法"中的"吐法"。

涌吐剂具有催吐作用，可使停留在咽喉、胸膈、胃脘之痰涎、宿食、毒物等从口中吐出，临床适用于某些病势急迫，又急需涌吐的病证。《圣济总录》卷4："上脘之病，上而未下，务在速去，不涌而出之，则深入肠胃，播传诸经，可胜治哉！"涌吐剂作用迅速，用之得当可使病情迅速得到缓解。适用于中风、癫狂、喉痹等病证属痰涎壅盛，阻塞咽喉，痰声辘辘，呼吸急迫者；或过量饮食，停滞胃脘，壅塞气机，病情危急者；或误食毒物，尚留胃中者，均可使用。此外，干霍乱属邪气壅塞中焦，欲吐泻不得者，也可服用本类方剂，使邪有出路，气机开通。

若服涌吐剂而不得吐者，可用手指、压舌板，或鹅毛翎刺激咽喉，以助呕吐；或多饮开水，以助药力，催其呕吐。若服涌吐剂后呕吐不止者，可服少许姜汁或冷粥、冷开水以和胃止呕。倘若呕吐仍不止，应视所服药物的不同进行解救。如服瓜蒂散而呕吐不止者，可服麝香0.03~0.06g，或丁香末0.3~0.6g解之；服三圣散而呕吐不止者，可用葱白煎汤解之。

涌吐是一种简便易行的急救治法，用之得当，疗效迅速。但此类方剂作用峻猛，易伤胃气，中病即止，不可久服。《儒门事亲》卷2曰："涌吐之药，或丸或散，中病则止，不必尽剂，过则伤人。"年老体弱、气血不足、孕妇、产后、吐血、咯血等患者均宜慎用。服涌吐剂后患者应避风寒，因吐后多气虚，易患感冒。呕吐之后不宜立即进食，特别禁忌骤进油腻煎炸等不易消化的食物，应以糜粥自养，调理脾胃。若涌吐之后，气逆不止者，应适量服用和胃降逆之品，调和胃肠功能。

瓜 蒂 散

《伤寒论》

【组成】 瓜蒂熬黄，一分 (3g)　赤小豆一分 (3g)

【用法】 上二味，分别捣筛，为散已，合治之，取一钱匕。以香豉一合，用热汤七合，煮作稀糜，去滓，取汁合散，温顿服之。不吐者，少少加；得快吐乃止。（现代用法：将两药研细末和匀，每服1~3g，用香豉9g煎汤送服。不吐者，少少加量再服。）

【功用】 涌吐痰涎宿食。

【主治】 痰涎宿食，壅滞胸脘证。胸中痞硬，烦闷懊恼不舒，欲吐不出，气上冲咽喉不得息，寸脉微浮。

【证治机理】 本方病证或因痰涎壅滞胸膈，或因过量饮食停滞胃脘所致。痰涎、宿食停于胸膈胃脘，气机壅滞，升降不得，故胸中痞硬，烦闷懊恼，欲吐不出，甚则逆气上冲咽喉而不得息。寸脉微浮，表明邪气在上，且有上冲之势。《素问·阴阳应象大论》云："其高者，因而越之。"此有形病邪停于胸脘，治疗当因势利导，采用吐法，导出痰涎宿食，使病证随吐而解。

【方解】 方中瓜蒂味极苦性寒，具有较强的催吐作用，善于涌吐痰涎宿食，用为君药。赤小豆味酸性平，能祛湿除烦，用为臣药。君臣相配，酸苦涌泄，相须为用，催吐之力甚强。《医宗金鉴·删补名医方论》卷7云："瓜蒂极苦，赤豆味酸，相须相益，能除胸胃中实邪，为吐剂中第一品也。"佐以淡豆豉煎汤调服，一则取其轻浮升散之性，宣越胸膈气机，助君臣涌吐胸脘之痰食；二则淡豆豉与赤小豆均为谷物，可安中和胃，与涌吐药物相配，使涌吐而不伤胃气，即"借谷气以保胃气"。本方三药相伍，为涌吐峻剂，服之可使胸膈痰食一吐而出，病证自除。

【运用】

1．本方为涌吐的代表方剂。临床应用以胸膈痞满，懊恼不安，欲吐不得，或毒物尚留胃中为辨证要点。

2．瓜蒂有毒，易伤正气，用量不宜过大，中病即止。本方涌吐作用峻烈，非形气俱实者，不宜使用。《伤寒论》云："诸亡血虚家，不可与瓜蒂散。"

3．现代常用于急性胃扩张、误食毒物、精神分裂症等证属痰食壅滞胸脘者。

【附方】

1．三圣散(《儒门事亲》) 防风去芦，三两（5g） 瓜蒂剥净，碾破，以纸卷定，连纸锉细，去纸，用粗罗子罗过，另放末，将渣炒微黄，次入末，一处同炒黄用，三两（15g） 藜芦去苗及心，加减用之，或一两，或半两，或一分（3g） 上各为粗末，每服约半两，以虀汁三茶盏，先用二盏，煎三五沸，去虀汁，次入一盏，煎至三沸，却将原二盏，同一处熬两沸，去滓，澄清，放温，徐徐服之，不必尽剂，以吐为度。功用：涌吐风痰。主治：中风闭证，失音闷乱，口眼歪斜，或不省人事，牙关紧闭，脉浮滑实者；或癫痫，痰浊壅塞胸中，上逆时发者；或误食毒物尚停胃脘者。

2．盐汤探吐方(《备急千金要方》) 食盐（炒） 用极咸盐汤三升，热饮一升，刺口令吐宿食使尽，不吐更服，吐迄复饮，三吐乃住，静止。功用：涌吐宿食。主治：宿食停滞胃脘。症见饮食停滞胃中，脘腹胀痛不舒。亦治干霍乱，欲吐泻不得者。

瓜蒂散、三圣散、盐汤探吐方均有涌吐作用，其中瓜蒂散、三圣散以瓜蒂为君，涌吐作用较猛。瓜蒂散擅长涌吐痰食，配伍谷类药物，涌吐之中兼以护胃；三圣散擅长涌吐风痰，以驱邪为主，涌吐作用强于瓜蒂散；盐汤探吐方药性较为平和，服后需要探喉助吐，治疗宿食停滞胃脘而病情较轻者。

【方论选录】

吴谦等："凡胸中寒热，与气、与饮郁结为病，谅非汗下之法所能治，必得酸苦涌泻之品，因而越之，上焦得通，阳气得复，痞硬可消，胸中可和也。瓜蒂极苦，赤豆味酸，相须相益，能除胸胃中实邪，为吐剂中第一品也。而佐香豉粥汁合服者，借谷气以保胃气也。服之不吐，少少加服，得快吐而即止者，恐伤胃中元气也。"(《医宗金鉴·删补名医方论》卷7)

【医案举例】

张子和治一妇人，心脐上结硬如斗，按之若石。人皆作痞治，针灸毒药，祷祈无数，如捕风然。一日，张见之曰：此寒痰也。诊其两手，寸关皆沉，非寒痰而何？以瓜蒂散吐之，连吐六七升，其块立消过半。俟数日后，再吐之，其涎沫类鸡黄，腥臭特殊，约二三升。凡如此者三，以人参调中汤、五苓散，调服以平矣。（《续名医类案》卷16）

按：此案患者脐上结硬如石，为有形病邪内结。前医皆误诊为气机郁滞之痞证，故所投之药、针皆不效。张子和诊其两脉寸关皆沉，沉脉主里主寒，加之脐上结硬，病程日久，故认为其腹中有形之物为寒痰内结，投以瓜蒂散，用涌吐之法，吐其有形之痰。药后患者呕吐较甚，吐后腹中结块立消过半，疗效显著。但因吐法伤正，暂且停药数日以待正气恢复，再用吐法，如此反复三次而愈。继则用补益、利湿等法善其后。

【方歌】

瓜蒂赤豆等份研，调服宜用豆豉煎，

胸脘痰涎宿食证，急用此方吐之验。

参 芦 饮

《丹溪心法》

【组成】 人参芦（15g）　　（原书未著用量）

【用法】 研为末，水调下一二钱（3～6g），服后以物微探吐之。

【功用】 涌吐痰涎。

【主治】 气虚，痰涎壅盛胸膈证。痰多气急，胸膈满闷，温温欲吐，脉象虚弱。

【证治机理】 本方病证系素体气虚，痰涎壅盛于胸膈所致。其中气虚不足为本，痰涎壅盛为标，本虚标实，但以标实为重为急。痰多气急，胸膈满闷，乃痰涎壅盛，气机阻塞；温温欲吐，乃胸膈之邪有上逆之势；脉象虚弱，乃正气不足。治当因势利导，涌吐痰涎，宣畅气机，同时又应固护正气，驱邪扶正。

【方解】 本方仅用人参芦，单味药成方。人参芦味苦辛温，其性和缓，涌吐痰涎，又不过伤正气，对体虚痰涎壅盛胸膈者，用之最为适宜。《医方集解·涌吐之剂》谓："患者虚羸，故以参芦代藜芦、瓜蒂，宣犹带补，不致耗伤元气也。"

【运用】

1. 本方适用于痰涎壅盛，阻滞气道而正气不足者。临床应用以痰壅气急，胸膈满闷，温温欲吐，脉来虚弱为辨证要点。

2. 本方虽药力缓和，但仍为涌吐治标之方。若正气虚极，时时欲脱，虽有痰壅气道，也应慎用。若服药得吐后，当治病图本，杜绝痰涎再生。

3. 若服药后不吐者，可用鹅翎探喉助吐。原书有"或加竹沥和服"之用法，意在加强滑痰之功。

【方论选录】

汪昂："此手太阴、足太阳药也。经曰：在上者，因而越之。痰涎上壅，法当涌之，患者虚羸，故以参芦代藜芦、瓜蒂，宣犹带补，不致耗伤元气也。"（《医方集解·涌吐之剂》）

【方歌】

参芦饮是丹溪方，竹沥新加效更良，

气虚体弱痰壅盛，服得此方吐而康。

小　　结

涌吐剂选正方 2 首，附方 2 首。其中瓜蒂散涌吐作用较强，擅长涌吐痰食，适用于痰食壅滞胸脘之实证。参芦饮涌吐作用较缓，具有涌吐而不伤正气的特点，适用于痰涎壅滞胸膈而体质较弱者。

附 篇

方剂药理研究概要

　　方剂药理研究主要包括药效学、药动学及毒理学等内容。其中，药效学的研究多根据方剂的功能主治，按照不同的研究目的来设计研究方案，选用或建立与中医"证"或"病"相符或相近似的动物模型和实验方法。由于目前复制的模型多采用人为方法或利用某些化学物质使动物产生某些病理表象，这些模型不能完全代替人体所出现的"证"或"病"。因此，方剂药理学研究必须紧密结合临床。

　　方剂药理研究方法可分为全方研究、拆方研究、同类方剂的对比研究、方剂剂型研究、煎服法研究和方剂药代动力学研究等。全方研究主要是研究方剂的主要药理作用，这是方剂药理研究的主要方面，亦是其他研究的基础。拆方研究可分为单味药研究法、药对研究法、药物组间关系研究法、正交设计研究法、正交 T 值研究法、均匀设计研究法等，拆方研究可说明方剂的配伍关系，通过分析可得到规律性的认识，从而揭示方剂配伍规律的内涵。同时，也为研制、创建新方提供依据。同类方剂的对比研究是对功能或主治相近的方剂进行作用强度的对比观察。方剂的剂型、煎煮方法等不同，其临床疗效亦不相同，若剂型选择不当、煎煮方法不妥，亦影响方剂的疗效，严重时可引起不良反应或毒副作用，故剂型及煎煮方法研究亦是方剂药理学研究的内容之一。方剂药代动力学是研究方剂中有效物质在体内的转运及代谢变化过程和药物浓度随时间的变化规律，这对揭示方剂药效物质基础、方剂组方原理及配伍规律，指导临床合理用药具有重要的意义。现将部分方剂药理研究概况简要介绍如下：

解 表 剂

一、常用实验方法

1．发汗实验

（1）汗液着色法：常用大鼠，亦可用小鼠或猫。本法利用碘和淀粉遇汗液所呈现的颜色反应，观察药物对大鼠足跖部汗腺分泌的影响。

（2）汗液定量测定法：常用大鼠。用集汗筒收集大鼠足跖部分泌的汗液，进行精密称重，观察受试药物对汗腺分泌的影响。

2．解热实验　　常用兔和大鼠。在正常动物体内注入一定量的致热原，造成动物发热模型，观察受试药物有无解热作用。常用致热物质有菌苗、内毒素、内生性致热原、啤酒酵母和二硝基苯酚等。采用皮下或静脉注射的方法。

二、主要药理作用

　　解表剂中大部分方剂具有发汗、解热、抗菌、抗病毒、抗炎、抗过敏、止咳、祛痰、平喘等药理作用。如麻黄汤、桂枝汤、小青龙汤、银翘散、麻黄杏仁甘草石膏汤等（附表1）。

附表1　　　　　　　　　　　　　　部分解表剂的主要药理作用

方名 \ 药理作用	发汗	解热	抗菌	抗病毒	抗炎	抗过敏	止咳	祛痰	平喘	镇痛	镇静	免疫
麻黄汤	+	+		+	+		+		+			+
大青龙汤		+	+									+
桂枝汤	+	+	+	+	+	+	+	+	+	+	+	
九味羌活汤		+	+	+						+		+
小青龙汤					+	+						
银翘散	+	+	+	+	+							
桑菊饮	+		+									
麻杏甘石汤		+	+		+	+	+		+			+
柴葛解肌汤		+								+	+	
败毒散		+			+							
荆防败毒散		+	+							+		
参苏饮		+		+			+	+		+		+
麻黄细辛附子汤				+		+						

三、方例

1. 麻黄汤

　　（1）发汗：麻黄汤是典型的发汗剂。采用汗液定量测定装置，大鼠按相当于临床成人用量的30倍灌服麻黄汤后，2小时内足跖部的汗液蒸发量明显增加，此作用与方中的麻黄、桂枝有关。并且发汗作用呈显著的量－效关系。另外，麻黄汤还可促进小鼠泪腺和唾液腺的分泌。

　　（2）解热：家兔静脉注射麻黄汤粗制剂，对三联菌苗所致发热有明显的对抗作用，口服给药对新鲜酵母所致大鼠发热有降低作用。另有报道，麻黄汤家兔口服给药，对内毒素所致动物体温升高，不仅不能降低体温，反使发热动物体温进一步上升。有关“解热”的不同报道，可能与给药途径、实验动物、致热原等因素的不同有关。

　　（3）抗低温：大鼠皮下注射肺炎球菌活菌，复制“类表寒”模型，早期动物出现寒战、耸毛、蜷卧等恶寒症状，同时伴有肛温下降，麻黄汤口服给药有明显的对抗作用。此外，麻黄汤对大鼠静脉注射安痛定所致体温下降，也有明显的对抗作用。

（4）镇咳、祛痰、平喘：氨水刺激法或机械刺激法等实验证明麻黄汤具有明显的镇咳作用。配伍研究证明，单用麻黄、甘草、杏仁，或麻黄配甘草，甘草配杏仁，对二氧化硫所致小鼠咳嗽有明显的止咳作用。麻黄汤可使小鼠肺酚红的排出量明显增加，表明有一定的祛痰作用。小鼠肺支气管灌流实验证明，麻黄汤能明显地扩张支气管，并具有对抗支气管收缩剂乙酰胆碱收缩支气管的作用。

（5）其他：麻黄汤对呼吸道合胞体病毒（RSV）有一定的抑制作用；对蛋清性大鼠足跖炎症有一定的抑制作用。此外，麻黄汤还具有一定的免疫调节作用。

2. 桂枝汤

（1）对体温的调节：口服桂枝汤煎剂能降低正常大鼠和鲜酵母所致大鼠发热的体温，腹腔注射可降低正常小鼠皮肤温度，静脉注射可降低三联菌苗所致的家兔发热，有量效、时效关系。另外，口服桂枝汤煎剂，对安痛定所致大鼠体温降低有升温作用。桂枝汤对体温的调节作用机制研究证明，在发热机体，桂枝汤可阻断发热激活物和白介素1、干扰素、肿瘤坏死因子等内生致热原，使前列腺素 E_2 和环磷腺苷（cAMP）等中枢发热神经介质在下丘脑中的含量降低，促进体温调节中枢发热神经递质5-羟色胺的降解灭活，抑制乙酰胆碱，激活致冷神经调质蛙皮素受体的活性，从而发挥其解热作用。在低体温机体，桂枝汤可提高前列腺素 E_2 和 cAMP 等中枢发热介质在下丘脑中的含量，阻断发热神经递质5-羟色胺的降解灭活，提高其在体温调节中枢的含量，拮抗致冷神经递质去甲肾上腺素的作用，抑制致冷神经调质蛙皮素同其受体结合，拮抗蛙皮素、神经降压素的降温作用，激活传出神经肾上腺素能受体，从而发挥其升温作用。

（2）对汗腺分泌的调节：口服桂枝汤煎剂，不仅能增加正常大鼠足跖部的汗腺分泌，还能拮抗阿托品引起的汗腺分泌减少，但又能抑制因安痛定所致的汗腺分泌亢进，表明本方对汗腺具有双向调节作用。

（3）镇静、镇痛、抗炎：桂枝汤能减少小鼠的自主活动，与巴比妥钠合用有协同作用，可提高入睡率、延长睡眠时间，有镇静作用。可降低醋酸刺激腹膜所致的扭体发生率，提高小鼠对热刺激的痛阈值，有镇痛作用。对角叉菜胶性动物足肿胀和甲醛引起的动物足肿胀有明显的抑制作用。

（4）对免疫功能的调节：口服桂枝汤对免疫功能已呈抑制的病毒感染小鼠，可提高其巨噬细胞吞噬功能、血清凝集素、溶血素效价和外周血中 T 细胞百分率，使之恢复到正常水平；对免疫功能已增强的左旋咪唑处理小鼠，则可降低血清凝集素、溶血素效价和外周血 T 细胞百分率，使之接近或恢复到正常水平。

（5）抑制病毒：小鼠口服桂枝汤煎剂，可减轻流感病毒引起的肺部炎症，降低肺突变。桂枝汤各加减方的抑制流感病毒强度依次为桂枝汤＞桂枝加芍药汤＞桂枝加桂汤＞桂枝去芍药汤。

（6）配伍研究：以抑制流感病毒性肺炎、角叉菜胶性足肿胀、炭末廓清（RES）功能为指标的小鼠正交设计实验，表明全方抑制病毒性肺炎、增强 RES 功能的作用显著强于组成药物间的各种组合，全方减去任何一味药都会影响疗效。其中，桂枝在抗炎功能上起主要作用，芍药在抑制病毒性肺炎方面起主要作用，大枣在提高 RES 功能上起主要作用。方中各组成药物间既有协同作用又有拮抗作用。如桂枝伍芍药，抗炎作用增强；桂枝伍生姜，抗炎和提高 RES 功能增强；芍药伍甘草，增强了抗病毒性肺炎、抗炎和提高吞噬活性等功能；芍药伍大枣，抑制肺病变的作用增强，但拮抗 RES 活性的提高；甘草伍大枣，抗炎和提高 RES 活性的功能增强。

（7）服法研究：对大、小鼠的时间药理学研究表明，桂枝汤对活动期动物的解热作用强于静止期动物，桂枝汤对人宜白昼服。提高环境温度并辅以药后灌服小米粥，能增强桂枝汤的抑制病毒性肺炎肺病变和单核巨噬细胞吞噬功能，说明"啜粥温覆以助药力"的服法确有实际意义。以小鼠巨噬细胞吞噬功能为指标，一日 2 剂的作用强于一日 1 剂，连日服的作用强于非连日服。以抗炎、解热作用为指标，将一日煎剂量分三次口饲小鼠，每次间隔 2.5 小时，作用比总剂量一次服的作用明显增强。为桂枝汤宜多次分服的合理性提供了实验依据。

3．小青龙汤

（1）平喘：观察对动物离体气管平滑肌及因吸入致痉剂所致动物哮喘的保护作用，并比较小青龙汤全方及拆方简化后平喘作用的强弱。实验表明，对离体豚鼠气管平滑肌，全方及大部分组成药物，都可不同程度地拮抗组胺、乙酰胆碱和氯化钡等引起的气管收缩，显示程度不等的气管平滑肌松弛作用。煎剂与醇提取液的作用性质相同，但作用程度不同，全方醇提取液对气管的松弛作用较全方煎剂强，对三种致痉剂引起的气管痉挛性收缩，均有抑制作用。而全方煎剂不能拮抗氯化钡的致痉作用。全方醇提取液的抗组胺及抗乙酰胆碱作用，均较盐酸麻黄碱为强。其中麻黄、细辛、五味子三药水煎剂的作用较全方醇提取液、煎剂及麻黄、细辛、干姜三药煎剂为强。对于组胺及乙酰胆碱混合液致喘的豚鼠，本方醇提取液具有明显的保护作用，但去麻黄、半夏后的醇提取液作用比全方醇提取液更强；而仅用麻黄、半夏的醇提取液保护作用则明显降低；细辛、五味子、桂枝醇提取液保护作用优于麻黄、半夏，次于全方及去麻黄、半夏醇提取液。上述实验结果说明，小青龙汤有明显的平喘作用，此作用与所含麻黄、半夏有关，但麻黄、半夏并非本方最主要成分，细辛、五味子等可能也起着重要作用。小鼠长期服用小青龙汤，可使其血浆 cAMP 明显升高，可对抗 β 受体兴奋剂异丙肾上腺素所致 β－受体下调。推测本方对支气管平滑肌的松弛作用，与其上调 β－受体水平及提高亲和力、增加腺苷酸环化酶活性、降低儿茶酚胺甲基转移酶活性、降低升高的 cAMP 水平有关。

（2）抗过敏：小青龙汤具有明显的抗过敏作用。本方能抑制卵蛋白（EA）致敏的离体豚鼠肠管的舒尔茨（Schultz）和戴尔（Dale）反应，强烈地对抗化合物 48/80 所致的肥大细胞脱颗粒，稳定肥大细胞膜，抑制过敏介质的释放，抑制皮肤被动过敏反应，抑制毛细血管通透性增加。

（3）其他：本方还具有扩张外周血管、升高皮肤温度、改善肾上腺皮质功能及肺功能、降低血液黏度、促进红细胞酵解等药理作用。

4．银翘散

（1）发汗、解热：银翘散口服能促进大鼠足跖部汗液分泌。其煎剂、片剂、袋泡剂对啤酒酵母、2，4－二硝基苯酚所致大鼠发热具有明显的降低作用。煎剂对二联菌苗、五联疫苗所致的家兔发热有明显的解热作用。电生理研究表明，银翘散解热作用机制并不完全同于解热镇痛药，本方可解除致热原对热敏神经元的抑制，使之恢复正常，同时抑制冷敏神经元发放冲动，降低机体产热水平，从而达到解表散热的效果，属中枢性解热药。

（2）抗菌、抗病毒、抗炎：银翘散全方及其单味药在体外对多种细菌及病毒均有抑制作用。银翘散对蛋清所致大鼠足肿胀和组胺引起的小鼠皮肤毛细血管通透性亢进均有较强的抑制作用。

（3）其他：银翘散还具有镇痛、抗过敏、增强免疫功能等药理作用。

5．麻黄杏仁甘草石膏汤

（1）镇咳、祛痰、平喘：本方口服对氨水刺激所致的小鼠咳嗽、猪毛刺激豚鼠所致咳嗽及电刺激狗气管黏膜引起的咳嗽均有明显抑制作用。本方煎剂、醇提液给小鼠腹腔注射，使小鼠气管冲洗液中酚红排出量明显增加，具有祛痰作用。对药物引起的豚鼠喘息有保护作用，可使其引喘潜伏期延长；对组织胺、乙酰胆碱、5－羟色胺、氯化钡所致的豚鼠离体气管平滑肌痉挛性收缩有明显拮抗作用。

以镇咳为指标对本方组成进行实验研究。结果表明，按古方要求制成的煎剂镇咳作用最强，且作用持续时间亦最长，比四药分煎后按比例混合，或原方去掉一、二味药者效果好。虽然原方去麻黄后镇咳作用消失，但单味麻黄的镇咳作用远不及原方，说明杏仁、甘草、石膏对麻黄有协同作用。同时还证明，按古方合煎与分煎后混合相比，麻黄碱及伪麻黄碱含量多50%左右，说明四药合煎，麻黄中的麻黄碱及伪麻黄碱在汤液中的溶出率增多。

（2）解热：本方对伤寒疫苗所致家兔体温升高具有降低作用，其作用比单味石膏作用为强。以家兔细菌性发热为指标观察本方先煎麻黄和四药同时混煎对解热作用的影响，结果证明先煎麻黄者第一、二煎的药液均有较好的解热作用，而四药混煎者，第一煎药液解热作用较好，第二煎药液则无解热作用。表明本方的煎药方法对其疗效有一定的影响。

（3）抗过敏：本方对I型变态反应有明显的抑制作用。可显著减少大鼠腹腔致敏肥大细胞脱颗粒率，使致敏肠管组织胺的释放量显著降低，缓解由于抗原刺激而增强的肠管蠕动；对小鼠被动皮肤过敏反应有明显的抑制作用；对蛋清致敏的豚鼠回肠过敏性收缩也有较强的抑制作用。

（4）其他：本方具有增强机体免疫功能、改善血液循环、降低血液黏度及抗病原微生物等作用。

泻 下 剂

一、常用实验方法

1．肠内容物推进速度实验

（1）炭末推进实验：常用小鼠。炭末灌服给动物后，测定炭末在肠内的推进长度或排出体外所需的时间，观察药物对肠推进功能的影响。

（2）湿粪计数实验：测定规定时间内动物（一般是小鼠）排出湿粪粒数，判断药物是否有泻下作用及泻下作用强弱。

2．消化道运动实验

（1）离体胃肠道平滑肌运动实验：采用多种动物的离体胃或肠肌进行实验。将离体肠管放入合适的营养液中，让其保持自主活动，然后将受试药物加入到营养液中，观察离体胃肠道平滑肌的缩舒情况，也可以将已知药物，如受体激动剂或拮抗剂加入营养液中，分析受试药物的作用机理。

（2）在体胃肠道平滑肌运动实验：常采用肠管悬吊法、囊内压测定法等。

①肠管悬吊法：回肠推进活动的强度和速度会影响粪便的形成和排出。通过观察悬吊回肠段在灌服药物后活动曲线的变化，判断药物对回肠活动的影响。

②囊内压测定法：胃肠收缩时，肌壁张力增加，腔内压升高，而舒张时则降低。通过球囊水传导装置检压计水柱的升降观察药物对胃肠运动的影响，也可通过换能放大装置记录平滑肌舒缩情况。

二、主要药理作用

泻下剂的主要药理作用有泻下、利尿、抗菌、抗炎等。现代医学按泻下作用机理将其分为刺激性泻药、容积性泻药和润滑性泻药。如大承气汤、小承气汤、大黄附子汤等均有泻下、通便的作用（附表2）。

附表 2　　　　　　　　　　　　　部分泻下剂主要药理作用

药理作用 方名	增强肠蠕动	抗菌	抗炎	保肝	利尿	抗肾衰	平喘	祛痰
大承气汤	+	+	+					
小承气汤		+	+	+				
调胃承气汤		+						
大陷胸汤					+		+	
大黄牡丹汤	+		+					
大黄附子汤	+	+						
温脾汤	+	+				+		
三物备急丸	+							
麻子仁丸	+							
控涎丹			+				+	+

三、方例

1. 大承气汤

（1）对胃肠功能的影响：大承气汤能明显增加肠管蠕动、肠容积和肠管推进功能，促进肠套叠还纳和肠扭转复位，上述作用是通过直接作用于肠道而实现的。用正交设计〔L_9（3^4）〕方法对本方进行小鼠还纳、泻下、肠容积、肠容物移行速度实验，并认为此四项指标与中医"通里攻下"法相符。结果发现，本方原剂量作用最强，而各单味药的特点为大黄主泻下，配芒硝则作用更强；枳实配厚朴对套叠肠管的还纳作用最明显。本方的煎煮方法不同，其起主要作用的大黄蒽醌类有效成分溶出和药理作用亦不同。对用经典法、后下法及群煎法制得的三种煎液中的大黄酸及其蒽醌类的溶出量进行对比测定，结果证明，用经典法溶出量为最多，同时也发现用经典法的溶出液对小鼠的致泻、肠道的推进及对小鼠离体大肠的蠕动作用均比用其他两法煎出液显著。所以认为先煎枳实、厚朴，取药液下大黄，煎煮 15 分钟，最后溶入芒硝的煎煮方法为最佳。进一步研究证明，大承气汤能促进细胞膜去极化，加快慢波电位发放，并能增强峰电位的发放频率，提示本方可直接增强肠管平滑肌细胞的兴奋性，促进肠道收缩。本方还能阻止肠管对葡萄糖和钠的吸收，继而增大肠容积，刺激肠壁蠕动，进而产生攻下作用。

（2）对肠管血流量的影响：在狗的游离肠段内注入大承气汤后，可增加肠段的血流速度，改善肠管的血运障碍。对大鼠人工造成缺血性肠梗阻病态模型，给予本方后可使缺血肠段的肿胀、瘀血、粘连、坏死症状明显改善。本方可明显改善小鼠肠系膜的微循环。表明大承气汤可使微循环速度加快，改善血管因受阻而出现的血行不畅等症状。

（3）抗炎、抑菌：大承气汤具有降低毛细血管通透性、减少炎性渗出、抑制炎症扩散的作用。用^{125}I–白蛋白放射性活性测定多种炎症病理模型动物腹部毛细血管的通透性，结果表明，大承气汤可明显降低腹部毛细血管通透性、抑制异物从血液循环渗出，对血管吸收过程则呈明显增强效应，而组成本方的各单味药，并无增强效应。进一步证实，大承气汤对腹部毛细血管通透性的影响可因炎症部位不同、病程不同及血管通透性过程不同而呈现升高或降低等多种双向调节效应。大承气汤在体内、体外均有抑制或杀灭金黄色葡萄球菌的作用，并能控制或治疗由该菌引起的肠脓肿和肠粘连。

（4）其他：大承气汤具有促进肝细胞 RNA 合成，维持肝细胞正常结构和功能的作用。可使小鼠炎症模型的血清锌浓度、SOD 活性明显上升，具有一定的抗自由基作用。

2. 大黄附子汤

（1）通便：大黄附子汤能显著促进寒积便秘型小鼠的排便，增加其排便量。拆方研究表明，全方组、附子细辛组能显著增加排便量；附子组能显著缩短排便时间；而大黄组和细辛组均无明显作用。进一步以炭末法观察对肠推进的影响，结果表明，大黄组与附子或细辛配伍，或附子与细辛合用，对寒积便秘型的小鼠才有增强蠕动的作用；大黄及含有大黄的药物组，对正常小鼠有显著推进肠运动的作用，而附子、细辛则对正常肠运动无明显影响。说明三药配伍，对寒积便秘型小鼠有温阳散寒通便的作用。

（2）抗缺氧：大黄附子汤明显延长常压缺氧和结扎颈部动脉引起的脑缺血缺氧模型小鼠

的存活时间；对氰化钾和亚硝酸钠中毒所致细胞缺氧亦有保护作用，还能对抗由异丙肾上腺素所致小鼠缺氧。

和 解 剂

一、常用实验方法

1. 抗急性肝损伤实验 常用四氯化碳或 D－半乳糖胺制造急性肝损伤模型，以 ALT、AST 及肝脏病理损伤程度为指标，观察保肝降酶的作用。

2. 抗慢性肝损伤实验 动物长期给予四氯化碳制造慢性肝损伤模型，以 ALT、AST、总蛋白、白蛋白、羟脯氨酸含量和肝脏病理损伤程度为指标，观察药物对慢性肝损伤的影响。

3. 抗肝炎病毒实验 体外实验常用 2215 细胞观察药物对乙肝病毒的抑制作用。体内常用鸭乙型肝炎病毒模型进行实验。

二、主要药理作用

和解剂主要具有保肝、利胆、抗炎、抗溃疡、解热、解痉等药理作用。如小柴胡汤、大柴胡汤、逍遥散等对四氯化碳或 D－半乳糖胺引起急性肝损伤具有一定的保护作用。四逆散、痛泻要方、半夏泻心汤、生姜泻心汤等具有一定的抗溃疡作用（附表 3）。

附表 3　　　　　　　　　　部分和解剂的主要药理作用

方名 \ 药理作用	保肝	利胆	抗炎	解热	抗血小板聚集	解痉	镇静	降血脂	调节内分泌	抗溃疡	抗病菌	抗病毒	其他
小柴胡汤	+	+	+	+	+		+	+	+			+	免疫调节、降压、镇痛、抗癌
柴胡龙骨牡蛎汤							+	+	+				止血、保护心血管
四逆散			+	+	+	+	+		+			+	抗休克、降血黏度
逍遥散	+								+				
痛泻要方						+							
半夏泻心汤									+				抗缺氧
生姜泻心汤						+			+				抗缺氧
大柴胡汤	+	+	+	+	+				+				
葛根芩连汤			+								+	+	保护心血管、抗缺氧

三、方例

1．小柴胡汤

（1）对肝胆系统

①对实验性肝损伤的保护作用：小柴胡汤对四氯化碳、D–半乳糖胺及异氰酸 α 萘酯所致急性肝损伤均有显著的保护作用，可显著抑制血清 sGPT、sGOT 的升高。

②促进肝细胞再生：体外实验表明，本方有较弱的刺激细胞增殖作用，并能促进 D–半乳糖胺所致肝炎实质细胞的再生性增殖及细胞分裂指数的早期增加。通过测定 TK（胸腺激酶）、DNA 及肝损伤时血浆中的各种酶，认为小柴胡汤在促进肝细胞再生的同时，有抑制肝损伤的作用，且有延长细胞周期 G_1 期的作用。

③对肝纤维化的影响：小柴胡汤可显著抑制凝血酶原时间的延长，对二甲基亚硝基胺和猪血清复制两种肝纤维化模型有一定的防治作用，这对肝硬化的修复及抑制肝纤维化的发生和发展有积极意义。

④利胆作用：本方能促进胆汁分泌及排泄，增加胆汁中胆酸及胆红素的含量，增大胆固醇–胆盐系数，有明显的利胆作用。

（2）抗炎：小柴胡汤对角叉菜胶引起的大鼠足跖肿胀和棉球法引起的大鼠肉芽肿均有明显的抑制作用，并且可以增强激素类抗炎剂强的松龙的抗炎效果及降低强的松龙的使用剂量。小柴胡汤的抗炎作用机制一方面是具有激素样抗炎作用，通过内源性肾上腺皮质激素而间接产生的，主要是通过兴奋脑垂体–肾上腺系统，促使 ACTH 分泌增加，从而促进肾上腺皮质酮大量分泌。另一方面是具有阿司匹林样抗炎作用，能阻断以花生四烯酸作为底物的环加氧酶，抑制前列腺素 H_2（PGH_2）合成，从而产生抗炎效应。

（3）免疫调节：小柴胡汤对免疫功能的作用总的表现为增强防御性免疫而抑制变态反应。

①增强免疫功能：本方能激活巨噬细胞，使巨噬细胞的吞噬率及吞噬指数增加；轻度抑制小鼠 Lewis 肺癌细胞的肺转移。此作用可能与其激活单核细胞和巨噬细胞，促进白介素 I 的生成及增强小鼠肿瘤坏死因子的产生有关。

②抑制变态反应：本方对 I、III、IV 型变态反应均有抑制作用。能抑制天花粉所致大鼠皮肤被动过敏反应，佐剂性关节炎、小鼠脚垫迟发型超敏反应及肥大细胞脱颗粒。

（4）其他：小柴胡汤对伤寒、副伤寒混合菌苗引起家兔急性发热有降低作用；对胶原诱导的血小板聚集有明显的抑制作用；抑制由 N 苯酰胺脒诱发的小鼠癫痫发作，对中枢系统、神经系统有一定的影响；抑制大鼠胃酸分泌，具有一定的抗溃疡作用。

2．四逆散

（1）抗溃疡、解痉、保肝

①对胃肠功能的作用：四逆散可降低结扎幽门引起的胃溃疡大鼠的溃疡指数，具有抗溃疡作用。还具有增强、保持胃黏膜防御功能以及轻度抑制胃酸分泌的作用。

②保肝作用：本方能抗 α–萘基异硫氰酸（ANIT）和免疫方法所致的肝损伤；对肝硬化患者的血清腺苷脱氨酶（ADA）、血清白蛋白及白/球蛋白（A/C）比值以及 T 细胞亚群

OKT_4/OKT_8 比值具有调节改善作用。

③对平滑肌的影响：四逆散可抑制家兔肠平滑肌的收缩运动，并能对抗乙酰胆碱、氯化钡所致的肠痉挛性收缩；对未孕家兔的离体子宫平滑肌收缩呈抑制作用，并能对抗肾上腺素对子宫平滑肌的兴奋作用。

（2）升血压、抗休克、抗心律失常：四逆散对正常动物的血压有升高作用，其原理可能与兴奋心血管的 α、β-肾上腺素受体有关。拆方研究发现枳实、柴胡、白芍配伍比单味枳实的升压作用强而持久，且毒性小，表明复方配伍作用优于单味药物。对内毒素性、心源性、失血性以及麻醉意外引起的低血压，四逆散可使血压急剧回升，具有抗休克作用。对氯仿、乌头碱、氯化钙和氯仿-肾上腺素诱发的实验性心律失常有对抗作用。此外，四逆散具有一定的强心作用。

（3）抗缺氧、增加脑血流量：四逆散对常压缺氧、异丙肾上腺素和结扎双侧颈总动脉所致缺氧均有对抗作用，使生存时间明显延长。可扩张中度动脉硬化患者脑血管，增加脑血流量，使休克时脑缺血现象得到改善。

（4）其他：四逆散可降低胆固醇、纤维蛋白和血液黏度，具有抗血小板聚集和抑制体外血栓形成等药理作用。

清 热 剂

一、常用实验方法

1. 抗菌、抗病毒实验

（1）抗菌实验：有体外和体内抗菌实验方法。体外抗菌常用试管法和平皿法，将不同浓度中药制剂或含药血清置于细菌培养基中与细菌同时温育，观察药物对细菌生长繁殖的影响以判断药物作用的强弱。动物体内实验常将致死量菌液（如金黄色葡萄球菌、大肠杆菌等）注射于动物体内造成感染，再将不同剂量中药对感染动物进行治疗，通过计算存活率或存活时间来判断药物抗感染作用。

（2）抗病毒实验：体外实验是将病毒接种在鸡胚、人胚肾等组织中培养，观察药物对病毒增殖的抑制作用。体内实验是将病毒接种在动物体内造成感染，用中药进行治疗，通过计算动物存活率、存活时间或减轻器官病变的程度来判断药物对病毒的对抗作用。

2. 抗炎实验

（1）毛细血管通透性实验：将一定量的染料给动物静脉注射后，测定动物皮内或腹腔液通透量，观察药物对小鼠或大鼠毛细血管通透性的影响。

（2）白细胞游走实验：用明胶引起小鼠腹腔液中嗜中性白细胞数量升高，观察药物对其抑制作用强弱。

（3）急性足趾肿胀实验：用蛋清、角叉菜胶、甲醛等致炎剂注入大鼠足趾皮下引起足趾肿胀，观察药物对其肿胀抑制的强弱。

(4) 棉球肉芽肿实验：用一定重量的棉球埋藏于动物腹股沟或腋部皮下，观察药物有无对抗结缔组织增生的作用。

(5) 免疫性关节炎实验：亦称佐剂多发性关节炎法，用福氏完全佐剂引起大鼠多发性关节炎及耳、尾部的炎症，这是一种迟发性过敏反应，此模型类似于人的类风湿性关节炎，用于筛选治疗类风湿性关节炎的药物。

二、主要药理作用

清热剂的药理作用广泛，但主要有解热、抗菌、抗病毒、抗炎、增强免疫功能、镇静等作用。如白虎汤、白虎加人参汤、清营汤、犀角地黄汤、黄连解毒汤、清瘟败毒饮等均有明显的解热作用。黄连解毒汤、清瘟败毒饮等均有明显的解毒作用。黄连解毒汤、仙方活命饮、五味消毒饮、左金丸、香连丸等具有明显的抑菌作用（附表4）。

附表4　　　　　　　　　　　部分清热剂的主要药理作用

方名	解热	抗菌	抗病毒	抗炎	增强免疫	镇静	镇痛	抗肿瘤	降血黏度	降压	其他
白虎汤	+	+			+						
白虎加人参汤	+										降血糖、减毒
清营汤	+			+					+		
犀角地黄汤	+										
清瘟败毒饮	+								+		抗血小板聚集
黄连解毒汤	+	+		+		+			+		抗惊、止血、改善脑血流、抗衰老、抗溃疡
仙方活命饮		+		+				+			
五味消毒饮		+									
四妙勇安汤				+							
龙胆泻肝汤				+							抗过敏
当归龙荟丸								+			
左金丸		+		+			+				
泻白散	+	+	+								止咳、祛痰
苇茎汤									+		
清胃散		+					+				
泻黄散		+									
玉女煎										+	
芍药散		+									
黄芩汤	+	+	+	+		+	+				解痉
香连丸		+	+								
白头翁汤		+									
六一散											利尿
青蒿鳖甲汤	+			+	+						

三、方例

1. 白虎汤

（1）解热：白虎汤有明显的解热作用。给家兔注射伤寒、副伤寒菌苗致热，研究本方的解热作用及其有效成分。实验同时观察了白虎汤、单味石膏、去钙白虎汤及不含石膏的知母甘草煎剂的解热作用。结果表明，白虎汤退热作用较强，生石膏煎剂作用较弱，而去钙白虎汤及不含石膏的知母甘草煎剂则无解热作用。近代研究证明，钙离子对中枢神经系统，尤其对产热中枢、渴感中枢、出汗中枢有明显的抑制作用。有人认为脑内钠/钙比例升高可引起高热不退，服用白虎汤后，由于钙的吸收，将导致脑内钠/钙比例降低，从而使高热消退。综合以上结果，认为本方的解热效应并非钙剂单独发挥作用，虽然本方去石膏后失去其解热功能，但单味石膏的解热效果远不如全方好。故本方解热作用是全方各味药在体内共同作用的结果。

（2）增强免疫功能：白虎汤能增强家兔肺泡巨噬细胞对白色葡萄球菌及胶体的吞噬能力，并能促进淋巴细胞的转化，显著提高免疫抗体滴度。表明白虎汤具有一定的免疫增强作用。

（3）其他：白虎汤对流行性乙型脑炎病毒具有一定的对抗作用。

2. 黄连解毒汤

（1）解热、抗菌：黄连解毒汤对啤酒酵母、五联疫苗、内毒素引起的动物发热均有明显的解热作用。体外抑菌实验表明，其对金黄色葡萄球菌、白色葡萄球菌、乙型链球菌、甲型副伤寒杆菌、乙型副伤寒杆菌、变形杆菌、痢疾杆菌均有较强的抑制作用，对甲型链球菌、伤寒杆菌、绿脓杆菌作用较弱。

（2）保护胃黏膜：本方对乙醇、阿司匹林引起的胃黏膜电位差（PD）低下有明显的抑制作用，而对正常的 PD 无明显影响。对小鼠水浸应激性溃疡及烧灼性溃疡有明显的抑制及促进愈合的功能。对五肽胃泌素、2 - 去氧葡萄糖刺激的胃酸分泌增加有一定的抑制作用，并可明显抑制乙酸或阿司匹林引起的胃黏膜损伤，对溃疡形成有预防和治疗作用。

（3）其他：黄连解毒汤对高血压动物有明显的降压作用；可改善血液流变学；显著抑制体内过氧化脂质的生成；具有增加脑血流量，改善记忆等作用。

温 里 剂

一、常用实验方法

1. 强心实验

（1）在体心脏：常用大鼠、兔、猫、犬的在体心脏。以心肌杠杆描记法或位移换能器描记于药理记录仪上，同步记录血压、心电图、心肌收缩力、心输出量等指标。常用心脏压力超负荷法、心脏血容量超负荷法及药物导致心衰等方法。

（2）离体心脏：蛙或蟾蜍心脏可用八木氏法灌流；大鼠、豚鼠和家兔心脏用 Langendorff 法灌流，以观察温里剂对心肌收缩力、心输出量、冠脉流量及心率的影响。亦可用豚鼠、猫的乳头肌及大鼠、豚鼠和兔的心房来观察药物对心肌的兴奋性、收缩性、不应期及自律性的影响。

2．抗休克实验：常用大鼠、家兔、犬。采用失血性休克、中毒性休克、心源性休克和过敏性休克模型为对象，观察药物对麻醉状态下低血压动物升压作用的影响。

3．抗溃疡实验

（1）幽门结扎型溃疡：常用大鼠。禁食 48 小时后，在麻醉状态下结扎大鼠的幽门和十二指肠结合部，一定时间后形成胃溃疡，了解药物对溃疡程度的影响。

（2）应激型溃疡：将禁食大鼠装入特制铁丝笼内，浸入一定温度的水中，一定时间后形成胃溃疡，以观察药物对溃疡抑制百分率和溃疡发生百分率的影响。

（3）损伤型溃疡：将一定浓度的乙酸注射或涂抹在麻醉大鼠腺胃部前壁窦体交界处浆膜下，经一定时间后，形成慢性溃疡模型，观察药物对慢性溃疡愈合过程的影响。

（4）药物诱发型溃疡：将大剂量的药物，如消炎痛、阿司匹林、组织胺、利血平等给予动物（常用大鼠），经一定时间后可形成药物型溃疡，观察中药对药物诱发型溃疡的影响作用。

二、主要药理作用

温里剂主要是对消化系统和心血管系统有明显的药理作用。对消化系统主要表现为改善胃肠功能、抗溃疡等作用，如理中丸、附子理中丸、黄芪建中汤、吴茱萸汤等能缓解胃肠平滑肌痉挛，抑制胃酸分泌，促进溃疡愈合。对心血管系统主要表现为强心、抗休克、抗心肌缺血、抗心律失常等作用，如四逆汤、四逆加人参汤、参附汤等（附表5）。

附表5　　　　　　　　　　部分温里剂的药理作用

方名　　药理作用	抗溃疡	止吐	解痉	强心	抗休克	抗心律失常	抗心肌缺血	抗缺氧	免疫	其他
理中丸	+		+						+	促进造血、降血糖
附子理中丸			±						+	镇痛、耐寒
小建中汤	+									
黄芪建中汤	+		+						+	
吴茱萸汤	+	+	+	+	+				+	止泻
四逆汤				+	+	+	+	+		
四逆加人参汤				+	+				+	
参附汤				+	+	+	+	+	+	
阳和汤										抗菌

三、方例

1．理中丸

（1）抗溃疡：理中丸具有抑制大鼠实验性胃溃疡的形成，保护胃黏膜，促进溃疡愈合的作用。分别用醋酸型胃溃疡模型和幽门结扎型胃溃疡模型，观察其对大鼠实验性胃溃疡的作用。结果表明理中汤能降低胃液中游离盐酸浓度，减轻其对黏膜的侵蚀和胃蛋白酶的激活，对溃疡的发生起到了保护性作用，并能促进黏膜细胞再生修复，从而促进溃疡愈合。

（2）改善胃肠机能：理中丸能明显抑制正常小鼠、大黄脾虚小鼠及新斯的明负荷小鼠的小肠推进运动，使家兔离体十二指肠的自发活动受到抑制，还能拮抗乙酰胆碱、氯化钡引起的肠管强直性收缩，从而改善胃肠运动。

（3）提高中枢神经系统兴奋性：理中丸能降低血中胆碱酯酶的活性，改善内脏副交感神经占优势的情况，从而提高中枢神经系统兴奋性，降低胃张力。

（4）其他：理中丸能刺激健康人淋巴细胞转化，提高阳虚小鼠巨噬细胞吞噬功能；对肾上腺皮质功能有调节作用；促进骨髓造血机能，提高基础代谢率。

2．四逆汤

（1）强心：四逆汤具有明显的强心作用。可使离体兔心脏收缩力加强，冠脉血流量增加；增强在体、离体蟾蜍心肌收缩力，对抗水合氯醛和缺钙任氏液引起的心脏抑制；增大放血所致低血压家兔的心肌收缩力幅度和离体兔心乳头肌的收缩幅度。拆方研究表明，附子有明显的强心作用，但作用强度不如全方，且可导致异位性心律失常；甘草无强心作用，但升压效果较明显；而干姜则强心、升压作用均不明显。三药合用，强心升压作用强于各单味药，且能减慢窦性心率，降低附子的毒副作用，从而证明本方组方的合理性。

（2）抗休克：四逆汤制成的注射液，对药物戊巴比妥造成的家兔心源性休克、大肠杆菌 $O_{55}B_5$ 内毒素造成的家兔内毒素性休克和股动脉放血造成的犬急性失血性休克均有明显的对抗作用，可使血压明显升高，心肌收缩力加强，心输量增加。四逆汤煎剂十二指肠给药，对阻断肠系膜上动脉造成原发性小肠缺血损伤性休克的家兔，不论一次给药或持续给药，均可对抗其血压下降，减少腹腔渗出液，血压－时间曲线明显抬高。解剖所见，小肠病变明显减轻。表明本方对休克小肠有保护作用。

（3）抗心肌缺血：四逆汤水煎剂灌胃，对垂体后叶素引起的家兔缺血性心电图有显著的改善作用，使 S－T 段下移显著减轻，T 波的升高受抑制。对低气压引起的低张性缺氧小鼠，四逆汤可显著延长其心电活动时间，并可增加心肌营养血流量，显示本方对心肌缺血有保护作用。

（4）抗氧化：本方对垂体后叶素所致心肌缺血以及用冷冻和跑笼为应激原所致小鼠心肌氧自由基和心肌丙二醛含量升高有明显抑制作用，对心肌超氧化物歧化酶活性有增加作用。表明本方能防止异常自由基反应，改善心肌缺血以及对应激小鼠心脏有明显保护作用。

补 益 剂

一、常用实验方法

1．虚证动物模型

（1）阴虚动物模型：短期（3～5天）应用大剂量皮质激素，可使动物体内皮质激素突然升高，血浆环磷酸腺苷（cAMP）水平升高，造成皮质激素"阴虚"模型。或应用大剂量甲状腺素，使动物出现体重减轻、体温升高和血浆 cAMP 升高，造成甲亢"阴虚"模型。给予补阴剂后观察其对"阴虚"证候的影响。

（2）阳虚动物模型：长期（7～10天）应用大剂量皮质激素，可使动物出现体重减轻、活动减少、反应迟钝、蜷曲拱背、形寒肢冷等表现，造成皮质激素"阳虚"模型。或应用甲状腺激素合成抑制剂，使甲状腺合成和分泌甲状腺激素减少，使动物出现形寒肢冷、饮水减少、体重减轻等证候，造成甲减"阳虚"模型。给予补阳剂后观察上述"阳虚"证候的变化，以了解补阳剂的作用。

（3）气虚动物模型：限制动物食量，经过一段时间会出现体重下降、精神萎靡、皮毛枯槁、尾部发黄无光泽、四肢无力、耐寒能力下降等虚弱症状。或将动物连续游泳两周，造成其体力逐步衰弱而出现上述症状，同时出现血液流变学及血细胞形态异常而致"气虚"。观察补气剂对"气虚"证候的影响。

（4）脾虚动物模型：利用大剂量的苦寒中药损伤脾胃而引起泄泻，或饮食失节，或使用药物利血平使副交感神经偏亢而导致动物"脾虚"模型。这三种方法均可不同程度的引起动物体重减轻、食量减少、毛发枯槁而无光泽、行动迟缓无力、体温降低、耐寒力差、溏便及脱肛等表现。观察补脾方对上述"脾虚"证候的影响。

（5）血虚动物模型：采用动物放血引起的失血性贫血、药物乙酰苯肼引起的溶血性贫血、放射线引起的再障性贫血及缺铁饲料引起的缺铁性贫血可造成"血虚"动物模型，应用补血剂后，观察贫血指标（如 RBC、Hb、WBC 等）的变化。

2．影响免疫功能的实验

（1）巨噬细胞吞噬功能：将一种异物或抗原注入动物体内，巨噬细胞会将其吞噬，观察巨噬细胞吞噬百分率及吞噬指数，可反映机体非特异性免疫功能状态。以了解补益剂对机体非特异性免疫功能的影响。

（2）T淋巴细胞测定：采用T淋巴细胞标志测定、T淋巴细胞转化增殖和T细胞亚群活性测定等方法，观察药物对机体细胞免疫的影响。

（3）B淋巴细胞测定：采用体外抗体形成细胞（PFC）测定、血清溶血素抗体测定、B淋巴细胞增殖测定和免疫球蛋白测定等方法，观察药物对机体体液免疫的影响。

3．抗衰老实验

（1）寿命实验：常用果蝇、家蚕、小鼠进行寿命实验和二倍体细胞培养传代寿命实验等，以观察药物对其寿命的影响。

（2）老化相关酶测定：常选用自然衰老或人工衰老的动物模型，观察补益剂对动物老化相关酶的影响。如单胺氧化酶、琥珀酸脱氢酶、超氧化物歧化酶、过氧化氢酶和谷胱甘肽过氧化酶等。

（3）老化代谢产物测定：观察补益剂对正常动物、自然衰老和人工衰老动物模型有关组织（脑、心、肝和肾等）代谢产物的影响，如过氧化脂质、脂褐质等。

4．影响内分泌作用的实验

（1）垂体－肾上腺皮质系统：过多的糖皮质激素可增高肝糖原，促进肝外组织蛋白质分解，抑制蛋白质合成，使淋巴组织萎缩，外周血中淋巴细胞、嗜酸性白细胞减少，影响机体的水盐代谢。若药物具有肾上腺皮质激素样作用，则可观察上述指标的变化。如果观察药物对肾上腺皮质激素生物合成和释放的影响，可进行肾上腺维生素 C、血浆皮质酮、肾上腺 cAMP、血浆 ACTH（促肾上腺皮质激素）、下丘脑促皮质激素释放激素的测定。

（2）垂体－性腺系统：常用未成熟动物或是将动物的性腺摘除，通过测定其性器官和附性器官的重量等，以观察药物是否具有性激素样作用。常用放射免疫分析法，测定血浆雌二醇、血浆睾丸酮等性激素的水平，以判断药物是否能增强性腺的功能，提高性激素水平。

5．影响物质代谢的实验 给动物适量的放射性同位素标记的蛋白质、核酸前体物质如 ^3H－亮氨酸、^3H－尿嘧啶核苷、^3H－胸腺嘧啶核苷等。一定时间后，根据待测组织的蛋白质或核蛋白所测定到的放射性强度来判断药物对蛋白质或核酸的合成作用。

6．抗应激实验 常用小鼠。采用小鼠游泳（常温、低温）实验、小鼠耐缺氧（常压缺氧、低压缺氧）实验和耐低温、耐高温实验。

二、主要药理作用

补益剂具有补虚扶正功效。虚证用现代医学术语描述则主要表现为免疫系统、神经内分泌系统、血液循环系统、物质代谢等方面的功能低下或平衡失调。补益剂通过增强机体器官及系统的功能或调节它们之间的平衡而起到治疗作用。所以这类方剂的药理作用较广泛。多数补益剂具有免疫调节作用，改善或调整因免疫功能受损而产生的病理状态，并使之恢复正常；兴奋下丘脑－垂体－肾上腺皮质、性腺、甲状腺等内分泌功能；少数具有强心、抗休克、抗心肌缺血、促进造血和抗凝血等药理作用（附表6）。

三、方例

1．四君子汤

（1）对脾虚证的影响：四君子汤对连续注射利血平或口服大黄引起的小鼠、大鼠体重减轻、体温下降、脱肛、腹泻、耐寒力减弱、活动减少等脾虚症状均有明显的对抗作用。可减缓利血平化小鼠脑内去甲肾上腺素、多巴胺、5－羟色胺及其代谢产物 5－HIAA（5—羟基吲哚乙酸）含量的下降，但对正常小鼠则无明显影响。认为本方对促进利血平化动物（即动物脑内单胺介质处于低水平的状态时）单胺介质的合成有一定的作用。

附表6   部分补益剂的药理作用

方名 \ 药理作用	肾上腺皮质	增强性功能	调节免疫功能	蛋白质合成	血糖	血脂	抗过氧化	抗衰老	强心	抗休克	抗心律失常	抗心肌缺血	抗缺血缺氧	扩张血管	改善微循环	平滑肌	抗溃疡	保肝	促进造血	抗凝血	抗肿瘤	抗突变	抗炎	其他
四君子汤	+	+	+	↓					+							±		+	+			+	+	影响递质释放
六君子汤			+													±		+						
香砂六君子汤	+	+														±								
保元汤		+																+						增强肾功能
参苓白术散																±								
补中益气汤		+	+	±					+							±	+	+				+	+	影响内分泌
玉屏风散	+		±											+										抗菌、抗病毒、抗变态反应
生脉散	+	+							+	+	+	+	+				+				+	+	+	镇静、解热
人参蛤蚧散		+																						
四物汤		+						+				+						+	+			+		
桃红四物汤						↓																+		
当归补血汤			+	+							+						+		+					升高血压、改善血液流变学
归脾汤				↑																				影响递质释放
八珍汤				+														+				+		
十全大补汤				+						+								+	+					
人参养荣汤				+																				
六味地黄丸	+	+	+		↓	↓					+	+	+			+					+	+	+	降血压、抗甲亢、耐寒
知柏地黄丸					↓	↓																		
杞菊地黄丸				+							+													
麦味地黄丸				±	↓	↓																		
左归丸				+	+																			
一贯煎				+														+						镇痛、镇静、抗菌
二至丸				+	↓		+									+		+						镇静
肾气丸		+		+	↓	↓	+	+																降血压
右归丸	+	+																						
地黄饮子															+									
还少丹	+	+									+					+								镇静
龟鹿二仙丹						↓																		抗病毒、耐低温
七宝美髯丹												+						+	+					
炙甘草汤										+	+	+												

（2）调节胃肠运动：四君子汤对正常动物离体肠管运动有明显的抑制作用，对乙酰胆碱、氯化钡、组织胺引起的肠管强直性收缩有明显的对抗作用，但对肾上腺素引起的肠管抑

制具有兴奋作用，表明四君子汤对离体肠管具有双向调节作用。拆方研究证明，方中党参（代人参）起主要作用。四君子汤对正常动物在体胃肠推进有抑制作用，并对利血平、新斯的明引起的胃肠运动增加有明显的对抗作用。

（3）促进消化、吸收：四君子汤可提高幽门结扎小鼠胃蛋白酶活性，增加脾虚小鼠胃主细胞内酶原颗粒的含量，升高脾虚大鼠血清 D – 木糖的含量，促进脾虚动物上皮细胞微绒毛生长，从而改善其消化吸收功能。

（4）增强免疫功能：四君子汤及其组成中的党参（代人参）、白术、茯苓均可提高小鼠腹腔巨噬细胞的吞噬功能，其中以党参作用最显著，党参、白术、茯苓中的二药或三药配伍，呈现相加作用，而方中的甘草则呈抑制作用，并与其在配伍中的量有关（含 1/3 时，拮抗作用明显，含 1/5 或 1/7 时，作用不明显）。说明本方中作为佐使药而用的甘草，在与其他药物配伍时量不宜过大。四君子汤可对抗免疫抑制剂地塞米松或环磷酰胺所引起的免疫抑制作用。

（5）抗肿瘤：四君子汤对 S_{180} 荷瘤小鼠的实体瘤生长有明显的抑制作用，延长 S_{180} 腹水型小鼠的存活时间，其机制可能与通过增加细胞内 cAMP 含量抑制癌细胞 DNA 的合成有关。四君子汤不同配伍对胃癌细胞有一定的杀伤作用，但以四药同用为最佳。

（6）其他：四君子汤具有促进造血功能、护肝、改善微循环、抗血小板聚集和促进代谢等多方面的药理作用。

2．补中益气汤

（1）调节胃肠运动：本方皮下给药能明显延缓小鼠胃排空，灌胃及皮下注射能明显抑制正常小鼠小肠推进运动，以及明显抑制新斯的明引起的小鼠小肠推进机能的亢进，也能拮抗盐酸吗啡引起小鼠小肠推进的抑制。离体实验证明，补中益气汤小剂量对家兔十二指肠自发活动呈兴奋作用，剂量较大时则呈抑制作用；对乙酰胆碱和氯化钡引起肠管强直性收缩有拮抗作用，对肾上腺素引起肠管明显抑制也有拮抗作用。说明本方对小肠运动呈双向调节作用，临床上本方既可用于治疗脾虚泄泻，也可用于治疗气虚便秘，可能与上述作用有关。

（2）抗胃溃疡：补中益气汤对应激型胃溃疡、幽门结扎型胃溃疡、利血平型胃溃疡大鼠模型均有良好的保护作用，表现为能明显降低上述模型的溃疡发生率和溃疡指数，对乙酸法慢性胃溃疡模型有促进溃疡愈合作用。同时，能抑制大鼠的基础胃酸分泌，抑制在体大鼠胃肌电的平均振幅以及抑制离体大鼠胃肌条的过度收缩，维持胃黏膜有效血流及促进胃组织蛋白质合成。

（3）影响消化液分泌、促进小肠吸收：补中益气汤小剂量可提高胃蛋白酶活性和增加其排出量，大剂量可抑制胃酸、胃蛋白酶分泌，表现为胃液分泌量、总酸排出量、胃蛋白酶排出量明显减少。还有明显拮抗乙酰胆碱、五肽胃泌素、组胺的促泌酸作用。补中益气汤可明显增加小鼠小肠对 ^{3}H – 葡萄糖的吸收，并可使体重明显增加。

（4）免疫调节：补中益气汤可促进细胞免疫，使虚寒胃痛和脾虚泄泻患者的淋巴细胞转化率上升，提高气虚小鼠外周血 T 细胞的百分率，提高小鼠脾细胞的 NK 活性，影响 T 细胞亚群（L_3T_4 和 Lytz）的消长，可作为 B 细胞刺激剂，促进抗体的产生。本方对体液免疫呈双向调节作用，并能激活补体和巨噬细胞。

（5）抗肿瘤、抗突变：本方水煎剂对 S_{180} 在体实体瘤的生长有明显抑制作用，延长腹水型 S_{180} 小鼠的存活时间。若本方同抗癌药物环磷酰胺（CY）合用，对小鼠 S_{180}、L_{615}、Lewis 肿瘤均有不同程度的协同抑制作用，并能对抗 CY 所致染色体畸变，对 CY 引起的白细胞降低有升高作用，并可使脾脏髓外幼红细胞弥漫性增生，淋巴细胞增生活跃。实验结果提示，在临床上使用抗肿瘤化疗药物时，配合应用本方，可提高疗效，降低化疗药物的毒副反应。

（6）其他：本方小剂量可兴奋蛙的心脏，加强心肌收缩力，过量则呈抑制作用，可升高大鼠的收缩压和舒张压，表明具有强心和升高血压作用。另外，本方可增加小鼠抗缺氧的能力。

3．玉屏风散

（1）调节免疫功能：本方对小鼠脾脏抗体形成细胞数即溶血空斑实验（PFC）有明显的双向调节作用，基数低者用药后提高，基数高者用药后降低。此双向调节作用与 cAMP 和 cGMP 含量密切相关，即 PFC 与 cAMP、cGMP 和 cAMP/cGMP 比值变化分别呈逆、正和逆相关。拆方研究表明，方中具有双向调节的药物主要是黄芪，防风和白术无此效应。当机体免疫功能过盛时，防风和黄芪的作用是相辅相成的，共同使免疫功能趋向正常，而免疫功能偏低者，黄芪使之升高，此时防风或白术并不能使之提高，也无明显抑制作用。本方对小鼠巨噬细胞的吞噬功能有明显的促进作用，使小鼠胸腺和脾脏重量明显增加；亦能促进肺卫气虚患者血清 IgG、IgA 的升高，对细胞免疫和体液免疫有一定的促进作用。

（2）对肾炎的病理修复：用 Vassali 氏改良法造成家兔肾炎模型，连续给玉屏风散浸膏 7 周，使动物肾脏病理改变明显减轻，且可降低血清肌酐的含量。

（3）抗变态反应：用牛血清蛋白致敏造成家兔变态反应性鼻炎动物模型，用本方治疗后，可明显改善鼻黏膜细胞和细胞器的形态和功能，黏膜上皮细胞功能得到恢复，嗜酸性细胞浸润及脱颗粒反应减少，组织水肿减轻，并可消除基底膜免疫复合物沉积，说明本方对变态反应性鼻炎有较好的改善及治疗作用。另外实验证明，本方抑制小鼠体内 IgE 的产生，抑制肥大细胞释放生物活性物质，从而对Ⅰ型变态反应性疾病有效。

（4）增强肾上腺皮质功能：对氢化可的松所致的阳虚小鼠模型，本方可使其体重明显增加，肾上腺占体重的百分比也明显增加，但对血浆皮质醇的影响不明显，表明本方能显著增强阳虚动物的肾上腺皮质功能。

（5）其他：本方还具有抗菌、抗病毒、抗应激性及抗衰老等药理作用。

4．生脉散

（1）改善心功能：生脉散可使离体心肌收缩力增强，心肌细胞兴奋性增高，不应期延长，自律性降低。使整体动物心输出量（CO）、搏出量（SV）、心脏指数（CI）、左室做功（LVW）、左室做功指数（LVWI）增加；使反映肌纤维收缩成分、收缩性能的指标左室内压峰值（LVSP）、室内压变化最大速率（dp/dt_{max}）、共同最高等容收缩压对心肌收缩成分的缩短速度（Vce－cpip）也增加；而反映心肌收缩敏捷度的指标等容收缩期（t－dp/dt_{max}）、左室射血时间（LVET）则无明显变化；反映前负荷的左室舒张末期压（LVEDP）有所升高，且与 CO 升高相一致；反映后负荷的颈动脉平均压（mAP）虽明显升高，但体循环血管阻力（SVR）、体循环血管阻力指数（SVRI）则有所下降。说明生脉散有增加心脏泵血功能的作用，在改善心脏功能、增加心输出量的同时，对心脏前负荷及收缩敏捷度影响不明显，并可使外周阻力轻度下降，这一作用特点与洋地黄类正性肌力作用药物及扩血管药物不同。进一步研究证明，生脉散增强心肌收缩，改善心功能的作用是通过抑制心肌细胞膜 Na^+、K^+ - ATP 酶活性、改善心衰心肌的能量代谢、改善心衰心肌蛋白的代谢、兴奋垂体 - 肾上腺功能等多种途径而实现的。

（2）抗心肌缺血：生脉散制成的生脉注射液可使结扎冠状动脉左前降支引起的动物心肌梗死范围明显减少，改善缺血心肌的血流量，显著延长大鼠缺血心肌的停搏时间。[86]铷示踪实验证明，生脉液显著增加小鼠心肌对同位素的摄取，表明本方可增加心肌营养血流量。进一步研究证实，生脉液对心肌缺血动物的心肌细胞具有一定的保护作用，可改善与心肌有关的心肌酶活力。

（3）抗休克、改善微循环：本方对多种实验性休克均有保护效果。对犬烧伤性休克、家兔失血性休克、小鼠内毒素性休克、家兔橄榄油性休克均有明显的作用，可使动物休克时间推迟，死亡时间明显延后，降低动物的死亡率。另外，本方对大肠杆菌、痢疾杆菌或金黄色葡萄球菌所致的小鼠致死性感染有明显的保护作用。生脉散对大分子右旋糖酐所致微循环障碍和弥漫性血管内凝血有较好的保护作用，可使动物死亡率明显降低。

（4）抗心律失常：生脉散口服液对电刺激下丘脑引起的心律失常、氯化钙引起的室颤所致的死亡以及垂体后叶素引起的心律失常均有明显的对抗作用。

（5）其他：生脉散还具有抗血栓形成、抗凝血、改善血液流变性、增强免疫功能、抗癌、抗突变等多方面药理作用。

5．四物汤

（1）抗贫血：四物汤的正丁醇提取物能降低甲基纤维素引起实验性贫血小鼠的死亡率。对放血所致小鼠急性失血性贫血，口服本方煎剂后，对粒细胞与红细胞比例、有核细胞百分率的骨髓象检查及对骨髓染色形态和数量等观察发现，本方可使骨髓的造血机能改善，促进贫血的恢复；对动物的红细胞、血红蛋白、网织红细胞等血液有形成分均有不同程度的增加作用，以血红蛋白的增加尤为显著。

（2）对免疫功能的影响：人外周血淋巴细胞转化实验证明，本方能增加淋巴细胞的数目，并促进其功能，对细胞免疫有明显的促进作用。另有实验证明，本方能抑制小鼠脾脏中空斑形成细胞的生成及血凝素效价，即本方具有抑制体液免疫的作用。

（3）抗血小板聚集：对 ADP 诱导家兔的血小板聚集，四物汤有明显的抑制作用，这种作用是通过升高血小板内的 cAMP 浓度和阿魏酸含量实现的。另外，体外抗血栓实验证明，四物汤有抗血栓作用。

（4）抗自由基损伤：吸入臭氧造成的衰老小鼠的耐缺氧能力明显降低，给予四物汤后在同样环境下小鼠存活时间显著延长，并可使小鼠 LPO 含量明显降低，SOD 活力升高。表明四物汤具有抗自由基作用，可延缓衰老。

6．六味地黄丸

（1）增强免疫功能：淋巴细胞转化实验表明，六味地黄丸水煎液可提高淋巴细胞转化率，对淋巴细胞转化有激发作用。在对抗环磷酰胺所致胸腺、脾脏重量减轻的同时，可使淋巴细胞转化功能恢复到正常。能提高活性花斑的形成率，促进活性花斑的形成。对氢化可的松所致的小鼠胸腺萎缩和地塞米松引起的小鼠腹腔巨噬细胞功能下降和血液中淋巴细胞降低均有明显的对抗作用。

(2) 降血脂、降血糖：本方具有明显的降血脂作用。对实验性高脂血症家兔，服用本方后可使血清胆固醇和甘油三酯明显下降，使高脂血症大鼠高密度脂蛋白明显增高，并可减少肝组织中脂肪的含量。拆方研究表明，熟地、山茱萸、山药合用组，山茱萸、丹皮合用组和泽泻、丹皮、茯苓合用组均有降血脂作用，但以后者作用为最强。本方还能增加小鼠肝糖原的含量，明显降低实验性高血糖小鼠的血糖含量，在大鼠口服糖负荷实验中对糖耐量有改善作用。

(3) 抗衰老：本方可明显延长果蝇的生存时间，提高脑内 SOD（超氧化物歧化酶）活性和蛋白质含量，降低脂褐素。对小鼠血清过氧化脂质及肝脏脂褐质含量有降低作用，同时证明，本方形成的"三补"、"三泻"合用比单用效果为佳。

(4) 抗肿瘤、抗突变：六味地黄丸可降低化学致癌物质 N–硝基氨酸乙酯引起前胃鳞癌及氨基甲酸乙酯所致肺腺瘤的诱发率，可延长移植 U_{14} 所致荷瘤小鼠的寿命。提高小鼠宫颈癌细胞内 cAMP 的含量，而对 DNA 合成无明显抑制效应；对瘤细胞 G_2 和 M 期有阻断作用。另外，六味地黄丸能提高肿瘤动物的血清白/球蛋白比值，降低荷瘤动物的血清极谱值。六味地黄丸能降低正常和化学诱变动物骨髓多染细胞微核出现率，说明本方对突变和癌变皆有一定的预防作用。此外，对环磷酰胺引起的微核率增高有明显对抗作用，并可保护染色体免受损伤。

(5) 抗心律失常：六味地黄丸提取物能对抗氯仿、乌头碱、哇巴因及异丙肾上腺素所致小鼠、大鼠、蛙等动物在体、离体心脏及离体心房的心律失常，在对抗氯仿诱发的小鼠室颤中，六味地黄丸有类似心得安的作用，在对抗乌头碱诱发的大鼠心律失常中，通过心电图观察其与奎尼丁有同样作用。

(6) 增强性功能：正常小鼠腹腔注射六味地黄汤，可使附睾重量显著增加，减轻氢化可的松所致雄性小鼠性器官及附性器官的萎缩，对抗体重下降和肾上腺萎缩，降低小鼠死亡率。可使大鼠、小鼠、鹌鹑精子数量增加，使雄性动物的交配能力增强。

(7) 其他：六味地黄丸还具有降低血压、抗缺氧、抗疲劳、抗心肾缺血、保肝等多方面药理作用。

7. 肾气丸

(1) 抗衰老：肾气丸可提高因氢化可的松所致的"肾阳虚"模型小鼠血液和脑组织中超氧化物歧化酶（SOD）的活性，降低体内脂质过氧化氢酶含量，表明本方具有抗氧化能力及抗衰老作用。

(2) 降血糖、降血脂：本方水煎液可使成年大鼠糖耐量曲线改善，血糖降低。改善老年大鼠或小鼠因老化而不断降低的糖同化功能，改善胰岛分泌胰岛素的作用。用本方制成的散剂及组成该方的各种单味生药散剂对链尿菌素（STZ）糖尿病模型大鼠的饮水量、排尿量及尿糖量均呈抑制作用。此外，肾气丸具有降低高脂血症动物血清甘油三酯和胆固醇的含量，防止动脉粥样硬化的作用。

(3) 增强免疫功能：本方具有免疫增强作用。可增强小鼠外周血淋巴细胞转化率，提高血清中抗体含量，促进抗体产生。临床实验表明，本方老年人长期服用可增强老年人的免疫功能，服用 1~2 个月后，显示 IgM 明显增加，同时具有防止 IgG 减少的效果和升高血清补体效价的作用。

（4）对性腺和性激素的影响：大鼠连续灌服肾气丸，可使大鼠附睾重量、精子数、精子活动百分率、睾丸组织 cAMP 含量及血清睾丸酮含量明显增加，对性激素结合球蛋白有下降趋势。临床不育症中少精症患者服用本药，可使精子浓度增加，精子活动率明显改善。表明本方具有类似激素样作用。

（5）其他：肾气丸还具有改善肾功能、利尿、降血压、改善微循环、调节内分泌代谢等药理作用。

安 神 剂

一、常用实验方法

1. 镇静实验
（1）光电管法：将动物放入带有一束或几束光线的小鼠活动记录仪内，记录动物在箱内活动时遮断光线的次数，以观察受试药物对小鼠自主活动的影响。

（2）抖笼法：将动物放入特制的具有弹性的抖笼中，动物的活动次数通过压力换能器记录在二道生理记录仪内，以观察受试药物对动物自主活动的影响。

2. 催眠实验
（1）对巴比妥类药物催眠作用的影响：利用催眠剂量（能使动物翻正反射消失的剂量）巴比妥类药物引起动物睡眠，观察受试药物对动物睡眠潜伏期和睡眠时间的影响，若能使其延长，则认为具有催眠作用。

（2）对戊巴比妥钠阈下催眠剂量的影响：选择戊巴比妥钠阈下剂量（即 90% 以上动物不出现睡眠的剂量）给予动物，同时给予受试药物，若有协同作用，可提高动物睡眠百分率。用以判断药物催眠作用。

3. 抗惊厥实验
（1）药物惊厥法：用大剂量的中枢兴奋药物，如士的宁、戊四氮等引起动物惊厥，以惊厥发生率或惊厥发生时间观察受试药物的抗惊厥作用。

（2）电惊厥法：采用一定电压及电流强度的电流刺激引起动物惊厥，以惊厥发生率或惊厥发生时间为观察指标，判断受试药物的抗惊厥作用。

二、主要药理作用

安神剂主要是对中枢神经系统有抑制作用。药理作用主要表现为镇静、催眠、抗惊厥等。如朱砂安神丸、柏子养心丸、酸枣仁汤、甘麦大枣汤等均具有镇静催眠作用；甘麦大枣汤、柏子养心丸等还具有抗惊厥作用（附表7）。

附表7　　　　　　　　　　　　　部分安神剂的药理作用

药理作用 方名	镇静	催眠	抗惊厥	抗心律失常	解痉
朱砂安神丸	+	+		+	
柏子养心丸	+	+	+		
酸枣仁汤	+	+			
甘麦大枣汤	+	+	+		+

三、方例

朱砂安神丸

（1）镇静催眠：采用多导描记法记录猫睡眠时间，朱砂安神丸能明显缩短清醒期（W）、延长慢波睡眠Ⅰ期（SWSⅠ）及总睡眠时间，且能缩短SWSⅠ、SWSⅡ及异相睡眠（PS）的潜伏期，翻转对氯苯丙氨酸的睡眠剥夺效应，表明其有易于引起睡眠，加快入睡过程及促进睡眠作用，其作用与提高脑内5－HT含量有关。

（2）抗心律失常：以家兔为实验对象，用药物造成心律失常模型，观察朱砂、朱砂安神丸及去朱砂之朱砂安神丸的抗心律失常作用。结果显示，单味朱砂、朱砂安神丸、去朱砂之朱砂安神丸均呈一定的抗心律失常作用，但朱砂安神丸的作用远强于去除朱砂之朱砂安神丸，提示朱砂安神丸中朱砂起主要作用。

开 窍 剂

一、常用实验方法

本类方剂的常用实验方法如镇静、抗惊厥、抗炎、解热等，均已在其他章节叙述。

二、主要药理作用

开窍剂的主要作用是使昏迷的患者苏醒，但其对中枢神经系统的作用与现代苏醒药的药理作用不尽相同。开窍剂的主要药理作用是兴奋呼吸中枢和血管运动中枢（附表8）。

附表8　　　　　　　　　　　　　部分开窍剂的药理作用

药理作用 方名	镇静抗惊厥	镇痛	抗炎	解热	改善微循环	抗心肌缺血	耐缺氧	保护脑组织	抗溃疡	抗癌	增加免疫功能	解毒
安宫牛黄丸	+	+	+	+				+			+	+
紫雪	+			+								
冠心苏合丸					+	+			+			
紫金锭											+	

三、方例

1．安宫牛黄丸

（1）镇静、抗惊厥：安宫牛黄丸口服可延长戊巴比妥钠引起小鼠睡眠时间，对硝酸士的宁引起的小鼠惊厥有对抗作用。安宫牛黄丸注射液可减少小鼠的自主活动，能延长硫喷妥钠引起小鼠睡眠时间，对抗苯丙胺的兴奋作用，对抗戊四氮引起的小鼠惊厥及死亡率，表明该药对小鼠大脑皮层有抑制作用，对生命中枢有一定的保护作用。

（2）复苏：安宫牛黄丸对家兔实验性氨昏迷有缓解作用，能减轻或抑制其精神症状和脑皮层电图的恶化，并降低死亡率。其疗效可能是通过降低血氨途径，调整机体功能状况和（或）增强肝脏解毒功能来实现的。

（3）保护脑组织：安宫牛黄丸能降低百日咳杆菌和大肠杆菌内毒素所致的家兔脑脊液乳酸脱氢酶（LDH）活性的升高，提示该药对细菌、内毒素性脑损伤有一定的保护作用。以脑脊液 LDH、CPK（肌酸磷酸激酶）以及脑组织化学 LDH、SDH（琥珀酸脱氢酶）、ATP 等酶的变化为指标，观察对实验性家兔脑水肿的影响。结果表明，本方能降低脑脊液及脑组织化学 LDH 活性，能使 SDH、ATP 酶趋于增强，减轻水肿脑组织含水量和伊文思蓝蓝染的范围和程度。提示该药对脑组织的保护作用可能是其开窍醒脑作用的原理之一。

（4）解热：本品水煎液腹腔给药能阻断伤寒三联菌苗诱发的家兔发热作用，口服给药能降低新鲜啤酒酵母引起的家兔发热作用。但口服给药对四联疫苗引起的家兔发热无解热作用。

（5）其他：安宫牛黄丸还具提高免疫功能、抗炎及保护肝肾的作用。

2．冠心苏合丸

（1）扩张心血管：冠心苏合丸有明显扩张血管作用，可使大鼠肠系膜细动脉、细静脉口径明显扩张；对结扎犬冠状动脉前降支（LAD）引起的心肌梗死，冠心苏合丸可使冠脉流量增加，其作用表现缓慢温和而持久。本方还可降低心肌耗氧量，使被结扎犬 LAD 后的动静脉血氧差明显减少，同时降低因结扎而引起加快的心率。

（2）抗溃疡：冠心苏合丸具有抗应激性溃疡作用。对束缚水浸应激法引起的大鼠实验性胃溃疡，本方可使胃黏膜损伤指数明显降低，胃黏膜损伤病变（水肿、糜烂、出血、溃疡灶数目及溃疡面积）明显减轻。这一作用可能与该药扩张胃黏膜血管、改善微循环、改善胃黏膜供血、供氧、促进胃黏膜组织能量代谢有关。

理 气 剂

一、常用实验方法

1．消化道运动实验 见泻下剂。

2．消化液分泌实验

（1）胃消化酶活性测定：通过对消化酶（如胃蛋白酶、淀粉酶、脂肪酶）活性高低的测定，判断受试药物助消化的能力。

（2）胃液量和胃液酸度测定：胃液是重要的消化液，其主要成分是胃酸、胃蛋白酶和黏液，受试药物若能使胃液量和胃液酸度增加，可判断该药能促进消化。

3．利胆作用实验　胆汁是重要的消化液，主要有胆酸、胆固醇及胆红素等。利胆作用包括增强胆汁分泌，促进胆囊、胆管收缩，并松弛胆道括约肌等。通过观察胆囊的运动及胆道括约肌的紧张度，胆汁流量及其成分的测定，了解药物的利胆作用。

二、主要药理作用

理气剂的药理作用主要与消化系统运动的调节有密切关系。如对消化液分泌的影响，或对胃肠平滑肌运动的影响。部分方剂对支气管平滑肌、血管平滑肌的舒缩亦有一定的影响（附表9）。

附表 9　　　　　　　　　　部分理气剂的药理作用

药理作用　　方名	镇吐止呕	胃肠平滑肌	镇咳	祛痰	平喘	利胆	调节胃液分泌	抗缺氧	抗心肌缺血	抗过敏	抗炎	调节免疫功能	其他
柴胡疏肝散					+								改善脑循环
木香顺气散		+			+								
瓜蒌薤白白酒汤								+	+				扩张血管、抗凝
半夏厚朴汤	+									+			镇静
枳实消痞丸		±											
枳术汤													
枳术丸		±				+							降血糖
苏子降气汤			+		+					+	+	+	
三子养亲汤	-		+	+	+						+		
定喘汤					+						±		

三、方例

1．枳术丸

（1）调节胃肠功能：枳术丸可明显对抗家兔离体小肠副交感神经介质乙酰胆碱的作用，使处于兴奋状态的小肠恢复正常。并能对抗肾上腺素引起的肠肌松弛，使减弱的胃肠运动得以改善。此外，还可抑制过敏介质的释放，使过敏介质所致平滑肌的挛缩反应受到抑制。

（2）保护肝脏：枳术丸可明显增加正常小鼠肝糖原，降低血糖，并可促进胆汁分泌。同时，可防止四氯化碳引起的肝糖原减少。

（3）其他：枳术丸口服给药可增强小鼠的非特异性免疫功能和提高脑缺氧的耐受能力。

2．苏子降气汤

（1）镇咳、平喘：苏子降气汤口服给药可使由氨水引起的小鼠咳嗽次数明显减少，具有镇咳作用；与原方比较，去肉桂后，作用无明显变化，去当归后，作用明显减弱。苏子降气汤对组胺加乙酰胆碱所致的豚鼠喘息，可使喘息潜伏期明显延长，表现出一定的平喘作用。离体实验证明，苏子降气汤对组胺、乙酰胆碱所致痉挛状态的豚鼠离体气管有明显的松弛作用，但对正常气管及心得安所致的气管痉挛无明显影响。

（2）抗炎、抗过敏：苏子降气汤可明显抑制巴豆油所致的小鼠耳肿胀及明显减轻 SO_2 慢性气管炎模型的各种病理改变，具有一定的抗炎作用。另外，苏子降气汤能显著抑制大鼠 I 型被动皮肤过敏反应。

（3）对免疫功能的影响：按 25g/kg 灌服小鼠苏子降气汤，可明显增高小鼠外周血淋巴细胞转化率，提高血炭清除指数，具有免疫增强作用。按 40g/kg 给药，可使小鼠胸腺明显萎缩，具有一定的免疫抑制作用。

活血祛瘀剂

一、常用实验方法

1．血液黏度测定实验 常用旋转式黏度仪进行测定。常用动物为家兔或大鼠。取动物抗凝血和血浆，通过改变旋转式黏度仪的转速来测定各种不同切变率下的黏度，以观察受试药物在不同切变率下对血液和血浆黏度的影响。

2．抗血栓形成实验

（1）体外抗血栓形成实验：取实验动物血液，注入体外血栓形成仪的血栓管内，转动一定时间后，取出测量形成血栓的长度、湿重、干重等指标，比较受试药物抗血栓形成作用。

（2）体内抗血栓形成实验：采用大鼠颈总动脉 - 颈外静脉体外血流旁路法。用一适当粗细、长度的塑料管，将管内放入一根适当长度的丝线作为粗糙面，将塑料管的两端分别接右颈总动脉和左颈外静脉，形成体外动静脉旁路，开放血流一定时间后，中断血流，取出丝线称重，该重量减去丝线重量即为血栓湿重。

3．冠脉流量测定

（1）抗急性心肌梗死实验：采用结扎实验动物（常用狗或兔）冠状动脉前降支，造成急性心肌梗死动物模型方法。观察受试药物对心肌梗死面积的影响，亦可测定对其心肌酶的影响。

（2）抗心肌缺血实验：实验动物（常用大鼠、豚鼠、家兔）大剂量静脉注射垂体后叶素后，可引起冠状动脉痉挛而致心肌缺血，在心电图上可出现典型的 ST 段和 T 波的改变。

（3）离体心冠脉流量测定：实验常用豚鼠或大鼠的离体心脏。心脏主动脉内插管，将充氧、恒温、恒压的心脏营养液通过插管，流入冠状动脉进行心肌灌流，收集每分钟灌流液流出的多少，可以反映冠脉流量。若受试药物有扩张冠脉作用，可使灌流液流出增加。

(4) 在体心冠脉流量测定：实验动物常用犬或大鼠。动物麻醉后开胸，分离出冠状动脉的前降支或左降支，固定电磁流量计探头后测定冠脉血流量。若受试药物有扩张冠脉作用，可使血流量增加。亦可取血测定血氧和乳酸含量等。

4．微循环测定

实验常用家兔球结膜、小鼠耳廓、家兔软脑膜、大鼠或小鼠肠系膜等。实验用显微镜或微循环测定仪，选择动物的适当部位，直接观察微循环的状态，包括血管口径、血流速度、毛细血管开放量等。

二、主要药理作用

活血祛瘀剂是指能疏通血脉，祛除血瘀的方剂，临床用于治疗血瘀证。血瘀证与血液循环障碍有着密切的关系，可引起血液流变学异常，血流动力学异常和循环障碍等。活血祛瘀剂具有改善血液流变性、降低血液黏度、抗血栓、改善微循环等作用，从而改善血液循环障碍（附表 10）。

附表 10　　　　　　　　　部分活血祛瘀剂的药理作用

方名＼药理作用	改善微循环	扩张血管	抗心肌缺血	降低血液黏度	降低血脂	抗凝	抗血栓	调节免疫	抗炎	镇痛	镇静	调节内分泌	子宫平滑肌	抗肾衰	其他
桃核承气汤		+		+	+	+			+					+	降血糖、解热、抗惊、泻下
血府逐瘀汤	+	+		+	+	+		±	+	+					收缩血管、抗心律失常
膈下逐瘀汤								±							
少腹逐瘀汤								+							
身痛逐瘀汤								−	+	+					
补阳还五汤		+		+	+	+	+	+	+					+	清除自由基、抗脑缺血、修复神经损伤、强心
温经汤				+						+		+			促进造血
生化汤						+				+		+	+		促进造血
桂枝茯苓丸	+			+		+									抗肿瘤
失笑散				+	+					+	+		+		降压
宫外孕方	+			+		+	+					+			抗菌、减慢心率
丹参饮						+						+			抗菌
大黄䗪虫丸	+			+	+	+	+							+	抗脑缺血、保肝
鳖甲煎丸															保肝

三、方例

1. 桃核承气汤

（1）对血液系统的影响：本方可以降低由注射地塞米松所引起的大鼠全血比黏度、血浆比黏度、血细胞比容及纤维蛋白原含量升高。临床研究证明，健康成人口服本方 120 分钟后可使血液黏度明显降低。本方对 ADP 或胶原所诱导的血小板聚集有较强的抑制作用，并呈量效关系，作用较桂枝茯苓丸和当归芍药散为强；对部分凝血酶时间（α-PTT）和凝血酶原时间（PT）也有明显抑制作用，较桂枝茯苓丸为强，但弱于当归芍药散。拆方研究发现，对 ADP 诱导的血小板聚集，桂枝、桃仁、芍药和大黄均有抑制作用，但桂枝效果为最佳；对胶原及肾上腺素诱导的血小板聚集，桂枝、桃仁和大黄有较强的抑制作用；对血凝的抑制活性，由强到弱依次为大黄、桂枝、桃仁和芒硝，甘草则无作用；对纤溶的抑制以大黄为最强，桂枝次之，而桃仁、芒硝和甘草则仅略有促进。此外，本方及各组成药物有抑制血小板聚集、抑制血栓形成、抑制血凝、促进纤溶、延长 α-PTT 及减少血小板等作用。

（2）降血脂：本方能降低糖尿病大鼠血清甘油三酯和总胆固醇浓度。降低血液流变学异常大鼠血清甘油三酯及 β-脂蛋白的含量。

（3）抗炎：采用角叉菜胶性大鼠足肿胀法对本方的不同煎法进行抗炎作用比较，四种煎法分别为《伤寒论》所述煎法、常规煎法、四味药热水浸渍后加入芒硝和五味药一起浸提。结果表明，五味药合在一起浸提者作用最强，而按《伤寒论》所述煎法的液体几乎无作用。拆方研究发现，大黄、甘草抗炎作用最佳，桃仁次之，芒硝则以 Na_2SO_4 抗炎效果较强，而 $MgSO_4$ 无效。

（4）其他：本方对多种类型的便秘均有不同程度的泻下作用。还可使小鼠尿量增加，体重降低。此外，桃核承气汤还具有抗惊、抗肾衰及解热作用。

2. 血府逐瘀汤

（1）改善微循环：本方可改善由高分子右旋糖酐造成的大鼠急性微循环障碍。使处于微循环障碍病理状态下的大鼠微血管扩张，加快血流速度，毛细血管开放数量增多，从而增加组织灌流量，阻断微循环障碍病理过程的进展。同时，该方还能防止急性微循环障碍造成的血压急剧下降，有利于组织器官的血流灌注，促使微循环障碍病理过程的恢复。

（2）改善血液流变性：血瘀患者服用血府逐瘀汤，可使全血比黏度、血浆比黏度、血球压积、血沉、纤维蛋白原含量及体外血栓形成等各项血液流变学指标明显改善。给高脂血症家兔拌饲本方煎剂，可明显降低全血还原黏度，还可改善红细胞压积及红细胞电泳速度。

（3）抑制血小板聚集：血府逐瘀汤静脉注射液在试管内对复钙时间、凝血酶原时间及凝血酶凝固时间无明显影响，但能抑制 ADP 诱导的家兔血小板聚集，促进血小板解聚，并能复活肝脏的清除能力。

（4）对糖、脂代谢的影响：本方可降低大鼠血清胆固醇，但对血糖和甘油三酯无明显影响。对饲以高脂饲料的大鼠，血府逐瘀汤可降低大鼠血清及肝组织的 TC、TG 的含量，降低血清 LDL-ch 含量，但对 HDL-ch 影响不明显。分组实验证明，方中理气药能降低高脂血症大鼠 TC、TG、LDL-ch 和肝 TC 含量，活血药能降低肝 TC、TG 和肝指数。推测活血药通过增加肝脂质的体外排泄和血液运转，使肝脂质降低；理气药通过抑制脂质的吸收或自身合成，或增加脂质的排泄，使血脂降低，从而使血与肝脂质均降低。提示理气药与活血药在调节脂质代谢方面具有协同作用。

(5) 其他：本方还具有增强免疫功能和抗炎、镇痛等作用。

3. 补阳还五汤

(1) 改善血液流变性：对300例缺血性中风患者的全血比黏度、血浆比黏度、红细胞电泳、血细胞压积和纤维蛋白原五项指标测定，发现其值均比正常健康人增高，经用本方治疗后，患者血液流变学方面的指标均得到改善，并与临床疗效呈平行关系。表明补阳还五汤具有降低血液黏度，改善血液流变性的作用。用复合法复制家兔脑梗死模型，本方可显著降低模型动物全血高、低切黏度和血浆比黏度，还可降低血清胆固醇的含量。采用DPH荧光探针标记红细胞膜脂区，观察本方对小鼠红细胞膜流动性的影响，结果显示本方可显著提高红细胞膜的流动性。

(2) 抑制血小板聚集、抗血栓：补阳还五汤具有显著抑制ADP诱导的家兔血小板聚集作用，并呈一定的量效关系。本方口服用药可显著抑制大鼠体内血栓形成，增强家兔实验性肺小动脉血栓的溶栓作用。用含有补阳还五汤的灌流液灌流人的脐静脉，可对凝血酶和凝血酶凝固纤维蛋白原的活性有抑制作用。

(3) 扩张脑血管、增加脑血流：以家兔脑电阻图和前肢电阻图为指标，静脉注射补阳还五汤后，可使脑电阻图和肢体电阻图波幅明显增高；对家兔静脉注射去甲肾上腺素待其波幅达最低值时，再注射补阳还五汤波幅有明显增高。提示补阳还五汤不仅有扩张家兔脑血管的作用，且有对抗去甲肾上腺素收缩血管的作用。对麻醉犬静脉给予本方注射液，亦可增加脑血流量及降低脑血管阻力。

(4) 对急性脑损伤的预防：对结扎沙土鼠两侧颈总动脉造成急性脑缺血再灌注损伤模型，补阳还五汤可显著降低脑组织中的含水量和钠的含量，表明该方能预防脑组织缺血后再灌注的损伤。对颈总动脉注入百日咳菌液所致大鼠急性脑水肿，补阳还五汤能降低脑蛋白、糖原、丙二醛和水的含量，增强脑组织中超氧化物歧化酶和谷胱甘肽过氧化物酶活性，使脑组织中 Cu^{2+}、Zn^{2+} 含量和 Cu^{2+}/Zn^{2+} 比值增加。

(5) 其他：补阳还五汤可降低血脂和抑制动脉粥样硬化斑块的形成。另外，还具有强心、增加心肌营养性血流量、对神经损伤的修复等作用。

4. 桂枝茯苓丸

(1) 改善血液流变性：本方具有降低血液黏度和改善红细胞变形能力的作用。静脉或口服给药，可降低家兔全血还原比黏度、全血比黏度、血浆比黏度及纤维蛋白原浓度，使红细胞电泳加快。改善"激素性血瘀证"大鼠的血液黏度。对老龄大鼠和脑卒中易发性高血压大鼠细胞变形能力的降低具有改善作用。

(2) 抑制血小板聚集：本方对胶原和ADP所引起的血小板聚集有明显的抑制作用；对部分凝血酶时间（a-PTT）有轻度抑制，对凝血酶原时间（PT）则无明显作用，对纤溶剂尿激酶有抑制作用。表明本方对血凝及血小板系统抑制强，而对纤溶系统作用较弱，有助于改善血瘀证之血液高凝、高聚状态。本方对细菌内毒素引起的弥漫性血管内凝血（DIC）有预防作用，能降低纤维蛋白原、纤维蛋白降解产物、凝血酶原时间、部分凝血酶时间、血小板及有纤维素沉着的肾小球百分率等，并呈量效关系，而等量的单味药无此作用，表明本方抗 DIC 效果是五味药的综合作用。

（3）调节内分泌：本方可降低大鼠血浆黄体生成素（LH）、促卵泡激素（FSH）、胸腺嘧啶激酶（TK）活性和子宫湿重。对服用 17 - β 雌二醇（E_2）大鼠，TK 活性和子宫湿重均明显增加，而同时服用本方，可使 E_2 诱导子宫 TK 活性和子宫湿重降低。提示本方可能具有催乳素释放激素（LHRH）类似物及弱抗雌激素的特性，并对"激素型血瘀证"模型鼠的肾上腺萎缩，血中皮质激素水平降低及 ACTH 试验反应性降低等有一定改善作用，认为本方可能对垂体 - 肾上腺皮质有一定的保护作用。

（4）其他：桂枝茯苓丸还具有抗炎、镇痛、镇静和一定的抗肿瘤作用。

祛 湿 剂

一、常用实验方法

利尿实验

（1）代谢笼法：常用大鼠、小鼠。用药前将大鼠给负荷生理盐水或常水，用特制代谢笼收集尿液，观察受试药物对尿量的影响。

（2）导尿管法：常用家兔。用药前给负荷水，将导尿管插入兔膀胱收集尿液，观察受试药物给药前后一定时间内尿量变化。

（3）输尿管集尿法：常用猫、狗、兔。将麻醉动物手术进行输尿管插管、收集尿液，实验前给负荷水，观察受试药物给药前后一定时间内尿量变化。上述方法收集的尿液可同时测定尿液中 Na^+、K^+ 和 Cl^- 的含量变化。

二、主要药理作用

祛湿剂主要涉及消化、泌尿、物质代谢等方面。故祛湿剂主要有利尿、利胆、保肝、抗菌、抗炎等方面作用（附表 11）。

三、方例

1．藿香正气散

（1）解痉：藿香正气丸（水）对兔离体十二指肠有明显抑制作用，并能对抗拟胆碱药所引起的肠痉挛性收缩。藿香正气水对离体豚鼠、兔十二指肠的自主收缩及对组织胺、乙酰胆碱、氯化钡所致的回肠收缩均有良好的解痉作用；并可对抗垂体后叶素引起的小鼠子宫收缩。将藿香正气丸改为胶囊后仍有上述作用。此外，藿香正气水和胶囊对在体胃肠道平滑肌蠕动有明显的抑制作用。

附表 11　　　　　　　　　　　部分祛湿剂的药理作用

药理作用＼方名	利尿	利胆	保肝	排(防止)结石	抗凝	抗菌	抗炎	镇痛	解热	强心	免疫调节	降脂	抗肾功能不全	解痉	其他
藿香正气散				+		+					+			+	镇吐、↑胃肠道吸收、↑胃肠蠕动
茵陈蒿汤		+	+	+	+	+	+								抗肿瘤
麻黄连翘赤小豆汤			+												
八正散	+			+		+									
甘露消毒丹		+	+					+			+				
二妙散						+		+						+	抗溃疡、镇静
五苓散	+		+									+			降压、抗溃疡
猪苓汤	+		+								+	+			抗癌
防己黄芪汤	+						+	+			+	+	+		
苓桂术甘汤										+					抗心肌缺血、抗心律失常
真武汤	+									+		+			
附子汤									+						抗心肌缺血
完带汤							+								
独活寄生汤							+			±					扩血管、改善微循环

　　(2)镇痛、镇吐：藿香正气水对醋酸刺激性疼痛有明显的镇痛作用；藿香正气胶囊对酒石酸锑钾的致痛和热板法致痛均有对抗作用。藿香正气胶囊对硫酸铜引起的家鸽呕吐潜伏期和呕吐次数均有抑制作用。

　　(3)抑菌：藿香正气水对藤黄八叠球菌等8种细菌均有抗菌作用，尤其对藤黄八叠球菌、金黄色葡萄球菌作用较强。并对甲、乙型副伤寒杆菌、红色毛癣菌、石膏样毛癣菌等有一定的抑制作用。

　　2．茵陈蒿汤

　　(1)利胆作用：茵陈蒿汤能促进犬、大鼠及小鼠胆汁分泌和排出，同时胆汁中固形物排出亦增加，对四氯化碳致急性肝损伤大鼠亦有利胆作用。拆方研究证明，全方的利胆效应显著强于各单味药，而单味药中则以茵陈及茵陈加栀子的作用最佳。同时亦证明，在煎煮时，大黄宜后下，一沸为度者比久煎者利胆作用强。药理药化研究证明，茵陈蒿中所含6，7-二甲氧基香豆素、绿原酸、茵陈色原酮、甲基茵陈色元酮、对羟基苯乙酮以及栀子中所含根尼泊素、藏红花苷、藏红花酸等都是茵陈蒿汤利胆的有效成分。茵陈蒿汤在增加胆汁排泄的同时，还可降低犬胆总管Oddi's括约肌张力。利胆作用机理研究表明，茵陈蒿汤可使大鼠肝小叶周边带区毛细胆管显著扩张，相应的酶如溶酶体标记酶、脂酰基载体蛋白酶（ACP酶）的阳性颗粒有向扩大的毛细胆管缘集中的倾向，并有可能向管腔中排出。也有认为其利胆作用机理与对抗胆汁郁滞因子（CF）有关，主要是促进毛细胆管胆汁的形成与排出。此外，茵陈蒿汤内含有一种β葡萄糖醛酸苷酶抑制物质，能抑制肝脏疾患时升高的β葡萄糖醛酸苷酶活性，从而减少胆红素及有害物质从肠道再吸收，间接促进胆红素排出体外。

(2) 保肝：本方能降低四氯化碳所致小鼠中毒性肝炎的死亡率；对四氯化碳和 AAP 所致中毒性肝损伤小鼠 SGPT 和肝脏 TG 均有降低作用。肝脏病理组织学及组织化学研究表明，茵陈蒿汤及单味药均能使四氯化碳肝损伤大鼠的肝细胞肿胀、气球样变、脂肪变性、坏死与炎症浸润减轻，肝细胞内蓄积的糖与 RNA 含量恢复并接近正常，认为本方治疗传染性肝炎主要是通过减轻或修复肝细胞损伤与改善肝功能而实现的。对 α-萘基异硫氰酸（ANIT）引起的急性黄疸模型，茵陈蒿汤可使 SGPT 和 SGOT 活性明显降低，肝组织坏死灶数目明显减少，胆管周围炎和片状坏死也有所减轻。茵陈蒿汤还具有肝脏解毒功能和诱生干扰素的作用。

(3) 其他：茵陈蒿汤还具有解热、抗炎、抗菌及降血脂等作用。

3. 五苓散

(1) 五苓散证研究：五苓散证以烦渴欲饮，小便不利为辨证要点。患者饮水不能止渴，并有头痛、腹泻、呕吐、小便不利等症状。上述症状可能是由于机体处于高温环境中多有出汗，口渴多饮，血中抗利尿激素（ADH）上升，引起渗透压下降，以及出汗损失多量的钠，导致渗透压调定点下降，而出现口渴思饮，而饮入之水在胃内难以变成等张液，加之肠管上皮细胞等的主动转运受障碍，不能提高细胞间隙的渗透压，水分不能吸收所致。

有研究报道，禁饮水对照组血浆量减少，血浆渗透压升高；而饮水组和饮盐水组均见血浆量增加，但前者伴有血浆渗透压下降，ADH 释放受抑制，尿量增多，而后者则血浆渗透压无变化，尿量增加甚微，ADH 增多。此时饮水组和盐水组多见有类似上火的热感、腹泻、头痛、恶心、呕吐等在五苓散证中常见的症状。认为五苓散很可能作用于渗透压感受器，减少其对一定渗透压刺激的兴奋性，从而使降低了的渗透压调定点恢复正常。

(2) 利尿：五苓散有明显的利尿作用。本方对正常大鼠、家兔均有显著利尿作用，对输尿管造瘘犬静脉给予本方可使尿量明显增加，并可使尿中 Na^+、K^+、Cl^- 等电解质排出量增加。拆方研究证明，全方利尿作用较方中单味药利尿作用强，单味药以桂枝利尿作用最强，泽泻、白术作用短暂，茯苓、猪苓无作用。五苓散、胃苓汤、八正散、肾气丸对大鼠利尿作用比较研究，前三方利尿效果好，而肾气丸不显著。

(3) 对肾功能不全的影响：实验性慢性肾功能不全大鼠长期服用五苓散，尿量明显增加，可促进 Na^+、K^+、Ca^{2+}、Mg^{2+} 电解质的排泄，对肾功能不全具有一定的防治作用。

(4) 对乙醇代谢的影响：五苓散对长期灌服乙醇引起的小鼠红细胞压积、白细胞数量及平均红细胞容积减少均有一定的对抗作用；使长期应用乙醇导致体内电解质 Na^+、K^+、Ca^{2+}、Mg^{2+}、Zn^+ 等的降低得以改善。对抗乙醇所致的脂质过氧化物、总胆固醇、甘油三酯的升高，并认为有抗脂肪肝的作用。还能对抗乙醇所致的肝、肾、脑中还原型谷胱甘肽（GSH）和氧化型谷胱甘肽（GSSG）的降低及谷胱甘肽还原酶（G-R）、葡萄糖-6磷酸脱氢酶（G-6-PD）、6-磷酸葡萄糖脱氢酶（6-PGD）和谷胱甘肽-S-转移酶（G-ST）的活性下降。另外，由于醇脱氢酶（ADH）和醛脱氢酶（ALDH）是乙醇在肝内代谢的主要酶，乙醇中毒动物的 ADH 及 ALDH 显著降低，而本方可使其升高，说明本方有促进乙醇的氧化作用。上述结果表明，五苓散对慢性乙醇中毒所致多种代谢异常有一定的对抗效果，其作用机理可能与加速乙醇氧化有关。提示本方不仅能防治乙醇中毒，还可能有解酒的作用。

(5) 其他：五苓散还具有降压、抑制尿结石的形成、抗应激性溃疡及抑菌等作用。

附 录

方 剂 索 引